临床合理用药与中药制剂

主编　张文霞　徐同生　韩广亮　刘书敏
吴　平　位岩平　耿　霞

黑龙江科学技术出版社
HEILONGJIANG SCIENCE AND TECHNOLOGY PRESS

图书在版编目（CIP）数据

临床合理用药与中药制剂 / 张文霞等主编. -- 哈尔滨：黑龙江科学技术出版社，2023.12

ISBN 978-7-5719-2231-3

Ⅰ. ①临… Ⅱ. ①张… Ⅲ. ①临床药学②中药制剂学 Ⅳ. ①R97②R283

中国国家版本馆CIP数据核字（2023）第237361号

临床合理用药与中药制剂

LINCHUANG HELIYONGYAO YU ZHONGYAOZHIJI

主　　编　张文霞　徐同生　韩广亮　刘书敏　吴　平　位岩平　耿　霞

责任编辑　包金丹

封面设计　宗　宁

出　　版　黑龙江科学技术出版社

地址：哈尔滨市南岗区公安街70-2号　邮编：150007

电话：（0451）53642106　传真：（0451）53642143

网址：www.lkcbs.cn

发　　行　全国新华书店

印　　刷　黑龙江龙江传媒有限责任公司

开　　本　787 mm×1092 mm　1/16

印　　张　19.75

字　　数　515千字

版　　次　2023年12月第1版

印　　次　2023年12月第1次印刷

书　　号　ISBN 978-7-5719-2231-3

定　　价　198.00元

主　编

张文霞　徐同生　韩广亮　刘书敏
吴　平　位岩平　耿　霞

副主编

张秀芳　吴淑娟　蔡　静　刘　杰
刘玉翠　秦传江　谢彦强

编　委（按姓氏笔画排序）

孔媛媛（锦州医科大学附属第一医院）
刘　杰（淄博市张店区房镇镇卫生院）
刘书敏（肥城市中医医院）
刘玉翠（滦南县中医院）
刘媛媛（济南市民族医院）
闫　莉（新疆医科大学）
吴　平（肥城市中医医院）
吴淑娟（济南市历城区彩石卫生院）
位岩平（烟台市莱阳中心医院）
张文霞（德州市陵城区中医院）
张秀芳（枣庄市中医医院）
秦传江（巨野县永丰西城社区卫生服务中心）
耿　霞（邹平市长山中心卫生院）
徐　荣（平凉市第二人民医院）
徐同生（微山县人民医院）
蒋　妍（溧阳市妇幼保健院）
韩广亮（东营市河口区河口街道卫生院）
谢彦强（韶关市浈江区乐园镇卫生院）
蔡　静（新疆医科大学第二附属医院）

前言

FOREWORD

疾病的发生与发展是一个极其复杂而多变的过程，减轻或消除患者的临床症状、去除患者生理和心理上的问题、调节机体的内环境，使之达到功能协调是治疗的目的。临床用药是防病治病的重要环节，由于科学技术的迅速发展，新药和新制剂不断出现，用药的情况越来越复杂，尤其在近年来更是以惊人的速度发展，许多新药被批准应用于临床。随之而来的问题是，药品的不良反应及长期使用的安全性日趋复杂，不合理用药的情况逐渐增多。为规范临床合理用药，帮助临床药学工作者充分了解各类药物的代谢动力学、药效学，掌握药物的适应证、禁忌证、剂量、给药途径、给药次数及发挥作用的时间，从而进行疗效评价，减少药物不良反应的发生，我们特组织一批专家编写了《临床合理用药与中药制剂》一书。

本书从临床实际角度出发，紧密结合当前临床药物学的发展现状及趋势，重点就各系统的临床用药进行了详细的讲解，包括药物的药理作用、临床应用、相互作用、不良反应等内容；并且介绍了临床常用中药的名称、用量、性味归经、炮制方法、常用配伍及临床应用等内容。本书内容翔实、简明精练，融科学性、先进性、系统性和实用性于一体，在坚持理论"必需、够用"的同时，有效地整合了药学与医学知识，可供临床医师、药师阅读参考。

由于药物学发展迅速，加之参与编写的人员较多，衷心希望广大读者在阅读过程中提出宝贵意见，使本书不断完善。

《临床合理用药与中药制剂》编委会

2023 年 7 月

目录

CONTENTS

第一章　药物学总论

第一节　药物学发展史

人类自有史以来一直都在不断地和疾病和自然环境作斗争。药物就是人类和疾病作斗争的重要手段。随着社会的进步，医药科学的发展，有关药物的知识越来越丰富，药物研究工作也越来越深入。对药物发现的历史及其经验教训加以回顾为预测未来的发展方向及特点就显得必要而且很有意义了。药物发展历史可分为以下几个时期。

一、天然植物为主要药物时期

凡是古代文明发达的国家，其医药的起源都很早。在中国，《诗经》中就已记载了一百多种可作药用的动植物名称，可算是中国最早的药物记载。《神农本草经》是最早的药物学著作，大约成书于公元前1世纪。至明朝李时珍的《本草纲目》就已包括1 892种药物。在西方，距今约近2 000年的罗马时代出现了格林（公元130－200年），他集一生实践和搜集药物所得，编著了《药物学》，包括植物540种，动物180种，矿物100种。形成了后世长远流传的《格林药物学（制剂）》。

此时期发展极缓。直到16～18世纪，在西欧封建社会内部发展了资本主义生产方式，资产阶级在争取建立自己统治的同时，为占有社会生产，攫取高额利润，也迫切要求发展科学技术，在自然科学研究中提倡实验的方法，主张对自然界进行分门别类的研究。于是，在社会生产发展需要的推动下，近代自然科学各学科才纷纷建立并迅速发展起来。威廉·哈维（William Harvey，1578－1657年）于1628年出版《论心脏和血液的运动》一书，被认为是近代生理学诞生的标志，也就是生理学从医学中分离出来成为一门独立学科的开始。几乎同一时期产生了解剖学。但200年之后，约于1846年药理学才得以从一般药物学中分离出来。1828年Wöhler合成尿素可以认为是有机化学诞生的标志。1897年Buchner兄弟证明破碎酵母细胞的压出液能催化糖类发酵，引进了生物催化的概念，可以说是萌发了生物化学。这些学科的发展，大大推动了药学的发展。人们首先应用化学知识去分离提取天然药物的有效成分，这些工作当然又首先是从作用强烈的天然药物开始，对这些药物人们早有发现，例如，1805年Sertürner（德）分离出吗啡，1818年Pel etier等（法）分离出士的宁，1832年Robiquet（法）分离出可待因，1833年Mein等分离出阿托品，1855年Niemann等分离出可卡因。

一旦得到纯品，一批勇敢的生理学家即用动物试验其作用，于是诞生了药理学。一些临床医师将某些分离成分用于人体也获得成功。据记载，仅从1805－1835年的30年间即有约30种重要的有效成分被分离出来。这种分离天然药物的热潮一直持续到20世纪。因此可以说从古代至19世纪末是利用天然药物的时期。这一时期长达数千年，人类所付出的代价是巨大的。

中国医药学有数千年的历史，正如伟人所说：中国医药学是一个伟大的宝库。因此中国创新药有一个很好的储库，中药的研发也是有许多值得借鉴的成功例子，在此仅举一例。中药麻黄的研究是百余年来比较著名的成功范例，重温麻黄的研究历史会给药学工作者以启迪。它告诉人们中药的研究与开发，必须走继承与发扬相结合的路子。

中药麻黄是中国特产而闻名世界的一种药材。中国生产的麻黄，产量大，质量好，居世界首位。麻黄又是第一个作为东方传统药材进行化学有效成分及药理研究并介绍给西方的重要药物。

麻黄为常用中药，中医认为：麻黄有发汗解表，宣肺平喘、利水消肿等功能，临床用于治疗风寒感冒，胸闷喘咳、风水浮肿、支气管哮喘等症，麻黄为麻黄科麻黄属植物草麻黄的干燥草质茎。主要有效成分是生物碱，生物碱中主要为三对对应异构体的生物碱，即左旋麻黄碱也称麻黄素、右旋伪麻黄碱、左旋甲基麻黄碱、右旋甲基伪麻黄碱、左旋去甲基麻黄碱和右旋去甲伪麻黄碱。

在这些生物碱当中，左旋麻黄碱是具有中枢神经和交感神经兴奋作用的代表性成分，具有平喘、镇咳、发汗、利胆、升血压、收缩血管等作用，临床上常用于治疗哮喘、各种原因引起的低血压及鼻黏膜肿胀引起的鼻塞等症。由于它疗效可靠，毒性小，而且给药也十分方便，因此麻黄碱被世界公认为治疗支气管喘息的重要药物。近年来，对麻黄中的其他生物碱研究的结果也引起了人们的重视，如右旋伪麻黄碱具有很强的抗炎和利尿作用；甲基麻黄碱平喘效果好，但中枢兴奋、强心升压等作用很弱；左旋去甲基麻黄碱具有作用部位较专一的消除鼻黏膜肿胀作用等。一百多年来，麻黄的研究一直经久不衰。

麻黄素的发现早在1885年，日本人G.Yamanashi就曾在中国生长的麻黄草中提取出一种不纯的粗成分。1887年，日本学者N.Nagai首先由麻黄中分离得到麻黄碱结晶，并定名为ephedrine。麻黄中同左旋麻黄碱一起存在的另一个含量较多的生物碱是右旋伪麻黄碱，在发现麻黄碱后不久也被分得。其后，又陆续得到另外两对对应异构体：甲基麻黄碱、甲基伪麻黄碱，去甲基麻黄碱和去甲基伪麻黄碱。

麻黄素最重要的药理作用，是中国老一辈药学家陈克恢发现的。陈克恢接触了不少中医药知识，他曾目睹过中药治疗某些疑难危重疾病的神奇疗效，也有过中医药在某些疾病治疗中不如西医西药的亲身体验。他抱着科学救国的希望，远涉重洋赴美国留学，专攻药科，在大学期间，他较系统地学习并掌握了有机化学、植物学、药物化学、植物分类学和生药学的基础理论和基本实验技能。在实践中，他认识到如果要在当时的中国搞研究，还必须掌握生理学、药理学、生物化学及医学方面的知识和实验技能，于是他又进入了医学院，主攻生理学和药理学，掌握了一系列生理学和药理学的实验方法，并以优异的成绩和优秀的学位论文，获得了哲学博士(Ph.D)学位、医学博士(M.D)学位。1923年提前回国，决定从事中药方面的研究。陈克恢认为，麻黄的疗效经过几千年的验证是确实的，根据中医临床中麻黄的用途，提出了麻黄碱，并进行了一系列药理实验。由于陈克恢具有较广泛的中医药知识，所以他最感兴趣的是麻黄碱的拟交感神经作用。实验结果完全证实了他的设想，1924年，发表了其初步研究结果，接着第二篇文章又在美国发表，1926年，又一篇论文在美国达拉斯Dalas医学年会上宣读，马上在西方引起轰动。至此，麻黄素

 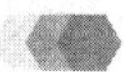

在遭受40年冷遇之后，一跃而成为重要的拟交感神经药物。陈克恢相继发表了20余篇论文，对麻黄素的药理进行了更广泛深入的研究。并于1930年与Schmidt合著出版了关于麻黄素研究的专著。

1930年，麻黄素首先被收载入当时出版的《中华药典》，日本、美国、英国等国药典也纷纷收载，并同其他交感神经兴奋药物一起，出现在许多国家的教科书中。

中国的冯志东当时是陈克恢的助手，陈克恢作药理研究所用的麻黄素主要是他提取的。后来他还利用麻黄碱和伪麻黄碱二者盐酸盐在氯仿中的不同溶解度，成功地分离了此两种生物碱，并合成了麻黄素的一些衍生物，又分析了麻黄中麻黄素的含量。中国另一位学者赵承嘏在1926年建立了利用麻黄碱与伪麻黄碱二者草酸盐在水中的不同溶解度将其分离的方法，此法现在还在应用。

麻黄素及其衍生物在心血管药物的开发研究方面，正日益受到重视，如近年来国外用苯丙醇胺为原料合成的tinofedine，能舒张脑血管、强心、扩张冠状动脉。

一百多年来，麻黄一直是天然药物研究方面的热门课题之一。今后对麻黄的进一步研究也必将继续下去。中药在研究过程中把现代科学技术与继承发掘祖国中医药遗产紧密结合起来，就很有可能找到解决问题的突破口。

二、药物合成的兴起可以认为是药物发展时期

19世纪中叶，当时所分离出的纯活性成分确有治病作用，但天然品数量有限、提取分离也属不易。到20世纪有一批年轻的有机化学家便开始一显身手，许多重要的化学药物相继被合成。化学治疗概念也得以产生和深化，1908年Ehrlich合成含砷化合物“606”可以说是开了合成化合物的先河，1932年百浪多息的发现则是一个重要的成就。青霉素、链霉素等虽然产自微生物，但有机化学也帮了大忙。一般认为，20世纪前40年是寻找天然有效成分和合成药并举，通过大量筛选实验得到许多对急性传染病有效药物的时期。此阶段药物的迅速发展正是由于有机化学发展的结果，而且随着合成药的发展，药物化学也从普通有机化学中分离出来而形成一门独立学科；另一方面则是化学与医学的汇合。这一时期，所合成或分离出的药物不需经过漫长的实验研究阶段便进入临床试用并以其最终使用结果来判断其效用和毒性。这一时期努力的结果是形成了新药问世的黄金时期，而且对药物作用及其机理的研究也深入到细胞水平。但也孕育着新的问题，最终以1956年西德反应停药物上市，致使万余名“海豹型”畸胎出生，形成轰动一时的惨剧而完全结束了这一时期。

三、生物化学时期

生物化学时期主要是指20世纪40—60年代，在合成药物大量上市的同时，生物化学取得了巨大进展。生物化学的发展经历3个阶段。首先是确定生物体的物质组成，然后描述其组成成分的性质和含量等，此即叙述生物化学阶段。至20世纪前30年代本阶段已经完成而开始向动态生物化学过渡，即研究各种物质组成在生物体内的代谢变化，以及酶、维生素、激素等在代谢中的作用。至20世纪30年代，大多数维生素已分离成功，并发现了胰岛素；40年代肾上腺皮质激素等激素研究形成高潮而且糖代谢、脂肪代谢、蛋白质代谢、能量代谢等基本动态变化过程也相继得到阐述。这就吸引人们更进一步去研究体内活性物质及其功能，因而在体内活性物质基础上形成一系列激素、维生素及其类似药物，同时也为在分子水平上研究药物的作用奠定了基础。

四、生物药学时期

20世纪70年代以来，医学、化学、生物学三者紧密结合，研究体内调控过程，从整体直达分子水平，多学科渗透，进入生物药学时期。此阶段远比前述各段发展迅速，成果辉煌。

(一)这一时期研究技术上的进展主要体现

(1)电子显微镜等的应用，是对组织的观察深入到亚细胞水平。

(2)同位素技术如液闪计数、放射免疫测定等，使对物质测定灵敏度达到 10^{-12} mol 和 10^{-15} mol水平。

(3)离心、电泳、层析、低温、大孔树脂、膜分离等技术的突飞猛进，使分离、鉴别、保存精细成分成为可能。

(4)分离分析技术，尤其液相色谱，LC-MS、LC-MS-MS 联用技术在药物研究开发中应用，使药物代谢物的研究产生了质的飞跃。

(5)单克隆技术、基因重组技术等使得基因的解析、确证、创新成为现实。

(二)研究的新成果新水平主要体现

(1)对生物膜的认识大大深化，生物信息跨膜传递机理及相关问题如前列腺素、白三烯、血栓烷素等的作用及变化都远比以前清楚。

(2)以 Camp 发现蛋白激酶胞内磷酸化过程为开端的研究揭示了生物体细胞内的许多重要代谢调控过程。

(3)受体学说已从20世纪30年代的设想，发展到分离出乙酰胆碱、胰岛素、吗啡等受体，对乙酰胆碱受体，其亚基及一级结构都已通过 DNA 重组技术得到解决。

(4)对生物体内的微量元素如 Zn^{2+}、Ca^{2+}、Mg^{2+}、Se^{2+} 等的研究揭示了许多重要功能等。

在分子水平上对生物体内调控过程有了新认识，加上生物化学原已取得的成就，就使得人们可以追究药物分子怎样与机体内各种大小分子，特别是与生物高分子相互作用，这便是生化药理学研究的主要内容。对正常及疾病变化的分子过程有了确切了解，设计新药就有了可靠基础，药物作用机理也才能得到确切的说明。

(刘媛媛)

第二节 药物流行病学

药物流行病学是研究人群的药物利用、药物效应分布及其影响因素以促进合理用药的学科，是临床药理学、临床流行病学与药事管理学相互交叉、相互渗透而产生的一门新的边缘学科。其研究对象是用药人群，研究内容是人群的药物利用情况与药物效应分布规律。

一、研究目的、任务与作用

药物流行病学研究的目的是描述、解释、验证和控制一定时间、空间与人群中，某一种药物的使用情况与效应分布。

研究任务涉及了解与分析人群中与用药有关的表现，其主要任务包括以下几项。

(1)药物流行病学的方法学研究,以快速并准确地发现用药人群中出现的不良反应,保证用药人群安全。

(2)在众多药品中为人群挑选和推荐经过科学评价疗效确切的药品,保障合理用药。

(3)使药品上市后监测方法规范化、实用化,推广应用计算机,建立用药人群数据库。

(4)研制使用的药物不良反应因果关系判断程序图或逻辑推理流程图。

(5)研究处方者用药的决策因素,改善其处方行为,提高处方质量。

(6)通过广大用药人群对常见病、多发病的用药(抗癌、抗感染、解热镇痛药)进行重点研究,推动合理用药。

(7)对抗菌药合理应用与控制病原体耐药性的研究与成果,以社会、人群为基础进行系统、深入、有效的推广应用。

药物流行病学的作用是通过药物在人群中产生的效应为临床医疗与药品管理提供合理用药的依据。药品的安全性、有效性与价格的适宜性是合理用药的主要内涵,只有药物流行病学研究才能回答药物对特定人群(某种疾病患者的群体)或普通人群的效应与价值。这是药物流行病学区别于其他学科的独特作用。药物流行病学研究可通过了解药物在广大人群中的实际使用情况,查明药物使用指征是否正确、用法是否适宜、产生何种效应,以及查明药物使用不当的原因、纠正方法、药源性疾病发生机制与防治的宏观措施,最终达到促进广大人群合理用药,提高人群生命质量的目标。

二、研究方法

药物上市后监测的特点是样本较大,在进行监测时往往都使用流行病学的研究方法,通常应用的方法有以下几种。

(一)试验性研究或随机临床试验

预先制定随机、盲法、对照为基础的试验方案,以验证药物的防治作用与不良反应,并可直接估计发生毒性反应的危险度。多用于长期使用的药物对慢性疾病效应的评价,如降压药、降血脂药、溶栓药的疗效与不良反应研究。20 世纪 80 年代以来对阿司匹林预防心肌梗死的效果、轻度高血压治疗意义的评价、长期使用降血脂药的效应都进行过实验性研究,得到许多有价值的合理用药资料。鉴于这种实验性研究受实验条件制约,受试人群的生活难以做到像非受试人群那样自然,故其结果是否足以完全代表自然的用药人群尚需进一步探讨、谨慎评估。

(二)观察性研究

观察性研究可以分为历史回顾队列研究、前瞻性队列研究、药物暴露对照研究、断面调查。

1.历史回顾队列研究

历史回顾队列研究要求有足够完善的病史与用药史记录,收集某时、某地的病历,探讨某些用药问题,主要适用于管理严格而规范的医疗单位。

2.前瞻性队列研究

前瞻性队列研究,在应用该研究时,用药效应与疾病转归已确定,但需查明有关效应与转归情况的发生率及其归因危险度,需要收集的信息也是预先确定,该研究是否成功与预测水平有关。

3.药物暴露对照研究

药物暴露对照研究,可用 30～40 例小样本,对照用药与否所产生的效应差异;设计要求防止偏倚，注意挑选病例，否则结果将有误差，设计严密也可得出客观结论。

4.断面调查

断面调查，即横断面研究，其特点为不设对照组，依靠事件发生频率与样本量优势，提示某种可能性，为进一步研究打下基础。如要求处方者报告一个月内所见病例的详细病情及所用药物，以求同时发现用药与出现症状的关系并获得“发生率”数据。若样本大，如上千例用药者都在用药期间发生某种效应（如血尿），则提示此药可能导致血尿，为深入研究提供线索。上市后药物监测中，处方事件监测就属于一种横断面研究，它要求医师在一定时间内，对使用某药的病例所发生的情况，不断地随访较长时间（如半年）。一切病情与意外，无论看来是否与用药有关，都进行记录，然后汇总分析。处方事件监测常涉及数千至1万例用药者，要求有完善的组织工作。

临床流行病学的基本特点和原理是群体观点、分析程序和计算方法。其研究方法的作用强度和可信度一般认为实验性研究＞前瞻性队列研究＞回顾性队列研究＞药物暴露对照研究＞横断面研究。

药物流行病学研究的多种方法中，重点仍是大样本、多参数的综合分析，计算机科学及其应用为保证这个重点提供了必不可缺的工具，使药物流行病学工作者有可能在较短时间迅速得到正确结果。

（蒋　妍）

第三节　临床药物使用原则

对任何疾病都必须始终贯彻预防为主，防治结合的原则，即未病防病（包括传染性及非传染性疾病），有病防重（早发现，早诊断，早治疗），病重防危（防治并发症，保护重要器官功能），病愈早康复防复发。要随时运用辩证唯物主义的思维方法，密切联系实际，做到以下几点。

一、树立对患者的全面观点

根据病情轻重缓急，通过现象看本质，抓住主要矛盾，又要随时注意矛盾的转化。急则先治“标”，缓则先治“本”；如有必要和可能，则“标”“本”同治。

（一）治“本”就是针对病因或发病因素的治疗

许多疾病，只要进行病因治疗，就可解除患者痛苦，达到治愈。例如，无并发症的轻或中度的细菌、螺旋体、原虫及其他寄生虫感染，只要给予特效抗感染药物即可治愈。有些疾病表现为功能异常或病理生理改变，如心功能不全、心律失常、心绞痛、高血压、支气管哮喘或慢性失血性贫血等，当进行对症处理后，病情虽可缓解，但由于病因未除，仍易复发。因此，一定要努力寻找病因加以治疗，只要做到病因消除才能根治疾病。

（二）治“标”就是对症治疗

所谓“标”，就是临床表现，即各器官的病理生理或功能改变所引起的症状、体征或血液的生化指标异常。它们常常是导致患者求医的主要原因。常见的有发热、全身酸痛及各系统症状，如心血管系统有心悸、水肿、气促、胸痛、血压波动、心律失常、晕厥等；呼吸系统有咳嗽、气促、咳痰、咯血、胸痛等；消化系统有食欲缺乏、恶心、呕吐、嗳气、反酸、呕血、腹痛、腹胀、腹泻、便秘、便血、黄疸等；泌尿系统有尿频、尿急、排尿疼痛、血尿、尿失禁、少尿或无尿等；精神神经系统有头痛、头晕、眩晕、嗜睡、神志不清、昏迷、失眠、躁动、抽搐、瘫痪、思维紊乱或行为异常等；其他各系统及五官各有其常见症状、体征，在此不一一列举。

当临床表现使患者感到痛苦或危及生命与远期预后时，应及时作对症处理，减轻症状，改善病理生理状况，赢得时间进行全面详细的检查，得出病因诊断并进行病因治疗。2003 年春流行的 SARS，虽已查出病因为冠状病毒变异亚型引起，但无特效药，许多患者就是靠对症支持疗法度过危险期和自身产生的抵抗力而获痊愈的。

对于“症”，也要分清本质进行有针对性的治疗，不可头痛医头，足痛医足。例如，颅内压增高可引起头痛、呕吐，不可简单地给以镇痛止吐药物，而要降低颅内压，使用降颅内压药物，而不可通过腰椎穿刺抽出脑脊液减压，因后者有引起脑疝的危险。颅内压过低也可致头痛，却需要输液治疗。硝酸酯类药是预防和治疗心绞痛常用药，对有些患者可引起颅内静脉扩张导致剧烈头痛，如果不问清楚服药史，盲目给以止痛药可能无效。血管紧张素转换酶抑制剂可引起干咳，医师不问服药情况盲目给可待因镇咳是错误的。又如，同是无尿，但阶段性不同，处理原则也不同；急性失水引起的低血容量休克所致的无尿，在起病 6～7 小时内快速补液改善休克后，无尿也就好转；但如无尿已持续 7 小时以上，肾小管已坏死，此时的快速补液虽然升高血压，改善其他器官的微循环，不但无尿不会好转，大量输液反而有害；如果无尿是肾毒性物质（如鱼胆或毒蕈）中毒所致，大量补液是有害无益的。

对症治疗虽然可解除患者痛苦，甚至使患者脱离险境，但对于诊断未明确的患者要严格掌握，以免掩盖病情延误诊断，例如，对急腹症不可滥用吗啡、哌替啶类麻醉性止痛剂，对发热性疾病不可滥用肾上腺皮质激素或解热药。

二、一切从实际出发

针对原发疾病病情及并发症的严重程度，诊断的主次，根据主客观条件，权衡轻重缓急，对患者利害得失，选择治疗方案，全面考虑，找出主要矛盾，进行综合治疗，不可单纯依赖药物。用药既要有针对性，又要分清主次、先后，不可“大包围”式地用药。另一个实际是经济问题。卫生资源匮乏是一个全球性现象，在发展中国家卫生资源不足尤其严重，一方面是国民经济生产总值增长的速度，用于健康保障费用增长的速度，通货膨胀的速度，医药费用上涨尤其是价高的新药涌现和高精尖检查技术的应用所增加的付出等不成比例，另一方面是不少医务人员未很好掌握高精尖检查技术的适应证造成滥用，和片面认为新药就是最好的药，而不愿使用“老”药，以致不适当地增加了医药费用的支出。实际上，不少“老”药不仅有效，毒副作用较少而且价廉，其显效率可能低于某些新药，但是如果它在某些患者身上已经有了好的效果，又没有不良反应，就不必更换。

三、始终贯彻个体化原则

由于患者年龄，性别，体重，生理状况，环境因素，病情程度，病变范围，病程阶段，肝肾等解毒排毒器官的功能状况，并发症的有无，既往治疗的反应，对药物的吸收、代谢、排泄率，免疫力及病原微生物对抗菌药物的敏感性等方面的差异，以及患者对药物反应大小的不同，在治疗上用药的种类和剂量大小的选择均应有所不同，不可千篇一律。一般文献及本书中所列出的治疗药物的剂量范围可供读者参考。此外，还要根据患者的特点制定所要解决问题的特点或目标值，药物性能及患者所用实际药量的治疗反应，深入分析，适时调整。对于许多慢性疾病，尤其在老年人，开始用药量宜小，而且应当根据病情的严重程度制定复查疗效指标和观察不良反应的时间和频度。

四、树立发展观点

确实了解患者用药情况（在门诊患者尤其重要），仔细观察治疗反应，以及时评价判断疗效，酌情增减药量，加用或更换药物并继续严密观察效果。与此同时还要观察药物毒副作用或者一些不应该有的情况；这里所谈的毒副作用有两种情况：一是患者自身对药物出现了异常反应，例如，有的患者在用青霉素治疗过程中虽然皮试阴性但在连续注射或滴注几次后可以突然发生过敏性休克，医护人员切不可以为皮试阴性又已经用了几剂未出现异常反应而放松了对严重变态反应的警惕性；另一种情况是由于药物带来的问题，除已知的毒副作用以外，还有医源性疾病，其中突出的有肾上腺皮质激素带来的各种不良反应及抗生素带来的二重感染或菌群失调等问题；因此，不但要严格掌握适应证，而且在使用中要有目的地加强观察，才能取得最佳疗效。

（韩广亮）

第四节　治疗药物监测

治疗药物监测（therapeutic drug monitoring，TDM）是通过测定患者治疗用药的血浓度或其他体液浓度，以药代动力学原理和计算方法拟定最佳的适用于不同患者的个体化给药方案，包括治疗用药的剂量和给药间期，以达到使患者个体化给药方案的实施安全而有效的目的。

临床实践证明，治疗药物的疗效与该药到达作用部位或受体的浓度密切相关，而与给药剂量的关系则次于前者，药物在作用部位或受体的浓度直接与血药浓度有关，即两者呈平行关系。因此，测定血药浓度可间接地作为衡量药物在作用部位或受体浓度的指标，此即为治疗药物监测的原理。TDM 的实施对确保临床治疗用药安全有效起了重要作用。

一、血药浓度与药理效应的关系

患者经相同途径接受相同剂量药物后，其治疗反应可各不相同，部分患者疗效显著，也有患者可无反应，甚或产生毒性反应者，此均与个体差异有关，即患者生理状态如年龄、体重、病理状态，以及遗传因素、饮食、合并用药等不同，造成药物在其体内的吸收、分布、代谢和排泄过程差异，以致相同的给药方案产生的血药浓度各异，导致治疗反应的差异。

多数药物的剂量和血药浓度之间呈平行关系，药物的剂量越大，则血药浓度越高，但也有些药物在一定范围内剂量和浓度呈线性关系，超出此范围，剂量稍有增大，血药浓度即呈大幅度升高，此即为非线性药代动力学特征或称饱和动力学。主要原因在于某些药物经体内代谢，而体内药物代谢酶的代谢能力有一定限度，当剂量超过一定限度时，血药浓度明显上升，过高的血药浓度易导致毒性反应的发生。

二、治疗药物监测的条件

进行治疗药物监测时，必须具备下列条件，其结果方可对患者临床安全有效用药具有指导意义。

(1)药物的治疗作用和毒性反应必须与血药浓度呈一定相关性者。

(2)较长治疗用药疗程，而非一次性或短暂性给药者。

(3)判断药物疗效指标不明显者。

(4)已有药物的药代动力学的参数、治疗浓度范围或中毒浓度靶值者。

(5)已建立了灵敏、准确和特异的血药浓度测定标准，可迅速获得结果，并可据此调整给药方案者。

三、治疗药物监测的适应证

(1)治疗指数低、毒性大的药物，即药物的治疗浓度范围狭窄，其治疗浓度与中毒浓度甚为接近者。例如，地高辛的治疗剂量与中毒剂量接近，由于患者间存在的个体差异，在常规治疗剂量应用时亦易发生毒性反应，据报道其毒性反应发生率可达35%左右，TDM的应用可明显降低其毒性反应的发生。氨基糖苷类抗生素治疗重症感染时亦可因血浓度升高而导致耳肾毒性反应的发生。属此类情况者还有抗躁狂药碳酸锂、抗癫痫药苯妥英钠等。

(2)具非线性特性药代动力学特征的药物。属此类情况者有苯妥英钠、阿司匹林、双香豆素、氨茶碱等。

(3)患有肾、肝、心和胃肠道等脏器疾病，可明显影响药物的吸收、分布、代谢和排泄的体内过程时，血药浓度变化大，需进行监测。如肾衰竭患者应用氨基糖苷类抗生素时，由于对该类药物排泄减少，药物在体内积聚、血药浓度明显升高，可使耳肾毒性发生率升高；肝功能不全者可影响自肝内代谢药物的生物转化，减少与血浆蛋白的结合；心力衰竭患者由于心排血量的降低致使肾、肝血流量均减少，影响了药物的消除；胃肠道疾病患者则可影响口服药物的吸收。

(4)有药物毒性反应发生可能，或可疑发生毒性反应者，尤其在某些药物所致的毒性反应与所治疗疾病症状相似，需判断药物过量抑或不足时，血药浓度监测更为重要。如地高辛过量或心力衰竭本身均可发生心律失常，又如苯妥英钠用于癫痫治疗时，如过量亦可发生类似癫痫样抽搐。

(5)在常用剂量下患者无治疗反应者，测定血药浓度查找原因。

(6)需长期服药，而药物又易发生毒性反应者，可在治疗开始后测定血药浓度，调整剂量，在较短时间内建立安全有效的给药方法，如卡马西平、苯妥英钠用于癫痫的发作预防时进行TDM。

(7)联合用药发生交互作用改变了药物体内过程时，如红霉素与氨茶碱同用，前者对肝酶的抑制可使后者血浓度升高而致毒性反应产生，因此需对氨茶碱血药浓度进行监测。

(8)在个别情况下确定患者是否按医嘱服药。

(9)提供治疗上的医学法律依据。

根据上述各种情况宜进行TDM者，有下列各类药物。①抗菌药物：氨基糖苷类，包括庆大霉素、妥布霉素、阿米卡星和奈替米星等；万古霉素、氯霉素、两性霉素B、氟胞嘧啶等。②抗癫痫药物：苯巴比妥、苯妥英钠、卡马西平、扑米酮、丙戊酸和乙琥胺等。③心血管系统药物：地高辛、利多卡因、洋地黄毒苷、普鲁卡因胺、普萘洛尔、奎尼丁和胺碘酮等。④呼吸系统药物：茶碱、氨茶碱等。⑤抗肿瘤药：甲氨蝶呤、环磷酰胺、氟尿嘧啶、巯嘌呤等。⑥免疫抑制剂：环孢素、他克莫司、西罗莫司、霉酚酸、麦考酚酸等。⑦抗精神病药物：碳酸锂、氯丙嗪、氯氮平、丙米嗪、阿米替林等。⑧蛋白酶抑制剂类抗病毒药：茚地那韦、沙奎那韦、利托那韦等。

四、血药浓度监测与个体化给药方案的制订

一般情况下，以血药浓度测定结果为依据，调整给药方案；也偶有以测定唾液中药物浓度为调整用药依据者，因唾液中药物浓度与血药浓度在一定范围内呈平行关系。

血药浓度测定结果可参考各类药物的治疗浓度范围。如未在治疗浓度范围内时，则可按照下述方法调整给药剂量或间期。

（一）峰-谷浓度法

以氨基糖苷类抗生素庆大霉素为例，如测定峰浓度过高，即可减少每天给药总量，如谷浓度过高，则可延长给药间期。调整给药方案后在治程中重复测定谷、峰浓度1～2次，如尚未达到预期结果，则可再予调整，直至建立最适宜的个体化给药方案。

（二）药代动力学分析方法

最常用的方法有稳态一点法或重复一点法。

稳态一点法为患者连续用药达稳态后，在下一剂量给药前采血测定药物浓度（谷浓度），根据所要达到稳态药物浓度求出所需调整的给药剂量。

重复一点法采血2次，比稳态一点法准确性好，此方法先拟定患者初始剂量及给药间期（τ），第1次给药后经过τ后采血并测浓度1次（C_1），经过第2个剂量τ后采血测浓度（C_2）。

（三）Bayesian法

当给予初始剂量后，未获得预定的治疗效果时，采集患者的稳态谷浓度，利用Bayesian反馈程序，估算得到患者的个体药动学参数，之后结合下一剂给药剂量和时间间隔计算血药浓度预测值，根据该预测值对给药方案进行调整。治疗药物监测中注意事项如下。

（1）必须结合临床情况拟定个体化给药方案，不能仅根据血药浓度的高低调整剂量，如结合患者的疾病诊断、年龄、肝功能、肾功能等资料，是否联合用药，取血时间及过去史等综合分析，制订合理的给药方案。

（2）必须掌握好取血标本时间，随意采血不仅毫无临床意义且可导致错误结论。对连续给药者一般应在达稳态浓度时取血，否则所得结果较实际为低。但在给予患者首剂负荷量时，可较早达稳态浓度。如药物半衰期长（＞24小时），为避免毒性反应的发生，亦可在达稳态浓度之前先测定血药浓度，此后继续进行监测。口服或肌内注射给药时的峰浓度，取血时间可在给药后0.5～1.0小时；静脉给药后瞬时的血药浓度并不能反映药理作用的浓度，仅在0.5～1.0小时后，体内达到平衡时取血，测定结果方具有临床意义。谷浓度的取血时间均在下一次给药前。

（3）某些药物血清蛋白结合率高，在一些疾病状态下，如尿毒症、肝硬化、严重烧伤、妊娠期时，由于血浆蛋白降低，药物呈结合状态者减少，游离部分增多，后者具药理作用，如显著增高亦可致毒性反应发生。在血药浓度测定时为总含量（结合与游离之和），遇有上述病情时，需考虑游离血药浓度的影响，在调整给药方案时综合考虑。

五、治疗药物监测方法简介

用于治疗药物监测的方法必须具有灵敏度高、特异性强和快速的特点，以适应及时更改给药

方案的要求，目前常用分析方法如下。①免疫分析法：包括放射免疫法、酶免疫法、荧光免疫法和化学发光微粒子免疫分析法；②色谱分析法：包括高效液相色谱法、气相色谱法和液质联用仪。这些方法各有优缺点。应根据所测药物的特殊性选择相应的分析方法。如对某些药物进行TDM时，除检测其血样中原形药物外，尚需同时检测具药理活性的代谢产物。因此，宜选择可对血样中进行多组分检测并且灵敏度和特异性高的液质联用仪分析方法。

（韩广亮）

第五节　药物代谢动力学

一、药物的体内转运与转化

药物的体内过程是指药物经各种途径进入机体到排出体外的过程，包括吸收、分布、代谢和排泄统称为药物转运，药物在体内的吸收、分布、排泄过程中，不发生化学结构的改变而仅是空间位置的改变。代谢变化过程也称为生物转化，药物代谢和排泄合称消除。药物的体内过程见图1-1。

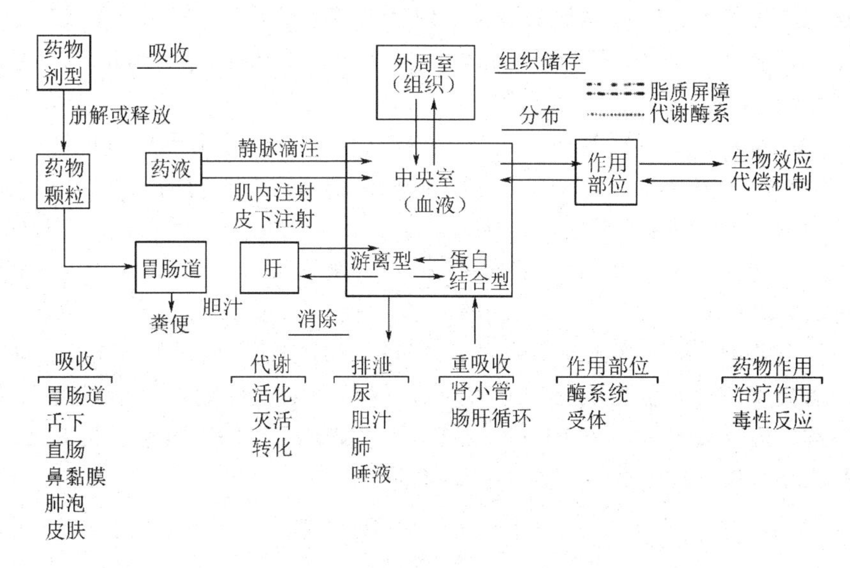

图1-1　药物在体内的转运与转化

药动学研究反映的药物在动物或人体内动态变化规律，除可作为药效学和毒理学研究借鉴外，同时也是新药研究开发、先导化合物设计与筛选及申报临床研究或药品生产所必须提交的重要资料。研究结果还可以为确定适应证，选择给药途径、剂型，优化给药方案（如调整剂量与给药间隔时间）等临床应用提供参考依据。

（一）药物的跨膜转运

药物在体内的转运与转化或从用药部位到引起药理效应，均需要通过各种生物膜。生物膜是细胞外表的质膜和细胞内的各种细胞器膜如核膜、线粒体膜、内质网膜、溶菌酶膜等的总称，它由脂质双分子层构成，其间镶嵌着外在蛋白，可伸缩活动，具有吞噬、胞饮作用；另一类为内在蛋白，贯穿整个质膜，组成生物膜的受体、酶、载体和离子通道等。药物的吸收、分布、排泄及代谢与物质的跨膜转运密切相关。

跨膜转运的方式主要有被动转运、主动转运和膜动转运，见图 1-2。

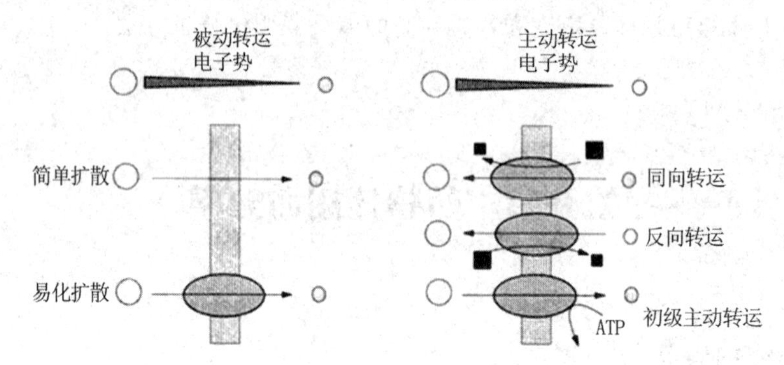

图 1-2　药物的跨膜转运

1.被动转运

被动转运是指药物分子顺着生物膜两侧的浓度梯度，由高浓度的一侧扩散到低浓度的一侧而不需要消耗 ATP，转运速度与膜两侧的浓度差成正比。浓度梯度越大，扩散越容易，当膜两侧浓度达到平衡时转运停止。生物膜脂双层分子内部为疏水性，带电荷的物质如离子很难通过。药物跨膜转运的扩散率主要取决于分子量的大小、在脂质中的相对可溶性和膜的通透性。它包括简单扩散、滤过和异化扩散。

(1)简单扩散：简单扩散又称为脂溶扩散，脂溶性药物可溶于脂质而通过细胞膜。药物的脂/水分配系数越大，在脂质层浓度越高，跨膜转运速度越快。大多数的药物转运方式属简单扩散。其扩散速率 R 与药物的扩散常数 D′、膜的面积 A 及药物的浓度梯度(c1－c2)成正比，与膜的厚度 X 成反比。其中，最主要的因素是浓度梯度。一般而言，扩散速率符合 Fiek 定律。

$R=D'A(c1-c2)/X$

药物解离度对简单扩散有很大的影响。多数药物是弱酸性或弱碱性有机化合物，在体液中可部分解离。解离型药物极性大、脂溶性小，难以扩散；非解离型药物极性小、脂溶性大而容易跨膜扩散。非解离型药物离子化程度受其解离常数 pK_a 及体液 pH 的影响，可用 Handerson-Hasselbalch 公式表示。式中 pK_a 是药物解离常数的负对数值。

$HA \leftrightarrow H^+ + A^-$　　　$BH^+ \leftrightarrow H^+ + B^-$

$Ka=[H^+][A^-]/[HA]$　　　$K_a=[H^+][B^-]/[BH^+]$

$pK_a=pH+lg([HA]/[A^-])$　　　$pK_a=pH+lg([BH^+]/[B])$

$[HA]/[A^-]=lg^{-1}(pK_a-pH)$　　　$[BH^+]/[B]=Ig^{-1}(pK_a-PH)$

pK_a 是弱酸性或弱碱性药物在 50%解离时溶液的 pH，各药均有其固定的 pK_a。当 pK_a 与 pH 的差值以数学值增减时，药物的离子型与非离子型浓度比值相应以指数值变化，pH 的改变则可明显影响弱酸性或弱碱性药物的解离度。非离子型药物可以自由穿透，而离子型药物不易跨膜转运，这种现象称为离子障。利用这个原理可以改变药物吸收或排泄的速度，对于促进药物吸收、加速体内毒物排泄具有重要的临床意义。例如，弱酸性药物在胃液中非离子型多，在胃中即可被吸收；弱碱性药物在酸性胃液中离子型多，主要在小肠吸收；碱性较强的药物如胍乙啶

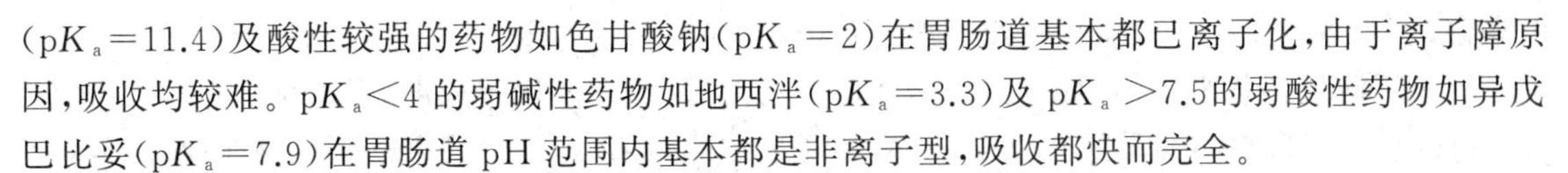

(pK_a=11.4)及酸性较强的药物如色甘酸钠(pK_a=2)在胃肠道基本都已离子化，由于离子障原因，吸收均较难。pK_a<4 的弱碱性药物如地西泮(pK_a=3.3)及 pK_a>7.5的弱酸性药物如异戊巴比妥(pK_a=7.9)在胃肠道 pH 范围内基本都是非离子型，吸收都快而完全。

由上述分析可知，弱酸性药物在酸性环境中不易解离，在碱性环境中易解离，弱碱性药物与之相反。在生理 pH 变化范围内，弱酸性或弱碱性药物大多呈非解离型，被动扩散较快。一般而言，pK_a 为 3.0～7.5 的弱酸药及 pK_a 为 7～10 的弱碱药受 pH 影响较大。强酸、强碱及强极性的季铵盐可全部解离，故不易透过生物膜而难以被吸收。

(2)滤过：滤过又称为水溶扩散，是指直径小于膜孔的水溶性的极性或非极性药物，借助膜两侧的流体静压和渗透压被水携带到低压侧的过程。滤过是指有外力促进的扩散，如肾小球滤过等。其相对扩散率与该物质在膜两侧的浓度差成正比，相对分子质量<100、不带电荷的极性分子等水溶性药物可通过水溶扩散跨膜转运。

(3)易化扩散：易化扩散又称为载体转运，是通过细胞膜上的某些特异性蛋白质——通透酶帮助而扩散，不需要消耗 ATP。如葡萄糖进入红细胞需要葡萄糖通透酶，铁剂转运需要转铁蛋白，胆碱进入胆碱能神经末梢、甲氨蝶呤进入白细胞等分别通过特异性通透酶，或与这种分子或离子结构非常相似的物质。当药物浓度过高时，载体可被饱和，转运率达最大值。载体可被类似物占领，表现竞争性抑制作用。

2.主动转运

主动转运又称逆流转运，是指药物从细胞膜低浓度一侧向高浓度一侧转运，其转运需要膜上特异性的载体蛋白并消耗 ATP，如 Na^--K^+-ATP 酶(钠泵)、Ca^{2+}，Mg^{2+}-ATP 酶(钙泵)、质子泵(氢泵)、儿茶酚胺再摄取的胺泵等。主动转运具有饱和性，当同一载体转运两种药物时，可出现竞争性抑制现象，如丙磺舒可竞争性地与青霉素竞争肾小管上皮细胞膜载体，从而抑制青霉素的体内排泄，延长青霉素在机体内的有效浓度时间。

3.膜动转运

大分子物质的转运伴有膜的运动称为膜动转运。

(1)胞饮：胞饮又称吞饮或入胞，是指某些液态蛋白质或大分子物质可通过生物膜的内陷形成小胞吞噬而进入细胞，如脑垂体后叶粉剂可从鼻黏膜给药吸收。

(2)胞吐：胞吐又称胞裂外排或出胞，是指某些液态大分子物质可从细胞内转运到细胞外，如腺体分泌及递质释放等。

(二)药物的体内过程

药物的体内过程包括吸收、分布、生物转化和排泄。

1.吸收

药物的吸收是指药物自体外或给药部位经过细胞组成的屏蔽膜进入血液循环的过程。血管给药可使药物迅速而准确地进入体循环，没有吸收过程。除此之外，药物吸收的快慢和多少常与给药途径、药物的理化性质、吸收环境等密切相关。一般情况下，常用药物给药途径的吸收速度：气雾吸入>腹腔>舌下含服>直肠>肌内注射>口服>皮肤。

(1)胃肠道吸收：口服给药是最常用的给药途径。小肠内 pH 接近中性，黏膜吸收面广、血流量大，是主要的吸收部位。药物经消化道吸收后，通过门静脉进入肝脏，最后进入体循环。有些药物在通过肠黏膜及肝脏时，部分可被代谢灭活，导致进入体循环的药量减少，称为首关消除。舌下给药或直肠给药方式分别通过口腔、直肠及结肠的黏膜吸收，虽然吸收表面积小，但血流供应丰富，可避免首关消除效应且吸收迅速；但其缺点是给药量有限，有时吸收不完全。

影响胃肠道药物吸收的因素有很多，如药物的剂型、药片的崩解速度、胃的排空速率、胃液的pH、胃内容物的多少和性质等。排空快、蠕动增加或肠内容物多，可阻碍药物接触吸收部位，使吸收减慢变少；油及高脂肪食物则可促进脂溶性药物的吸收。

(2)注射给药：肌内注射及皮下注射药物沿结缔组织吸收，后经毛细血管和淋巴内皮细胞进入血液循环。毛细血管具有微孔，常以简单扩散及滤过方式转运。药物的吸收速率常与注射部位的血流量及药物剂型有关。肌肉组织的血流量比皮下组织丰富，故肌内注射比皮下注射吸收快。水溶液吸收迅速，油剂、混悬剂或植入片可在局部滞留，吸收慢，作用持久。

(3)呼吸道给药：肺泡表面积大，与血液只隔肺泡上皮及毛细管内皮各一层，且血流量大，药物到达肺泡后吸收极其迅速，气体及挥发性药物(如全身麻醉药)可直接进入肺泡。气雾剂为分散在空气中的极细气体或固体颗粒，颗粒直径为3～10 μm，可到达细支气管，如异丙肾上腺素气雾剂可用于治疗支气管哮喘；＜2 μm可进入肺泡，但粒子过小又可随气体排出；粒径过大的喷雾剂大多滞留于支气管，可用于鼻咽部的局部治疗，如抗菌、消炎、祛痰、通鼻塞等。

(4)经皮给药：完整的皮肤吸收能力差，除汗腺外，皮肤不透水，但脂溶性药物可以缓慢通透。外用药物主要发挥局部作用，如对表皮浅表层，可将药物混合于赋形剂中敷在皮肤上，待药物溶出即可进入表皮。近年来有许多促皮吸收剂可与药物制成贴皮剂，如硝苯地平贴皮剂以达到持久的全身疗效，对于容易经皮吸收的硝酸甘油也可制成缓释贴皮剂预防心绞痛发作。

2.分布

药物进入体内循环后，经各种生理屏障到达机体组织器官的过程称为药物的分布。影响药物分布的因素主要有以下5种。

(1)药物与血浆蛋白的结合：大多数药物与血浆蛋白呈可逆性结合，酸性药物多与清蛋白结合，碱性药物多与α_1酸性糖蛋白结合，还有少数药物与球蛋白结合。只有游离型药物才能转运至作用部位产生药理效应，通常也只有游离型药物与药理作用密切相关。结合型药物由于分子量增大，不能跨膜转运及代谢或排泄，仅暂时储存于血液中，称为药物效应的“储藏库”。结合型药物与游离型药物处于相互转化的动态平衡中，当游离型药物被分布、代谢或排泄时，结合型药物可随时释放游离型药物而达到新的动态平衡。通常蛋白结合率高的药物在体内消除较慢，药理作用时间维持较长。

药物与血浆蛋白结合特异性低，而血浆蛋白结合点有限，因此两个药物可能与同一蛋白结合而发生竞争性抑制现象。如某药结合率达99%，当被另一种药物置换而下降1%时，游离型(具有药理活性)药物浓度在理论上将增加100%，可能导致中毒。不过一般药物在被置换过程中，游离型药物会加速被消除，血浆中游离型药物浓度难以持续增高。药物也可能与内源性代谢物竞争与血浆蛋白结合，如磺胺药置换胆红素与血浆蛋白结合，在新生儿中应用可能导致核黄疸症。血浆蛋白过少(如肝硬化)或变质(如尿毒症)时，药物血浆蛋白结合率下降，也容易发生毒性反应。

(2)局部器官血流量：人体组织脏器的血流量分布以肝最多，肾、脑、心次之，这些器官血流丰富，血流量大。药物吸收后由静脉回到心脏，从动脉向体循环血流量大的器官分布，脂溶性静脉麻醉药如硫喷妥钠先在血流量大的脑中发挥麻醉效应，然后向脂肪等组织转移，此时脑中药物浓度迅速下降，麻醉效应很快消失。这种现象称为再分布。药物进入体内一段时间后，血药浓度趋向“稳定”，分布达到“平衡”，但各组织中药物并不均等，血浆药物浓度与组织内浓度也不相等。

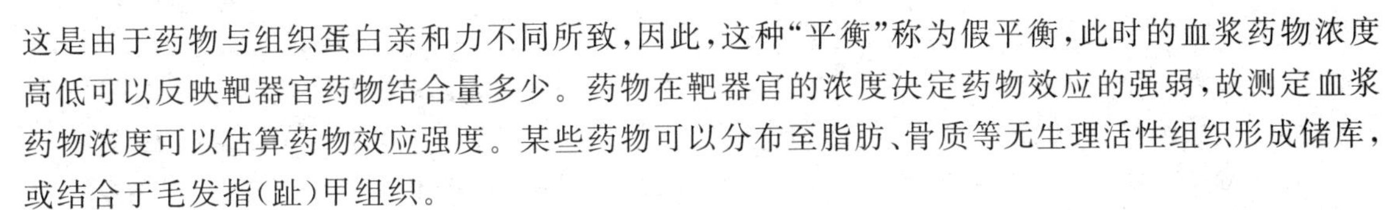

这是由于药物与组织蛋白亲和力不同所致，因此，这种“平衡”称为假平衡，此时的血浆药物浓度高低可以反映靶器官药物结合量多少。药物在靶器官的浓度决定药物效应的强弱，故测定血浆药物浓度可以估算药物效应强度。某些药物可以分布至脂肪、骨质等无生理活性组织形成储库，或结合于毛发指（趾）甲组织。

(3)体液的 pH：药物的 pK_a 及体液 pH 是决定药物分布的另一重要因素，细胞内液 pH（约为 7）略低于细胞外液（约为 7.4），弱碱性药物在细胞内浓度略高，在细胞外浓度略低；而弱酸性药物则相反。口服碳酸氢钠碱化血液及尿液，可使脑细胞中的弱酸性巴比妥类药物向血浆转移，加速自尿排泄而缓解中毒症状，这是抢救巴比妥类药物中毒的措施之一。

(4)血-脑屏障：血-脑屏障是血-脑、血-脑脊液及脑脊液-脑 3 种屏障的总称，能阻碍药物穿透的主要是前两者。脑是血流量较大的器官，脑毛细血管内皮细胞间紧密连接，基底膜外还有一层星状细胞包围，药物较难穿透，因此药物在脑组织的浓度一般较低，脑脊液不含蛋白质，即使少量未与血浆蛋白结合的脂溶性药物可以穿透进入脑脊液，其后药物进入静脉的速度较快，故脑脊液中药物浓度总是低于血浆浓度，这是大脑的自我保护机制。脂溶性高、游离型分子多、分子量较小的药物可以透过血-脑屏障。脑膜炎症时，血-脑屏障通透性增加，与血浆蛋白结合较少的磺胺嘧啶能进入脑脊液，可用于治疗化脓性脑脊髓膜炎。此外，为了减少中枢神经不良反应，对于生物碱可将之季铵化以增加其极性，如将阿托品季铵化变为甲基阿托品后不能通过血-脑屏障，即不致发生中枢兴奋反应。

(5)胎盘屏障：将母亲与胎儿血液隔开的胎盘也能起屏障作用。胎盘的生理作用是母亲与胎儿间交换营养成分与代谢废物，药物可通过胎盘进入胎儿血液，其通透性与一般的毛细管无显著差别，只是到达胎儿体内的药物量和分布时间的差异，如母亲注射磺胺嘧啶 2 小时后才能与胎儿达到平衡。应该注意的是，几乎所有药物都能穿透胎盘屏障进入胚胎循环，在妊娠期间应禁用对胎儿发育有影响的药物。

3.生物转化

药物在体内经某些酶作用使其化学结构发生改变称为药物的生物转化，又称药物代谢，是体内药物作用消除的重要途径。

活性药物经生物转化后成为无活性的代谢物，称灭活；无活性或低活性药物转变为有活性或强活性药物，称为活化。大多数脂溶性药物在体内经生物转化变成极性大或解离型的代谢物，水溶性增大而不易被肾小管重吸收，利于从肾脏排出；某些水溶性高的药物在体内可不经转化以原型从肾脏排出。

机体内进行生物转化的器官主要是肝脏，胃肠道黏膜、肾脏、肺脏、体液和血液等也可参与重要的生物转化代谢作用。药物代谢通常分为两相：Ⅰ相反应包括氧化、还原或水解；Ⅱ相反应为结合反应。Ⅰ相反应主要是体内药物在某些酶，主要是肝药酶作用下，引入或除去某些功能基团如羟基、羧基和氨基等，使原型药物成为极性强的代谢产物而灭活，但少数例外（反而活化），故生物转化不能称为解毒过程。Ⅱ相反应是在某些酶作用下，药物分子结构中的极性基团与体内化学成分如葡萄糖醛酸、硫酸、甘氨酸、谷胱甘肽等结合，生成强极性的水溶性代谢产物排出体外。Ⅱ相反应和部分Ⅰ相反应的代谢产物易通过肾脏排泄。

药物在机体内的生物转化本质上是酶促反应，其催化酶主要有两大类：特异性酶与非特异性酶。特异性酶是指具有高选择性、高活性催化作用的酶，如胆碱酯酶（AchE）特异性灭活乙酰胆碱（Ach）、单胺氧化酶（monoamin oxidase，MAO）转化单胺类药物。

非特异性酶指肝脏微粒体的细胞色素 P450 酶系统，是促进药物生物转化的主要酶系统，故又简称肝药酶，现已分离出 70 余种。它是由许多结构和功能相似的肝脏微粒体的细胞色素 P450 同工酶组成的。其基本作用是获得两个 H^-，接受一个氧分子，其中一个氧原子使药物羟化，另一个氧原子与两个 H 结合成水（$RH + NADPH + O_2 + 2H^+ \rightarrow ROH + NADP^+ + H_2O$），没有相应的还原产物，故又名单加氧酶，能与数百种药物起反应。此酶系统活性有限，在药物间容易发生竞争性抑制。它又不稳定，个体差异大，且易受药物的诱导或抑制。例如，苯巴比妥能促进光面肌浆网增生，其中 P450 酶系统活性增加，加速药物生物转化，这是其自身耐受性及与其他药物交叉耐受性的原因。西咪替丁抑制 P450 酶系统活性，可使其他药物效应敏化。

肝药酶催化的氧化反应如图 1-3 所示。

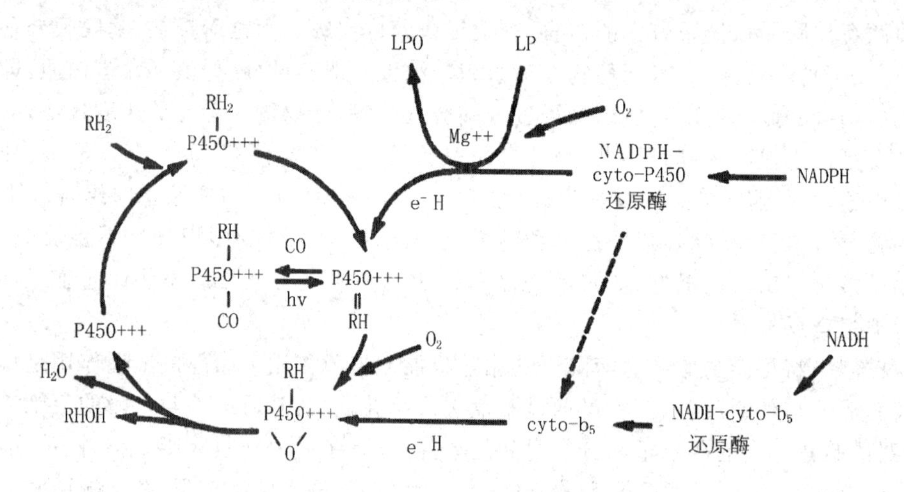

图 1-3　细胞色素 P450 酶系统对药物氧化过程示意图

4.排泄

药物在体内经吸收、分布、代谢后，最终以原型或代谢产物经不同途径排出体外称为排泄。挥发性药物及气体可从呼吸道排出，非挥发性药物主要由肾脏排泄。

（1）肾脏排泄：肾脏是主要的排泄器官。肾小球毛细管膜孔较大、滤过压也较高，故通透性较大。游离的药物能通过肾小球过滤进入肾小管。随着原尿水分的回收，肾小管中药物浓度上升。当超过血浆浓度时，那些极性低、脂溶性大的药物易经肾小管上皮细胞再吸收而向血浆扩散，排泄较少也较慢。只有那些经生物转化的极性高、水溶性代谢物不能被再吸收而顺利排出。有些药物在近曲小管由载体主动转运进入肾小管，排泄较快。肾小管有两个主动分泌通道，一是弱酸类通道，另一是弱碱类通道，分别由两类载体转运，同类药物间可能有竞争性抑制。例如，丙磺舒抑制青霉素主动分泌，使后者排泄减慢，药效延长并增强。碱化尿液使酸性药物在尿中离子化，酸化尿液使碱性药物在尿中离子化，利用离子障原理阻止药物再吸收，加速其排泄，这是药物中毒常用的解毒方法。

（2）胆汁排泄：有些药物及其代谢产物可自胆汁排泄，原理与肾排泄相似，但不是药物排泄的主要途径。药物自胆排泄有酸性、碱性及中性 3 个主动排泄通道。一些药物在肝细胞与葡萄糖醛酸等结合后排入胆中，随胆汁到达小肠后被水解，游离药物被重吸收，称为肝肠循环。在胆道引流患者，药物的血浆半衰期将显著缩短，如氯霉素、洋地黄等。

（3）乳腺排泄：乳汁 pH 略低于血浆，一些碱性药物（如吗啡、阿托品等）可以自乳汁排泄，哺

乳期妇女用药应慎重，以免对婴儿引起不良反应。

5.其他

药物还可从肠液、唾液、泪水或汗液中排泄。胃液酸度很高，某些生物碱（如吗啡等）注射给药也可向胃液扩散，洗胃是中毒治疗和诊断的措施。药物也可自唾液及汗液排泄。粪中药物多数是口服未被吸收的药物。肺脏是某些挥发性药物的主要排泄途径，检测呼出气中的乙醇量是诊断酒后驾车的快速简便方法。

二、体内药量变化的时间过程

（一）药物浓度-时间曲线

体内药量随时间而变化的过程是药动学研究的中心问题。在药动学研究中，药物在体内连续变化的动态过程可用体内药量或血药浓度随时间变化表示。在给药后不同时间采血，测定机体血药浓度，以血药浓度为纵坐标、时间为横坐标所绘制的曲线图称为药物浓度-时间蓝线图（简称药-时曲线）。通过药-时曲线可定量分析药物在体内的动态变化过程。

图 1-4 所示的是单次非血管途径给药后药物浓度与时间的关系及变化规律。药-时曲线可分为三期：潜伏期、持续期及残留期。潜伏期是指给药后到开始出现疗效的一段时间，主要反映药物的吸收和分布过程。静脉注射给药一般无潜伏期。当药物的吸收消除相等时达到峰浓度（C_{max}），通常与药物剂量成正比。从给药时至峰浓度的时间称为药峰时间（t_{peak}）。持续期是指药物维持有效浓度的时间，长短与药物的吸收及消除速率有关；在曲线中以位于最小有效浓度（MEC）以上的时段称为有效维持时间。残留期是指体内药物已降到有效浓度以下，但又未能从体内完全消除，其长短与消除速率有关。由图 1-4 可知，药物在体内的吸收、分布和排泄没有严格的界限，只是在某一个阶段以某一过程为主。由药-时曲线与横坐标形成的面积称为线下面积（area under the curve，AUC），反映进入体循环药物的相对量，其大小与进入体内的药量成正比。

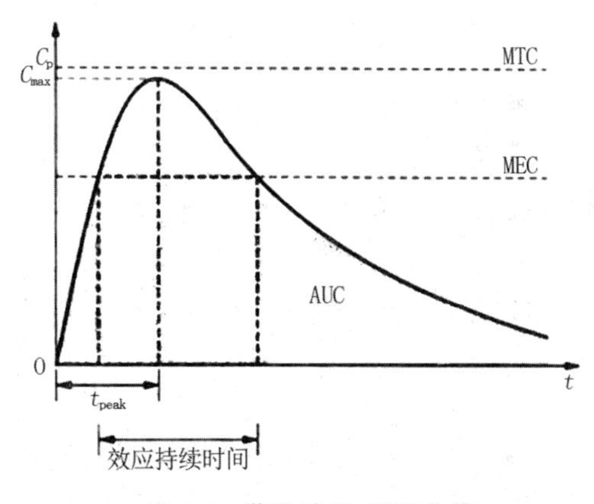

图 1-4　药物浓度-时间曲线

（二）药代动力学模型

房室模型是研究和应用较多的模型，它是依据药物在体内转运的速率和差异性，以试验与理论相结合而设置的数学模型。房室模型假设人体作为一个系统，按动力学特点内分很多房室。这个房室的概念与解剖部位或生理功能无关，而是将对药物转运速率相同的部位均视为同一房室。目前常用的动力学分析有一室模型、二室模型和非房室模型。

1.开放性一室模型

用药后，药物进入血液循环并立即分布到全身体液和各组织器官中而迅速达到动态平衡，见图1-5。

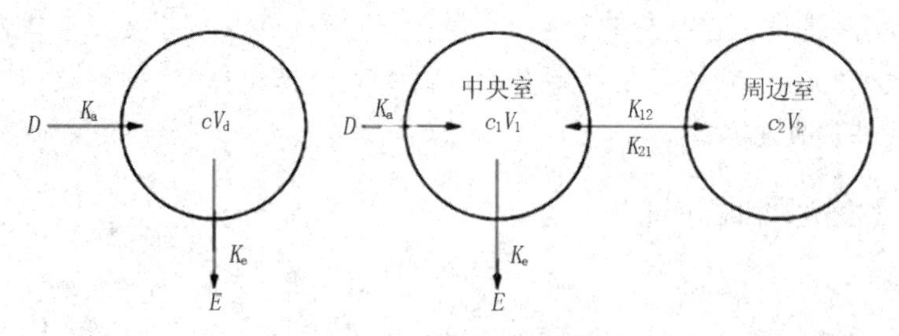

图1-5　药代动力学模型

D：用药剂量；K_a：吸收速率常数；c：血药浓度；V_d：表观分布容积；cV_d：体内药量；K_e：消除速率常数；E：消除药量；K_{12}：药物由中央室转至周边室的一级速率常数

2.开放性二室模型

药物在体内组织器官中的分布速率不同，即中央室（血流丰富的器官如心、肝、肾）和周边室（血流量少的器官如骨、脂肪）。给药后药物迅速分布到中央室，然后再缓慢分布至周边室。中央室及周边室间的转运是可逆的，即 $K_{12}=K_{21}$，但药物只能从中央室消除。大多数药物在体内的转运和分布符合二室模型。

（三）药物消除动力学模型

从生理学上看，体液被分为血浆、细胞间液及细胞内液几个部分。为了说明药动学基本概念及规律，现假定机体为一个整体，体液存在于单一空间，药物分布瞬时达到平衡（一室模型）。问题虽然被简单化，但所得理论公式不失为临床应用提供了基本规律。按此假设条件，药物在体内随时间的变化可用下列基本通式表达：

$$\frac{\mathrm{d}c}{\mathrm{d}t}=kc^n$$

式中，c 为血药浓度，常用血浆药物浓度；k 为常数；t 为时间。

由于 c 为单位血浆容积中的药量（A），故 c 也可用 A 代替：$\mathrm{d}A/\mathrm{d}t=kc^n$（$n=0$，为零级动力学；$n=1$，为一级动力学）。药物吸收时 c（或 A）为正值，消除时 c（或 A）为负值。

1.零级消除动力学

单位时间内体内药物按照恒定量消除，称为零级动力学消除，又称恒量消除。公式如下：

$$\frac{\mathrm{d}c}{\mathrm{d}t}=-kc^n$$

当 $n=0$ 时，$-\mathrm{d}c/\mathrm{d}t=Kc_0=K$（为了和一级动力学中消除速率常数区别，用 K 代替 k）。其药-时曲线的下降部分在半对数坐标上呈曲线（图1-6），称为非线性动力学。体内药物浓度远超过机体最大消除能力时，机体只能以最大消除速率将体内药物消除。消除速率与 c_0 大小无关，因此是恒速消除。例如，饮酒过量时，一般常人只能以每小时10 mL乙醇恒速消除。当血药浓度下降至最大消除能力以下时，则按一级动力学消除。按零级动力学消除的药物，其 $t_{1/2}$ 不是一个恒定的值，可随血药浓度变化而变化。

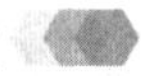

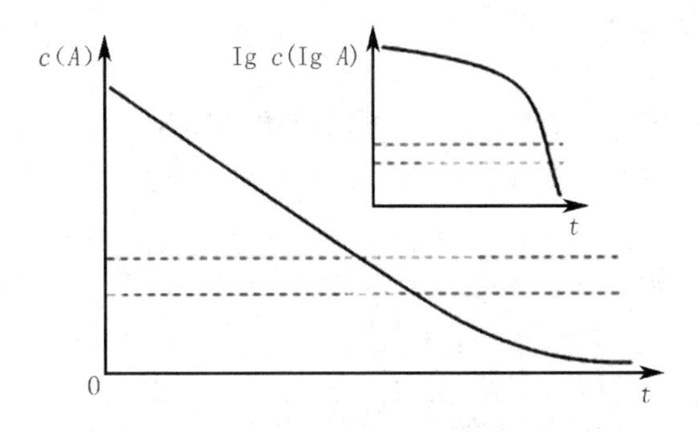

图 1-6 药物在体内消除过程的药-时曲线

2.一级消除动力学

单位时间内体内药物按恒定的比例消除，称为一级动力学消除，又称恒比消除。公式如下：

$$\frac{\mathrm{d}c}{\mathrm{d}t}=-kc^{n}$$

当 $n=1$ 时，$\mathrm{d}c/\mathrm{d}t=k_{e}c^{1}=ke^{c}$（$k$ 用 k_{e} 表示消除速率常数）。当机体消除能力远高于血药浓度时，药物从体内的消除按一级动力学消除。进入体内的药物大多是按一级动力学消除的，药物的 $t_{1/2}$ 是恒定的。

$c_{t}=c_{o}e^{-k_{e}t}$

取自然对数，

$\ln c_{t}=\ln c_{o}-k_{e}t$

换算成常用对数，$\ln c_{t}=\ln c_{o}-\frac{k_{e}}{2.303}t$。

$t=\lg\frac{c_{o}}{c_{t}}\times\frac{2.303}{k_{e}}$

当 $c_{t}=1/2c_{o}$ 时，t 为药物半衰期（$t_{1/2}$）：$t_{1/2}=\lg 2\times\frac{2.303}{k_{e}}=\frac{0.693}{k_{e}}$。

可见，按一级动力学消除的药物半衰期与 c 大小无关，是恒定值。体内药物按瞬时血药浓度（或体内药量）以恒定的百分比消除，单位时间内实际消除的药量随时间递减。消除速率常数（k_{e}）的单位是 h^{-1}，它不表示单位时间内消除的实际药量，而是体内药物瞬时消除的百分率。例如，$k_{e}=0.5\mathrm{h}^{-1}$ 不是说每小时消除 50%（如果 $t_{1/2}=1$ 小时则表示每小时消除 50%）。按 $t_{1}/2=0.693/k_{e}$ 计算，$t_{1/2}=1.39$ 小时，即需 1.39 小时后才消除 50%。再按计算，1 小时后体内尚存 60.7%。绝大多数药物都按一级动力学消除。这些药物在体内经过 t 时后尚存。

$$A_{t}=A_{o}c^{-k_{e}t}, k_{e}=0.693/t_{1/2}$$

t 以 $t_{1/2}$ 为单位计算（即 $t=n\times t_{1/2}$），则 $A_{t}=A_{o}^{0.693}\times n=A_{o}(\frac{1}{2})^{n}$。

当 $n=5$ 时，$A_{t}\approx 3\%A_{o}$，即经过 5 个 $t_{1/2}$ 后体内药物已基本消除。与此相似，如果每隔一个 $t_{1/2}$ 给药一次（A_{o}），则体内药量（或血药浓度）逐渐累积，经过 5 个 $t_{1/2}$ 后，消除速率与给药速率相等，达到稳态。

(四)药代动力学的重要参数

1.生物利用度

生物利用度是指药物经肝脏首关消除后,进入机体循环的相对量和速度,其公式如下。

绝对生物利用度:$F=$(AUC 血管外/AUC 血管内)$\times 100\%$。

相对生物利用度:$F=$(AUC 受试制剂/AUC 标准制剂)$\times 100\%$。

从图 1-7 可以看出,某药剂量相等的三种制剂,它们的 F(AUC)值相等,但 t_{peak} 及 C_{max} 不等。

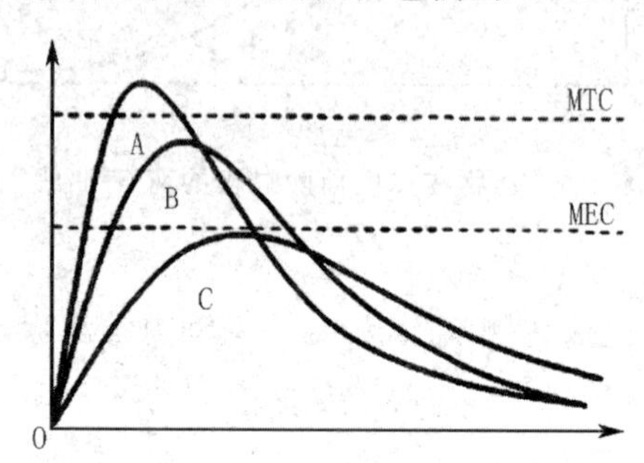

图 1-7　某药剂量相等的三种制剂的生物利用度比较

绝对生物利用度是血管外给药的 AUC 与静脉给药的 AUC 比值的百分率;而相对生物利用度是以相同给药途径来比较测试药物的 AUC 与对照标准药物 AUC 比值的百分率,常用于比较和评价不同厂家生产的同一剂型或同一厂家某一剂型不同批号的吸收率,是衡量药物制剂质量的重要指标。

2.血浆清除率(plasma clearance,CL)

它是药物在肝、肾等消除率的总和,即单位时间内多少容积血浆中的药物被消除干净,单位用$L\cdot h^{-1}$或 mL/min,计算公式:$CL=k_eV_d=c_oV_d/AUC=A/AUC$。

按照一级动力学消除的药物,V_d(表观分布容积)和 CL 都是很重要的药动学参数。V_d 由药物的理化性质所决定。而 CL 由机体清除药物的主要组织器官的清除能力决定,因而:$CL=CL$ 肾脏$+CL_{肝脏}+CL_{其他组织}$。

可见药物的血浆清除率受多个器官功能的影响。当某个重要脏器如肝或肾的功能下降时,CL 值将下降,从而影响机体的血浆清除率。肝功能下降常影响脂溶性药物的清除率,肾功能下降则主要影响水溶性药物的清除率。

3.表观分布容积

按测得的血浆浓度计算该药应占有的血浆容积。它是指静脉注射一定量(A)药物待分布平衡后,计算公式:$V_d=A/c_o=FD/c_o$。

式中,A 为体内已知药物总量;c_o 为药物在体内达到平衡时测得的药物浓度;F 为生物利用度;D 为给药量。V_d 是表观数值,不是实际的体液间隔大小。除少数不能透出血管的大分子药物外,多数药物的 V_d 值均大于血浆容积。与组织亲和力大的脂溶性药物,其 V_d 可能比实际体重的容积还大。

4.血浆半衰期($t_{1/2}$)

它是指血浆药物浓度消除一半所需的时间。

药物半衰期公式为 $t_{1/2}=\frac{0.693}{k_e}$。

由此可知，按一级动力学消除的药物，其 $t_{1/2}$ 与浓度无关，为恒定值，体内药物总量每隔 $t_{1/2}$ 消除一半。

零级消除动力学的半衰期 $t_{1/2}=0.5c_o/k$。

血浆半衰期 $t_{1/2}$ 在临床治疗中有非常重要的意义：①血浆半衰期 $t_{1/2}$ 反映机体消除药物的能力和消除药物的快慢程度。②按一级动力学消除的药物，一次用药后，经过 5 个 $t_{1/2}$ 后可认为体内的药物基本消除（＜15%）；而间隔一个 $t_{1/2}$ 给药一次，则连续 5 个 $t_{1/2}$ 后体内药物浓度可达到稳态水平。③肝肾功能不良的患者，其药物的消除能力下降，药物的 $t_{1/2}$ 延长。

（五）连续多次用药的血药浓度变化

临床治疗常需连续给药以维持有效地血药浓度。在一级动力学药物中，开始恒速给药时，药物吸收快于药物消除，体内药物蓄积。按计算约需 5 个 $t_{1/2}$ 达到血药稳态浓度（c_{xs}）（图 1-8），此时给药速度（R_A）与消除速度（R_E）相等。

$$C_{xs}=\frac{R_E}{CL}=\frac{R_A}{CL}=\frac{D_{m/\tau}}{CL}=\frac{D_{m/\tau}}{k_eV_d}(\tau\ 为给药间隔时间)$$

可见，C_{xs} 随给药速度（$R_A=D_{m/\tau}$）快慢而升降，到达 C_{xs} 的时间不因给药速度加快而提前，它取决于药物的是 k_e 或 $t_{1/2}$。据此，可以用药物的 k_eV_d 或 CL 计算给药速度，以达到所需的有效药物浓度。

静脉恒速滴注时，血药浓度可以平稳地到达 C_{xs}，分次给药虽然平均血药浓度上升与静脉滴注相同，但实际上血药浓度上下波动。间隔时间越长波动越大。

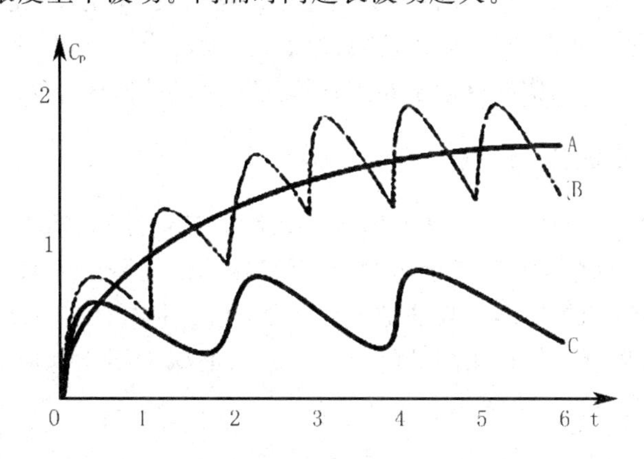

A.静脉滴注，$D_{m/t1/2}$；B.肌内注射，$D_{m/t1/2}$；C.肌内注射，1/2 $D_{m/2t1/2}$（D_m 是维持剂量）

图 1-8　连续恒速给药时的时量曲线

约经 5 个半衰期血药浓度达到稳态，给药间隔越短，血药浓度波动越小；给药剂量越大，血药浓度越高

药物吸收达到 C_{xs} 后，如果调整剂量需再经过 5 个 $t_{1/2}$。方能达到需要的 C_{xs}。

在病情危重需要立即达到有效血药浓度时，可于开始给药时采用负荷剂量（loading dose，D_l），即每隔一个 $t_{1/2}$ 给药一次时，采用首剂加倍剂量的 D_l 可使血药浓度迅速达到 C_{xs}。

理想的给药方案应该是使 $C_{xs\text{-}max}$ 略小于最小中毒血浆浓度（MTC）而 $C_{xs\text{-}max}$ 略大于最小有效血浆浓度（MEC），即血药浓度波动于 MTC 与 MEC 之间的治疗窗，这时 D_m 可按下列公式计算。

$D_m=(\text{MTC-MEC})V_d$

$D_l=\text{ASS}=1.44t_{1/2}R_A=1.44\ t_{1/2}D_{m/\tau}$，$\tau$ 可按一级消除动力学公式推算得 $\tau=(\lg co/c\tau)\times 2.303/K\tau$，令 $c_o=\text{MTC}$，$c_\tau=\text{MEC}$。

$$\tau=(\lg\frac{MTC}{MEC})\times\frac{2.303}{0.693/t_{1/2}}=3.323t_{1/2}\lg\frac{MTC}{MEC}$$

因此可以根据药物的 MTC 及 MEC 计算 D_1,Dm 及 τ。注意此时 $\tau\neq t_{1/2}$,$D_1\neq 2D_m$(图 1-9)。

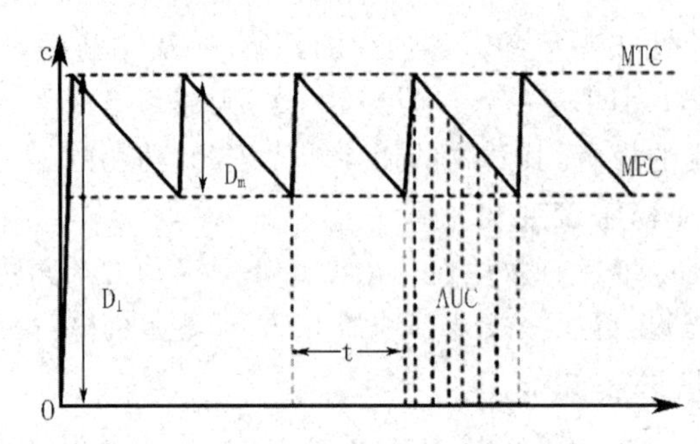

图 1-9　负荷剂量、维持剂量、给药间隔与血药浓度的关系

此外,在零级动力学药物中,体内药量超过机体最大消除能力。如果连续恒速给药,$R_A>R_E$,体内药量蓄积,血药浓度将无限增高。停药后消除时间也较长,超过 5 个 $t_{1/2}$。

临床用药可根据药动学参数如 V_d、CL、k_e、$t_{1/2}$ 及 AUC 等按以上各公式计算剂量及设计给药方案,以达到并维持有效血药浓度。除了少数 $t_{1/2}$ 特长或特短的药物以及零级动力学药物外,采用每一个半衰期给予半个有效量并将首次剂量加倍是有效、安全、快速的给药方法。

有些药在体内转化为活性产物,则需注意此活性产物的药动学,如果活性产物的消除是药物消除的限速步骤,则应按该产物的药动学参数计算剂量及设计给药方案。

三、影响药物作用的因素

药物防治疾病的疗效受多方面因素的影响:患者的年龄、性别、病理状态、个体差异、遗传因素、精神因素等。药物的剂量和剂型、给药途径、反复给药的间隔时间长短和持续次数也可影响药物的作用强度,甚至改变机体对药物的敏感性。临床上,常同时应用多种药物,故了解药物间的相互作用十分重要,以便更好地用药,既保证疗效,又能减少不良反应。现归纳为机体和药物两方面的影响因素加以叙述。

(一)药物因素

1.药物剂量与剂型

(1)剂量:同一药物在不同浓度或剂量时,作用强度不同,有时可适用于不同用途。如防腐消毒药乙醇,用于皮肤及体温计消毒时,使用浓度为 75%(体积分数);较低浓度乙醇(40%～50%)涂擦皮肤可防治压疮;而0～30%乙醇涂擦皮肤,能使局部血管扩张,改善血液循环,为高烧患者降低体温。又如小剂量催眠药产生镇静作用,增加剂量有催眠作用,再增加剂量可出现抗惊厥作用。

(2)剂型:药物可制成气雾剂、注射剂、溶液剂、糖浆剂、片剂、胶囊、颗粒剂、栓剂和贴皮剂等,各适用于相应的给药途径。药物剂型影响药物的体内过程,主要表现为吸收和消除。如水溶剂注射液吸收较油剂和混悬剂快,但作用维持时间较短。口服给药的吸收速率为水溶液＞散剂＞片剂。但散剂或胶囊、片剂、糖衣片、肠溶片或肠溶胶囊,可减少药物对胃的刺激。缓释制剂可使药物缓慢释放,吸收和药效维持时间也较长。此外,如将药物与某些载体结合,能使药物导向分布到靶器官，减少不良反应，提高疗效。

(3)给药途径：不同给药途径可影响药物作用，不同给药途径药物的吸收速率不同，一般规律是静脉注射＞吸入＞肌内注射＞皮下注射＞口服＞直肠给药＞贴皮。不同给药途径其治疗剂量可相差很大，如硝酸甘油静脉注射 5～10 μg，舌下含服 0.2～0.4 mg，口服 2.5～5.0 mg，贴皮 10 mg，分别用于急救、常规或长期防治心绞痛。

2.联合用药与药物相互作用

临床常联合应用两种或两种以上药物，以达到多种治疗目的，并利用药物间的协同作用以增加疗效或利用拮抗作用以减少不良反应及解救药物中毒。但不合理的联合用药往往由于药物间相互作用而使疗效降低甚至出现意外的毒性反应。因此联合用药时，应注意以下可能发生的药物作用。

(1)配伍禁忌：药物在体外配伍直接发生物理性或化学性的相互作用而影响药物疗效或毒性反应称为配伍禁忌。注射剂在混合使用或大量稀释时易发生化学或物理改变，因此在静脉滴注时尤应注意配伍禁忌。

(2)影响药动学的相互作用：影响药动学的相互作用因素有如下几点。①阻碍药物吸收。药物吸收的主要部位在小肠，亦受胃排空速度的影响。空腹服药吸收较快，饭后服药吸收较平稳且对胃刺激较少。促进或抑制胃排空的因素都可能影响药物吸收速度。此外，胃肠道 pH 改变能影响药物的解离度，有些药物及食物间可相互作用形成络合物，如钙、镁等离子能与四环素药物形成不溶性络合物，浓茶中的鞣酸可与铁制剂或生物碱产生沉淀。②血浆蛋白结合。血浆蛋白结合率高、分布容积小、安全范围窄及消除半衰期较长的药物合用时，与其他药物竞争和血浆蛋白结合而使药理作用加强甚至产生中毒作用。③肝脏生物转化。肝药酶诱导剂及抑制药均可改变肝药酶系的活性，使药物的血药浓度升高或降低，从而影响其药理效应。如肝药酶诱导剂苯巴比妥、利福平、苯妥英及香烟、酒等能增加在肝转化药物的消除而使药效减弱。肝药酶抑制药如异烟肼、氯霉素、西咪替丁等能减慢在肝转化药物的消除而使药效加强。④肾排泄。体液和尿液 pH 的改变可影响药物的解离度，通过离子障作用影响药物的被动跨膜转运，如碱化尿液可加速酸性药物自肾排泄，减慢碱性药物自肾排泄。反之，酸化尿液可加速碱性药物排泄。弱碱性及弱酸性药物可通过竞争性抑制弱碱性和弱酸性药物的主动转运载体而减慢同类型药物的排泄。

(3)影响药效学的相互作用：联合用药时，不同的药效学作用机制可产生相反或相同的生理功能调节作用，综合表现为药物效应减弱(拮抗作用)或药物效应增强(协同作用)，主要表现有如下 3 种。①生理性拮抗或协同。药物可作用不同靶点而呈现拮抗作用或协同作用，如服用催眠镇静药后饮酒(或喝浓茶、咖啡)会加重(或减轻)中枢抑制作用，影响疗效。抗凝血药华法林和抗血小板药阿司匹林合用可能导致出血反应。②受体水平的协同与拮抗。药物可作用于不同或相同的受体而产生拮抗作用或协同作用。如许多抗组胺药、吩噻嗪类、三环类抗抑郁药都有抗 M 胆碱作用，如与阿托品合用可能引起精神错乱、记忆紊乱等不良反应；β 受体阻滞剂与肾上腺素合用可能导致高血压危象等，都是非常危险的反应。③干扰神经递质的转运。三环类抗抑郁药抑制神经递质儿茶酚胺再摄取，可增加肾上腺素及其拟似药如酪胺等的升压反应，减弱可乐定及甲基多巴的中枢降压作用。

(二)机体因素

1.年龄

(1)儿童：儿童特别是新生儿与早产儿机体各种生理功能，包括自身调节功能尚未充分发育，与成年人有很大差别，对药物的反应一般比较敏感。新药批准上市不需要小儿临床治疗资料，缺少小儿的药动学数据，临床用药量时常由成年人剂量估算。新生儿体液占体重比例较大，水盐转换率较成人快；血浆蛋白总量较少，药物与血浆蛋白结合率较低；肝肾功能尚未充分发育，药物清除率低；这些因素能使血中游离药物及进入组织的药量增多。儿童的体力与智力都处于迅速发育阶段，易受中枢抑制药影响，如新生儿肝脏葡萄糖醛酸结合能力尚未发育，应用氯霉素或吗啡将分别导致灰婴综合征及呼吸抑制。因此对婴幼儿用药必须考虑他们的生理特点。

(2)老年人：老年人对药物的反应也与成人不同。老年人对药物的吸收变化不大，但老年人血浆蛋白量较低、体水较少、脂肪较多，故药物血浆蛋白结合率偏低，水溶性药物分布容积较小而脂溶性药物分布容积较大。肝肾功能随年龄增长而自然衰退，故药物清除率逐年下降，各种药物血浆半衰期都有程度不同的延长。在药效学方面，老年人对许多药物反应特别敏感。例如，中枢神经药物易致精神错乱，心血管药易致血压下降及心律失常，非甾体抗炎药易致胃肠出血，抗M胆碱药易致尿潴留、大便秘结及青光眼发作等。因此对老年人用药应慎重，用药剂量适当减少，避免不良反应的发生。

2.性别

性别差异可导致某些药物的代谢异常和妇产科问题。在动物中除大白鼠外，一般动物对药物反应的性别差异不大。女性体重较男性轻，脂肪占体重比率高于男性，而体液总量占体重比例低于男性，这些因素均可影响药物分布。在生理功能方面，妇女有月经、妊娠、分娩、哺乳期等特点，在月经期和妊娠期禁用剧泻药和抗凝血药，以免引起月经过多、流产、早产或出血不止；妊娠的最初三个月内用药应特别谨慎，禁用抗代谢药、激素等能使胎儿致畸的药物。20世纪50年代末期在西欧因孕妇服用反应停(沙利度胺，催眠镇静药)而生产了一万余例畸形婴儿的悲惨结果引起了对孕妇用药的警惕。对于已知的致畸药物(如锂盐、乙醇、华法林、苯妥英钠及性激素等)在妊娠第一期胎儿器官发育期内应严格禁用。此后，在妊娠晚期及授乳期间还应考虑药物通过胎盘及乳汁对胎儿及婴儿发育的影响，因为胎盘及乳腺对药物都没有屏障作用。孕妇本身对药物的反应也有其特殊情况，需要注意。例如，抗癫痫药物产前宜适当增量，产前还应禁用阿司匹林及影响子宫肌肉收缩或可抑制胎儿呼吸的药物。

3.遗传因素

个别患者用治疗量药物后出现极敏感或极不敏感反应，或出现与往常性质不同的反应，称为特异质。某些药物的特异性反应与先天性遗传异常有关。目前已发现至少百余种与药物效应有关的遗传异常基因。特异质药物反应多数已从遗传异常表型获得解释，从而形成一个独立的药理学分支——遗传药理学。药物转化异常是遗传因素对药动学的主要影响，可分为快代谢型(extensive metabolizer，EM)及慢代谢型(poor metabolizer，PM)。前者使药物快速灭活，后者使药物灭活较缓慢。而遗传因素对药效学的影响是在不影响血药浓度的条件下，机体对药物的异常反应，如6-磷酸葡萄糖脱氢酶(G6PD)缺乏者对伯氨喹、磺胺药、砜类等药物易发生溶血反应。这些遗传异常只有在受到药物激发时才出现异常，故不是遗传性疾病。

4.心理因素

患者的精神状态与药物疗效关系密切，安慰剂是不具药理活性的剂型(如含乳糖或淀粉的片剂或含盐水的注射剂)，对于头痛、心绞痛、手术后痛、感冒咳嗽、神经官能症等，30%～50%的疗效就是通过心理因素取得的。安慰剂对心理因素控制的自主神经系统功能影响较大，如血压、心率、胃分泌、呕吐、性功能等。它在患者信心不足时还会引起不良反应。安慰剂在新药临床研究

的双盲对照中极其重要，可用于排除假阳性疗效或假阳性不良反应。安慰剂对任何患者都可能取得阳性效果，因此医生不可能单用安慰剂作出真病或假病（心理病）的鉴别诊断。医生的任何医疗活动，包括一言一行等服务态度都可能发挥安慰剂的作用，要充分利用这一效应；但不应利用安慰剂去敷衍或欺骗患者，而延误疾病的诊治并可能破坏患者对医生的信心。对于情绪不佳的患者尤应多加注意，氯丙嗪、利舍平、肾上腺皮质激素及一些中枢抑制性药物在抑郁患者中可能引发悲观厌世倾向，用药时应慎重。

5.病理因素

疾病的严重度与药物疗效有关，同时存在的其他疾病也会影响药物的疗效。肝肾功能不足时，分别影响在肝转化及自肾排泄药物的清除率，可以适当延长给药间隔及/或减少剂量加以解决。神经功能抑制（如巴比妥类中毒）时，能耐受较大剂量中枢兴奋药而不致惊厥，惊厥时却能耐受较大剂量的苯巴比妥。此外，要注意患者有无潜在性疾病避免影响药物疗效。例如，氯丙嗪诱发癫痫、非甾体抗炎药激活溃疡病、氢氯噻嗪加重糖尿病、抗 M 胆碱药诱发青光眼等。在抗菌治疗时，白细胞缺乏、未引流的脓疡、糖尿病等都会影响疗效。

6.机体对药物的反应变化

在连续用药一段时间后，机体对药物的反应可能发生改变，从而影响药物效应。

（1）致敏反应：产生变态反应已如前述。

（2）快速耐受性：药物在短时内反复应用数次后药效递减直至消失。例如，麻黄碱在静脉注射三四次后升压反应逐渐消失；临床用药两三天后对支气管哮喘就不再有效，这是由于药物会促进神经末梢释放儿茶酚胺，当释放耗竭时即不再有作用。

（3）耐受性：连续用药后机体对药物的反应强度递减，程度较快速耐受性轻也较慢，不致反应消失，增加剂量可保持药效不减，这种现象叫作耐受性。有些药物在产生耐受性后，如果停药患者会发生主观不适感觉，需要再次连续用药。如果只是精神上想再用，这称为习惯性，万一停药也不致对机体形成危害。另一些药物称为麻醉药品（narcotics，注意与 anaesthetics 区分），用药时产生欣快感（euphoria），停药后会出现严重的生理功能紊乱，称为成瘾性。由于习惯及成瘾性都有主观需要连续用药，故统称依赖性。药物滥用是指无病情根据的大量长期的自我用药，是造成依赖性的原因。麻醉药品的滥用不仅对用药者危害极大，对社会危害也大，吗啡、可卡因、印度大麻及其同类药都属于麻醉药品。苯丙胺类、巴比妥类、苯二氮䓬类等亦被列入国际管制的成瘾性精神药物。

（4）耐药性：病原体及肿瘤细胞等对化学治疗药物敏感性降低称为耐药性，也称抗药性。有些细菌还可对某些抗生素产生依赖性。在抗癌化学治疗中也有类似的耐药性问题。

（三）合理用药原则

怎样才算合理用药现尚缺一具体标准，对某一疾病也没有统一的治疗方案。由于药物的有限性（即品种有限及疗效有限）和疾病的无限性（即疾病种类无限及严重度无限），因此不能简单以疾病是否治愈作为判断用药是否合理的标准。从理论上说，合理用药是要求充分发挥药物的疗效而避免或减少可能发生的不良反应。当然这也不够具体，因此只能提几条原则供临床用药参考。

1.明确诊断

选药不仅要针对适应证还要排除禁忌证。

2.根据药理学特点选药

尽量少用所谓的“撒网疗法”，即多种药物合用以防漏诊或误诊，这样不仅浪费而且容易发生相互作用。

3.了解并掌握各种影响药效的因素

用药必须个体化,不能单纯公式化。

4.祛邪扶正并举

在采用对因治疗的同时要采用对症治疗法,这在细菌感染及癌肿化学治疗中尤其不应忽视。

5.对患者始终负责开出处方

仅是治疗的开始,必须严密观察病情反应,及时调整剂量或更换治疗药物。要认真分析每一病例的成功及失败的关键因素,总结经验教训,不断提高医疗质量,使用药技术更趋合理化。

(韩广亮)

第六节 药物效应动力学

一、药物对机体的作用效应

药物是指用于治疗、预防和诊断疾病的化学物质。古代用药以动、植物来源为主,其本质是化学物质。无论是来源于自然界的天然产物,还是采用人工合成修饰制备的药物,对机体均能产生一定的作用。

(一)药物作用方式及特点

1.药物作用基本概念及特点

药物作用是指药物对机体各部位组织、器官的直接作用。药物效应或称药理效应,是指药物初始作用后,引起机体组织器官生理形态、生化功能发生改变,是机体对药物作用的具体表现,是药物作用的反应结果。如临床眼科治疗青光眼常用的M胆碱受体激动剂毛果芸香碱,可兴奋眼睛虹膜中瞳孔括约肌(环状肌)的M胆碱受体,使括约肌收缩,进而引起瞳孔变小,虹膜周围前房角间隙变大,房水回流通畅,眼压下降。前者是药物作用,后者是药物效应,两者从不同角度描述药物-机体作用,一般可相互通用。

药理效应主要表现为机体器官原有形态、功能水平的改变。以机体器官功能改变为分类标准,其基本作用方式分为两种:功能水平升高称为兴奋、激动;功能水平降低称为抑制、麻痹。例如,强心苷可增强心肌收缩性,使心排血量增加,改善动脉系统缺血情况;又如,巴比妥类药物可抑制中枢神经系统,用于镇静和催眠。药物对机体作用后,由过度兴奋转为衰竭,则是一种特殊形式的抑制。

2.药物作用途径及方式

药物通过与机体发生生理化学反应,体现其药物效应。药物进入机体的方式不同,发挥药物效应也不尽一致。常见给药途径分为口服给药、静脉注射、肌内注射、透皮吸收、直肠吸收及其他直接吸入肺部的气雾剂和滴剂等。同一种药物采用不同的给药途径,其药理效果不同。如口服硫酸镁不易消化,可导致腹泻脱水;采用静脉注射可舒张血管收缩肌,使血管扩张,降低血压。不同药物采取合适的给药途径,可获得满意的治疗效果。如用于治疗糖尿病的胰岛素口服后无法经胃肠吸收,只能采用皮下注射方式产生药物作用。

根据药物作用部位不同,通过药物吸收进入血液循环系统,从而分布到相关部位、器官发生作用称为全身作用或系统作用。如静脉注射青霉素水溶液,可起到退热镇痛的效果。无须药物吸收,直接在用药部位发挥的作用称为局部作用,如大多数的中药贴膏剂型可直接缓解肌肉酸痛、关节疼痛,显示其药物效果。根据疾病生成原因进行药物治疗称为对因治疗,又称"治本"。如因缺少维生素 A 而导致的"夜盲症",通过补充一定剂量的维生素 A 或维生素 A 制剂,即可治愈。对症治疗则是用药物改善疾病症状,使其病情缓解,症状减轻,但不能消除病因。一般来说,对因治疗与对症治疗相辅相成。但存紧急情况下,如在对危重患者的救治中,对症治疗优先于对因治疗,可稳定患者病情,阻止进一步恶化,为根除疾病争取宝贵时间。在中医药治疗原则中,"辨证论治"是对因治疗与对症治疗的结合。通过症状及其原因归结到某一类"证",进一步仔细辨认其主要矛盾与影响因素,选择适合个体的药物进行治疗。

现代分子药理学从微观的角度解释药物效应,将药物作用看作是药物与其特定位点的结合,有的放矢,从分子机制上阐明药物的作用方式。近年来,这方面的研究发展十分迅速,一般认为药物作用靶点有酶、载体分子、离子通道、受体、免疫系统、相关基因及基因组等。有针对性地开发药物,可克服传统药物不良反应大,不良反应多的缺点,更具有选择性和特异性,极大地促进了新药研究,也提高了临床用药的目的性和有效性。

(二)药物的构效关系、量效关系

药物本质是化合物,其理化性质与药物的药理作用密切相关。不同药物的化学结构决定了其药理效应,如官能团相同、结构相似的药物一般具有类似的药理效应,而同一化合物由于空间立体构象不同,则很可能其药物效应完全不同。同时,药物效应也取决于药物的血药浓度,药物剂量与效果之间存在重要的关系。

1.构效关系

药物小分子进入机体后,通过与相应的作用靶点结合发挥作用。构效关系是药物化学结构与其药物效应之间的关系。早期的构效关系研究以定性、直观的方式推测药物化学结构与药物作用结果的关系,从而推测靶活性位点的结构,设计新的活性物质结构。随着信息技术的发展,以计算机为辅助工具的三维模拟技术成为构效关系研究的主要手段,定量构效关系(QSAR)也成为合理药物设计的主要方法之一。

药效功能基团理论认为,药物与靶点作用是靶点对药物的识别,继而结合并发挥药物作用,其功能基团是符合靶点对药物分子识别结合的主要立体空间化学分子结构要素——特定的基团或结构骨架。一般来说,具备功能基团的药物,就具备发挥特定药物效应特性的潜力,其具体效果可待进一步验证。早期的药物化学理论认为功能基团对于发挥药物效应是必要的,如苯二氮䓬类药物多为1,4 苯并二氮䓬衍生物,具有相同的母核化合物结构,种类很多,临床常用作镇静催眠药。随着计算机模拟技术的兴起,功能基团概念进一步扩充,从一系列特定的化学基团、相似的骨架结构,外延为具有相似化学基团在空间特定位置的组合,如吗啡与哌替啶并不具有相同的结构骨架,但却具有相同的药效团,因而可以产生相近的生理活性。

药物进入机体后,以一定空间结构作用于机体,其空间立体构象对药物效应产生重要的影响。这种影响主要体现在光学异构、几何异构及空间构象异构这三个不同的方面。光学异构分子存在手性中心,两个对映体互为镜像和实物,除光学特性不一致,其理化性质相同,但药理活性则有许多不同的情况。如D-(—)-异丙肾上腺素作为支气管舒张剂,比 L-(+)-异丙肾上腺素作用强 800 倍(图 1-10);D-(—)-肾上腺素的血管收缩作用比 L-(+)-肾上腺素强 10 倍以上。

L-(+)-乙酰基-β-甲基胆碱治疗痛风的效果比D-(−)-乙酰基-β-甲基胆碱强约200倍。几何异构是由双键或环等刚性或半刚性系统导致基团旋转角度不同而产生的现象。如在雌激素构效研究中发现,顺式己烯雌酚中两个羟基距离为0.72 nm,而反式己烯雌酚中两个羟基距离为1.45 nm(图1-11),药用效果显著增强。有些药物会以不同的空间立体构象与不同的靶点结合,所起药物作用亦不相同。例如,组胺可以偏转式构象与 H_2 受体结合,诱导炎症反应;又可以反式构象与 H_2 受体结合,抑制胃酸分泌。

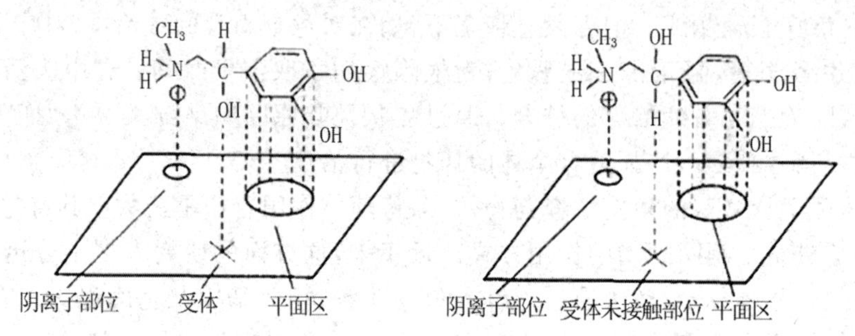

图1-10 D-(−)-异丙肾上腺素、L-(+)-异丙肾上腺素与受体结合示意图

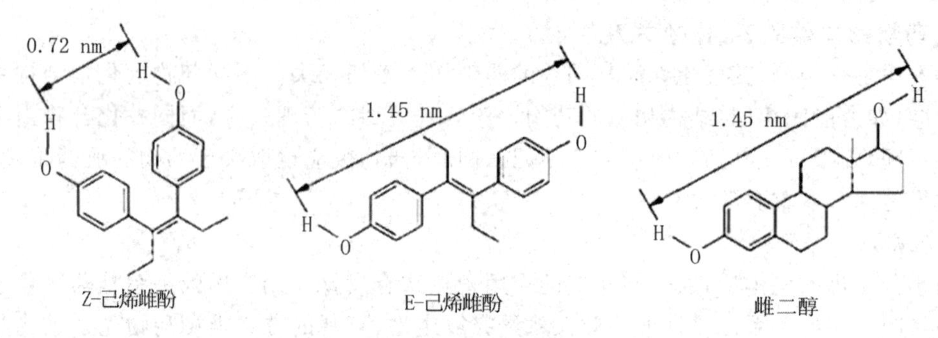

图1-11 己烯雌酚几何异构示意图

2.剂量-效应关系

剂量-效应关系是指在一定剂量范围内,药物效应随药物剂量减小或浓度降低而减弱,随药物剂量增大或浓度升高而增强,药物剂量大小与血药浓度成正比的关系,简称量效关系。以药理效应为纵坐标、药物剂量或药物浓度为横坐标作图可以得到药物的量效曲线。

由于药物效应与血药浓度关系更为密切,在药理学研究中,常用血药浓度效应关系来直观表现这种关系。将药物剂量或药物浓度改用对数值作图,则呈典型的对称S形曲线,这就是通常所说的量效曲线。通过量效曲线,可直观分析药物剂量与效应之间的关系,有利于深入了解药物性质及用药规律,更好地指导临床用药。

根据不同的观测指标,可将量效曲线分为量反应和质反应两种。药物效应强度呈连续性量变,其变化量高低、多少可用具体数值或量的分级表示,称为量反应,如药物作用后血压的升降、平滑肌收缩或舒张的程度、脑部电流变化量等,可用具体数值或最大反应的百分率表示。有些药理效应只能用全或无、阳性或阴性表示则称为质反应,如死亡与生存、抽搐与不抽搐等,需用多个动物或多个试验标本以阳性反应率表示。

(1)量反应的量效曲线:以剂量或浓度为横坐标,药物效应为纵坐标,便得到量反应的量效曲线,它是一先上升、后平行的曲线(图1-12)。能引起药理效应的最小剂量或最小浓度称最小有效剂量或最低有效浓度,亦称阈剂量或阈浓度。剂量或浓度增加,效应强度亦随之增加;当效应增加到一定程度后,若继续增加药物剂量或浓度而效应不再增加,此时的药理效应极限称为最大效应。在量反应中称为最大效能,它反映了药物的内在活性。如果反应指标是死亡,则此时的剂量称为最小致死量。如将剂量转化成对数剂量,将效应转换为最大效应百分率,则量效曲线为一左右对称的S形曲线。

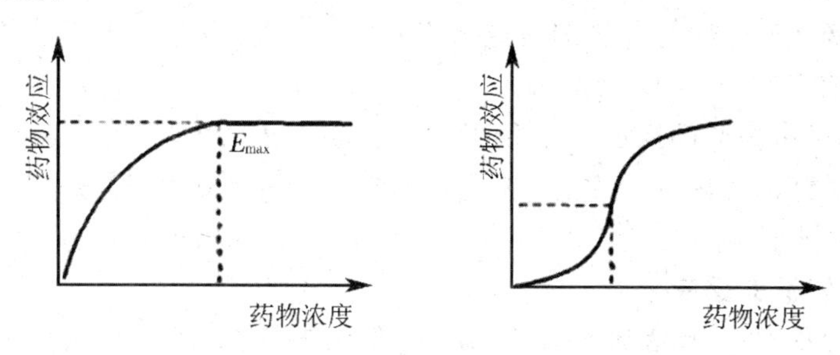

图 1-12　量反应的量效曲线与质反应的量效曲线

(2)质反应的量效曲线:参照阳性观测指标,以药物剂量或药物浓度的区段出现的阳性频率作图,得到呈正态分布的曲线称为质反应的量效曲线。如以对数剂量为横坐标,随剂量增加的累计阳性反应率为纵坐标作图,同样也可得到一条典型的对称S形量效曲线(图 1-13)。

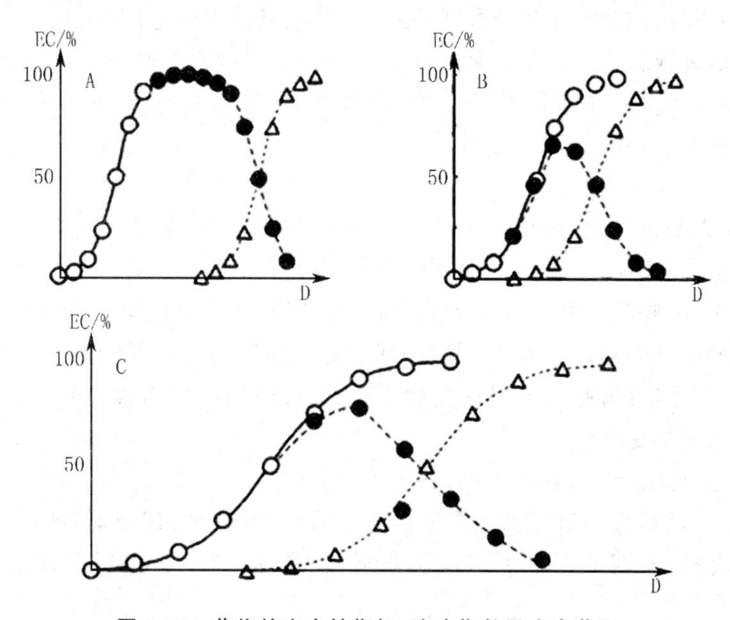

图 1-13　药物的安全性指标:治疗指数及安全范围

○有效量的量效关系;△中毒量的量效关系;●有效百分数减中毒百分数

从图 1-13 可以看出,A 药的治疗指数比 B 药大,A 药与 C 药的治疗指数相等,但 A 药的安全范围较大;C 药的治疗指数比 B 药大,而安全范围无区别。

(3)半数有效量、半数致死量及治疗指数:半数有效量是能引起 50%阳性反应(质反应)或 50%最大效应(量反应)的浓度或剂量,分别用半数有效浓度(EC_{50})及半数有效剂量(ED_{50})表示。如果效应指标为中毒或死亡,则可改用半数中毒浓度(TC_{50})、半数中毒剂量(TD_{50})或半数致死浓度(LC_{50})、半数致死剂量(LD_{50})表示。LD_{50}及 ED_{50}常可通过动物试验从质反应的量效曲

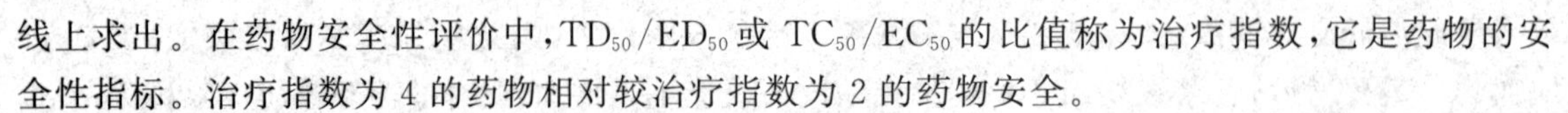

线上求出。在药物安全性评价中，TD_{50}/ED_{50} 或 TC_{50}/EC_{50} 的比值称为治疗指数，它是药物的安全性指标。治疗指数为 4 的药物相对较治疗指数为 2 的药物安全。

一般治疗指数越大，药物越安全。但只用治疗指数来衡量一个药物的安全性有时并不可靠。有的药物在未充分发挥疗效时，可能已经导致少数患者中毒，造成 TD 与 ED 两条量效曲线重叠，即 ED_{95} 有可能大于 TD_5。较好的药物安全性指标是 ED_{95}～TD_5 间的距离，称为安全范围，其值越大越安全。药物安全性与药物剂量或浓度有关，因此一般应用时需将 ED 与 TD 两条曲线同时画出加以比较。

对于药物剂量，各国药典都规定了常用的剂量范围；对于非药典药，一般在说明书上也有介绍。药典对于剧毒类药品还规定了极量（包括单剂量、一天量及疗程量），超限用药造成的不良后果及医生应负的法律责任等。

（三）药物作用与不良反应

凡不符合治疗目的，并为患者带来不适或痛楚的反应统称为不良反应。多数药物不良反应是药物作用固有效应的延伸，通过药物安全性评价一般可以预知，但不一定都能避免。少数较严重的反应难以恢复，称为药源性疾病。例如，庆大霉素引起耳聋，肼苯哒嗪引起系统性红斑狼疮等。

1.不良反应

不良反应是指药物在治疗剂量时产生与治疗目的无关，引起患者不适的药理效应。这主要是药理效应选择性不强造成的，除影响靶器官外，还影响其他多个组织器官。当某一效应用于治疗目的时，其他效应就成为不良反应。如阿托品用于解除胃肠痉挛时，可引起口干、心悸、便秘等不良反应。不良反应通常是较轻微的可逆功能性变化，常难以避免，一般不太严重，停药后能较快恢复，对身体危害不大。

2.毒性反应

毒性反应是指在剂量过大、蓄积过多或作用时间过久时发生的危害性反应，一般比较严重，是应该避免发生的不良反应。药物毒性反应按照发生过程分为急性毒性和慢性毒性。急性毒性发生较快，多损害循环、呼吸及神经系统功能，如一次性误服（或其他原因）巴比妥类药物，可导致严重急性中毒；慢性毒性一般较缓发生，多损害肝、肾、骨髓、内分泌等功能。致癌、致畸胎、致突变，即通常所说的“三致”反应也属于慢性毒性范畴，如长期超量服用含中药朱砂的药品，容易导致人体汞中毒，危害人体健康。

3.后遗效应与停药反应

后遗效应是指停药后血药浓度已降至最低有效浓度（阈浓度）以下时，残存的药理效应。如治疗系统性免疫疾病，长期应用肾上腺皮质激素，停药后，肾上腺皮质功能低下，数月内难以恢复。

突然停药后引起原有疾病或症状的加剧叫停药反应，又称回跃反应。如高血压患者长期服用降压药物，突然停药，次日血压将显著回升。

4.变态反应

变态反应是一类免疫反应，常见为非肽类药物作为半抗原与机体蛋白结合为抗原后，经过接触 10 天左右敏感化过程而发生的反应。常见于过敏体质患者，临床表现反应从轻微的皮疹、发热至造血系统抑制、肝肾功能损害、休克等。依据各药及个体不同，反应严重度差异较大，反应性质也与药物剂量及原有效应有关。停药后，反应逐渐消失，再用时可能复发。变态反应致敏物质可能是药物本身、代谢物或者药剂中的杂质。临床用药前，常做皮肤过敏试验以预防变态反应，

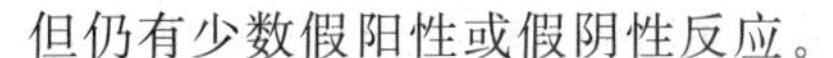

但仍有少数假阳性或假阴性反应。

5.特异质反应

少数特异体质患者对某些药物反应特别敏感，反应性质也与常人不同，但与药物固有药理作用基本一致，反应严重度与剂量成比例，药理阻滞剂救治可能有效，这类反应称特异质反应。它不是免疫反应，而与患者遗传异常有关。如对骨骼肌松弛药琥珀胆碱异质反应是由于先天性血浆胆碱酯酶缺乏所致。这些药理遗传异常不是遗传疾病，只在有关药物触发时才出现异常症状。

在药物早期研发过程中，应密切注意药物的不良反应，开发治疗作用好、不良反应少的药物能更有效地在后期临床应用中发挥作用，减少开发成本；在药物后期临床试验过程中，更应时刻监测不良反应，加大实验样本，扩大标本选择范围，多方面、多层次、多角度考虑实际用药情况，切实保证药品质量，保障人民群众的生命安全。特别值得一提的是，在药物生产制造过程中，应按GMP流程规范生产，严格把关药品原料、辅料的采购，严格控制药品质量。若质量控制不严、上级监管不到位，无意或刻意带入非药物成分，患者长期服用后会引起严重的毒性反应与变态反应，甚至危及生命。

目前，世界上许多国家建立了不良反应报告体系（ADR）。近年来，我国也建立了层层监管、反应迅速的不良反应报告制度，并定期通报药物不良反应，收紧药品申报，切实保障人民群众切身利益，自下而上地建立起药物安全性评价网络，为保障人民群众健康安全筑起一道坚实的保护墙。

（四）影响药效的因素

药物-机体作用产生药理效应，其影响因素来自多方面：如患者之间的个体差异、遗传因素、机体生理状态、性别、年龄、药物剂型剂量、给药方案，与其他药物联合使用等均能影响药物效应。无论是在临床应用上，还是在新药研发过程中，充分重视各种因素对药物效应的影响，能更好地指导合理用药，获得更加科学的实验结果。

1.个体差异及遗传因素对药效动力学的影响

在给予剂量、给药途径及次数一致的情况下，绝大部分人服用正常治疗量的同一药物，可达到预期的相似治疗效果。然而在实验研究及临床工作中，人们会观察到个体差异十分明显的药理效应，包括各种不良反应。产生个体差异的原因是，由于药物在不同人体内效应及动力特性不一样，个别高敏性、特异性、耐受性体质的人，用药后会出现难以预料的结果。如极少数过敏体质的人，即便使用极少的青霉素，也可引起变态反应，甚至引发过敏性休克。

某些人对药物的异常反应与遗传因素有关，遗传因素可影响药物的吸收、分布、代谢、排泄等，是决定药物效应的重要因素之一。细胞色素P450酶是一系列酶，参与药物在体内的氧化代谢，对药物在体内的氧化代谢，发挥药理效应起重要作用。由于机体先天P450酶缺陷或活性降低，导致对药物效应区别较大的情况十分普遍。例如，属P450家族的异喹胍-4-羟化酶属常染色体隐性遗传病，可导致异喹胍类药物代谢变慢变弱，同时使β受体阻滞剂（如美托洛尔、噻吗洛尔等）、抗心律失常药物（如普罗帕酮）、降压药（胍乙啶）等药物的代谢变慢变弱，从而使此类患者在服用上述药物的药理效应较普通人不一致。另外，缺少高铁血红蛋白还原酶的患者，不能使高铁血红蛋白还原成血红蛋白，从而出现发绀的症状。此类患者应该尽量避免使用硝酸盐、亚硝酸盐、磺胺类药物，以免病情加重。

2.机体生理状态对药效动力学的影响

不同年龄、不同性别的人群对药物的反应不尽相同，其药物效应、药物剂量范围、不良反应的性质及严重程度均有一定差异。在使用药物时，应全面分析其共性与特性，采取针对性的给药方案。

不同年龄阶段的人对药物的反应区别较大，尤其是婴幼儿及老年人这两类特殊人群，更应该特别注意。婴幼儿发育系统尚未完善，老年人处于器官不断退化的状态，这两类人群的生理生化功能较正常人虚弱，不能简单按一般规律折算，而要具体分析、具体对待。新生儿对药物的吸收、分布不规则，其血浆蛋白与药物结合率不高，服药后游离物浓度较大，易损伤肝、肾功能，甚至是中枢神经系统，导致药物毒性反应。在应用氨基糖苷类、苯二氮䓬类、巴比妥类药物时要特别小心。婴儿血-脑屏障功能尚不完全，婴幼儿对吗啡特别敏感，小剂量吗啡即可引起中枢抑制，影响呼吸及生长发育。老年人对药物的吸收功能较正常人有所降低，但影响其药物效应动力学更重要的因素则是药物的代谢及排泄。老年人使用氯霉素、利多卡因、洋地黄毒苷等药物时，由于代谢消除延缓和血药浓度增加，易出现药物不良反应，故应适当减少给药剂量。

不同性别人群对药物效应的差异并不大，考虑到女性患者特殊的生理情况，在给药时应注意女性患者的月经、妊娠、分娩、哺乳期的生理变化，尤其是在妊娠第 1～3 个月，以不接触药物为宜，避免导致畸胎或流产的情况发生。

患者的心理和生理状态对药物效应也有一定影响，如情绪激动可导致血压升高，血液流动加快，从而加快药物吸收分布。特别是患者自身的生理生化功能正常与否，直接关系到药物效应与用药安全，如肝脏功能不良者在使用甲苯磺丁脲、氯霉素等药物时，肝脏生物转化变慢变弱，药物在肝脏中蓄积，作用加强，持续时间久；而对于某些需在肝脏经生物转化后才有效的药物如氢化可的松等，则作用减弱。又如肾功能不全者，可使庆大霉素、磺胺类等主要经肾脏排泄的药物消除减慢，引起蓄积中毒。另外，营养不良者脂肪组织较少，药物储存减少，血药浓度高，对药物的敏感性增强，易引起毒副作用；而心血管疾病、内分泌失调等也会影响药物效应。

3.药物剂型、剂量对药效动力学的影响

药物剂型是药物经过加工制成便于患者应用的形态。不同剂型吸收难易及起效快慢不同，同一剂型由于辅料选择及制剂工艺不同，药理效应也有所区别。按剂型形态可分为液体制剂（如口服液、中药汤剂、注射液）、固体制剂（如片剂、胶囊剂、丸剂）、半固体制剂（如糖浆剂、贴膏剂、滴丸）、气体制剂等。按药物吸收和释放可分为速效制剂（如注射剂、气雾剂、散剂）、长效制剂（如片剂、丸剂、透皮制剂）、缓释制剂、控释制剂（如肠溶剂）等。一般来说，液体制剂吸收及起效均较固体制剂快，注射液比口服液易吸收和起效快，水溶液注射液较油剂和混悬剂快。如麻醉和手术意外、溺水、药物中毒等引起的心脏停搏，可心室内注射肾上腺素给药，及时进行抢救。又如当今较为流行的激素皮下埋植剂，是一种长效缓释剂型，可达到长期避孕的效果。近年来，药物剂型研究进展迅速，各种新剂型药物已进入人们的视野，如脂质体制剂、微囊制剂、纳米球制剂等新剂型的药物，在具有传统皮下埋植剂，是一种长效缓释剂型，可达到长期避孕的效果。近年来，药物剂型研究进展迅速，各种新剂型药物已进入人们的视野，如脂质体制剂、微囊制剂、纳米球制剂等新剂型的药物，在具有传统剂型优点的同时还具有靶向作用特点，可使药物在靶器官的分布及浓度更高，选择性强，针对性好，也减小了毒副作用，使用更为安全、有效。

同一药物在不同剂量、不同浓度时，作用强度不一样。如 75%（体积分数）的乙醇杀菌能力最强，用于皮肤、医疗器械的消毒；浓度高于 75%，杀菌能力反而降低。低浓度的乙醇则用作其他方面：浓度为40%～50%的用于防止压疮的皮肤涂搽，浓度为 20%～30%的乙醇涂搽可用于降低体温。

4.给药方案对药效动力学的影响

医生根据患者病情病况，正常诊断给予药物治疗，给药方案对是否能迅速治愈疾病，是否会引起不良反应影响重大。给药方案一般包括给药途径、给药强度等。不同的给药途径引起不同的药物效应。如采用氨茶碱类药物治疗哮喘时，其注射剂和片剂均能兴奋心脏，引起心率增加；改成栓剂给药，则可明显减轻对心脏的不良影响。药物的服用应选择合适的时间，一般来讲，饭前服用吸收较好，显效较快；饭后服用吸收较弱，显效较慢。有刺激性的药物宜在饭后服用，以减少对胃肠道的刺激。用药次数应根据病情需要及药物代谢速率而制订。代谢快的药物要相应增加给药次数，长期给药应注意蓄积毒副作用及产生耐受性。

在连续用药过程中，某些药物的药理效应会逐渐减弱，需加大剂量才能显示出药物效应，称为耐受性。某些病原体或肿瘤细胞对药物的敏感度降低，需加大剂量甚至更换药物，才能有效，称为耐药性或抗药性，大多是由于病原体基因变异而产生的。直接作用于中枢神经系统的药物，能兴奋或抑制中枢神经，连续使用后能产生生理或心理的依赖性。生理依赖性过去称成瘾性，是由于身体适应反复用药后产生愉悦感，突然中止用药，会出现严重的戒断综合征，患者烦躁不安，流泪出汗，腹痛腹泻。心理依赖性又称习惯性，是指用药者服药获得愉悦感后，渴望继续用药，甚至采用各种非法手段，以延续愉悦感。如应用镇痛药吗啡、哌替啶，催眠药甲喹酮，毒品海洛因等，使用者均可产生生理和心理依赖性，故在使用此类药物时一定要严格控制，合理使用，防止滥用。

5.药物相互作用对药效动力学的影响

经相同或不同途径，合用或先后给予两种或多种药物，在体内所起药物作用效应的相互影响，称为药物相互作用。药物之间的相互作用，使药物效应发生变化，其综合效应增强或减弱。某些药物联合应用时，会出现毒副作用，对机体产生伤害，应特别留意。目前研究得较多的是两种药物联用相互作用的效果，对两种以上的药物研究尚不多。

6.药物体外相互作用对药物效应的影响

在临床给药时，常将几种药物同时使用，某些药物在进入机体前就混合以便于使用。由于制剂工艺、药用辅料、药物赋形剂、使用条件等不同，就可能导致药物与药物发生理化性质的相互影响，从而对药物效应产生一定作用。如在同时应用多种注射剂时，需提前混合药物，酸碱度比较大的药物可能对注射剂中使用的稳定剂等有影响，使其沉淀出来，造成医疗事故。

7.药物体内相互作用对药物效应的影响

机体吸收药物进入体内，药物在体内进一步分布、代谢、排泄，完成整个起效过程。在这个过程中，不同药物在分布器官、作用位点、效应靶向、受体机制等水平上互相影响，发挥不同的药理效应。如抗酸剂碳酸氢钠可通过提高胃肠液的 pH 来降低四环素类药物的吸收；而含铝、镁等药物的抗酸剂，则能与四环素类药物形成螯合物，影响胃肠吸收，从而影响药物效应。药物吸收后，需与血浆蛋白结合，才能被运输分布到体内各组织器官，不同药物与血浆蛋白结合能力不同，其相互作用表现为药物结合之间的竞争。如阿司匹林、苯妥英钠等药物结合能力强，可将双香豆素类药物从蛋白结合部位置换出来，药理活性增强，甚至引起毒副作用。某些药物具有诱导或抑制药物代谢酶的作用，可影响其他药物的代谢。如苯巴比妥可加速代谢口服抗凝药，使其失效；而氯霉素可使双香豆素类药物代谢受阻，引起出血。许多药物都通过肾小管主动转运系统分泌排泄，可发生竞争性抑制作用，干扰其他药物排出，从而发生蓄积中毒，如磺胺类药物、乙酰唑胺等均可抑制青霉素的消除；另一方面，这种竞争抑制有一定的治疗意义，可使药物持续保持一定的浓度发挥药物效应，如丙磺舒可减慢青霉素和头孢菌素的肾脏排泄速度，提高血药浓度，增强药物效应。

一般来说，作用性质相近的药物联合应用，可使用药作用增强，称为协同作用。相加作用是两种药物联合应用效应等于或接近于单独使用药物效应之和，如对乙酰氨基酚与阿司匹林合用，可增强镇痛解热之功效。药物合用后效应大于单独使用药物的效果，称为增强，如甲氧苄啶(TMP)可抑制细菌二氢叶酸还原酶，与抑制二氢叶酸合成酶的磺胺药物合用，可双重阻断细菌叶酸合成，使抑菌活性增强20～100倍。在某些情况下，药物合并使用药效减弱，称为拮抗作用。常见的药物拮抗作用多发生在受体水平上，一种药物与特异性受体结合，阻止其激动剂与其受体结合，称为药理性拮抗；而不同激动剂与作用相反的两个特异性受体结合，其药物效应相反，称为生理性拮抗。如阿托品可与胆碱受体结合，阻滞乙酰胆碱发挥作用，是为药理性拮抗；组胺作用于 H_1 组胺受体，可引起支气管平滑肌收缩，使小动脉、小静脉和毛细血管扩张，血管通透性增加，是为生理性拮抗。

二、受体与药物效应

受体的概念是由药理学家 Langley 和 Ehrlich 于19世纪末和20世纪初分别提出的。1905年，Langley发现南美箭毒抑制烟碱引起的骨骼肌收缩，但无法抑制电刺激引起的骨骼肌收缩反应，因此设想机体内存在与化合物结合的特殊物质。他随即提出在神经与其效应器之间有一种接受物质，并认为肌肉松弛的结果是由于烟碱能与此物质结合产生兴奋，而箭毒与烟碱竞争性与其结合导致的。1908年，Ehrlich发现一系列合成化合物的抗寄生虫作用和其引起的毒性反应有高度特异性，提出了“受体(receptor)”一词，并用“锁-钥匙”假说来解释药物-受体作用。此后，药物通过受体发挥作用的设想很快得到了广泛重视，20世纪70年代初不但证实了N型乙酰胆碱的存在，而且分离、纯化出N型乙酰胆碱蛋白，验证了受体理论的科学性。受体研究从当初只是为了解释某些现象而虚设的一个概念，到目前已成功克隆出数以千计的受体基因，并对它们的结构和功能进行了充分的研究，阐释了种类繁多的各类抗体蛋白分子结构和作用机制，发展成专门的学科。

(一)受体理论基本概念

受体是细胞内一类蛋白质大分子，由一个或多个亚基或亚单位组成，多数存在于细胞膜上，镶嵌在双层脂质膜中，少数位于细胞质或细胞核中。能与受体特异性结合的生物活性物质称为配体，两者的特异性结合部位称为结合位点或受点。一般而言，每种受体在体内都有其内源性配体，如神经递质、激素、自身活性物等；而外源性药物则常是化学结构与内源性相似的物质。受体能识别和传递信息，与配体结合后，通过一系列信息转导机制，如细胞内第二信使激活细胞，产生后续的生理反应或药理效应。

受体具有以下特点。①灵敏性：受体只需与很低浓度的配体结合即可产生显著的药理效应。②特异性：引起某一类型受体反应的配体化学结构非常相似，而光学异构体所引起的反应可能完全不同，此外，同一类型的激动剂与同一类型的受体结合后产生的效应也类似。③饱和性：细胞膜、细胞质或细胞核中的受体数目是一定的，因此配体与受体结合在高浓度具有饱和性。④可逆性：受体与配体结合是可逆的，形成的复合物可以解离而不发生化学结构的改变。⑤多样性：位于不同细胞的同一受体受生理、病理及药理因素调节，经常处于动态变化中，可以有多个亚型，因此使用对受体及亚型选择不同的药物作用可以产生不同的药理作用。⑥可调节性：受体的反应

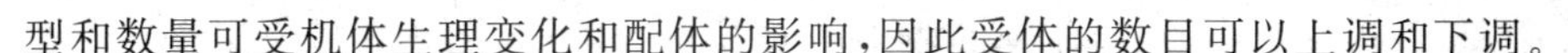

型和数量可受机体生理变化和配体的影响，因此受体的数目可以上调和下调。

(二)受体类型及调节

常见受体的命名兼用药理学和分子生物学的命名方法。对已知内源性配体的受体，按特异性的内源性配体命名；对受体及其亚型的分子结构已了解的受体，按受体结构类型命名；在药物研究过程中发现，尚不知内源性配体受体的，则以药物名命名及根据受体存在的标准命名。由于实验技术发展，特别是分子生物学技术在受体研究中的广泛应用，科学家已成功克隆出数以千计的特定受体，同时发现了许多受体亚型(受体亚型以字母及阿拉伯数字表示)。为进一步统一规范，国际药理学联合会(International Union of Pharmacology，IUPHAR)成立了专门的受体命名和药物分类委员会(简称 NC-IUPHAR)，于 1998 年印发了《受体特征和分类纲要》，使受体命名更为科学可信、简易可行。

受体是一个“感觉器”，是细胞膜上或细胞内能特异识别生物活性分子并与之结合，进而引起生物学效应的特殊蛋白质。大多数药物与特异性受体相互作用，通过作用改变细胞的生理生化功能而产生药理效应。目前，已确定的受体有三十余种，位于细胞质和细胞核中的受体称为胞内受体，可分为胞质受体及胞核受体，如肾上腺皮质激素受体、性激素受体是胞质受体，甲状腺素受体存在于胞质内或细胞核内；位于靶细胞膜上的受体，如胆碱受体、肾上腺素受体、多巴胺受体等称为膜受体。根据结构组成，膜受体又可分为G 蛋白耦联受体、离子通道受体和受体酪氨酸激酶 3 个亚型。

1.G 蛋白耦联受体(G-protein coupled receptor，GPCR)

此类受体是人体内最大的膜受体蛋白家族，因能结合和调节 G 蛋白活性而得名，介导许多细胞外信号的传导，包括激素、局部介质和神经递质等，如 M 乙酰胆碱受体、肾上腺素受体、多巴胺受体、5-羟色胺受体、前列腺素受体及一些多肽类受体等。这类受体在结构上都很相似，为七螺旋跨膜蛋白受体，其肽链由 7 个 α-螺旋的跨膜区段、3 个胞外环及 3～4 个胞内环组成(图 1-14)。序列分析发现，不同 GPCR 跨膜螺旋区域的氨基酸比较保守，而 C、N 末端和回环区域氨基酸的区别较大，可能与其相应配体的广泛性及功能多样性有关。

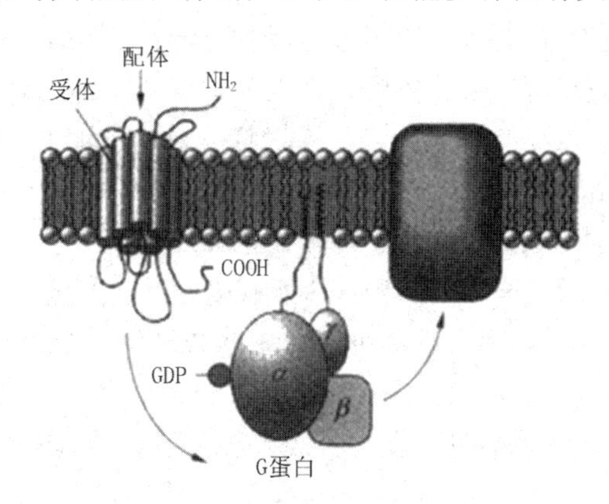

图 1-14　G 蛋白耦联受体示意图

2.离子通道受体

离子通道受体又称离子带受体，受体激动时，离子通道开放使细胞膜去极化或超极化，产生兴奋或抑制效应。离子通道有 Na^+、K^+、Ca^{2+} 等通道。如 N 乙酰胆碱受体含有 Na^+ 通道，脑中的 γ-氨基丁酸(GABA)受体、谷氨酸受体含有多种离子通道。此类受体由单一肽环往返 4 次穿透细胞膜形成1个亚基，并由4～5个亚基组成跨膜离子通道。

3.酪氨酸激酶活性受体

酪氨酸激酶活性受体为一类具有内源性酪氨酸蛋白激酶活性的单次跨膜受体，目前已发现约60种，按照受体与配体特征将其分为20个亚家族。如胰岛素受体、胰岛素样生长因子、表皮生长因子受体、血小板生长因子受体、集落刺激因子-1受体、成纤维细胞生长因子受体等都属于这类受体。

4.核受体

核受体是配体依赖性转录因子超家族，与机体生长发育、细胞分化等过程中的基因表达调控密切相关。配体与相应核受体结合，诱导受体的二聚化并增强其与特定的DNA序列（激素反应元件）的结合，进而导致特定靶基因表达上调（图1-15）。目前核受体超家族已有150多个成员，包括糖皮质激素受体、雌激素受体、孕激素受体、雄激素受体、维A酸受体、甲状腺激素受体及维生素D受体等。过氧化物酶体增生物激活受体（PPAR）是该家族的新成员，PPAR激活后对体内脂肪与糖类代谢，以及细胞生长、分化和凋亡有重要的影响。

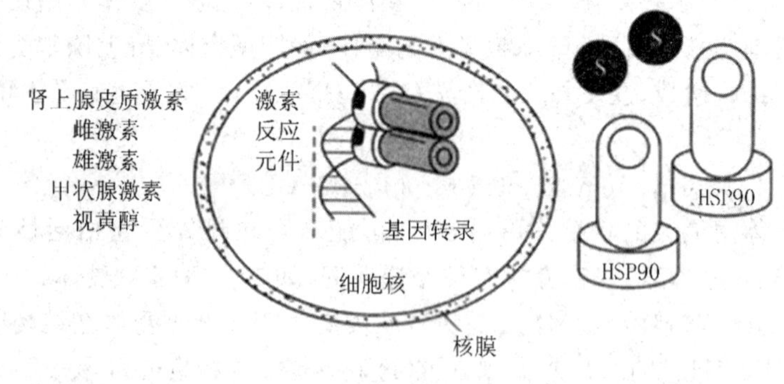

图1-15　核受体

5.其他受体

孤儿受体是一类序列已知而配体未知的蛋白受体，配体未知的GPCR称为孤儿GPCR。此外，还有孤核受体等。已发现配体的孤核受体有视磺酸X受体、视磺酸Z受体、法尼酸X受体等。通常采用反向药理学方法发现并确定其配体，即以获取受体cDNA为起点，结合功能测试，寻找相关的新配体，然后用配体和受体筛选新化合物进行新药研究，一旦找到孤儿受体的相关配体，则可能从中筛选出新的药物靶点，从而发现疗效优异的新药。

有些细胞具有多种受体，如心肌细胞具有M胆碱受体，β_1、β_2肾上腺素受体，H_2受体等。有时一种阻滞剂还可阻滞多种受体，如氯丙嗪可阻滞多巴胺受体、α肾上腺素受体，对胆碱受体、组胺受体和5-羟色胺受体也有较弱的阻滞作用。受体除分布于突出后膜外，有些也分布于突触前膜。激动突触前膜受体可引起反馈作用，促进神经末梢释放递质，在局部调节功能平衡。

（三）受体-配体调节

配体是指能与受体特异性结合的物质，受体只有与配体结合才能被激活并产生效应，配体与受体之间相互作用进行机体协调，发挥受体调节作用，保证机体处于正常的状态。内源性配体一般指体内存在的，能与受体特异性结合的调节物质，大致可分为：①神经递质类，如乙酰胆碱、5-羟色胺等。②内分泌激素，如甲状腺素、雌激素等。③免疫或炎症活性物质，如免疫球蛋白、白介素类、肿瘤坏死因子等。④生长因子类等。药物进入机体，以配体-受体方式与特异性受体结

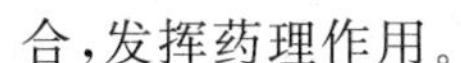
合，发挥药理作用。

（四）第二信使的概念及作用

细胞外的信号称为第一信使，细胞表面受体接受细胞外信号后转换而来的细胞内信号称为第二信使。第二信使学说是 E.W.萨瑟兰于 1965 年首先提出的。他认为人体内各种含氮激素（蛋白质、多肽和氨基酸衍生物）都是通过细胞内的环磷酸腺苷（cAMP）而发挥作用，首次把 cAMP 叫作第二信使，激素等为第一信使。已知的第二信使种类很少，但能传递多种细胞外的不同信息，调节大量不同的生理生化过程，这说明细胞内的信号通路具有明显的通用性。

第二信使至少有两个基本特性：①第一信使同其膜受体结合后，最早在细胞膜内侧或胞质中出现，是仅在细胞内部起作用的信号分子。②能启动或调节细胞内稍晚出现的反应信号应答。第二信使都是小的分子或离子。细胞内有五种最重要的第二信使：cAMP、cGMP、1，2-二酰甘油（diacylglycerol，DAG）、1，4，5-三磷酸肌醇（inosositol 1，4，5-trisphosphate，IP_3）和细胞内外的钙离子。第二信使在细胞信号转导中起重要作用，它能够激活级联系统中酶的活性及非酶蛋白的活性。第二信使在细胞内的浓度受第一信使的调节，它可以瞬间升高，且能快速降低，并由此调节细胞内代谢系统的酶活性，控制细胞的生命活动，包括葡萄糖的摄取和利用、脂肪的储存和移动及细胞产物的分泌。第二信使也控制细胞的增生、分化和生存，并参与基因转录的调节。

部分内源性配体、受体及其第二信使见表 1-1。

表 1-1　部分内源性配体、受体及其第二信使

环腺苷酸		Ca^{2+}/肌醇磷脂	
β 肾上腺素受体	促肾上腺皮质激素	M 胆碱受体	P 物质
H_2 组胺受体	促卵泡激素	α_2 肾上腺素受体	缓激肽
5-HT_3 受体	促黄体生成素	H_1 组胺受体	促胃液素
前列腺素 E_2	促甲状腺素	5-HT_3 受体	降钙素
前列环酸	黑色细胞刺激素	抗利尿激素	促甲状腺释放激素
加压素	绒促性素	血管紧张素	上皮生长因子
高血糖素		阿片多肽	血小板来源的生长因子
		K^+ 去极化	生长抑素
		电刺激	

受体在识别相应配体并与之结合后需通过细胞内第二信使，如 cAMP、Ca^{2+}、肌醇磷脂、cGMP 等将获得的生物信息增强、分化、整合及传递，才能发挥其特定的生理功能或药理效应。受体蛋白经常代谢转换处于动态平衡状态，其数量、亲和力及效应力经常受到各种生理及药理因素的影响。连续用药后药效递减是常见的现象，一般分为耐受性、不应性、快速耐受性等。由于受体原因而产生的耐受性称为受体脱敏。β 肾上腺素（β-Adr）受体脱敏时不能激活腺苷酸环化酶（AC），是因为受体与 G 蛋白亲和力降低，或由于 cAMP 上升后引起磷酸二酯酶负反馈增加所致。具有酪氨酸激酶活性的受体可被细胞内吞而数目减少。这一现象称为受体数目的向下调节。受体与不可逆阻滞剂结合后，其后果等于失去一部分受体，如被银环蛇咬伤中毒时，N_2-ACh 受体对激动剂脱敏。与此相反，在连续应用阻滞剂后，受体会向上调节，反应敏化。如长期应用 β-Adr 受体阻滞剂后，由于受体向上调节，突然停药时会出现反跳现象。

(五)受体介导的信号转导途径

细胞内存在着多种信号转导方式和途径，各种方式和途径间又有多个层次的交叉调控，是一个十分复杂的网络系统，其最终目的是使机体在整体上对外界环境的变化发生最为适宜的反应。在物质代谢调节中，往往涉及神经-内分泌系统对代谢途径在整体水平上的调节，其实质就是机体内一部分细胞发出信号，另一部分细胞接收信号并将其转变为细胞功能上的变化的过程。所以，阐明细胞信号转导的机理就意味着认清细胞在整个生命过程中的增生、分化、代谢及死亡等诸方面的表现和调控方式，进而理解机体生长、发育和代谢的调控机制。药物作用机体的本质是通过作用于细胞信号网络，影响细胞信号的传递，从而发挥其药物效应。了解信号转导的过程，有助于深入了解药物作用机制，从而指导临床用药及新药开发。细胞信号转导的途径大致可分为以下几种。

1.跨膜信号转导

(1)G蛋白介导的信号转导途径：G蛋白可与鸟嘌呤核苷酸可逆性结合。由χ和γ亚基组成的异三聚体在膜受体与效应器之间起中介作用。小G蛋白只具有G蛋白亚基的功能，参与细胞内信号转导。信息分子与受体结合后，激活不同G蛋白，有以下几种途径：①腺苷酸环化酶途径通过激活G蛋白不同亚型，增加或抑制腺苷酸环化酶(AC)活性，调节细胞内cAMP浓度，cAMP可激活蛋白激酶A(PKA)，引起多种靶蛋白磷酸化，调节细胞功能。②磷脂酶途径激活细胞膜上磷脂酶C(PLC)，催化质膜磷脂酰肌醇二磷酸(PIP_2)水解，生成三磷酸肌醇(IP_3)和甘油二酯(DG)，IP_3促进肌浆网或内质网储存的Ca^{2+}释放。Ca^{2+}可作为第二信使启动多种细胞反应。Ca^{2+}与钙调蛋白结合，激活Ca^{2+}/钙调蛋白依赖性蛋白激酶或磷酸酚酶，产生多种生物学效应。DG与Ca^{2+}能协调活化蛋白激酶C(PKC)。

(2)受体酪氨酸蛋白激酶(RTPK)与信号非受体酪氨酸蛋白激酶转导途径：受体酪氨酸蛋白激酶超家族的共同特征是受体本身具有酪氨酸蛋白激酶(TPK)的活性，配体主要为生长因子。RTPK途径与细胞增生肥大和肿瘤的发生关系密切。配体与受体胞外区结合后，受体发生二聚化，自身具备(TPK)活性并催化胞内区酪氨酸残基自身磷酸化。RTPK的下游信号转导通过多种丝氨酸/苏氨酸蛋白激酶的级联激活：①激活丝裂原活化蛋白激酶(MAPK)。②激活蛋白激酶C。③激活磷脂酰肌醇3激酶(PI3K)，从而引发相应的生物学效应。非受体酪氨酸蛋白激酶途径的共同特征是受体本身不具有TPK活性，配体主要是激素和细胞因子，其调节机制差别很大。如配体与受体结合使受体二聚化后，可通过G蛋白介导激活PLC-β或与胞质内磷酸化的TPK结合激活PLC-γ，进而引发细胞信号转导级联反应。

2.核受体信号转导途径

细胞内受体分布于胞质或核内，本质上都是配体调控的转录因子，均在核内启动信号转导并影响基因转录，统称核受体。核受体按其结构和功能，分为类固醇激素受体家族和甲状腺素受体家族。类固醇激素受体(雌激素受体除外)位于胞质，与热休克蛋白(HSP)结合存在，处于非活化状态。配体与受体的结合使HSP与受体解离，暴露DNA结合区。激活的受体二聚化并移入核内，与DNA上的激素反应元件(HRE)结合或其他转录因子相互作用，增强或抑制基因的转录。甲状腺素类受体位于核内，不与HSP结合，配体与受体结合后，激活受体并以HRE调节基因转录。

3.细胞凋亡

细胞凋亡是一个主动的信号依赖过程，可由许多因素(如放射线照射、缺血缺氧、病毒感染、

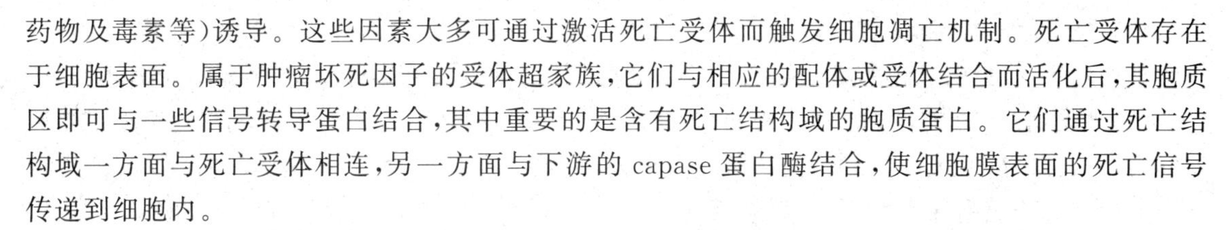

药物及毒素等)诱导。这些因素大多可通过激活死亡受体而触发细胞凋亡机制。死亡受体存在于细胞表面。属于肿瘤坏死因子的受体超家族,它们与相应的配体或受体结合而活化后,其胞质区即可与一些信号转导蛋白结合,其中重要的是含有死亡结构域的胞质蛋白。它们通过死亡结构域一方面与死亡受体相连,另一方面与下游的 capase 蛋白酶结合,使细胞膜表面的死亡信号传递到细胞内。

capase 蛋白酶家族作为细胞凋亡的执行者,它们活化后进一步剪切底物。如多聚(ADP-核糖)聚合酶(PARP),该酶与 DNA 修复及基因完整性监护有关。PARP 被剪切后,失去正常的功能,使受其抑制的核酸内切酶活性增强,裂解核小体间的 DNA,最终引起细胞凋亡。这个过程可概括:死亡受体含有死亡结构域的胞质蛋白-capase 蛋白酶家族-底物 PARP-染色体断裂-细胞凋亡。不同种类的细胞在接受不同的细胞外刺激后,引起凋亡的形态学改变是高度保守的,但是它们并不是遵循同一种固定的或有规律的模式进行,而是通过各自的信号转导途径来传递的胞膜上的死亡。

(六)药物-受体相互作用

药物在机体内发挥作用的关键在于其在作用部位的浓度及其与生物靶点的相互作用(激动或拮抗)的能力。药物的结构决定了其理化性质,而理化性质决定了其与相应靶点的结合能力,进而直接决定了药物效应。药物通过作用于相应受体影响整个细胞信号通路,发挥对机体的作用效应,如何控制药物与相应受体的结合,是目前靶向给药研究的热点和难点。

1.受体与药物的相互作用学说

(1)占领学说:占领学说是由 Clark 于 1926 年,Gaddum 于 1937 年分别提出的。占领学说认为,受体必须与配体结合才能被激活并产生效应。效应的强度与被占领的受体数量成正比,全部受体被占领时,则产生药物的最大效应。1954 年 Ariens 修正了占领学说,提出了内在活性概念,即药物与受体结合时产生效应的能力,其大小用α值表示。完全激动剂 α 值为 1,完全阻滞剂 Q 值为 0,部分激动剂的 α 值则为 0～1。占领学说认为,药物与受体结合不仅需要亲和力,而且需要有内在活性才能激动受体产生效应。只有亲和力而没有内在活性的药物,虽然可以与受体结合,但不能激动受体产生效应。

(2)速率学说:Paton 于 1961 年提出速率学说,认为药物与受体间作用最重要的因素是药物分子与受体结合与解离的速率,即单位时间内药物分子与受体碰撞的频率。完全激动剂解离速率大,部分激动剂解离速率小,阻滞剂的解离速率最小。效应的产生是一个药物分子和受体碰撞时,产生一定量的刺激经传递而导致的,与其占有受体的数量无关。

(3)二态模型学说:此学说认为受体蛋白大分子存在两种类型构象状态,即有活性的活性态 R' 和静息态 R,两者处于动态平衡且可相互转化。药物作用后均可与 R' 和 R 两态受体结合,其选择性决定于药物与两态间的亲和力大小。激动剂与 R' 状态的受体亲和力大,结合后可产生效应,并且促进静息态转入活性态;而阻滞剂与 R 状态的受体亲和力大,结合后不产生效应,并且促进活性态转入静息态。当激动剂与阻滞剂同时进入机体后,两者发生竞争性抑制,其作用效应取决于 R'-激动剂复合物与 R-阻滞剂复合物的比例。若后者浓度较高,则激动剂的作用被减弱甚至阻断。由于部分激动剂对 R' 与 R 均有不同程度的亲和力,因而它既能引起较弱的激动效应,也能阻断激动剂的部分药理效应。

2.作用于受体的药物分类

根据药物与受体结合后产生的不同效应，将作用于受体的药物分为激动剂和阻滞剂两类。

（1）激动剂：药物与受体相互作用的首要条件是必须具有受体亲和力，而要产生药理活性则需有内在活性。激动剂（agonist）是指既有受体亲和力也有内在活性的药物，能与受体特异性结合产生效应。按照内在活性大小，可将激动剂分为完全激动剂（full agnosit，$\alpha=1$）和部分激动剂（partial agonist，$0<\alpha<1$）。前者具有较强的亲和力和内在活性，而后者有较强的亲和力但只有较弱的内在活性。部分激动剂和 R 结合的亲和力不小，但内在活性有限（$\alpha<1$），量效曲线高度（E_{max}）较低。与激动剂同时存在，当其浓度尚未达到 E_{max} 时，其效应与激动剂协同；超过此限时，则因与激动剂竞争 R 而呈阻滞关系，此时激动剂必须增大浓度方可达到其最大效能。可见部分激动剂具有激动剂与阻滞剂双重特性。

激动剂分子与受体亲和力的大小可以用 pD_2 定量表示，在数值上是激动剂解离常数的负对数。pD_2 越大，表明激动剂对受体的亲和力越强。

（2）阻滞剂：阻滞剂（antagonist）是指能与受体结合，具有较强亲和力而无内在活性（$\alpha=0$）的药物，本身不产生作用，因占据受体而阻滞激动剂的效应。根据阻滞剂与受体结合是否可逆，可分为竞争性阻滞剂和非竞争性阻滞剂。竞争性阻滞剂能与激动剂竞争相同受体，这种结合是可逆的。因此无论阻滞剂浓度或剂量多大，通过逐渐增加激动剂的浓度或剂量与阻滞剂竞争相同受体，最终可以夺回被阻滞剂占领的受体而达到原激动剂的最大效能（效应）。此时，量效曲线将逐渐平行右移，但激动剂的最大效能（效应）不变。竞争性阻滞剂和受体的亲和力可用 pA_2 定量表示。当加入一定量的竞争性阻滞剂，使加倍的激动剂所产生的效能（效应）刚好等于未加入阻滞剂时，激动剂所产生的效能（效应），则取所加入阻滞剂物质的量浓度的负对数为拮抗参数 pA_2。pA_2 越大，表明拮抗作用越强，与受体的亲和力也越大。

pA_2 还能判断激动剂的性质。若两种激动剂被一种阻滞剂阻滞且两者 pA_2 相近，说明这两种激动剂作用于同一受体。

非竞争性阻滞剂与受体的结合相对是不可逆的。它能引起受体构型的改变或难逆性的化学键、共价键的结合，从而使受体反应性下降，即使逐渐增加激动剂的浓度或剂量也不能竞争性地与被占领受体结合。随着此类阻滞剂浓度或剂量的增加，激动剂量效曲线的最大效能达到原来未加入非竞争性阻滞剂时的水平，使量效曲线逐渐下移，药物的效能（效应）逐渐减小。

图 1-16 显示了激动剂和阻滞剂的量效曲线。图 1-17 是竞争性和非竞争性拮抗作用的比较。

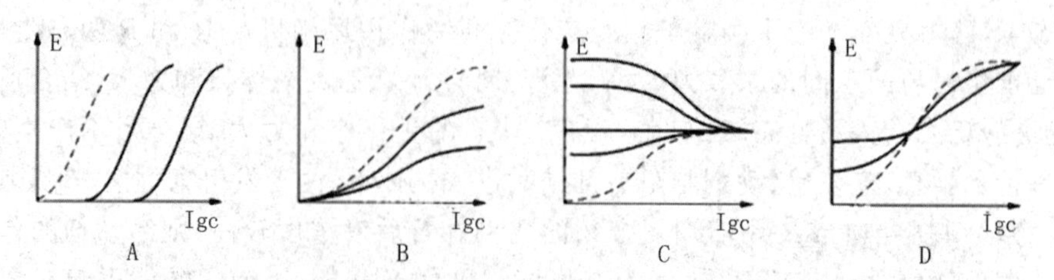

图 1-16　竞争性阻滞剂（A）、非竞争性阻滞剂（B）、部分激动剂（D）对激动剂（虚线）量效的影响及激动剂（C）对部分激动剂（虚线）量效曲线的影响

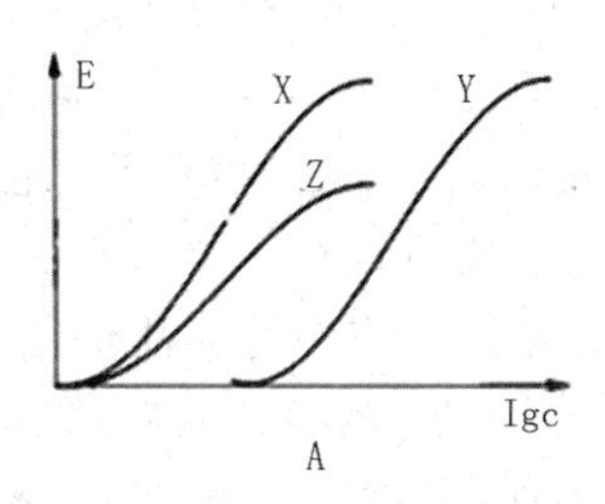

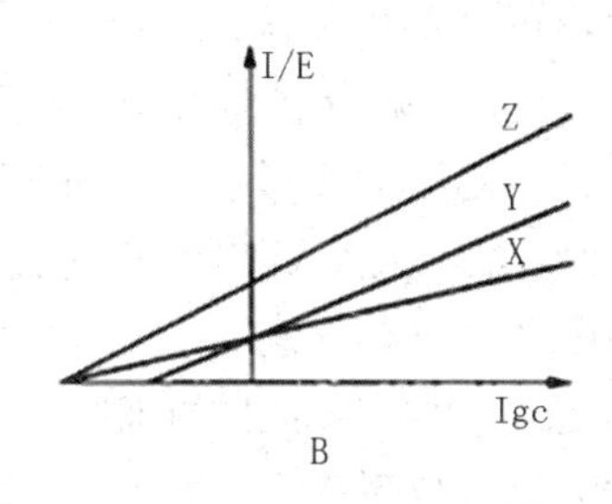

图 1-17　竞争性拮抗作用与非竞争性拮抗作用比较(A.量效曲线;B.双倒数曲线)

X.单用激动剂;Y.竞争性阻滞剂对激动剂的拮抗作用;Z.非竞争性阻滞剂对激动剂的拮抗作用

三、药效动力学研究方法及新动向

药效动力学主要研究药物效应及动力过程,其目的一是为了确认药物的治疗效果,二是为了保证用药安全,为新药研发及临床用药提供科学依据。根据试验目的不同,可将药效动力学研究大致分为体外研究和体内研究两大部分,从细胞水平、器官水平、整体动物水平及目前热门的分子基因水平等多方面多层次、全面地考察药物效应。

(一)细胞水平研究

在新药研发初期,从细胞水平出发,利用细胞培养技术对先导化合物进行初步筛选,可获得快速、高通量、稳定的结果,为后续研发工作奠定良好的基础,在抗肿瘤药物、抗生素药物及免疫药理等多方面均有应用,是十分经典、可信度高的方法。以下为细胞水平药理研究代表性的研究方法。

1.MTT 法

MTT 法又称 MTT 比色法,是一种检测细胞存活和生长的方法。其检测原理为活细胞线粒体中的琥珀酸脱氢酶能使外源性溴化 3(4,5-二甲基噻唑-2)-2,5-二苯基四氮唑(MTT)还原为水不溶性的蓝紫色结晶甲瓒(Formazan)并沉积在细胞中,而死细胞无此功能。二甲基亚砜(DMSO)能溶解细胞中的甲瓒,用酶联免疫检测仪在 490 nm 波长处测定其光吸收值,可间接反映活细胞数量。在一定细胞数范围内,MTT 结晶形成的量与细胞数成正比。该方法已广泛用于一些生物活性因子的活性检测、大规模的抗肿瘤药物筛选、细胞毒性试验及肿瘤放射敏感性测定等。它的特点是灵敏度高、经济。采用染色法区别活细胞还有 XTT 法、台盼蓝染色法、SRB 法等。

2.克隆形成法

克隆原细胞质具有持续增生能力的细胞。当单个细胞能连续分裂 6 代以上时,其后代所组成的群体(集落)便含 50 个以上的细胞,通过对集落计数可对克隆原细胞进行定量分析。由于集落反映了单个细胞的增生潜力,故能灵敏地测定抗癌药物对肿瘤细胞的抑制能力,目前被认为是一种较为理想的方法。常用的克隆形成法可分为贴壁法与半固体法。

3.Caco-2 细胞模型

Caco-2 细胞模型是最近十几年来国外广泛采用的一种研究药物小肠吸收的体外模型,帮助了解药物的吸收机制,预测体内吸收和药物相互作用,研究药物的小肠代谢情况,从而促进新药研发,具有相对简单、重复性较好、应用范围较广的特点。Caco-2 细胞来源于人的直肠癌,结构和功能类似于人小肠上皮细胞,并含有与小肠刷状缘上皮相关的酶系。在细胞培养条件下,生长在多孔的可渗透聚碳酸酯膜上的细胞可融合并分化为肠上皮细胞，形成连续的单层，这与正常的成熟小肠上皮细胞在体外培育过程中出现反分化的情况不同。细胞亚显微结构研究表明，Caco-2细胞与人小肠上皮细胞在形态学上相似，具有相同的细胞极性和紧密连接。胞饮功能的检测也表明，Caco-2 细胞与人小肠上皮细胞类似，这些性质可以恒定维持约 20 天，因此可以在这段时间进行药物的跨膜转运试验。另外，存在于正常小肠上皮中的各种转运系统、代谢酶等在Caco-2 细胞中大都也有相同的表达，如细胞色素 P450 同工酶、谷氨酰胺转肽酶、碱性磷酸酶、蔗糖酶、葡萄糖醛酸酶及糖、氨基酸、二肽、维生素 B_{12} 等多种主动转运系统在 Caco-2 细胞中都有与小肠上皮细胞类似的表达。由于其含有各种胃肠道代谢酶，因此更接近药物在人体内吸收的实际环境，从而对药物在体内的作用给出较为准确的模拟情况，药物效应也更为可信可靠。

(二)器官组织水平研究

随着药物效应研究手段的提高，与细胞水平研究相比较而言，器官水平研究药理作用更能直接反映药物的分布及药理作用。离体器官试验常用的离体器官有心脏、血管、肠段、子宫及神经肌肉标本，用离体标本可更为直观地观测药物的作用，检测药物在机体靶向器官发挥的药理效应。不同的动物标本用于测定不同类的药物作用。

1.心血管类器官

离体蛙心和兔心是观测药物对心脏活动(包括心率、心排血量、收缩力等)的影响最常用的标本。猫、兔、豚鼠和狗乳头肌标本的制备比较简单，在适宜条件下，可较长时间保持良好的实验状态，是观测药物对心肌基本生理特性(如收缩性、兴奋性、自律性)的影响较好的试验标本。兔主动脉对 α 受体兴奋药十分敏感，是测定作用于 α 受体药作用的一个理想标本，已被广泛用来鉴定和分析拟交感药和其对耐药的作用。

2.胃肠道类器官

豚鼠回肠自发活动较少，描记时有稳定的基线，可用来测定拟胆碱药的剂量反应曲线；而兔空肠具有规则律收缩活动，可观测拟肾上腺素药和抗肾上腺素药、拟胆碱药和胆碱药对活动的影响。

3.其他类器官

未孕兔子宫对 α 受体兴奋药十分敏感，可用于鉴定 α 受体激动剂或阻滞剂。豚鼠离体气管片主要含 β 受体，广泛用于鉴定和分析作用于 β 受体的药物作用。蛙坐骨神经腓肠肌标本、小鸡颈半棘肌、大白鼠膈神经标本常用来评价作用于骨骼肌的药物。而用离体脂肪组织研究作用于 β 受体的药物(脂肪组织存在 β 受体)，如果药物对 β 受体有兴奋作用，则引起游离脂肪酸释放增加。预先加入 β 受体阻滞剂，可使游离脂肪酸释放量明显减少，甚至完全阻断。因此通过测定游离脂肪酸含量，可评价作用于 β 受体的药物。

在离体器官研究中，不同动物的不同器官都要求最适宜的营养环境，对渗透压、离子强度、酸碱度等要求较高，因此各种动物的人工生理溶液成分和配制都有区别，应特别引起重视。

(三)分子细胞生物水平研究

药效动力学研究目前已从细胞和器官水平深入到受体和分子水平，分子生物学研究理论及手段日新月异的发展，也为药物效应研究带来了新思路及新技术。生物大分子，特别是蛋白质和核酸结构功能的研究，是分子生物学的基础。现代化学和物理学理论、技术和方法的应用推动了生物大分子结构功能的研究，从分子水平和基因表达的角度阐释药物作用及其机制，使药效学研究更有针对性，能更科学地研究药物-机体之间的作用。

1.受体及离子通道

受体是一种能够识别和选择性结合某种配体(信号分子)的大分子物质,多为糖蛋白,一般至少包括两个功能区域,与配体结合的区域和产生效应的区域。受体与配体结合后,构象改变而产生活性,启动一系列过程,最终表现为生物学效应。根据靶细胞上受体存在的部位,可将受体分为细胞内受体和细胞表面受体。细胞内受体介导亲脂性信号分子的信息传递,如胞内的甾体类激素受体;细胞表面受体介导亲水性信号分子的信息传递,可分为离子通道型受体、G 蛋白耦联型受体和酶耦联型受体。离子通道由细胞产生的特殊蛋白质构成,它们聚集起来并镶嵌在细胞膜上,中间形成水分子占据的孔隙,这些孔隙就是水溶性物质快速进出细胞的通道。离子通道的活性,就是细胞通过离子通道的开放和关闭调节相应物质进出细胞速度的能力,对实现细胞各种功能具有重要的意义。药物对机体细胞的作用需通过这样的生物大分子来实现。目前,此类研究多集中在采用生物物理及生物化学手段,如光镜、电镜、激光共聚焦、膜片钳等,观察药物对其的作用及引发的一系列生化反应等,从而说明其药理效应。

2.信号转导及药物靶点

高等生物所处的环境无时无刻不在变化,机体功能上的协调统一要求有一个完善的细胞间相互识别、相互反应和相互作用的机制,这一机制可以称作细胞通信。在这一系统中,细胞或者识别与之相接触的细胞,或者识别周围环境中存在的各种信号(来自周围或远距离的细胞),并将其转变为细胞内各种分子功能上的变化,从而改变细胞内的某些代谢过程,影响细胞的生跃速度,甚至诱导细胞的死亡。这种针对外源性信号所发生的各种分子活性的变化,以及将这种变化依次传递至效应分子,以改变细胞功能的过程称为信号转导,其最终目的是使机体在整体上对外界环境的变化发生最适宜的反应。药物对机体作用后,其作用靶点及作用机制需要从信号转导的途径来解释,从而阐明药物如何对细胞在整个生命过程中的增生、分化、代谢及死亡等多方面进行调控,进而理解药物对机体病情病况的调控机制。如抗癌药物研究中,药物对凋亡调控基因 caspase 家族,Bcl-2 家族等级联反应、蛋白表达等作用,直接关系到药物对肿瘤的抑制效果。

3.基因组学及蛋白质组学

基因组学出现于 20 世纪 80 年代是研究生物基因组的组成,组内各基因的精确结构、相互关系及表达调控的学科,同时也是研究生物基因组和如何利用基因的一门学问。该学科提供基因组信息及相关数据系统利用,研究基因及在遗传中的功能,试图解决生物、医学和工业领域的重大问题。20 世纪 90 年代随着几个物种基因组计划的启动,基因组学取得了长足的发展。2001 年,人类基因组计划公布了人类基因组草图,为基因组学研究揭开新的一页。随着人类基因组草图的完成,现在许多学者开始探索基因与蛋白质如何通过相互作用来形成其他蛋白质,从而出现了蛋白质组学。蛋白质组学是对蛋白质特别是其结构和功能的大规模研究,一个生命体在其整个生命周期中所拥有的蛋白质的全体或者在更小的规模上,特定类型的细胞在经历特定类型刺激时所拥有的蛋白质的全体。分别被称为这个生命体或细胞类型的蛋白质组。蛋白质组学比基因组学要复杂得多——基因组是相当稳定的实体,而蛋白质组通过与基因组的相互作用而不断发生改变。一个生命体在其机体的不同部分及生命周期的不同阶段,其蛋白表达可能存在巨大的差异。鉴于药物在机体作用前后,基因及蛋白水平会发生一定变化,人们设计了一系列检测方法,尝试解释这种差异,从分子组学的角度说明药物效应。如近几年兴起的核酸探针、微阵列检测及高通量的基因芯片、蛋白芯片等,均从不同角度阐释了药物的作用及机制。

4.整体动物水平研究

整体动物试验一般应用小鼠、大鼠、兔、狗、猴、猪等，根据试验目的及要求，在试验控制条件下，在动物身上制造出类似人体的毒理、药理、清理、生理过程，构建最大限度模拟病理过程及现象的模型，与正常动物及给药动物组比照，观察药物对动物生理及行为活动的影响，亦即药理效应、机制和规律。动物选择是否得当，直接关系试验的成功和质量高低。一般应选择某一功能高度发达或敏感性较强的动物，如鸽、狗、猫的呕吐反应敏感，常用来评价引起催吐和镇吐的药物的作用，而鼠类和兔模型则反应不明显；家兔对冷损伤易发生，狗则不能发生损伤；豚鼠对铜离子及汞离子的急性毒性很敏感，而大鼠、小鼠则较耐受。因此有人说，在评价动物选择是否得当时，主要看是否用“专家”式动物。一般来说，小动物模型多用于筛选试验，大动物模型多用于试验治疗和中毒机制的研究。

(1)小动物模型：新药研发中，常采用小鼠、大鼠、豚鼠、兔、猫、鸡等小型动物，进行动物水平筛选测试。抗肿瘤药物研究中，采用动物移植肿瘤，如 Lewis 肺癌小鼠、乳腺癌骨转移小鼠等用于评价研究抗肿瘤药，是目前肿瘤药物研发使用最广泛的途径。研究抗精神病药常用阿扑吗啡造成大白鼠舔、嗅、咬等定向行为，从而观测新药的安定作用。研究镇痛药物常用热刺激法，如小白鼠热板法、电刺激小白鼠尾部法及化学刺激法，用酒石酸锑钾腹腔注射造成扭体反应，从而观测镇痛药的作用。在抗感染药物研究中，用定量的致炎剂如鸡蛋清、右旋糖酐、弗氏佐剂等注入大白鼠踝部皮下，造成关节肿胀，测定用药前后的肿胀程度，从而观测抗感染药物的作用。研究抗心律失常药物，用氯仿、肾上腺素、乌头碱等诱发小白鼠或大白鼠心律失常，或将电析直接连在心房或心室诱发心房颤动或心室颤动，是评价抗心律失常药的常用新方法。对抗溃疡药物的研究和评价，常采用大白鼠或豚鼠制备试验性溃疡模型，常用应激性刺激法(如将大白鼠浸于 20 ℃水中)、组织胺法、幽门结扎法等诱发溃疡，其中以应激法较优，成功率达 100%，更为常用。

(2)大动物模型：大型动物研究成本较高，多用于试验治疗及中毒机制的研究。如 1934 年，Goldblatt 等采用线结扎狗肾动脉，造成肾性高血压，开创了试验性高血压研究的新时代。也是研究抗高血压药物的经典模型。利用铜圈置入健康 Beagle 犬心脏中，制备急性心肌缺血动物模型，其机制可能在于铜圈作为异物被置入冠脉内，会诱发冠脉内血栓形成，堵塞冠脉而发生急性心肌缺血，是研究心肌缺血药物的模型。镇咳药研究中，猫静脉注射致咳物二甲苯基哌嗪，引起咳嗽；咳嗽次数在一定范围内与致咳物剂量呈线性关系，是研究评价镇咳药的好方法。研究抗糖尿病药，给狗、猫、猴、羊静脉注射四氧嘧啶，选择性地损伤胰腺口细胞。引起实验动物糖尿病，是经典的研究抗糖尿病的方法。目前，采用与人类最接近的恒河猴制造了多种模型，对许多疾病及药物的研发做出了重大贡献。

(3)转基因动物及基因敲除动物：近年来，随着人类对生命认识的深入，利用分子生物学技术使传统药理研究发展到分子甚至更微观的水平，可采用基因敲除、转基因技术等制作更符合疾病病理病情的动物模型。转基因动物就是用实验室方法将人们需要的目的基因导入其基因组，使外源基因与动物本身的基因整合在一起，并随细胞的分裂而增生，在动物体内得到表达，并能稳定地遗传给后代的动物。整合到动物基因组上的外来结构基因称为转基因，由转基因编码的蛋白质称为转基因产品，通过转基因产品影响动物性状。如果转基因能够遗传给子代，就会形成转基因动物系或群体。转基因哺乳动物自 20 世纪 80 年代诞生以来，一直是生命科学研究和讨论的热点。随着研究的不断深入和实验技术的不断完善，转基因技术得到了更广泛的应用，如目前用于研究老年痴呆症，又称阿尔茨海默病的 APP/PS1/PS2 多重转基因小鼠，能较好地表现神经

纤维缠结及斑块沉积的重要病理特征，同时一定程度体现了发病机制，被公认为模拟老年痴呆的最佳模型。基因敲除动物模型是通过运用基因工程技术的方法，将动物体内的某些特定基因在染色体水平剔除或使之失活，使得与该基因相关的蛋白质表达减少或不表达。从而使动物体内与该蛋白相关的功能丧失。这一技术为探讨基因在体内的功能和疾病的发病机制提供了一种很好的研究工具，这与早期生理学研究中常用的"切除部分-观察整体-推测功能"的三部曲思想相似。目前国内研究中，已有研究机构制作出肝脏葡萄糖激酶基因条件敲除的 2 型糖尿病小鼠模型，可作为 2 型糖尿病的动物模型，正式进入产业化应用阶段。这将有助于推动 2 型糖尿病的发病与治疗的研究，诠释筛选抗糖尿病药物的作用机制，并推进抗糖尿病药物的研发。

（韩广亮）

第二章　中药的合理应用

第一节　合理用药及其影响因素

1985年世界卫生组织（WHO）在肯尼亚首都内罗毕召开的合理用药专家会议上指出，合理用药（RUD）即“患者所用药物适合其临床需要，所用剂量及疗程符合患者个体情况，所耗经费对患者和社会均属最低”。1987年世界卫生组织（WHO）提出合理用药的标准是：“处方中的药应为适宜的药物；在适宜的时间，以公众能支付的价格保证药物供应；正确地调剂处方；以准确的剂量、正确的用法和用药天数服用药物；确保药物质量安全有效。”20世纪90年代以来，国际药学界给合理用药赋予了更科学、完整的定义：“合理用药即以当代药物和疾病的系统知识和理论为基础，安全、有效、经济、适当地使用药物。”因此，可以把“安全、有效、经济、适当”认为是合理用药的四要素，中药的合理应用也必须从这四个方面来考虑和把握。

一、合理用药的原则

（一）安全

安全是合理用药的首要条件，是药三分毒，每种药物都有其毒副作用，使用时必须了解。安全性不是要求药物的毒副作用最小，或无不良反应这类绝对概念，而是让用药者承受最小的治疗风险，获得最大的治疗效果，即风险/效果应尽可能小。

（二）有效

有效就是通过药物的治疗达到既定的治愈和延缓疾病进程的目的，根据用药目的可分为：①根除致病原，治愈疾病；②延缓疾病进程；③缓解临床症状；④预防疾病发生；⑤调节人的生理功能；⑥避免不良反应发生。临床判断药物有效性有治愈、显效、好转、无效等。

（三）经济

经济是获得单位用药效果所投入的成本（成本/效果）应尽可能低。如同成分，同质量药物应首选国产价廉品种，以尽可能低的治疗成本取得较高的治疗效果，以减轻病人及社会的经济负担。经济并非指尽量少用药或只用廉价药品。

二、影响中药合理用药的因素

从合理用药安全、有效、经济三方面来讲，无论是中药饮片还是中成药，影响其合理用药的因

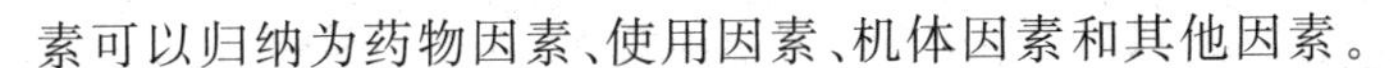

素可以归纳为药物因素、使用因素、机体因素和其他因素。

(一)药物因素

1.药材质量

药材是制备中药饮片的原料,药材的质量直接决定饮片的质量。进而影响中药汤剂的质量和中成药的质量。药材的品种、产地、采收时节、采收部位、产地加工、贮存等多个方面都可影响药材质量。

2.炮制

中药材须在炮制后使用是中药临床应用的一大特点。炮制过程是否规范、科学,同样直接影响饮片的质量,进而影响中药汤剂的质量和中成药的质量。

3.制备

此处的“制备”,既指中药汤剂的煎煮制备,也指中成药的制备工艺。中药汤剂的煎煮应掌握好加水量、浸泡及加热时间、火候、先煎后下等特殊煎法、煎药次数等,不可“鲁莽造次”,否则,尽管药材和炮制都很好,“品物专精,修治如法”,但“水火不良,火候失度,则药亦无功”(李时珍)。中成药制备工艺亦是如此,在制备时应将处方中能反映功能主治的有效物质最大限度地提取出来,并分离除去杂质,制成适宜于药物作用特点和疾病特点的剂型应用于临床。加工工艺与其疗效关系密切,同一处方的成药,也常因制备工艺的不同而导致其疗效有较大的差别。此外,对于中成药而言,其在制备过程中,通常都要加入一些辅料,这些辅料的质量,有时也能影响中成药的疗效发挥。因此,应根据中药药性理论和剂型理论合理科学选择辅料,以确保中成药的安全和有效。

4.配伍组方

无论是汤剂还是中药制剂,配伍组方的科学性、合理性同样直接影响中成药的功效以及临床应用的安全性。组方应在中医药理论指导下,遵循君、臣、佐、使的组方原则。

(二)使用因素

1.辨证论治

辨证论治是中医药的特色。对汤剂而言,由于其能随证加减药物,更能适应辨证施治的灵活性特点,因此汤剂是中医辨证施治的最好体现。中成药也能在一定程度上体现这种特点,其组方一般是长期医疗实践创造、总结的有效方剂,可根据病证情况合理选用。当然,在中药临床应用时,一般是以辨证为主,结合辨症和辨病,发挥病证结合、优势互补的特点,突出中医药治病特色,又使药效得到完全发挥。既避免完全脱离中医药理论和辨证方法,直接按照西医的思维和现代药理成果辨病、辨证应用中药,又要避免片面理解和僵化地运用辨证选药原则而不兼顾辨证与辨病,同时还要正确区分中医辨病和西医辨病的异同。应建立起正确的辨病辨证思维,真正掌握其内涵,科学地使用中药。

2.剂量及疗程

“用药各定其量”“中药不传之秘在于量”,这些都在一定程度上说明了剂量的重要性。临证治病,若用量不当,亦会失之毫厘而差之千里。中药剂量的科学性、合理性对临床疗效和用药安全至关重要。疗程也是合理用药的内容之一,它不仅直接影响疗效,而且关乎用药安全。中药使用中,疗程过长引起的用药安全性问题相对比较常见。应科学认识、合理确定中药的疗程。

3.配伍

中药的配伍是影响中药疗效发挥的重要环节，是中药合理应用的内容之一。中药的配伍主要表现在中成药与汤剂的配伍、中成药与中成药之间的配伍、中成药与西药的配伍等方面，这些方面都可能影响其疗效和安全性。

4.饮食

饮食禁忌是服用中药应注意的重要问题。服药时应注意食忌，否则除了降低药效外，还会产生不良反应。

5.给药方式

给药途径、给药时间、给药速度等均可影响中药的安全和有效。应根据药物特点和疾病特点以及患者具体情况，选择合理的给药方式。

6.依从性

患者依从性影响药物疗效的发挥，甚至会影响药物的安全性。应采取多项提高患者依从性的措施，例如加强用药教育、加强与患者的沟通等。

（三）机体因素

1.性别

女性与男性的生理特点、心理特点存在很多不一致之处，对许多药物的反应也不尽相同，因此用药时不应完全相同。尤其是女性妊娠期间，某些药物具有损伤胎儿的危害。

2.年龄

儿童、老人是两大特殊人群。儿童因发育尚未完善，对药物的反应较成人敏感，而老年人因各项生理功能的衰退，多伴有心、肝、肾等多脏器功能障碍，对药物的耐受力弱。所以，儿童、老年人用药剂量宜适当减小，避免造成不良反应。

3.体质

有的患者身体属特异性体质，如药物过敏多见于过敏体质者，患有其他过敏疾病者，药物过敏的发生率比无其他过敏者高4～10倍，在用药时应引起高度的重视。

4.病理状况、营养状况

药物的反应性与患者病情轻重、病程长短及合并症等密切相关，特别是肝肾损害时，有可能因影响药物在肝内代谢和经肾排泄而产生药物不良反应，甚至引起中毒。营养状态对药物的敏感也有影响，当人体处于饥饿、疲劳、体弱状态时，往往对毒性药物比较敏感。

（四）其他因素

1.环境因素

环境因素是中药合理应用独有的特点之一。因时、因地制宜强调了自然环境对人体的影响。因此，适宜的用药方法也应因不同的时令气候、地理环境而有所不同。

2.社会因素

社会舆论导向以及药物信息的大量宣传，有可能误导人们的认识，从而导致患者或家属用药不当，导致中药不合理用药现象的产生。

（吴淑娟）

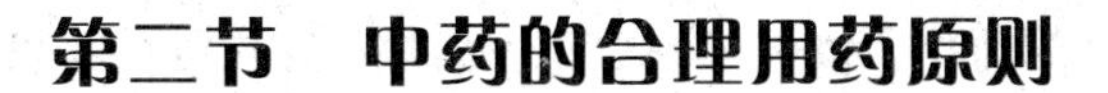

第二节　中药的合理用药原则

中药的合理用药原则，在遵循一般药物的合理用药原则——安全、有效、经济的前提下，有其自身的合理用药的特定原则。本节将从中药饮片的合理应用原则、中成药的合理应用原则及中药联合应用原则三方面，讨论中药合理用药的特定原则。

一、中药饮片的合理应用原则

(1)中药饮片的合理应用，首先应按照中药药性理论选择药物，同时注意正确参考现代研究成果。中药的药性理论是临床合理应用中药的根本准则之一。应综合考虑中药饮片的四气、五味、归经、升降浮沉、毒性以及它们各自的基本功能药性、衍化功能药性和配伍功能药性，根据七情和合以及君臣佐使的配伍原则，组方遣药。对于中药饮片及与之有关的现代研究成果，应正确、科学对待。在应用某些中药饮片的现代药理研究成果时，应结合考虑中药的药性特点。某些中药饮片提取物，传统没有应用，其药性特点与中药饮片不完全一致，应谨慎使用。

(2)注意选择合适的炮制品。中药饮片不同炮制品其功效有可能相差甚远。应掌握中药饮片不同炮制品的正确名称、功效特点，正确、规范的书写和使用中药饮片的不同品种和炮制品，在临床应用时防止张冠李戴，贻误治疗。尽管目前中药饮片处方开具逐步实现电子化，但如果医生不具备基本的中药饮片品种及炮制品的有关知识，不能及时通过各种途径直接或间接掌握正确、规范的书写方法，则有可能差之毫厘谬以千里，造成临床的不合理用药。

(3)注意中药饮片特殊的煎药、用药方法。中药的煎煮，有先煎、后下、包煎、烊化、另煎、冲服等多种特殊煎法，不能正确指导患者科学煎药，将很容易导致中药饮片不合理的使用。用药方法也能影响药物疗效的发挥。如服药时间、服药冷热、服药量等都需要正确掌握。某些汤药只能外用，更应特别交代患者。

(4)尽可能选择经方、验方。经方是汉代以前经典医药著作中记载的方剂，以张仲景的方剂为代表。这是一类经过长期、大范围医疗实践检验证实临床疗效可靠的经典方剂，其组方简练、合理，配伍精当，疗效确切，且一般“经济实惠”，具有很强的临床实用价值，对于辨证与经方基本对应的病证，应首选经方，或在经方基础上适当加减药物。有人认为这些古代的配方不能治疗今天的疾病，这是不正确的。首先，虽然人类的疾病谱在不断演变，但总体而言古今变迁不是很大，有许多疾病古今均有，如感冒、结核病、糖尿病等。另一方面，古今人类的疾病反应方式没有变，比如寒则无汗、尿清长，热则汗出、口渴、尿短黄；古人服大黄腹泻，今人服大黄也腹泻。经方对“人”而治，疾病虽有不同，而“人”及人的生理、病理的反应特点则未发生大的变化。验方是经临床反复使用而证明有效的方剂。虽然验方不一定经过严密论证，应用范围也没有经方那样广泛，但也是一类经过相对较长时间的医疗实践检验证实临床疗效可靠的经验方剂，也是一类首选治疗方剂。

(5)合理使用药物用量。这里的药物用量包括单味药剂量、处方味数、每付药物的总量、总付数等。单味药的剂量一般应符合药典规定的用量范围。对于某些毒性药物，应尤其注意不可超剂量使用；若确需超出药典用量，医师应在处方上双签字。处方味数不宜过多。不宜同类功效的饮片大量叠加使用。否则，每付药物总量过大，给汤剂制备带来困难，进而影响汤剂临床疗效的发挥。中药饮片的处方用量，一般也应在7天以内。尽管中药较多情况下用于治疗慢性疾病，但由于多数疾病在进行7天的药物干预后，其症、证、病的诸多方面均将发生一定程度的转归和改变，尤其是中药汤剂，具有可随证加减的优势，更应充分发挥这种优势。

(6)应强调"三因制宜"个体化给药。中医药的临床应用强调"因人、因时、因地制宜"的"三因制宜"的超个体化给药方式。所谓"三因制宜"，是指治疗疾病要根据人体的体质、性别、年龄等不同，以及季节、地理环境以制定适宜的治疗方法的原则。这是中医学的整体观念和辨证论治在治疗上的体现。具体到给药时，也应强调"三因制宜"。如临床用药确定药物剂量时，小儿用药剂量轻小，一般不宜用峻泻、涌吐以及大温大补的药物。妇女月经期和妊娠期，对峻下逐水、祛瘀破血、滑利走窜和有毒性的药物，当慎用或禁用。春夏季节，气候由温渐热，阳气升发，人体腠理疏松开泄，此时外感风寒，不宜用过于辛温的药，以免开泄太过，耗伤气阴；而秋冬季节，气候由凉变寒，阴盛阳衰，人体腠理致密，阳气敛藏于内，此时若病非大热，就当慎用寒凉之品，以防苦寒伤阳。气候寒冷、干燥少雨的高原地区，外邪致病多为寒邪、燥邪所致，治疗宜用辛散滋润的药物。炎热多雨、地势低洼、气候潮湿的地区，外邪致病多为湿邪、热邪所致，治疗宜用清热化湿的药物。某些地区还有些地方病，治疗时应根据不同的地方病，采用适宜的方法。

(7)正确看待传统的配伍禁忌。临床使用中药饮片时，一般应避免出现传统中药用药方法中的配伍禁忌如"十八反""十九畏"等。在使用川乌、草乌、附子、甘草、藜芦以及它们的炮制品时，避免在处方中出现"十八反"中与它们相反的药物；在使用郁金、人参、巴豆等"十九畏"中的饮片以及它们的炮制品时，避免在处方中出现相应的相反药物。现已有相关的医院信息系统软件可以提示"十八反、十九畏"的配伍禁忌，一定程度上可以减少这种不合理用药现象的发生。当然，如果医师根据长期医疗实践经验、对"十八反、十九畏"的真知灼见及对患者病证的正确判断，在处方上双签字，可以使用"十八反、十九畏"，以取得相反相成的治疗效果。

(8)合理选择剂型和给药途径。中药饮片通常选用的剂型是内服汤剂。但亦有散剂(内服、外用)、煎膏剂(膏滋、膏方)、外洗汤剂、临方制备的各类剂型(水丸、胶囊剂等)。应根据患者的具体情况、药物及剂型的特点选用剂型和给药途径。

二、中成药临床应用指导原则

为规范中成药的临床使用，2010年国家中医药管理局出台了《中成药临床应用指导原则》。其主要内容如下。

(一)中成药临床应用基本原则

1.辨证用药

依据中医理论，辨认、分析疾病的证候，针对证候确定具体治法，依据治法，选定适宜的中成药。

2.辨病辨证结合用药

辨病用药是针对中医的疾病或西医诊断明确的疾病，根据疾病特点选用相应的中成药。临床使用中成药时，可将中医辨证与中医辨病相结合、西医辨病与中医辨证相结合，选用相应的中成药，但不能仅根据西医诊断选用中成药。

3.剂型的选择

应根据患者的体质强弱、病情轻重缓急及各种剂型的特点，选择适宜的剂型。

4.使用剂量的确定

对于有明确使用剂量的，超剂量使用应特别慎重。有使用剂量范围的中成药，老年人使用剂量应取偏小值。

5.合理选择给药途径

能口服给药的，不采用注射给药；能肌内注射给药的，不选用静脉注射或滴注给药。

6.其他

(1)用药前应仔细询问过敏史，对过敏体质者应慎用。

(2)严格按照药品说明书规定的功能主治使用，辨证施药，禁止超功能主治用药。

(3)中药注射剂应按照药品说明书推荐的剂量、调配要求、给药速度和疗程使用，不超剂量、过快滴注和长期连续用药。

(4)中药注射剂应单独使用，严禁混合配伍，谨慎联合用药。对长期使用的，在每疗程间要有一定的时间间隔。

(5)加强用药监护。用药过程中应密切观察用药反应，发现异常，立即停药，必要时采取积极救治措施；尤其对老人、儿童、肝肾功能异常等特殊人群和初次使用中药注射剂的患者应慎重使用，加强监测。

(二)联合用药原则

1.中成药的联合使用

(1)当疾病复杂，一个中成药不能满足所有证候时，可以联合应用多种中成药。

(2)多种中成药的联合应用，应遵循药效互补原则及增效减毒原则。功能相同或基本相同的中成药原则上不宜叠加使用。

(3)药性峻烈的或含毒性成分的药物应避免重复使用。

(4)合并用药时，注意中成药的各药味、各成分间的配伍禁忌。

(5)一些病证可采用中成药的内服与外用药联合使用。

(6)中药注射剂联合使用时遵循的其他原则：①两种以上中药注射剂联合使用，应遵循主治功效互补及增效减毒原则，符合中医传统配伍理论的要求，无配伍禁忌。②谨慎联合用药，如确需联合使用时，应谨慎考虑中药注射剂的间隔时间以及药物相互作用等问题。③需同时使用两种或两种以上中药注射剂的，严禁混合配伍，应分开使用。除有特殊说明，中药注射剂不宜两个或两个以上品种同时共用一条通道。

2.中成药与西药的联合使用

针对具体疾病制定用药方案时，考虑中西药物的主辅地位，确定给药剂量、给药时间、给药途径。

(1)中成药与西药如无明确禁忌，可以联合应用，给药途径相同的，应分开使用。

(2)应避免不良反应相似的中西药联合使用，也应避免有不良相互作用的中西药联合使用。

(3)中西药注射剂联合使用时，还应遵循以下原则：①谨慎联合使用。如果中西药注射剂确需联合用药，应根据中西医诊断和各自的用药原则选药，充分考虑药物之间的相互作用，尽可能减少联用药物的种数和剂量，根据临床情况及时调整用药。②中西注射剂联用，尽可能选择不同的给药途径(如穴位注射、静脉注射)。必须同一途径用药时，应将中西药分开使用，谨慎考虑两种注射剂的使用间隔时间以及药物相互作用，严禁混合配伍。

(三)孕妇使用中成药的原则

(1)妊娠期妇女必须用药时,应选择对胎儿无损害的中成药。

(2)妊娠期妇女使用中成药,尽量采取口服途径给药,应慎重使用中药注射剂;根据中成药治疗效果,应尽量缩短妊娠期妇女用药疗程,及时减量或停药。

(3)可以导致妊娠期妇女流产或对胎儿有致畸作用的中成药,为妊娠禁忌。此类药物多为含有毒性较强或药性猛烈的药物组分,如砒霜、雄黄、轻粉、斑蝥、蟾酥、麝香、马钱子、乌头、附子、土鳖虫、水蛭、虻虫、三棱、莪术、商陆、甘遂、大戟、芫花、牵牛子、巴豆等。

(4)可能会导致妊娠期妇女流产等不良反应,属于妊娠慎用药物。这类药物多数含有通经祛瘀类的桃仁、红花、牛膝、蒲黄、五灵脂、穿山甲、王不留行、凌霄花、虎杖、卷柏、三七等,行气破滞类的枳实、大黄、芒硝、番泻叶、郁李仁等,辛热燥烈类的干姜、肉桂等,滑利通窍类的冬葵子、瞿麦、木通、漏芦等。

(四)儿童使用中成药的原则

(1)儿童使用中成药应注意生理特殊性,根据不同年龄阶段儿童生理特点,选择恰当的药物和用药方法,儿童中成药用药剂量,必须兼顾有效性和安全性。

(2)宜优先选用儿童专用药,儿童专用中成药一般情况下说明书都列有与儿童年龄或体重相应的用药剂量,应根据推荐剂量选择相应药量。

(3)非儿童专用中成药应结合具体病情,在保证有效性和安全性的前提下,根据儿童年龄与体重选择相应药量。一般情况 3 岁以内服 1/4 成人量,3～5 岁的可服 1/3 成人量,5～10 岁的可服 1/2 成人量,10 岁以上与成人量相差不大即可。

(4)含有较大的毒副作用成分的中成药,或者含有对小儿有特殊毒副作用成分的中成药,应充分衡量其风险/收益,除没有其他治疗药物或方法而必须使用外,其他情况下不应使用。

(5)儿童患者使用中成药的种类不宜多,应尽量采取口服或外用途径给药,慎重使用中药注射剂。

(6)根据治疗效果,应尽量缩短儿童用药疗程,及时减量或停药。

(吴淑娟)

第三节　中药毒理学研究与临床合理用药

一、常见的中药临床各系统毒性反应

(一)心血管系统

主要表现为心悸、胸闷、发绀、心动过速、心动过缓、心律失常、传导阻滞、血压升高或下降、循环衰竭、死亡等。可引起心血管系统不良反应的中药有雷公藤、乌头、附子、雪上一枝蒿、蟾蜍、苦楝子、麻黄、细辛,成药有云南白药、牛黄解毒片、附子理中丸、清开灵注射液、六神丸、参脉注射液等。含乌头碱类成分的中药、中成药均可引起迷走神经强烈兴奋,可致心律失常,对中枢神经和末梢神经均有先兴奋后抑制作用,死亡的直接原因是呼吸及循环功能衰竭。含强心苷的药物过量可刺激窦房结或心肌细胞,导致心肌传导阻滞、心律失常;并能抑制心肌细胞膜上的 Na^+-K^+-

ATP 酶的活性，促使心肌细胞大量失钾，提高心肌的兴奋性和自律性，还能抑制脑细胞对氧的利用，促使 Ca^{2+} 内流，触发心肌细胞迟后去极，诱发异位节律，导致心律失常，常见的有房室传导阻滞、室性心动过缓或室颤等。除此之外，还可见到神经、精神症状，如头痛、牙痛、眩晕、耳鸣、疲乏无力、关节痛、神经痛、肌痛、呼吸困难、深呼吸等，或肾功能障碍、尿糖增多、有酮体等，或血沉增快及凝血酶原时间延长、白细胞增多等。

（二）呼吸系统

常见的中毒症状有胸闷、咳嗽咯血、呼吸困难、哮喘、急性肺水肿、呼吸肌麻痹或呼吸衰竭，甚至窒息死亡等。可引起上呼吸道急性炎症的中药有天花粉、乌头、罂粟壳、山豆根、枇杷叶、半夏、双黄连针剂等；可引起肺炎的中药有苍耳子、槟榔、全蝎等；可引起肺水肿的中药有藜芦、苦参、雄黄等；可引起支气管哮喘的中成药有穿琥宁注射液、牛黄解毒片、藿香正气水等。苦杏仁、桃仁等因含氰苷及氢氰酸，氰苷水解生成氢氰酸和氰离子，氰离子有剧毒，它可迅速与细胞线粒体中呼吸链上氧化型细胞色素氧化酶的三价铁结合，形成氰化高铁型细胞色素氧化酶，阻断电子传递，从而使组织细胞不能得到充足的氧，生物氧化作用不能正常进行，造成细胞内窒息；由于中枢神经系统对缺氧最敏感，故中毒时脑先受损，呼吸中枢麻痹是含氢氰酸中药致死的主要原因。

（三）神经系统

常见的中毒症状表现为昏迷、知觉麻痹、四肢麻木、肌肉麻痹、四肢无力、共济失调、牙关紧闭、抽搐、惊厥、记忆障碍、瞳孔缩小或散大、阵发性痉挛、强直性痉挛、脑水肿，甚至死亡等。引起神经系统不良反应的中药有马钱子、乌头、川乌、草乌、附子、蟾酥、雷公藤、北豆根、广豆根、苦参、麻黄、细辛、艾叶、天南星、火麻仁等；引起精神异常的中药有：附子、洋金花、火麻仁、骨碎补、樟脑、防己、朱砂、天南星、木通、川乌、草乌、细辛、罂粟壳等；中成药有舒筋活络丹、龙虎丸、强力补等。

（四）消化系统

常见的毒性症状有恶心、呕吐、食欲缺乏、口腔黏膜水肿、糜烂或出血、食管烧灼疼痛、腹胀、腹痛、腹泻、二便出血、便秘、消化道出血、黄疸、肝大、中毒性肝炎、肝细胞坏死、甚至死亡等。寒凉性中药大剂量口服后常有胃肠道刺激作用，如黄芩、芒硝等可引起胃部不适；黄连、苦参、青蒿、秦艽、茵陈等可引起恶心；鸦胆子、苦参、生大黄可引起呕吐；生大黄、番泻叶、芫花、常山等可引起腹痛；巴豆、黄芩、黄连、苦参、常山、北豆根等可引腹泻；苍耳子、黄药子、川楝子、雷公藤及独活中所含花椒毒素、青黛中所含靛玉红等可引起肝脏损害等。

（五）泌尿系统

常见的毒性症状有腰痛、水肿、尿频、尿急、尿痛、尿少、尿闭、尿毒症、急性肾衰竭，甚至死亡等。实验室检查常见尿中红细胞、蛋白、管型，氮质血症或有代谢性酸中毒。能引起这类反应的中药有洋金花、侧柏叶、虎杖、芦荟、槟榔、马兜铃、肉桂、丁香、天花粉、大青叶、木通、厚朴、防己、蜈蚣、大戟、甘遂、白头翁、斑蝥、雷公藤、甘草、千年健、苦楝皮等；中成药有速效伤风胶囊、复方斑蝥散、中华跌打丸、云南白药等。如斑蝥是治疗癌肿、顽癣的药物，其所含斑蝥素对人和动物的肾脏有很强的毒性，还可引起肝脏和心脏的毒性，人口服斑蝥素 30 mg 可致死亡。

（六）造血系统

常见的毒性症状有白细胞减少、粒细胞缺乏、溶血性贫血、再生障碍性贫血、紫癜、变性血红蛋白症、甚至死亡等。引起造血系统不良反应的中药有洋金花、芫花、斑蝥、狼毒、含铅、砷、氰化物的中药等；中成药有牛黄解毒片、喉症丸、穿心莲注射液、六神丸等。

(七)生殖系统

常见的生殖系统不良反应包括妇科如闭经、月经不调、性功能障碍、早产、流产、死胎以及不孕症等,男科如勃起障碍、射精障碍、不育症等。在易感期内损害胎儿发育、致畸胎的中药有巴豆、斑蝥、大戟、附子、藜芦、牵牛子、水蛭、水银、桃仁、天南星、蜈蚣、乌头、芫花、半夏等。可引起生殖系统不良反应的中成药有天花粉蛋白注射液、月见草油胶囊、复方青黛片、速效伤风胶囊、红花油等。

(八)其他

猪苓多糖注射液可导致关节疼痛;消渴丸可导致代谢异常,出现低血糖症;复方甘草片可致低血钾、水肿等;刺五加注射液可致泌乳症;丁香油致颈项僵硬症等。

二、影响中药毒性的因素

(一)炮制方法

炮制方法对中药毒性有较大影响,《修事指南》载:“炮制不明、药性不确、则汤方不准,而病症不验也”。《外科正宗》也载:“凡药必须雷公炮炙入药,乃效;如未制、生药入煎、不为治病、反而无益”。现代科学研究证明,中药经过炮制后能增强药物的疗效,消除或降低药物的毒副作用。如半夏生品有毒,多作外用,半夏的毒性作用主要对眼、咽喉、胃肠膜有强烈的刺激,因此半夏经炮制后可降低或消除其毒性作用。用不经炮制的何首乌补肾,其含量较高的有致泻作用的蒽醌苷没有被破坏,而补肾的卵磷脂含量很少,只会引起腹泻而起不到补肾作用。苍耳子生品对肝脏有损害,炒后可使其有毒植物蛋白变性凝固不易煎出,故苍耳子一定要炒焦去刺才可使用。生肉豆蔻有滑肠之弊,具有刺激性,肉豆蔻醚是毒性成分,用面煨制后,减少了不良反应。水飞雄黄所含可溶性砷量最低,如果用火煅,雄黄遇热分解成三氧化二砷,可溶性砷盐含量剧增,固有“雄黄见火毒如砒”。不少中药品种若不经过炮制是不能入药的,否则可能产生毒副作用。如马钱子、生川乌、生草乌、附子、甘遂、大戟、天南星、朱砂等都是有毒中药,如若炮制不当或者用量未严格控制,或者是久用、滥用,均会导致发生不良反应。临床常有因附子、乌头、马钱子等煎煮不当而发生中毒的报道;如若炮制不当,毒性没有降低或解除,就会危及患者生命安全。

(二)配伍应用

相须相使是为了增加疗效、增强药物正作用之配伍方法。而相畏相杀是为了降低药物毒副作用而设;如生乌头毒性大、配用蜂蜜可降低或消除毒性;附子配干姜、甘草不仅毒性降低,且强心升压作用增强。适当配伍,不仅能为有毒药物的安全使用创造条件,也解除了某些毒副作用。相反是中药配伍的禁忌,相反的药物同方应用,可引起毒性增强;如人参与藜芦配伍后,人参的抗疲劳作用明显减弱;山豆根与大黄配伍后极易发生头晕眼花、足软无力举步、手指颤抖等。

(三)辨证用药

中医治病精于辨证,若辨证失误,用药就会适得其反。如果药不对证、寒热不辨,会使机体阴阳偏盛、偏衰的病理趋势更严重,即所谓“虚虚实实之弊”。如人参是补气药,适用于气虚证候,若用于阴虚阳亢内有虚热者,就会出现头晕、心悸、失眠、鼻衄、口舌生疮、咽喉疼痛、便干、食欲减退等所谓人参滥用综合征。

(四)剂量和疗程

用药剂量要根据人体的阴阳偏盛偏衰的程度,因证而定、因方而别、因人而异,而且因地因时制宜,并根据病情的变化而随时调整剂量。若用量过大或用药时间过长,就会出现不良反应。

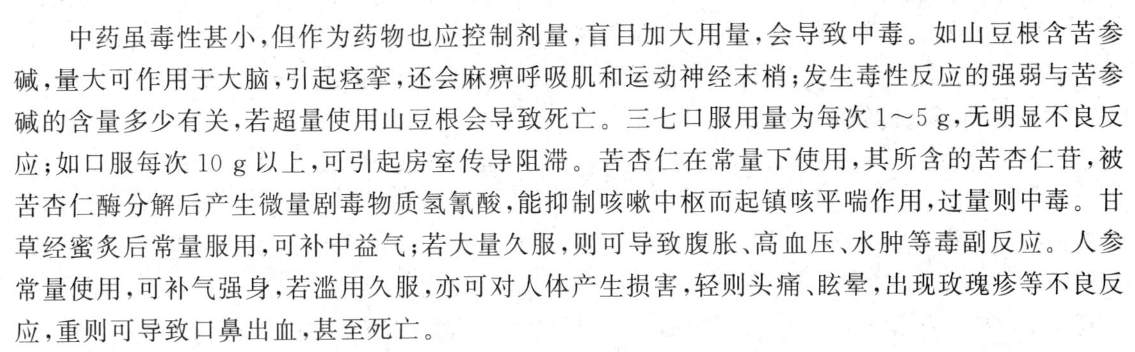

中药虽毒性甚小，但作为药物也应控制剂量，盲目加大用量，会导致中毒。如山豆根含苦参碱，量大可作用于大脑，引起痉挛，还会麻痹呼吸肌和运动神经末梢；发生毒性反应的强弱与苦参碱的含量多少有关，若超量使用山豆根会导致死亡。三七口服用量为每次1～5 g，无明显不良反应；如口服每次10 g以上，可引起房室传导阻滞。苦杏仁在常量下使用，其所含的苦杏仁苷，被苦杏仁酶分解后产生微量剧毒物质氢氰酸，能抑制咳嗽中枢而起镇咳平喘作用，过量则中毒。甘草经蜜炙后常量服用，可补中益气；若大量久服，则可导致腹胀、高血压、水肿等毒副反应。人参常量使用，可补气强身，若滥用久服，亦可对人体产生损害，轻则头痛、眩晕，出现玫瑰疹等不良反应，重则可导致口鼻出血，甚至死亡。

对毒性中药，特别是蓄积性很强的毒性中药，更应注意用药时间不能过长。一次用药虽不超量，但若短时间内多次重复或长期持续应用，可使药物的毒性成分在体内蓄积，易发生中毒。对于一些治疗量与中毒量甚为接近的药性峻烈之药，如蟾酥、斑蝥等，如果剂量过大更易出现不良反应，甚则中毒。有些含铅、汞化合物的矿物类中药，长期服用，可因蓄积而引起不良反应。如长期或过量服用朱砂、赭石、六神丸等可引起肝、肾损害；儿童长期服用蜂王浆等滋补品可引起过早发育、月经来潮等不良反应。

(五)中西药联用

中药的化学成分比较复杂，中西药物联用不当也会导致毒性。如含有机酸的中药(如山楂、五味子、乌梅等)与磺胺类药物合用可以增加磺胺类药物对肾脏的毒性；甘草及其制剂、鹿茸、何首乌及其制剂不能与阿司匹林及降血糖药物合用；夏枯草、白茅根配服保钾利尿药，则容易产生高血钾症；穿心莲的抗菌作用主要是通过促进白细胞的吞噬来实现，与红霉素、庆大霉素合用能降低疗效；使用茵栀黄时，用维丙胺、葡醛内酯等药会出现风团样皮疹等；发汗解表药如荆芥、麻黄、生姜等，与解热镇痛类药如阿司匹林、安乃近等同用，可致发汗太过，甚至虚脱；朱砂等含汞成分的中药与溴化钾、碘化钾合用，可引起赤痢样大便，导致药源性肠炎。肾上腺素及麻黄碱中毒时，使用甘草会加重毒性；甘草与甘遂配伍，小剂量能降低其毒性，大剂量会增强其毒性；噻嗪类利尿药属于排钾类利尿药，长期服用易引起低血钾，由于甘草本身能引起低血钾、瘫痪，与噻嗪类药合用时，有加重低血钾和瘫痪之危险，故利尿药不宜与甘草及其制剂长期服用；含金属离子钙、铝、镁、铁和铋金属离子等的中药与四环素类及异烟肼等抗生素合用，可降低后者的疗效；六神丸与洋地黄强心苷合用易引起中毒反应；甘草与水杨酸同用，使溃疡病发生率增高等。临床也应重视中西药联用的毒性问题。

中成药消渴丸中，除含黄芪、生地黄、天花粉外，还含优降糖，其常被误认为纯中药制剂，应用中出现低血糖昏迷的报道较多。六神丸与洋地黄强心苷合用易引起中毒反应。安胃胶囊与硫酸亚铁或磷酸可待因等硫酸盐或磷酸盐同时并用，在胃肠道可产生难溶性化合物，影响上皮细胞膜对其的吸收；这是因为硫酸盐类药物或磷酸盐类药物与安胃胶囊相遇，由于离子间的相互作用，可能生成磷酸钙及硫酸钙，而产生沉淀，影响其吸收，降低生物利用度，属于配伍禁忌。含朱砂的药物与溴化物、碘化物、亚铁盐、亚硝酸盐等同服可产生有毒的溴化汞和碘化汞，导致药源性肠炎。

中药注射液的出现，改变了传统的给药方式，为临床治疗疾病提供了更多的选择。但中西药注射液在配伍上处于无章可循的状况，如有配伍不当的情况就会导致药效降低，甚至产生严重的不良反应。如丹参注射液中加入环丙沙星，可出现浑浊和小片状沉淀物；刺五加注射液、参麦注射液与5%葡萄糖注射液混合后，混合液中2～10 μm的微粒数明显增加；清开灵注射液与青霉

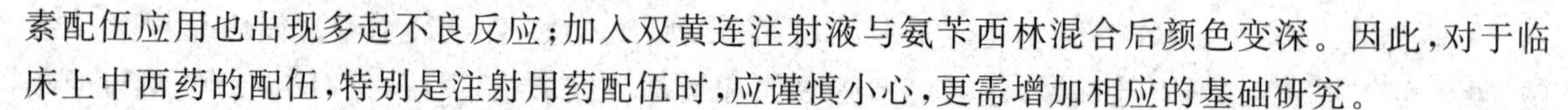

素配伍应用也出现多起不良反应;加入双黄连注射液与氨苄西林混合后颜色变深。因此,对于临床上中西药的配伍,特别是注射用药配伍时,应谨慎小心,更需增加相应的基础研究。

(六)性别、年龄、体质差异及种族差别

女性发生药物不良反应比男性多,老年人、婴儿和青壮年对于药物的反应也各有差异,一般来说,幼儿和老年人比成人易于发生不良反应,这可能与药物代谢速度较成人慢、肾脏排泄较差或对药物作用的感受性较高有关。不同个体存在着正常的生物学差异。每个人体质强弱不同,对药物的耐受程度也各异。因此,同一药物,同一剂量,绝大多数病例能够耐受,但有的病例就会出现不良反应。如静脉滴注川芎嗪注射液治疗脑梗死 10 例,其中 4 例出现脑疝。此外,所有的药物均是以异物形式进入机体,过敏体质者出现变态反应的概率也偏高。在中药急性毒性试验时,可因动物种属不同而出现显著的差异,在不同种族的人群中同样会出现不同的反应。因此要求医师用药"因人制宜",斟酌选择药物和用量。

(七)误服误用

某些新开发的药材或制剂,人们对其药性不详,或未详细阅读使用说明书,对其适应证、禁忌证等不了解,也是造成不良反应的人为因素之一。对于患者来说,有病乱投医,迷信偏方、秘方,以及未经批准使用的验方、单方,盲目服药,稍有不慎便会造成不良后果,甚而致残致死。

由于中药饮片品种繁多,来源于动物、植物及矿物,名称也比较混乱,由于基源相近,外形相似等原因出现了众多的"同名异物"和"同物异名"的现象,制定一个统一标准的工作并非一朝一夕就能完成。如木通包括白木通、关木通和川木通,含木通中药制剂龙胆泻肝丸的传统处方并无问题,出现其导致的"马兜铃酸肾病"是由于将"白木通"误用为"关木通"所致。又如防己,来源较多,名称亦较混乱,其中主要有粉防己及广防己;广防己含有马兜铃酸成分,有可能造成肾损害;比利时报道的因服用含防己的减肥药出现肾损害的患者系误将广防己当粉防己使用。在临床应用中,五加皮多用香加皮(又称北五加皮)代替,在《中国药典》中已明确指出这是两种不同药材,五加皮为五加科植物五加的干燥根皮,而香加皮为萝摩科植物杠柳的根皮;两者虽都有祛风湿、壮筋骨的作用,但《中国药典》把香加皮列入有毒药品,如不加区分随意代替,则易引起中毒。

(八)饮食禁忌

服用中药后必需忌食某些食物,以免药物与食物之间产生相互作用影响疗效甚至产生不良反应。如服用清内热的中药时,不宜食用葱、蒜、胡椒、羊肉、狗肉等热性食物。服温中散寒药物时,尤其使用治"寒症"的药物时应禁食生冷食物。有报道服用荆芥或含荆芥的方剂后食鱼虾,致胃肠道反应、皮下出血等。所以服用某些药物时不可食用应忌口的食物,以免疗效降低或起相反作用。由于疾病的关系,凡属生冷、油腻、腥臭等不宜消化或有特殊刺激的食物都应忌口。食物对药物的影响有妨碍吸收和促进吸收两个方面,应引起重视,以利于药物发挥应有的疗效,保证用药安全。

三、毒性中药的合理应用

(一)毒性中药的临床应用

有毒中药虽具有毒烈峻猛之性,但也是治病攻邪的良药。有毒中药多数治疗剂量与中毒剂量比较接近或相当,用药时安全系数小,易引起中毒反应。

1.用于风湿(类风湿)性关节炎的治疗

雷公藤的主要成分为雷公藤多苷,具有好的抗炎和免疫抑制作用;青风藤的主要成分为青藤

碱及毛青藤碱等多种生物碱，其中青藤碱是最有效成分，具有祛风除湿止痛、消炎、免疫抑制与免疫调节等作用；蚂蚁中含有特殊的醛类化合物，是一种免疫调节剂，而且能降低毛细血管通透性、抑制慢性肉芽肿形成，并有明显镇痛作用等。

2.用于癌症的治疗

有毒中药的抗癌机制主要是通过对癌细胞的直接杀伤、诱导凋亡及诱导分化而发挥细胞毒作用。如砒霜有显著的选择性抗肝癌作用，砒霜的主要成分三氧化二砷对肝细胞有诱导凋亡作用，并能选择性攻击癌细胞而不损伤正常细胞；鸦胆子提取物制成的鸦胆子油乳剂，对人肾颗粒细胞癌细胞系 GRC21 及人肾透明细胞癌 RLC2310 细胞的生长有明显抑制作用，可直接破坏肾癌细胞膜、线粒体膜、内质网膜及核膜等膜性系统，使肾癌细胞变性并坏死；从雷公藤浸膏中分离出具有明显抗癌活性的新组分，能延长小鼠乳腺癌荷瘤小鼠的生存期，对大鼠实验性肺癌抑制率达 65.13％；斑蝥中含有的斑蝥素可抑制癌细胞分裂；蟾酥注射液治疗肺、肝等多种晚期癌肿，效果良好；生半夏、生天南星、长春花、蓖麻子、大戟、泽漆等也有明显的抑杀癌细胞作用。

3.其他应用

如含砷类有毒中药砒石、砒霜、雄黄、雌黄等，都曾在哮喘、溃疡病、皮肤病、白血病、糖尿病、风湿病、梅毒和寄生虫病治疗方面发挥了独特的功效；砒霜用来治疗急性早幼粒细胞白血病取得了较好疗效，近年国内学者将雄黄用于治疗血液病，也取得了可喜的进展；附子则为治疗阳虚诸证和寒凝痛证的要药，尤能救治亡阳重证，拯救生命于垂危之际；大枫子能治疗麻风顽癣；水银治疗疥癣梅毒；洋金花、天仙子能治多种疼痛等。对于临床上一些疑难杂症和急病重症，如能使用好有毒中药，往往可收到奇效。

（二）毒性中药使用原则

1.药材质量

同一品种的药材，由于产地、种植、生长期、药用部位、贮存、炮制方法的不同，其质量相差悬殊，毒性相差也大。如生附子的毒性大，但炮制后，临床使用的黑附片、白附片毒性明显降低。因此，临床应用中要根据需要，选择经炮制的药材，区别使用。如果把生品毒性中药当作炮制品来使用，多会造成一定的毒副反应，如马钱子其毒性在毛绒，必须去毛才能使用。

2.方证相应

中药成分复杂，不少需与人体内的生化物质结合后，才产生疗效，“药”与“毒”本无严格的界限。中医诊疗过程，强调整体观念和辨证施治，着重理、法、方、药的一致。证候是方药的基础，方药必须对症，若不对症，尤其是毒性中药，会产生不可避免的不良反应。正常使用少量洋金花，即会产生口干舌燥等反应，而用于温脾时，适量应用，不会有上述的反应，但过量则会有抽搐、躁狂等不良反应。

3.中药的特殊配伍

可以利用中药有利的相互作用，达到减少毒性药材对人体的损害，提高药物疗效的目的。如生姜可抑制生半夏的毒性，现代炮制就是利用该特点使生半夏减毒。一种药物可缓和另一种药物的毒性作用即相杀，如生姜杀半夏、天南星。若两种药材同会产生一定的毒性，临床上一般不宜使用，如硫黄与芒硝同用，毒性反应明显。两种药物配伍后，一种药物可以抑制另一种药物的毒性或烈性，称相畏，传统的经验是“十九畏”，如雄黄畏朴硝，水银畏砒霜等。两种药物配伍可产生毒性作用称相反，一般不将两种相反药物配伍在一起，传统的“十八反”是乌头反贝母、瓜蒌、半夏、白蔹、白及，甘草反甘遂、大戟、海藻、芫花，藜芦反人参、沙参、丹参、玄参、细辛、芍药。虽目前学术界对“十九畏”和“十八反”认识并不一致,但“十八反”“十九畏”已载入国家《中国药典》之法规,临床应用时应慎之又慎。

4.毒性中药的剂量、用法及服用时间

2005年版《中国药典》对毒性中药的剂量、用法、使用的注意事项做了详细的说明,临床使用中必须严格控制其剂量,超剂量的用药要慎之又慎,否则容易引起毒副作用。既要限制单次用药量,又要限制总服药量,同时还要防止药物在体内的蓄积中毒。应注意个体之间的差异,考虑儿童、老年、体弱者的特点,应从小剂量开始,逐渐加量;长期使用者应防止蓄积中毒。服用方法和给药过程也是毒性中药使用的重点,不能忽略,近年来有不少这方面引起的事件。《中国药典》规定斑蝥不能大面积外擦,否则会导致外用中毒,而有人却用斑蝥进行大面积外擦引起患者中毒。有些毒性中药不能长期使用,我们在临床使用时应要中病即止,如罂粟壳的临床使用等。

5.毒性中药的煎煮和剂型

中药煎药宜用瓷罐或砂锅,忌用铜、铁器,以免产生化学反应或改变药效。此外还要注意煎前的浸泡时间、火候、不同药物煎煮时间的差异等。如生南星毒性强,煮沸4小时以上,毒性大大降低;川乌毒性极强,煎煮时间不同,毒性差别很大。许多中药随着煎煮时间的延长,毒性成分转化或随蒸汽逸出,毒性降低,而煎液中的有效成分增加,如细辛煎30分钟其毒性成分黄樟醚挥发掉98%。但有些中药不能水煎,如朱砂只入丸散或冲服,不入汤剂,因煎煮遇高温则析出有毒的游离汞,增加毒性。

6.妊娠用药

部分中药可影响孕妇的健康,有致畸、堕胎的可能,如砒石、水银、轻粉、铅丹、斑蝥、蟾蜍等剧毒药物对胎儿损害极大,巴豆、甘遂、大戟、芫花等峻下逐水药物可造成堕胎、流产,麝香、牛膝、红花使妊娠子宫收缩,引起流产,莪术、牡丹皮、雄黄有抗早孕作用等。

7.肝肾功能不全者用药

对肝肾不全的患者,使用有毒药物时应格外谨慎,如急慢性肾衰竭、肝硬化、慢性迁延性肝炎等疾病,使用这类药物后可增加肝肾的排毒负担,不利于肝肾功能的恢复,有的药物还对肝肾有直接的损害作用,加重肝肾细胞的坏死,促进病情的恶化。对这一类患者应做到慎用,少用或尽量不用,在使用中一经发现肝肾功能损害加重应立即停药,积极抢救。

8.提高中药制剂技术

中药制剂不仅包括剂型选择、成型,还包括了药物的炮制、提取、净化、分离。制剂成型工艺对药物的疗效和不良反应影响较大,制剂成型前的处理工艺同样会影响药物的疗效和不良反应。中成药的各种剂型均有发生不良反应的报道,但以中药注射剂引起的更多,特别是变态反应的出现比较迅速、严重。这可能是由于中药注射剂组成较复杂,有效、无效成分不清楚,引起不良反应的成分更不清楚,再加上中药注射剂制备工艺复杂、流程长,也可能在制备过程中生产条件控制不严而产生引起不良反应的成分。因此,要加强中药注射剂有效成分和提取工艺的研究,尽可能去粗取精;有些成分既是中成药的有效成分,又是引起不良反应的成分,在制备过程中要应用现代科学技术,控制其含量上限和下限,使其既保持治疗作用,又避免不良反应发生。

(三)毒性中药的开发

利用毒性中药的有毒成分:许多毒性中药含有独特的化学成分,其毒性成分与活性成分一致。如马钱子具有散血热、通络、消肿止痛的功效,其主要成分士的宁、马钱子碱既是有效成分,又是毒性成分,临床用于治疗风湿性关节炎的疗效确切;斑蝥含斑蝥素、蚁酸、蜡质、脂肪酸等成分，斑蝥素是斑蝥体内的有毒成分，但也是抗癌的有效物质，可抑制癌细胞的核酸和蛋白质合成，能刺激骨髓，引起白细胞升高。

利用毒性中药的作用靶位，合理开发和利用有毒中药，也是对中药毒性认识的升华。如作用于中枢神经系统的中药：曼陀罗、洋金花、天仙子、大麻等，在弄清这些有毒植物的中毒机制后，可考虑作为用于中枢神经系统的药源先导物；对呼吸系统有毒性的氰苷可从开发呼吸镇静止咳药、肌肉松弛药等相关药物考虑；对免疫系统有毒性的中药可以开发天然免疫抑制剂等。

（吴淑娟）

第四节　中药注射剂临床合理使用规范

为加深对中药注射剂临床合理使用基本原则和规范的理解，本节结合具体研究结果，对相关影响因素加以说明和解释，并提供一些参考资料。

一、辨证用药因人制宜

（一）辨证用药

中医认识和治疗疾病，既辨病又辨证，病与证之间的关系是相互联系而又相对独立存在的，只有将辨病与辨证结合起来，才能提出正确的治疗方案。中药具有寒、热、温、凉四种特性，反映出药物在影响人体阴阳盛衰、寒热变化方面的作用倾向。《素问·至真要大论》所谓“寒者热之，热者寒之”，提出了以病证寒热作为用药依据的基本治疗原则。通过对病证寒热虚实的判定，运用适合的中药以纠正机体阴阳的偏盛偏衰，达到“阴平阳秘”的健康状态。

中药注射剂是现代制剂技术和中医药理论结合的产物，具有现代注射剂型的优点，又在一定程度上保留着中药的属性；一方面以现代药理作用表达其疗效，另一方面体现为传统中药的功效。因此，中药注射剂的使用也要遵循中医药理论的指导，做到辨病与辨证相结合。若不辨证用药，仅按照现代药理学的结论来使用，不仅影响疗效，也可能增加发生不良事件的风险。

清开灵注射液与脉络宁注射液同样可用于脑血管病的治疗，但存在适宜病证的差异。脉络宁注射液由玄参、石斛、牛膝、金银花等中药的提取物制成，具有清热养阴，活血化瘀的功效，它的适应证是阴虚内热血瘀，患者症见心烦易怒，失眠，舌质红，苔腻稍黄，脉弦滑。清开灵注射液主要由人工牛黄、水牛角、金银花等的成分制成，功用为清热开窍，豁痰解毒，适宜于实热证。如果不加辨证而用，则可能增加不良事件的发生。

高利等探讨辨证与非辨证使用中药注射剂的疗效和安全性，将 30 例符合研究标准的急性期脑梗死患者随机分为辨证用药组和非辨证用药组。辨证用药组兼热象者 10 例，给予葛根素注射液治疗，无热象者 5 例，给予刺五加注射液治疗；非辨证组兼热象者 9 例，给予刺五加注射液治疗，无热象者 6 例，给予葛根素注射液治疗。2 周后评价，两组神经功能均有好转，组间比较差异无统计学意义。非辨证用药组虽然神经功能好转，但却出现了神经系统以外的不适，个别患者还出现了新的症状，如口渴、便干及舌苔黄等；6 例不兼热象患者口淡不渴、手足不温、倦怠嗜卧较明显。后续研究运用同样的方法探讨辨证与非辨证使用丹参注射液和川芎嗪注射液治疗急性期脑梗死的临床疗效及不良反应发生情况，结果相似。虽然现代药理研究证明葛根素注射液、丹参注射液、川芎嗪注射液及刺五加注射液均具有相似的药理作用,可用于中风治疗;而按照中医药理论,刺五加注射液和川芎嗪注射液药性偏温,葛根素注射液和丹参注射液药性偏凉。研究结果显示,辨证组患者在神经功能好转的同时中医证候改善也出现良性趋势,且无不良反应病例,这恰恰显示出临床治疗应重视药物寒热温凉属性的现实意义,其他研究得出相似的结论。

李中梓在《医宗必读》中指出:"寒热温凉,一匕之谬,覆水难收",强调了药性理论对临床用药的重要性,提示临床医生在选择用药前首先要明确两个问题:一是病情证候的阴阳性质;二是拟用药物的寒热属性,二者缺一不可。中医病证临床证型较多,若分证太细,不利于西医人员临床应用,所以临床强调首需抓住本质,分清病证"寒""热"属性。

寒证与热证的鉴别:若患者恶寒喜暖,面色白,四肢不温,小便清长,舌淡苔白滑,脉迟或紧,属寒证;若患者恶热喜凉,渴喜冷饮,面色红赤,四肢灼热,大便干结,尿少色黄,舌红苔黄,脉数,属热证。

(二)因人制宜

不同个体由于遗传基因、体内代谢酶、免疫系统及健康状况等有差异,对药物的反应也不尽相同,用药时需加以注意。

过敏体质患者易发生不良反应,在正常剂量或小于正常剂量的情况下也可发生严重的不良反应;儿童正处于生长发育期,其组织器官发育不成熟,对药物作用敏感,比成人更易发生不良反应;老年人多存在不同程度生理功能和代谢功能的衰退,且多合并其他疾病,对药物的敏感性和耐受性异于成年人,易发生药物不良反应。

患者用药时的身体状态与不良反应的发生也有关联,空腹、饥饿、精神紧张、过度疲倦时均易发生不良反应。使用中药注射剂时,若患者精神状态不佳或空腹,容易诱发低血糖反应、变态反应和胃肠道反应等。

用药前应了解患者基本情况,询问过敏史,若为过敏体质,应慎用或不用中药注射剂。对老年、肝肾功能不全的患者,也不建议使用中药注射剂,若用则要加强监护,密切观察,可适当调整用量、减慢滴速以减少风险。注射给药的风险远大于口服或肌注,使用中药注射剂要严格把握适应证,不可盲目使用;婴幼儿、孕妇为不适宜人群,应避免使用中药注射剂。

二、溶媒恰当单独配制

(一)溶媒恰当

溶媒是小容量中药注射剂输入静脉的载体。溶媒的选择对于保证药物成分的稳定性至关重要。这是因为在药液溶解或稀释时,药液内微粒会剧增,而不溶性微粒可引起静脉炎、肉芽肿、热原反应、变态反应、局部组织的血栓和坏死、肺水肿等。有研究表明,输液 pH 低于 5.9 很容易引起静脉炎。因此,合理选择溶媒是有效降低中药注射剂不良事件的措施之一。

微粒的增加与稀释后药液 pH 的改变有较大关系。偏酸性的药物宜选 5%葡萄糖注射液(5%GS)稀释,而药物主要成分在酸性条件下易析出的注射剂宜选用 0.9%氯化钠注射液(0.9%NS)稀释。如参麦注射剂、复方丹参注射剂、银杏叶提取物注射剂、华蟾素注射剂、血塞通注射剂、血栓通注射剂等适宜采用 5%GS 为溶媒。而复方苦参注射剂、灯盏花注射剂、灯盏细辛注射剂、双黄连注射剂、清开灵注射剂等宜用 0.9%NS 为溶媒。

综上所述,临床医师在使用中药注射剂时应严格使用说明书推荐的溶媒,以减少不良事件发生的风险。

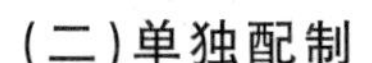

(二)单独配制

中药注射剂成分复杂,如与其他注射剂配伍,会产生一系列理化性质的变化,包括 pH 改变、澄明度变化、颜色改变、药物成分以及药物代谢的改变等。

(1)中药注射剂某些成分的溶解度易受 pH 变化的影响,当与其他药物混合后变化的 pH 超出能使有效成分稳定的范围时,则有效成分会因溶解度降低而析出,导致不溶性微粒增加或产生沉淀。

(2)中药注射剂与其他注射剂混合,多种药物间可能发生氧化、水解、聚合反应,出现颜色改变、浑浊或沉淀,同时会伴有药物成分的变化,影响疗效,甚至可能产生新的致敏性物质,导致不良反应。

中药注射剂与多种注射剂存在配伍禁忌,混合应用会使不良反应的发生机会及严重程度增加。如(复方)丹参注射液与右旋糖酐-40 混合后静脉滴注会引起过敏性休克。张惠霞等采用回顾性研究方法,对 2004—2005 年收集到的中药注射剂不良反应病例报道进行统计和分析后发现,3 414 例中药注射剂不良反应中,两种以上药品联合用药发生不良反应的有 1 762 例,占 51.61%;其中 1 例为 5 种中药注射剂联合使用。

临床上多种注射剂混用的情况非常普遍。对双黄连注射剂临床使用的一项调查表明,在使用双黄连注射剂的 4 382 份病历中,无合并用药的仅占 1.03%(45 份),合用抗菌药物的占 82.79%,超过 25%的患者合并使用了解热镇痛药。这也是导致双黄连注射剂不良反应多发的一个重要因素。

由于研制和应用时间相对较短,中药注射剂与其他药物配伍的研究尚不充分。与其他注射药物混合使用,可能增加不良反应发生的概率和不可预知性,因此临床应用中药注射剂应严格遵守药品说明书,尽量单独使用,不宜与其他药物在同一容器中混合使用,序贯给药时也须引起注意。

三、性状检查规范操作

在中药注射剂临床使用前要认真检查有无质量问题,包括液体的澄明度、有无杂质、溶液瓶有无裂痕、铝盖有无松动、一次性输液用品包装有无破损以及有效期等。检查时光线要充足,检查方法要按直立、倒立、平视三步骤进行,确认安全后方可配制。配液后也要注意是否发生变化,如果出现浑浊、沉淀、变色等问题,不得使用。

微粒是引起输液反应的重要因素。目前发现的不溶性微粒有活性炭、橡胶屑和药物残渣等,输入人体会引起肉芽肿、局部组织出现血栓和坏死等。这些不溶性微粒的产生除了药物质量问题外,与配液操作有很大关系。

为减少中药注射剂中微粒的产生,配液操作时应注意以下几点。

(一)净化配制环境,加强无菌操作

输液配制环境对输液微粒污染有一定影响,净化配制环境可明显减少配制过程中热原和微粒的侵入。治疗室、输液室、病房要保持清洁、空气流通,用紫外线每日消毒 1~2 次,严禁非工作人员进入治疗室。治疗室应安装空气净化设施或配备净化无菌工作台,改善配液操作环境。有条件的医院可建立静脉配置中心,由专职人员在万级洁净密闭环境下严格按照无菌配制技术配制药物,这样可以保证静脉输液的无菌性,同时减少微粒污染。

(二)安瓿的正确锯割与抽吸操作

注射剂在制造过程中,采用交热熔封法,瓶内空气遇热膨胀,冷却后瓶内形成负压。在锯割安瓿瓶时,由于安瓿玻璃的脆性,产生许多无方向性的玻璃微粒易被负压吸入瓶内,如果操作不正确或没有消毒处理,会将大量玻璃微粒吸入药液中,而且锯割的周径越大,带入药液中的玻璃微粒越多。1 只 5 mL 的安瓿,砂轮锯割后掰开带有玻璃微粒 1 300～3 000 个,如用酒精棉球擦拭后再开瓶,微粒污染可减少 1/4。有实验证实,锯割安瓿 1/3 周,安瓿内药液玻璃微粒污染可减少。

使用安瓿制剂时,提倡选用“易折型”;对“非易折型”安瓿锯割痕长应小于安瓿颈周的 1/4,并在锯割后用 75%乙醇溶液擦拭 1 次,倾斜 45°掰开安瓿,用小号针头正确抽吸。应避免采用敲击开瓶,以防玻璃碎屑增加。抽吸药液时应将针头置于安瓿的中下部抽吸药液,可减少微粒污染。

(三)胶塞穿刺操作

橡胶微粒在配液穿刺瓶塞时产生。胶塞微粒的多少与针头的大小、插入瓶塞的角度、次数有关。应尽量减少对输液瓶塞的穿刺次数,针头不宜过粗,插入瓶塞固定使用 1 枚针头,以减少橡皮屑的脱落。

垂直进针容易将针头截面切下的胶塞碎屑带入液体中,针头斜面向上与瓶塞成 60°～75°刺入并轻轻向针头斜面的反方向用力,可减少胶塞碎屑。有研究将加药针头改进成封闭的圆锥形,方形的针孔开在针头的侧面,对胶塞起切割作用,以减少穿刺瓶塞产生的微粒污染。

(四)加药方法和配制时间

配液时应注意药液配制顺序、加药方法。尤其是粉针剂,应注意先将药物充分溶解后,再加入输液中;直接用输液溶解,易导致溶解不充分、微粒数增加。如双黄连粉针应先以注射用水充分溶解,再加入输液中。

配药后放置时间也会影响药液微粒和稳定性,放置时间越长越会增加污染的机会。有些药品对配液时间有明确规定,如灯盏花素注射液要求用氯化钠注射液稀释后在 4 小时内使用;清开灵注射液稀释后应在 4 小时以内使用。因此,应尽可能缩短药物配液后搁置的时间,最好现配现用,切忌为了工作方便,而将大量液体一次性全部配好待用。

(五)选用带终端的输液器

输液器终端可有效截留各种途径产生的输液微粒,是避免直径较大微粒进入人体的最后关卡。所以,选用合格的输液器非常重要。

四、严格剂量控制速度

(一)剂量与中药注射剂不良事件的关系

超量使用是造成中药注射剂引起药源性疾病的原因之一,随意加大剂量可能造成不良结果。超剂量使用中药注射剂在临床上普遍存在。有报道高浓度丹参注射液致心动过缓及低血压性休克。有学者研究 3 414 例中药注射剂不良反应,其中超剂量用药者为 730 例,占不良反应总例数的 21.38%。李廷谦教授等的研究结果显示,参附注射液临床使用中存在剂量超过说明书规定量给药后而发生口舌干燥、面部潮红、发热/烦热、头痛/头胀等的不良事件。

中药注射剂有其安全用量范围,随意加大剂量会增加不良事件发生的风险。医务人员应对剂量给予足够重视,临床应严格按照说明书推荐或规定的剂量给药。中药注射剂的量-效关系和

最佳剂量的确定,需在药效动力学、药代动力学方面进行深入研究。

(二)输液速度与输液反应

输液反应是输液疗法中经常遇见的事情,输液速度不当是其主要原因之一。输液速度过快可使循环血量急剧增加,加重心脏负荷,引起心力衰竭和肺水肿,这种情况尤其多见于原有心肺疾病的患者或年老患者。血药浓度升高过快,超过安全范围,即可产生毒性作用。高渗溶液输入速度过快时,可引起短暂的低血压。输液速度过慢,血药浓度低于应有的治疗浓度,则达不到抢救要求和治疗效果。

喹诺酮类抗菌药(环丙沙星、氧氟沙星等)的输液反应与滴注速度关系密切,当滴速大于40滴/分,血管壁刺激症状、胃肠道反应明显多于慢速滴注的。中药注射剂输液反应同样与滴速有关。有研究表明,中药注射剂静滴速度过快引发的不良事件是普通滴注速度下发生不良事件的4倍。有报道发现,患者初次滴注丹参注射液,滴速85滴/分,给药约5分钟,患者皮肤出现丘疹伴瘙痒、咽喉部瘙痒感、面部发热、胸闷、憋气等症状,将滴速调为20滴/分后,继续给药30分钟后患者无不良反应发生,再次将滴速调为45次/分并严密观察30分钟,患者仍无任何不良反应。中药注射剂滴注过快,会导致药物局部浓度过高,可使不溶性微粒在毛细血管内聚积、堵塞而导致头晕、疼痛、刺激性皮炎等。

部分中药注射剂的说明书中明确指出要控制滴速,如热毒宁注射液、丹红注射液、康莱特注射液、清开灵注射液说明书中均规定“注意滴速勿快”,成年人以30～60滴/分为宜;艾迪注射液规定给药速度控制在50滴/分以内。有些中药注射剂的说明书并未对给药速度作出规定,经过临床使用后证明要控制滴速。一些治疗心脑血管疾病的药物,如苦碟子注射液、葛根素输液、川芎嗪注射液静滴速度应控制在30滴/分为宜;脉络宁注射液静滴速度最好控制在40滴/分以内。

输液速度常根据患者的年龄、病情、药物性质来调节,一般成人60～80滴/分,儿童20～40滴/分,老年人、体弱者、婴幼儿及患有颅脑、心肺疾病的患者输液均宜以缓慢的速度滴入。中药注射剂滴速要适当慢些,用药前10分钟内滴速宜控制在15～20滴/分,并对患者进行密切观察,10分钟后若无不良情况发生再将滴速调至30～40滴/分。气温较冷时,要适当采取保暖措施。

五、疗程合理间隔洗脱

(一)疗程合理

临床上为了维持药物在体内的有效浓度,达到治疗目的,需要连续用药至一定的次数或时间,这一过程称为疗程。疗程长短和用药间隔时间,是根据病情、药物的作用和体内代谢过程来决定的。

中药注射剂也应有用药疗程,但相关研究还不够充分。说明书上一般有给药的疗程,临床遵照执行时也要把握“中病即止”的原则。中药注射剂的优势在于快速取效,适宜用于急症处理,对于慢性病证,其用药风险较口服用药大。因此,取效后可改用口服制剂,避免长期使用引发不良事件或不良反应。用药后若无显著疗效,应改变治疗方案,更换其他药物。

(二)间隔洗脱

中药注射剂宜单独使用,说明书上也要求避免与其他药物混合静脉滴注,但两组或两组以上液体序贯静滴的情况还较普遍。确实需要两组或两组以上液体治疗的情况下,需适当间隔一定时间;不建议间隔输液后序贯给药,防止两种药物在血液中混合发生化学反应引发不良反应。

六、提倡皮试输注监测

(一)皮试试验

变态反应与药物中的成分及机体特异性有关。如双黄连注射剂的主要成分绿原酸、黄芩苷有抗菌、抗病毒作用,但这两种成分的致敏原样作用有可能引起变态反应。清开灵注射液中有水牛角提取物,为水解蛋白,也可能刺激机体产生相应的抗体,引起变态反应。尤其是过敏体质患者在应用此类注射剂时出现变态反应往往较为严重,因此应用时应特别慎重。

中药注射剂所致不良反应中,由变态反应引起的约占70%。清开灵注射液、双黄连注射液被国家中医药管理局指定为全国中医医院急诊室必备的中成药,它们主要的不良反应为变态反应,其中过敏性休克、过敏性皮疹、全身过敏性反应最为常见,临床上也有发生过敏性休克并导致死亡的病例。由清开灵注射液和双黄连注射液不良反应文献分析可见,发生不良反应的患者有70%~90%是首次用药后出现。因此应当积极开展首次应用中药注射剂皮试试验的尝试。有些专家已开展了这方面工作。

翁维良等对4种中药注射剂进行皮肤过敏试验方法的研究,参照青霉素皮试法进行结果判断:阴性,表现为皮丘无改变,周围部红肿,无红晕,无自觉症状。阳性,表现为局部皮丘隆起,并出现红晕,硬块直径大于1 cm;或红晕周围有伪足、痒感;严重时可出现过敏性休克。对首次使用研究药物的患者进行皮试,结果见表2-1。数据显示皮试对减少黄芪多糖粉针剂、清开灵注射剂、双黄连注射液用药后变态反应有一定作用,可作为临床减少不良反应的措施之一。

表2-1　四种注射剂皮肤过敏试验结果

药品	皮试阳性率	皮试阴性者致敏率	人群中的致敏率
黄芪多糖粉针	12.3%(55/448)	2.1%(7/347)	15.4%(62/402)
清开灵粉针剂	3.0%(4/132)	0.4%(1/224)	4.5%(6/132)
清开灵注射液	7.6%(10/132)	0.4%(1/224)	9.1%(12/132)
双黄连注射液	5%(8.3%)	0.9%(2.6%)	8.6%(31/360)

对中药注射液中变态反应高发的品种(如双黄连注射剂、清开灵注射剂),从皮试药物的保管、皮试液的配制、皮试操作过程等方面进行研究,建立皮试规范,对中药注射剂的安全使用具有重要意义。

(二)加强监测

不良反应发生的时间多在用药过程中,初次用药发生率较高。对参麦和生脉、刺五加注射液等文献分析发现,治疗1小时以内发生不良反应的例数为112例,占总数的73.20%。清开灵和双黄连注射液的不良反应几乎均发生在首次用药过程中,约为99%,其中又有约一半发生在用药的30分钟以内,而既往有过敏史者更易发生较严重的不良反应。

患有变态反应性疾病者,变态反应发生率比无变态反应性疾病者高,应慎用中药注射剂;对某种中药注射剂或其中某成分过敏的患者,不宜使用同类或含有同种成分的注射剂。用药前应详细了解过敏史,包括食物(如海产品)、花粉类及药物过敏史或家庭过敏史。对于有过敏体质的患者应预先提醒,尽量避免使用中药注射剂。输液过程中,应密切观察患者的反应,尤其是加强对首次使用的患者开始给药后1小时内的观察,发现问题立即停药并做相应处理。病房需准备好抗过敏、抗休克的急救药物和用具。对已发生过敏患者，一定要告知患者及家属其过敏药物，避免再次应用引起不良后果。

中药注射剂安全性问题十分复杂，包括若干环节，必须在研发、生产、销售、储存、使用等各个环节全面加强管理，多管齐下，才能提高整体安全水平。不仅政府部门要对中药注射剂研发、生产、流通加强监管，相关企业也要加强基础研究，提高中药注射剂的质量。与此同时，使用环节更不容忽视，再好的药，使用不当，也难以发挥应有功效，甚至还会适得其反。因此，作为药品的最终使用者，临床医护人员必须高度重视中药注射剂的合理使用。

（吴淑娟）

第五节　中成药的临床应用与管理

中成药是在中医药理论指导下，以中药饮片为原料，按规定的处方和标准制成具有一定规格的剂型，可直接用于防治疾病的制剂。中成药的处方是根据中医理论，针对某种病证或症状制定的。因此使用时要依据中医理论辨证选药，或辨病辨证结合选药。

中成药具有特定的名称和剂型，在标签和说明书上注明了批准文号、品名、规格、处方成分、功效和适应证、用法用量、禁忌、注意事项、生产批号、有效期等内容。相对于中药汤剂来说，中成药无须煎煮，可直接使用，尤其方便急危病症患者的治疗及需要长期治疗的患者使用，且体积小，有特定的包装，存贮、携带方便。

一、中成药的常用剂型

中成药的剂型不同，使用后产生的疗效、持续的时间、作用特点会有所不同。因此，正确选用中成药应首先了解中成药的常用剂型。

（一）固体制剂

固体制剂是中成药的常用剂型，其制剂稳定，携带和使用方便。

1.散剂

散剂分为内服散剂和外用散剂。散剂制备工艺简单，剂量易于控制，便于婴幼儿服用。但也应注意散剂由于分散度大而造成的吸湿性、化学活性、气味、刺激性等方面的影响。

2.颗粒剂

颗粒剂既保持了汤剂作用迅速的特点，又克服了汤剂临用时煎煮不便的缺点，且口味较好、体积小，但易吸潮。根据辅料不同，可分为无糖颗粒剂型和有糖颗粒剂型，近年来无糖颗粒剂型的品种逐渐增多。

3.胶囊剂

胶囊剂可分为硬胶囊、软胶囊（胶丸）和肠溶胶囊等，主要供口服。胶囊剂可掩盖药物的不良气味，易于吞服；能提高药物的稳定性及生物利用度；对药物颗粒进行不同程度包衣后，还能定时定位释放药物。

4.丸剂

丸剂分为蜜丸、水蜜丸、水丸、糊丸、蜡丸、浓缩丸等类型。水丸崩解较蜜丸快，便于吸收；糊丸释药缓慢，适用于含毒性成分或药性剧烈成分的处方；蜡丸缓释、长效，且可达到肠溶效果，适合毒性和刺激性较大药物的处方；浓缩丸服用剂量较小。

5.滴丸剂

服用方便，可含化或吞服，起效迅速。

6.片剂

主要供内服，也用或其他特殊用途者。其质量较稳定，便于携带和使用。按药材的处理过程可分为全粉末片、半浸膏片、浸膏片、提纯片。

7.胶剂

以动物的皮、骨、甲、角等为原料，水煎取胶质，经浓缩干燥制剂制成的固体块状内服制剂。含丰富的动物水解蛋白类等营养物质。作为传统的补益药，多烊化兑服。

8.栓剂

既可作为局部用药剂型又可作为全身用药剂型，用于全身用药时，不经过胃，且无肝脏首过效应，因此生物利用度优于口服，对胃的刺激性和肝的不良反应小，同时适合不宜或不能口服药物的患者。

9.丹剂

此剂型含汞，毒性较强，只能外用。

10.贴膏剂

贴膏剂包括橡胶膏剂、巴布膏剂和贴剂等。贴膏剂用法简便，兼有外治和内治的功能。近年来发展起来的巴布膏剂，以水溶性高分子材料为主要基质，加入药物制成的外用制剂，和传统的中药贴膏剂相比，能快速、持久地透皮释放基质中所包含的有效成分，具有给药剂量较准确、吸收面积小、血药浓度较稳定、使用舒适方便等优点。

11.涂膜剂

可用于口腔科、眼科、耳鼻喉科、创伤科、烧伤科、皮肤科及妇科等。作用时间长，且可在创口形成一层保护膜，对创口具有保护作用。一些膜剂尤其是鼻腔、皮肤用药膜亦可起到全身作用。

(二)半固体剂型

1.煎膏剂

适用于慢性病或需要长期连续服药的疾病，传统的膏滋也属于此剂型，以滋补作用为主而兼治疗作用。

2.软膏剂

半固体外用制剂，常用基质分为油脂性、水溶性和乳剂基质。

3.凝胶剂

半固体或稠厚液体制剂，按基质不同可分为水溶性凝胶和油性凝胶。适用于皮肤黏膜及腔道给药。

(三)液体制剂

1.合剂

合剂是在汤剂基础上改进的一种口服液体制剂剂型，易吸收，能较长时间贮存。

2.口服液

口服液指在合剂的基础上，加入矫味剂，按单剂量灌装，灭菌制成的口服液体制剂。口感较好，近年来无糖型口服液逐渐增多。

3.酒剂

酒剂较易吸收。小儿、孕妇及对酒精过敏者不宜服用。

4.酊剂

有效成分含量高，使用剂量小，不易霉败。小儿、孕妇及对酒精过敏者不宜服用。

5.糖浆剂

比较适宜儿童使用，糖尿病患者慎用。

6.注射剂

药效迅速，便于昏迷、急症、重症、不能吞咽或消化系统障碍的患者使用。

(四)气体剂型

气雾剂是指将药材提取物、药材细粉与适宜的抛射剂共同封装在具有特殊阀门装置的耐压容器中，使用时借助抛射剂的压力将内容物喷出呈雾状、泡沫状或其他形态的制剂。其中以泡沫形态喷出的可称泡沫剂。不含抛射剂，借助手动泵的压力或其他方法将内容物以雾状等形态喷出的制剂为喷雾剂。可用于呼吸道吸入、皮肤、黏膜或腔道给药。

二、中成药分类

按中成药的功效可分为以下20类。

(一)解表剂

辛温解表、辛凉解表、扶正解表。

(二)泻下剂

寒下、温下、润下、逐水、攻补兼施。

(三)和解剂

和解少阳、调和肝脾、调和胃肠。

(四)清热剂

清气分热、清营凉血、清热解毒、清脏腑热、清退虚热、气血两清。

(五)祛暑剂

祛暑清热、祛暑解表、祛暑利湿、清暑益气。

(六)温里剂

温中祛寒、回阳救逆、温经散寒。

(七)表里双解

解表攻里、解表清里、解表温里。

(八)补益剂

补气、补血、气血双补、补阴、补阳、阴阳双补。

(九)安神剂

重镇安神、滋养安神。

(十)开窍剂

凉开、温开。

(十一)固涩剂

固表止汗、涩肠止泻固脱、涩精止遗、敛肺止血、固崩止带。

(十二)理气剂

理气疏肝、疏肝散结、理气和中、理气止痛、降气。

(十三)理血剂

活血(活血化瘀、益气活血、温经活血、养血活血、凉血散瘀、化瘀消瘦、散瘀止痛、活血通络、接筋续骨)、止血(凉血止血、收涩止血、化瘀止血、温经止血)。

(十四)治风剂

疏散外风、平熄内风。

(十五)治燥剂

清宣润燥、滋阴润燥。

(十六)祛湿剂

燥湿和中、清热祛湿、利水渗湿、温化水湿、祛风胜湿。

(十七)祛痰剂

燥湿化痰、清热化痰、润燥化痰、温化寒痰、化痰熄风。

(十八)止咳平喘剂

清肺止咳、温肺止咳、补肺止咳、化痰止咳、温肺平喘、清肺平喘、补肺平喘、纳气平喘。

(十九)消导化积剂

消食导滞、健脾消食。

(二十)杀虫剂

驱虫止痛、杀虫止痒。

三、中成药安全性

在合理使用的情况下,中成药的安全性是较高的。合理使用包括正确的辨证选药、用法用量、使用疗程、禁忌证、合并用药等多方面,其中任何环节有问题都可能引发药物不良事件。合理用药是中成药应用安全的重要保证。

药物的两重性是药物作用的基本规律之一,中成药也不例外,中成药既能起到防病治病的作用,也可引起不良反应。

(一)中成药使用中出现不良反应的主要原因

(1)中药自身的药理作用或所含毒性成分引起的不良反应。

(2)特异性体质对某些药物的不耐受、过敏等。

(3)方药证候不符,如辨证不当或适应证把握不准确。

(4)长期或超剂量用药,特别是含有毒性中药材的中成药,如朱砂、雄黄、蟾酥、附子、川乌、草乌、北豆根等,过量服用即可中毒。

(5)不适当的中药或中西药的联合应用。

(二)中成药使用中出现的不良反应类型

中成药使用中出现的不良反应有多种类型,临床可见以消化系统症状、皮肤黏膜系统症状、泌尿系统症状、神经系统症状、循环系统症状、呼吸系统症状、血液系统症状、精神症状或过敏性休克等为主要表现的不良反应,可表现为其中一种或几种症状。

(三)临床上预防中成药不良反应注意事项

(1)加强用药观察及中药不良反应监测,完善中药不良反应报告制度。

(2)注意药物过敏史。对有药物过敏史的患者应密切观察其服药后的反应,如有变态反应,应及时处理,以防止发生严重后果。

(3)辨证用药,采用合理的剂量和疗程。尤其是对特殊人群,如婴幼儿、老年人、孕妇以及原有脏器损害功能不全的患者,更应注意用药方案。

(4)注意药物间的相互作用,中、西药并用时尤其要注意避免因药物之间相互作用而可能引起的不良反应。

(5)需长期服药的患者要加强安全性指标的监测。

四、中成药临床应用原则

(一)中成药临床应用基本原则

(1)辨证用药:依据中医理论,辨认、分析疾病的证候,针对证候确定具体治法,依据治法,选定适宜的中成药。

(2)辨病辨证结合用药:辨病用药是针对中医的疾病或西医诊断明确的疾病,根据疾病特点选用相应的中成药。临床使用中成药时,可将中医辨证与中医辨病相结合、西医辨病与中医辨证相结合,选用相应的中成药,但不能仅根据西医诊断选用中成药。

(3)剂型的选择:应根据患者的体质强弱、病情轻重缓急及各种剂型的特点,选择适宜的剂型。

(4)使用剂量的确定:对于有明确使用剂量的,慎重超剂量使用。有使用剂量范围的中成药,老年人使用剂量应取偏小值。

(5)合理选择给药途径:能口服给药的,不采用注射给药;能肌内注射给药的,不选用静脉注射或滴注给药。

(6)使用中药注射剂还应做到:①用药前应仔细询问过敏史,对过敏体质者应慎用。②严格按照药品说明书规定的功能主治使用,辨证施药,禁止超功能主治用药。③中药注射剂应按照药品说明书推荐的剂量、调配要求、给药速度和疗程使用药品,不超剂量、过快滴注和长期连续用药。④中药注射剂应单独使用,严禁混合配伍,谨慎联合用药。对长期使用的,在每疗程间要有一定时间间隔。⑤加强用药监护。用药过程中应密切观察用药反应,发现异常,立即停药,必要时采取积极救治措施;尤其对老人、儿童、肝肾功能异常等特殊人群和初次使用中药注射剂的患者应慎重使用,加强监测。

(二)联合用药原则

1.中成药的联合使用

(1)当疾病复杂,一种中成药不能满足所有证候时,可以联合应用多种中成药。

(2)多种中成药的联合应用,应遵循药效互补原则及增效减毒原则。功能相同或基本相同的中成药原则上不宜叠加使用。

(3)药性峻烈或含毒性成分的药物应避免重复使用。

(4)合并用药时,注意中成药的各药味、各成分间的配伍禁忌。

(5)一些病证可采用中成药的内服与外用药联合使用。

(6)中药注射剂联合应用,还应遵循以下原则:①两种以上中药注射剂联合使用,应遵循主治功效互补及增效减毒原则,符合中医传统配伍理论的要求,无配伍禁忌。②谨慎联合用药,如确需联合使用时,应谨慎考虑中药注射剂的间隔时间以及药物相互作用等问题。③需同时使用两种或两种以上中药注射剂，严禁混合配伍，应分开使用。除有特殊说明，中药注射剂不宜两个或两个以上品种同时共用一条通道。

2.中成药与西药的联合使用

针对具体疾病制定用药方案时，考虑中西药物的主辅地位确定给药剂量、给药时间、给药途径。①中成药与西药如无明确禁忌，可以联合应用，给药途径相同的，应分开使用。②应避免不良反应相似的中西药联合使用，也应避免有不良相互作用的中西药联合使用。

中西药注射剂联合使用时，还应遵循以下原则：①谨慎联合使用。如果中西药注射剂确需联合用药，应根据中西医诊断和各自的用药原则选药，充分考虑药物之间的相互作用，尽可能减少药物的种数和剂量，根据临床情况及时调整用药。②中西注射剂联用，尽可能选择不同的给药途径（如穴位注射、静脉注射）。必须同一途径用药时，应将中西药分开使用，谨慎考虑两种注射剂的使用间隔时间以及药物相互作用，严禁混合配伍。

3.孕妇使用中成药的原则

（1）妊娠期妇女必须用药时，应选择对胎儿无损害的中成药。

（2）妊娠期妇女使用中成药，尽量采取口服途径给药，应慎重使用中药注射剂；根据中成药治疗效果，应尽量缩短妊娠期妇女用药疗程，及时减量或停药。

（3）可以导致妊娠期妇女流产或对胎儿有致畸作用的中成药，为妊娠禁忌。此类药物多为含有毒性较强或药性猛烈的药物组分，如砒霜、雄黄、轻粉、斑蝥、蟾酥、麝香、马钱子、乌头、附子、土鳖虫、水蛭、虻虫、三棱、莪术、商陆、甘遂、大戟、芫花、牵牛子、巴豆等。

（4）可能会导致妊娠期妇女流产等不良反应，属于妊娠慎用药物。这类药物多数含有通经祛瘀类的桃仁、红花、牛膝、蒲黄、五灵脂、穿山甲、王不留行、凌霄花、虎杖、卷柏、三七等，行气破滞类枳实、大黄、芒硝、番泻叶、郁李仁等，辛热燥烈类的干姜、肉桂等，滑利通窍类的冬葵子、瞿麦、木通、漏芦等。

4.儿童使用中成药的原则

（1）儿童使用中成药应注意生理特殊性，根据不同年龄阶段儿童生理特点，选择恰当的药物和用药方法，儿童中成药用药剂量，必须兼顾有效性和安全性。

（2）宜优先选用儿童专用药，儿童专用中成药一般情况下说明书都列有与儿童年龄或体重相应的用药剂量，应根据推荐剂量选择相应药量。

（3）非儿童专用中成药应结合具体病情，在保证有效性和安全性的前提下，根据儿童年龄与体重选择相应药量。一般情况下，3 岁以内服 1/4 成人量，3～5 岁的可服 1/3 成人量，5～10 岁的可服 1/2 成人量，10 岁以上与成人量相差不大即可。

（4）含有较大的毒副作用成分的中成药，或者含有对小儿有特殊毒副作用成分的中成药，应充分衡量其风险/收益，除没有其他治疗药物或方法而必须使用外，其他情况下不应使用。

（5）儿童患者使用中成药的种类不宜多，应尽量采取口服或外用途径给药，慎重使用中药注射剂。

（6）根据治疗效果，应尽量缩短儿童用药疗程，及时减量或停药。

（三）各类中成药的临床应用

1.解表剂

具有发汗、解肌、透疹等作用，用以治疗表证的中成药，解表剂分为辛温解表、辛凉解表和扶正解表三大类。临床可用于治疗普通感冒、流行性感冒、上呼吸道感染、扁桃体炎、咽炎等见上述

症状者。①辛温解表剂适用于外感风寒表证。②辛凉解表剂适用于外感风热表证。③扶正解表剂适用于正气虚弱复感外邪而致的表证。可根据气血阴阳虚损的不同有所区别。④注意事项：服用解表剂后宜避风寒，或增衣被，或辅之以粥，以助汗出；解表取汗，以遍身持续微汗为最佳。若汗出不彻，则病邪不解；汗出太多，则耗伤气津，重则导致亡阴亡阳之变；汗出病瘥，即当停服，不必尽剂；用解表剂时忌生冷、油腻之品，多饮水，注意休息；若外邪已入里，或麻疹已透，或疮疡已溃，或虚证水肿，均不宜使用。

2.泻下剂

具有通利大便、泻下积滞、荡涤实热或攻逐水饮、寒积等作用，用以治疗里实证的中成药。泻下剂分为寒下、温下、润下、逐水及攻补兼施五类。临床可用于治疗便秘、肠梗阻、急性胰腺炎、急性胆囊炎、幽门梗阻、胸腔积液、腹水等见上述症状者。①寒下剂适用于里热与积滞互结之里实证。②温下剂适用于因寒成结之里实证。③润下剂适用于肠燥津亏、大便秘结证。④逐水剂适用于水饮壅盛于里之实证。⑤攻补兼施剂适用于里实正虚而大便秘结证。⑥注意事项：泻下剂作用峻猛，大都易于耗损胃气，中病即止，慎勿过剂；老年体虚，新产血亏，病后津伤等，应攻补兼施，虚实兼顾。

3.和解剂

具有和解少阳、调和肝脾、调和肠胃等作用，用以治疗伤寒邪在少阳、胃肠不和、肝脾不和等证的中成药。和解剂分为和解少阳、调和肝脾、调和肠胃三类。临床可用于治疗疟疾、感冒、各类肝炎、胆囊炎、慢性肠炎、慢性胃炎、胃肠功能紊乱等见上述症状者。①和解少阳剂适用于邪在少阳证。②调和肝脾剂适用于肝脾不和证。③调和肠胃剂适用于肠胃不和证。④注意事项：本类方剂以祛邪为主，纯虚不宜用；临证使用要辨清表里、上下、气血以及寒热虚实的多少选用中成药。

4.清热剂

具有清热泻火、凉血解毒及滋阴透热等作用，用以治疗里热证的中成药。清热剂分为清气分热(清热泻火)、清营凉血、清热解毒、气血两清、清脏腑热、清虚热等六类。临床可用于治疗各种感染性与非感染炎症性疾病如流感、流行性乙型脑炎、流行性脑脊髓膜炎、牙龈炎、急性扁桃体炎、流行性腮腺炎、各类肺炎、肝炎、胃肠炎、败血症、流行性出血热等见上述症状者。①清气分热(清热泻火)剂适用于热在气分、热盛津伤之证。②清营凉血剂适用于邪热传营，或热入血分证。③清热解毒剂适用于火热毒邪引起的各类病证。④清脏腑热剂适用于火热邪毒引起的脏腑火热证。⑤清虚热剂适用于阴虚内热之证。症见夜热早凉、舌红少苔，或骨蒸潮热，或久热不退之虚热证。例如知柏地黄丸。⑥气血两清剂适用于疫毒或热毒所致的气血两燔证。⑦注意事项：中病即止，不宜久服；注意辨别热证的部位；辨别热证真假、虚实；对于平素阳气不足，脾胃虚弱之体，可配伍醒脾和胃之品；如服药呕吐者，可采用凉药热服法。

5.祛暑剂

具有祛除暑邪的作用，用以治疗暑病的中成药。祛暑剂分为祛暑解表、祛暑清热、祛暑利湿和清暑益气四类。临床可用于治疗胃肠型感冒、急性胃肠炎、小儿腹泻等见上述症状者。①祛暑清热剂适用于夏日感受暑热之证。②祛暑解表剂适用于暑气内伏，兼外感风寒证。③祛暑利湿剂适用于感冒挟湿证。④清暑益气剂适用于暑热伤气，津液受灼证。症见身热烦渴、倦怠少气、汗多脉虚等。⑤注意事项：暑多挟湿，祛暑剂中多配伍祛湿之品，但不能过于温燥，以免耗伤气津；忌生冷、油腻饮食。

6.温里剂

具有温里助阳、散寒通脉等作用,用以治疗里寒证的中成药。温里剂分为温中祛寒、回阳救逆、温经散寒三大类。临床可用于治疗慢性胃炎、胃及十二指肠溃疡、胃肠痉挛、末梢循环障碍、血栓闭塞性脉管炎、风湿性关节炎等见上述症状者。①温中祛寒剂适用于中焦虚寒证。②回阳救逆剂适用于阳气衰微,阴寒内盛,甚至阴盛格阳或戴阳的危重病证。③温经散寒剂适用于寒凝经脉证。④注意事项:凡实热证、素体阴虚内热、失血伤阴者不宜用;孕妇及气候炎热时慎用。

7.表里双解剂

具有表里双解作用,用以治疗表里同病的中成药。表里双解剂分为解表攻里、解表清里、解表温里三类。临床用于治疗急性胰腺炎、急性胆囊炎、胆石症、胃及十二指肠溃疡、肥胖症、习惯性便秘、痔疮、痢疾、胃肠型感冒、急性肾炎等有表里同病表现者。①解表攻里剂适用于外有表邪,里有实积之证。②解表清里剂适用于表证未解,里热已炽之证。③解表温里剂适用于外有表证而里有寒象之证。④注意事项:必须具备既有表证,又有里证者,方可应用,否则即不相宜;辨别表证与里证的寒、热、虚、实,然后针对病情选择适当的方剂;分清表证与里证的轻重主次。

8.补益剂

用以治疗各种虚证的中成药。补益剂分为补气、补血、气血双补、补阴、补阳、阴阳双补六种。临床可用于治疗慢性心力衰竭、贫血、休克、衰老、退行性病变、内分泌与代谢性疾病出现气血阴阳虚损表现者。①补气剂适用于脾肺气虚证。②补血剂适用于血虚病证。③气血双补剂适用于气血两虚证。④补阴剂适用于阴虚证。⑤补阳剂适用于阳虚证。⑥阴阳双补适用于阴阳两虚证。⑦注意事项:辨治虚证,辨别真假;体质强壮者不宜补,邪气盛者慎用;脾胃素虚宜先调理脾胃,或在补益方中佐以健脾和胃、理气消导的中成药;服药时间以空腹或饭前为佳。

9.安神剂

具有安定神志作用,用以治疗各种神志不安疾病的中成药。安神剂分为重镇安神和滋养安神两类。临床可用于治疗睡眠异常(失眠)、神经症、甲状腺功能亢进症、高血压、心律失常等出现上述症状者。①重镇安神剂适用于心阳偏亢之证。②滋养安神剂适用于阴血不足,心神失养证。③注意事项:重镇安神类多由金石药物组成,不宜久服,以免有碍脾胃运化,影响消化功能;素体脾胃不健,服用安神剂时可配合补脾和胃的中成药。

10.开窍剂

具有开窍醒神的作用。用以治疗神昏窍闭(神志障碍)、心痛彻背诸证的中成药。开窍剂分为凉开(清热开窍)和温开(芳香开窍)两类。临床可用于治疗急性脑血管病、流行性乙型脑炎、流行性脑脊髓膜炎、尿毒症、肝性脑病、癫痫、冠心病心绞痛、心肌梗死等见上述症状者。①凉开(清热开窍)剂适用于温邪热毒内陷心包的热闭证。②温开(芳香开窍)剂适用于中风、中寒、痰厥等属于寒闭之证。③注意事项:神昏有闭与脱之分,闭证可用本类药物治疗,同时闭症要与祛邪药同用,脱证不宜使用;孕妇慎用或忌用;开窍剂久服易伤元气,故临床多用于急救,中病即止。

11.固涩剂

具有收敛固涩作用,用以治疗气、血、精、津耗散滑脱之证的中成药。固涩剂分为固表止汗、敛肺止咳、涩肠固脱、涩精止遗、固崩止带五类。临床可用于治疗肺结核病、自主神经功能失调、小儿遗尿、神经性尿频、神经衰弱、功能性子宫出血、产后出血过多、慢性咳嗽等见上述症状者。①固表止汗剂适用于体虚卫外不固,阴液不能内守证。②敛肺止咳剂适用于久咳肺虚,气阴耗伤证。③涩肠固脱剂适用于泻痢日久不止,脾肾虚寒,以致大便滑脱不禁证。④涩精止遗剂适用于

肾气不足，膀胱失约证或肾虚封藏失职，精关不固证。⑤固崩止带剂适用于妇女崩中漏下，或带下日久不止等证。⑥注意事项：涩剂为正虚无邪者设，故凡外邪未去，误用固涩剂，则有“闭门留寇”之弊。

12.理气剂

具有行气或降气作用，用以治疗气滞或气逆病证的中成药。理气剂分为行气剂和降气剂。临床可用于治疗抑郁症、更年期综合征、肠胃功能紊乱、慢性肝炎、慢性结肠炎、慢性胃炎、慢性胆囊炎等见上述症状者。①行气剂适用于气机郁滞症。行气剂可分为理气疏肝、疏肝散结、理气和中、理气止痛等。②降气剂适用于气机上逆之症。③注意事项：理气药物大多辛温香燥，易于耗气伤津，助热生火，当中病即止，勿过剂；年老体弱、阴虚火旺、孕妇或素有崩漏吐衄者应慎用。

13.理血剂

具有活血祛瘀或止血作用，用以治疗各类瘀血或出血病证的中成药。理血剂分为活血祛瘀与止血两类。临床可用于治疗各类骨折、软组织损伤、疼痛、缺血性疾病（冠心病、缺血性脑血管病）、血管性疾病、血液病、风湿病、肿瘤等有瘀血表现及各类出血性疾病如外伤出血、月经过多、血小板减少性紫癜等见上述表现者。①活血剂又可分为活血化瘀、益气活血、温经活血、养活血、凉血散瘀、化瘀消腐、散瘀止血、接筋续骨剂。适用于蓄血及各种瘀血阻滞跌打损伤病证。②止血剂适用于血溢脉外的出血证。③注意事项：妇女经期、月经过多及孕妇均当慎用或禁用活血祛瘀剂；逐瘀过猛或久用逐瘀，均易耗血伤正，只能暂用，不能久服，中病即止。

14.治风剂

具有疏散外风或平熄内风等作用，用于治疗风病的中成药。治风剂分为疏散外风和平熄内风两类。临床可用于治疗偏头痛、面神经麻痹、破伤风、急性脑血管病、高血压脑病、妊娠高血压、癫痫发作、帕金森病、小儿高热惊厥、流行性乙型脑炎、流行性脑脊髓膜炎等见上述症状者。①疏散外风剂：适用于外风所致病证。②平熄内风剂：适用于内风证。③注意事项：应注意区别内风与外风；疏散外风剂多辛香走窜，易伤阴液，而助阳热，故阴津不足或阴虚阳亢者应慎用。

15.治燥剂

具有轻宣外燥或滋阴润燥等作用，用于治疗燥证的中成药。燥剂分为轻宣外燥剂与滋阴润燥剂。临床可用于治疗上呼吸道感染、慢性支气管炎、肺气肿、百日咳、肺炎、支气管扩张、肺癌、习惯性便秘、糖尿病、干燥综合征、肺结核、慢性萎缩性胃炎等见上述症状者。①轻宣外燥剂适用于外感凉燥或温燥证。②滋阴润燥剂适用于脏腑津伤液耗的内燥证。③注意事项：首先应分清外燥和内燥，外燥又须分清温燥与凉燥；甘凉滋润药物易于助湿滞气，脾虚便溏或素体湿盛者忌用。

16.祛湿剂

具有化湿利水、通淋泄浊作用，用于治疗水湿病证的中成药。祛湿剂分为化湿和胃、清热祛湿、利水渗湿、温化水湿、祛湿化浊五类。临床可用于治疗各类风湿病、各类骨关节炎、骨质增生及急性肾炎、慢性肾炎、肝硬化腹水、泌尿系统感染、前列腺炎、前列腺增生、产后小便困难等见上述症状者。①化湿和胃剂又称燥湿和中，适用于湿浊内阻，脾胃失和证。②清热祛湿剂适用于湿热外感，或湿热内盛，以及湿热下注证。③利水渗湿剂适用于水湿壅盛证。④温化水湿剂适用于阳虚不能化水和湿从寒化证。⑤祛湿化浊剂适用于湿浊不化所致的白浊、妇女带下等证。⑥祛风胜湿剂适用于风湿痹阻经络证。⑦注意事项：祛风湿剂多由芳香温燥或甘淡渗利之药组成，多辛燥，易于耗伤阴津，对素体阴虚津亏，病后体弱，以及孕妇等均应慎用。

17.祛痰剂

具有消除痰涎作用,用以治疗各种痰病的中成药。祛痰剂分为燥湿化痰、清热化痰、润燥化痰、温化寒痰和化痰熄风等五类。临床可用于治疗慢性支气管炎、肺气肿、支气管哮喘、神经性呕吐、神经症、消化性溃疡、更年期综合征、癫痫、中风、冠心病、肺炎、高血压病、眩晕等见上述症状者。①燥湿化痰剂:适用于湿痰证。②清热化痰剂:适用于痰热证。③润燥化痰剂:适用于燥痰证。④温化寒痰剂:适用于寒痰证。⑤化痰熄风剂:适用于内风挟痰证。⑥注意事项:辨别痰病的性质,分清寒热燥湿、标本缓急;有咳血倾向者,不宜使用燥热之剂,以免引起大量出血;表邪未解或痰多者,慎用滋润之品,以防壅滞留邪,病久不愈;辨明生痰之源,重视循因治本。

18.止咳平喘剂

具有止咳平喘等作用,用以治疗各种痰、咳、喘证的中成药。根据配伍不同又可分为清肺止咳、温肺止咳、补肺止咳、化痰止咳、温肺平喘、清肺平喘、补肺平喘、纳气平喘等。临床可用于治疗急性支气管炎、支气管哮喘、慢性阻塞性肺病、肺源性心脏病、胸膜炎、肺炎、小儿喘息性支气管炎、上呼吸道感染等见上述症状者。例如,蛤蚧定喘丸、固本咳喘片。

注意事项:外感咳嗽初起,不宜单用收涩止咳剂,以防留邪。

19.消导化积剂

具有消食健脾或化积导滞作用,用以治疗食积停滞的中成药。消导化积剂分为消食化积剂和健脾消食剂两类。临床可用于治疗消化不良、小儿厌食症、胃肠炎、胆囊炎、细菌性痢疾等见上述症状者。①消食化积剂:适用于食积内停之证。②健脾消食剂:适用于脾胃虚弱,食积内停之证。③注意事项:使用人参类补益药时,不宜配伍使用含莱菔子的药物;食积内停,易使气机阻滞,气机阻滞又可导致积滞不化,配伍具有理气作用的药物,使气行而积消;消导剂虽较泻下剂缓和,但总属攻伐之剂,不宜久服,纯虚无实者禁用。

20.杀虫剂

具有驱虫或杀虫作用,用以治疗人体消化道寄生虫病的中成药。临床可用于驱杀寄生在人体消化道内的蛔虫、蛲虫、绦虫、钩虫等。

注意事项:①宜空腹服,尤以临睡前服用为妥,忌油腻香甜食物;②有时需要适当配伍泻下药物,以助虫体排出;③驱虫药多有攻伐作用或有毒之品,故要注意掌握剂量,且不宜连续服用,以免中毒或伤正;④年老、体弱、孕妇等慎用或禁用;⑤临证时结合粪便检验,若发现虫卵,再辨证选用驱虫剂;⑥服驱虫剂之后见有脾胃虚弱者,适当调补脾胃以善其后。

(四)中成药临床应用管理

1.含毒性中药材的中成药临床应用管理

含毒性中药材的中成药品种较多,分布于各科用药中,其中不乏临床常用品种。毒性中药材及其制剂具有较独特的疗效,但若使用不当,就会有致患者中毒的危险。且其中的毒性中药材的毒性范围广,涉及多个系统、器官,大部分毒性药材可一药引起多系统损伤,应引起重视。

临床使用含毒性中药材的中成药时应注意:①辨证使用是防止中毒的关键。不同的病证选用不同的药物治疗,有的放矢,方能达到预期效果。另外,还应注意因人、因时、因地制宜,辨证施治,尤其对小儿、老人、孕妇、哺乳期妇女、体弱者,更应注意正确辨证使用中成药。②注意合理配伍。利用药物间的相互作用进行合理配伍用药,既可增强功效,又可减少毒性,如配伍相杀、相畏药。③注意用量。含毒性中药材的中成药安全范围小,容易引起中毒,因而要严格控制剂量。既要注意每次用药剂量,还要注意用药时间,防止药物在体内蓄积中毒,同时还要注意个体差异,如孕妇、老人、儿童、体弱者要考虑机体特点。使用此类药,通常从小量开始,逐渐加量,而需长期用药的,必须注意有无蓄积性,可逐渐减量,或采取间歇给药,中病即止,防止蓄积中毒。④建立、健全保管、验收、调配、核对等制度,坚持从正规渠道购进药品。

2.中成药不良反应的监测

(1)在合理使用中成药的同时,加强其不良反应的监测工作,逐步建立起完善的中成药不良反应监测体系,减少漏报率。一旦出现不良反应立即停药,并采取相应治疗措施。

(2)特别加强中药注射剂、含毒性中药材中成药的不良反应监测,临床用药前应详细询问过敏史,重视个体差异,辨证施治。制定科学用药方案,避免中西药联合应用的不良反应,掌握含毒性药材中成药的用药规律。

(3)建立中药严重不良反应快速反应、紧急处理预案,并建立严重病例报告追踪调查制度。对中药严重不良反应关联性进行分析评价时,必要时应追踪原始病案、药品生产厂家、批号及原料药的产地、采集、加工、炮制与制剂的工艺方法等。

3.开展中成药临床应用监测、建立中成药应用点评制度

中成药临床使用时应针对实际情况,监测所使用的中成药品种、数量、合理用药情况和不良事件。特别是对风险较大、毒性明确的中成药,如中药注射剂和含毒性中药材的中成药,可进行重点监测。

处方点评制度和临床药师制度等的落实,可有效地促进中成药临床使用监测,及时获取中成药用量的动态信息、合理用药情况、药品不良事件发生情况等。

中成药处方点评内容包括辨证用药、用药剂量、用药方法、给药途径、溶媒、联合用药及配伍合理性、治疗过程中更换药品或停药的合理性等,定期进行中成药处方点评有利于提高临床用药的水平。

临床药师可参与临床药物治疗,监测患者用药全过程,对药物治疗做出综合评价,发现和报告药物不良反应,最大限度地降低药物不良反应及有害的药物相互作用的发生,从而更好地保证中成药的临床合理应用,减少和避免药源性伤害。

(吴淑娟)

第三章　中药制剂

第一节　浸出药剂

一、定义及发展

浸出药剂是指采用适宜的浸出溶剂和方法浸提药材中有效成分，直接制得或再经一定的制备工艺过程而制得的一类药剂，可供内服或外用。浸出制剂按提取所用溶剂不同可分为：①以水为溶剂的浸出制剂，指在加热的条件下，用水为溶剂浸出药材成分，如汤剂、合剂、糖浆剂、煎膏剂等；②以不同浓度的乙醇或酒为溶剂的浸出制剂，如酒剂、酊剂、大部分流浸膏剂和浸膏剂。此外，尚有许多源于浸出药剂，多以药材浸出物为原料的中药新剂型、新品种。

浸出药剂既保留了传统中药的制备方式，又采用了现代化的设备及先进的提取工艺，是中药新剂型的基础，也是中药现代化的重要环节，浸出制剂的主要特点有：①体现了处方中各种成分的综合疗效；符合中医药理论，复合组分的综合疗效适应了中医辨证施治的需要；②药效相对较缓和、持久、不良反应较小；③减少了服用剂量，使用方便；④部分浸出药剂可作为其他制剂的原料，部分提取液需经浓缩成流浸膏和浸膏等，供进一步制备成其他的药物制剂；⑤某些浸出制剂由于本身的特点，如含水、成分复杂等，可能稳定性较差。

浸出药剂是中药传统的制剂形式，最早的中药药剂便是浸出药剂，如夏禹时代的药。商汤时期的《汤液经》，战国时期的《黄帝内经》，东汉末年的《伤寒论》和《金匮要略》先后都出现了对酒剂、膏剂、煎剂、浸膏剂、软膏剂等浸出制剂或其后续剂型以及制备方法的论述。

到了现代，随着新技术及新设备的出现及发展，多学科相互渗透，对浸出提取原理及过程的深入研究，产生了半仿生提取法、超临界流体萃取法、超声波提取法以及微波提取法等技术。这些新的提取手段的应用对中药制剂现代化起到了很大的促进作用。近年来，随着一系列法规的颁布实施以及中成药生产 GMP 实施以来，中药浸出药剂研发逐步走上了规范化、科学化和法制化轨道，进入了一个崭新的发展时期。

二、药材的成分、疗效及浸出的关系

中药材种类繁多，它们所含成分十分复杂，为制成适宜的药物剂型，减少服用剂量等原因，大

多数中药材需要浸提。药材浸提过程中的药材成分与制剂的疗效有着密切的关系。根据所提取出的药材成分的种类、药理作用和组成性质，药材成分大致概括可分为四类：有效成分（含有效部位）、辅助成分、无效成分和组织成分。

（一）有效成分

有效成分是指中药中起主要药效的物质，一般指化学上的单体化合物，能用分子式和结构式表示，并具有一定的理化性质。如某种生物碱、苷、挥发油等。一种中药往往含有多种有效成分，例如，甘草的生物活性成分中已知的就有甘草酸、甘草次酸、甘草苷、异甘草苷、甘草苦苷等。在浸提过程中常常得到的是多种有效成分的混合物，称为“有效部位”，如总生物碱、总苷、总黄酮、总挥发油等。一般制剂所需要的多数是有效部位。浸提有效部位不仅简单，疗效集中，有利于发挥其综合效能，符合中医用药的特点。

在一味中药的有效部位中不一定只含有一种有效成分，往往是多种成分发挥综合疗效。如麻黄的浸提液中包含麻黄的有效部位，其中含有三种不同的有效成分：一种是止咳平喘的麻黄碱，另一种是可以解表退烧的挥发油，还有一种是利尿的伪麻黄碱。因此麻黄浸提液一般就包含这三种药理作用。又如从洋槐醇提液和水提液中分别得到七种和三种有效抗菌成分，分别对根、叶和花部位的成分进行提取测定，发现在叶中有效成分最高，为进一步研究开发洋槐提供了依据。由此可见，在浸提中药有效部位时，一定要根据治疗目的、有效成分的基本结构和理化性质，设计浸提工艺。

（二）辅助成分

辅助成分是指要浸出制剂中的一类本身无特殊疗效，但能增强或缓和有效成分的作用，或是有利于有效成分的浸出，或能增强药物稳定性的物质。一些中药材中所含有的皂苷、有机酸、蛋白质等属于此类成分。如洋地黄中的皂苷能帮助有效成分洋地黄毒苷的溶解并促进其吸收；麦角中的蛋白质分解成组胺、络胺及乙酰胆碱等均能增强麦角生物碱的缩宫作用；大黄中所含的鞣质能减轻大黄的泻下作用，葛根淀粉能使麻黄碱游离，增加溶解度；黄连流浸膏中小檗碱的含量大大超过小檗碱的溶解限度，也是由于有辅助成分存在所致。

（三）无效成分

无效成分指本身无效或有害的成分，有的能影响浸出效能、制剂的稳定性、外观及疗效等。一般而言，药材中脂肪、淀粉、糖类、蛋白质、树脂、鞣质、酶、果胶、黏液质等大多属于无效成分。如苦杏仁中的酶可以使苦杏仁苷分解，导致苦杏仁失去止咳的功效；注射剂中鞣质除不尽就会导致注射剂产生沉淀或浑浊，澄明度不符合要求。如苦杏仁酶、鞣质等物质就属于无效成分，在浸提过程中应当除去，以避免影响药效或造成制剂质量不符合标准。

（四）组织成分

组织成分又称构材成分，是指中药材的细胞或其他的不溶性物质，如纤维素、栓皮、石细胞等。

需要说明的是，“有效成分”“无效成分”等概念是相对而不是绝对的。例如，鞣质在绝大多数液体药剂中是影响澄明度的无效成分，应该除去，但是，在用于收敛固涩的五倍子、没食子及地榆中的鞣质则是有效成分，应该最大限度地保留。大黄中的鞣质能缓和大黄峻下作用的效果，则是辅助成分。蛋白质或多糖等在过去往往认为是无效成分，而现代研究表明，用于中期引产的天花粉毒蛋白质，是引产的有效成分；有利于肿瘤治疗的猪苓多糖是猪苓里的有效成分。所以在浸提时要根据用药治疗目的，分清有效成分和无效成分，尽可能完全地将有效成分和辅助成分提出，尽可能少提或不提无效成分以及弃去组织成分。

三、浸出原理、方法与工艺流程

(一)浸出原理

浸提的目的是利用适当的溶剂和科学的方法将药材中的有效成分提取出来,了解掌握浸提的原理能更有效地提取药材中的有效成分,降低浸出成本,提高浸提效率。

1.浸润与渗透

溶剂与药材接触首先附着于药材表面使之润湿,药材表面润湿与溶剂和药材的性质有关。如果溶剂和药材之间的附着力大于溶剂间的分子内聚力,则药材容易被润湿。固体药材的润湿性常以接触角 θ 来表示,当 $\theta=0°$ 时为完全润湿;$90°>\theta>0°$ 时为可润湿;$180°>\theta>90°$ 时为不润湿。大多数情况下,药材能被水和低浓度乙醇等极性较强的溶剂润湿。由于液体静压力和毛细管的作用,溶剂进入药材空隙和裂缝中,使干皱细胞膨胀,恢复通透性,溶剂更进一步地渗透入细胞内部。

2.解吸与溶解

药材中有些成分相互之间或与细胞壁之间,存在一定的亲和性而相互吸附。当溶剂渗入药材时,溶剂必须首先解除这种吸附作用,这一过程为解吸阶段。经过这一过程,才可以使一些有效成分以分子、离子或胶体粒子等形式分散于溶剂中,这一过程叫溶解过程。溶剂渗透进入细胞后,可溶性低分子成分逐渐溶解,高分子物质则逐渐胶溶。随着溶液浓度的逐渐增大,渗透压增高,溶剂继续向细胞内透入,部分细胞壁膨胀破裂,为已溶解的成分向外扩散创造了有利条件。浸提溶剂通过毛细管和细胞间隙进入细胞组织后,成分能否被溶解,取决于成分结构和溶剂性质,根据"相似相溶"规律,水能溶解极性大的生物碱盐、黄酮苷、皂苷等,也能溶出高分子胶体。由于增溶和助溶作用,还可溶出某些极性小的物质。高浓度乙醇能溶出少量极性小的苷元、香豆素和萜类等,也能溶出蜡、油脂等脂性杂质。溶剂中加入适量的酸、碱、表面活性剂,可增加有效成分的溶解。

解吸和溶解是两个紧密相连的阶段,其快慢取决于溶剂对有效成分的亲和力大小,所以应该选择适当的溶剂加快其进程。

3.扩散与置换

当进入细胞内的溶剂溶解大量成分后,使细胞内外出现浓度差,而产生较大的渗透压。细胞外侧纯溶剂或稀溶液向细胞内渗透,细胞内高浓度溶液中的溶质就不断地向周围低浓度方向扩散,直至内外浓度相等,渗透压平衡。生产中最重要的是保持最大的浓度梯度,用浸出溶剂或稀浸出液随时置换药材周围的高浓度浸出液,以创造最大的浓度梯度,加强搅拌、更新溶剂和动态提取,均有利于有效成分浸出。

4.影响浸出的因素

(1)药材粒度:主要影响渗透和扩散阶段。药材粒度小,溶剂易于渗入颗粒内部,扩散面积增大,扩散距离缩短,有利于浸出。药材粉碎得越细,越有利提高溶出速率。但实际生产中药材粒度不应太细,这是因为:①过细的粉末对药液和成分的吸附量增加,造成有效成分的损失;②药材粉碎过细,破裂的组织细胞多,浸出的高分子杂质多;③药材粉碎过细使提取液与药渣分离困难。

(2)药材成分:有效成分多属于小分子化合物(相对分子质量<1 000),在最初部分的浸出液中占比例高(但某些高分子因水溶性较好也能浸出)。因此一般提取 2～3 次即可。过多次数的

提取不但造成高分子杂质溶出增多，而且费工费时。易溶性药物能先浸提出来，进入最初的浸出液中。

(3)药材浸润：润湿是浸提的第一阶段，用水煎煮提取时，应先用冷水浸泡30～60分钟。直接加热易使药材蛋白变性凝固或淀粉糊化而阻碍水分渗透影响浸提。乙醇渗漉提取时，药材也应先润湿再装渗漉筒。

(4)浸提温度：提高温度有利于成分的溶解和扩散，促进有效成分的浸出。但温度过高又易使某些热敏性成分破坏且无效成分浸出增加。水提时，一般应煮沸煎提，因沸腾使固液两相具较高的相对运动速度，起很好的“搅拌”作用。此外，温度升高可降低由于高分子的溶出造成的黏度上升。

(5)浸提时间：浸提时间越长，浸提越完全。但当扩散达到平衡时，过长时间的浸提会使高分子杂质浸出增加，并易导致已浸出有效成分的水解。以水做溶剂时长时间浸泡还会发生霉变，影响浸提质量。

(6)浓度梯度：采用不断搅拌、更换新鲜溶剂，或强制循环浸出液，以及动态提取、连续逆流提取等可增大浓度梯度，提高浸出效率。

(7)溶剂用量：溶剂量大提取时，利于有效成分扩散，但过大给后续的浓缩等操作带来不便，同时造成浪费。

(8)溶剂pH：调节浸提溶剂的pH，利于某些有效成分的提取。如用酸性溶剂提取生物碱，用碱性溶剂提取酸性皂苷等。

(9)浸提压力：提高浸提压力有利于加速润湿渗透过程，使药材组织内更快地形成浓溶液，缩短浸提时间。同时加压可使部分细胞壁破裂，亦有利于浸出成分的扩散。

在实际应用中，应根据药物的性质，选用科学、经济的浸出方法，注意不同的条件对浸出药物的含量及疗效的影响，如“麻黄汤”浸出制剂水用量越大，其代表性成分甘草酸和麻黄碱的提取的效率更高。在一些情况下，处方中不同药物之间有时也相互作用，如在含有黄连的不同处方中，小檗碱的浸出率明显不同，说明处方中的其他中药材或其中的成分影响了小檗碱的浸出率。因此，应综合考虑各种因素，选择最好的浸出方法。

(二)浸出溶媒与浸出辅助剂

用于药材浸出的溶剂称为浸提溶剂或浸提溶媒。浸提溶剂的选择和应用关系到有效成分的充分浸出，关系到制剂的有效性、安全性、稳定性及经济效益的合理性。优良的溶剂应该能最大限度地溶解和浸出有效成分，不与有效成分发生化学变化，亦不影响其稳定性和药效，比热小，安全无毒，价廉易得。在实际工作中完全符合这些条件的浸出溶媒较少，一般首选水，其次是乙醇，对于一些脂溶性成分，需要使用氯仿、乙醚等非极性溶剂，还有采用混合溶剂或在浸提溶剂中加入适宜的浸提辅助剂。

1.常用浸出溶媒

(1)水：水是最经济的极性溶剂，极性大，溶解范围较广，许多成分都可以被水浸出。而且中药成分复杂，可能有些成分相互间有助溶作用，使本来在水中不溶或难溶的成分溶出。其缺点是浸出选择性差，易浸出大量无效成分，给制剂过滤、纯化带来困难，易于霉变，也能引起某些有效成分的水解，或促进某些化学变化。

(2)乙醇：乙醇属半极性溶剂，其溶解性能介于极性和非极性溶剂之间，可溶解水溶性的某些成分，也可溶解一些非极性成分，常根据成分的极性，将乙醇与水以任意比例混合使用。90%乙醇适于浸提挥发油、树脂、叶绿素等;70%～90%乙醇适于浸提香豆素、内酯、一些苷元等;50%～70%乙醇适于浸提生物碱、苷类等;50%以下的乙醇也可浸提一些极性较大的黄酮类、生物碱及其盐类等;乙醇含量达40%时,能延缓酯类、苷类等成分的水解,增加制剂的稳定性;20%以上乙醇具有防腐作用。乙醇的比热小,沸点78.2 ℃,汽化潜热比水小,故蒸发浓缩等工艺过程耗用的热量较小。但乙醇具有挥发性、易燃性,生产中应注意安全防护。

(3)氯仿:氯仿为非极性有机溶媒,常用于分离生物碱。能溶解生物碱、苷类、挥发油和树脂等。常用氯仿从碱化了的药材或浸提液中提出较纯净的生物碱或皂苷。氯仿的沸点61 ℃,不易燃烧,相对密度1.48,质重,与乙醇、乙醚能任意混溶,氯仿的饱和水溶液有防腐作用。氯仿有强烈的生理作用,对肝脏有明显的损害,故对氯仿提取的有效成分溶液浓缩时,应注意设备密封不使外溢,还应完全去除溶液中的氯仿。

(4)乙醚:乙醚是一种非极性溶媒,微溶于水(1∶12),与乙醇、丙酮及其他有机溶媒任意混溶,能选择性地溶解树脂、游离生物碱、脂肪油及某些苷类。乙醚常用于提取脂溶性成分,也用作脱脂溶剂。乙醚质轻,沸点34.5 ℃,相对密度0.714,极易挥发且易燃易爆,以乙醚作溶剂时应严禁明火。乙醚具有强烈的生理作用,因此一般情况下应从药物的溶液中完全除去。

(5)酒:由米、麦等酿制而成。浸提所用的酒通常选用黄酒和白酒。黄酒含醇量12%～15%,相对密度为0.98,淡黄色澄明液体,有特异的醇香气味。制剂中多用黄酒制滋补性药酒和作矫味剂。白酒含醇量为50%～70%,相对密度0.82～0.92,无色澄明液体,特异香味,并有较强的刺激性,制剂中多用白酒制备祛风活血,止痛散瘀的药酒。总的说来,酒性味甘辛大热,有通血脉、行药势、散风寒、矫味矫臭的作用,酒能溶解浸提中的多种成分,是一种良好的溶剂。

(6)其他溶剂:①苯、石油醚等非极性溶剂,可用于挥发油、亲脂性物质的浸提,或用于浸提液脱脂,或在纯化精制时应用;②丙酮可与水任意混溶,常用于新鲜动物药材的脱脂或脱水;③植物油等。

2.浸出辅助剂

浸出辅助剂是指为提高浸出效能,或增加浸提成分的溶解度,增加制剂的稳定性,以及去除或减少某些杂质,特别加入浸提溶剂中的物质。常用的浸提辅助剂有酸、碱及表面活性剂等,在生产中一般只用于单味药材的浸提。

(1)酸:使用酸水或酸醇可促进生物碱的浸出,提高生物碱的稳定性;使有机酸游离,便于用有机溶剂浸提;除去酸不溶性杂质等。加酸操作,为发挥所加酸的最佳效能,往往将酸一次加入最初的少量浸提溶剂中,能较好地控制用量。酸的用量不宜过多,一般浓度为0.01%～1%,此外,某些在植物中以钙盐形式存在的有机酸,加酸使其游离,便于有机溶剂浸提。常用的酸有硫酸、盐酸、醋酸、酒石酸、枸橼酸等。使用时应注意设备、管道的耐酸性能,应用后及时清洗。

(2)碱:加碱的目的在于增加偏酸性有效成分的溶解度和稳定性。如用稀氨水浸提甘草中的甘草酸;提取远志时,在水中加入少量的氨可防止远志酸性皂苷水解,产生沉淀。另外,碱性水溶液可溶解内酯、蒽醌及其苷、香豆精、有机酸某些酚性成分。但是碱性水溶液也能溶解树脂酸、某些蛋白质使杂质增加。使用时应注意设备、管道的耐碱性能,应用后及时清洗。

加碱的操作与加酸的操作相同。常用的碱有氢氧化铵(氨水),因为它是一种挥发性的弱碱,破坏性较小,易于控制其用量。对特殊浸提常选用碳酸钙、氢氧化钙、碳酸钠等。

(3)表面活性剂:表面活性剂有润湿、增溶等作用。因此在浸提溶剂中加入适量表面活性剂,可以促进浸提液向药材中渗透,有助于有效成分溶解在浸提溶剂中,可以加速浸提过程,增加有效成分的溶解度，提高浸提效能。如用水煮醇沉的方法提取黄芩苷，酌加吐温-80 可以提高其收得率。在中药材的浸提中多加入非离子表面活性剂。具体选用哪种，要视药材及溶剂的性质而定。表面活性剂的用量为最终产品的 0.2%。但应注意表面活性剂提高浸提效率的同时，杂质的溶出量也增加，对生产工艺、药剂的性质及疗效等产生影响。

（三）药材的预处理

1.药材质量检查

中药材是生产饮片、提取物和制剂的原料，是保证中药质量的基础。对中药材进行严格的质量检查，抓源头，保证和建立中药材的质量标准，是中药现代化，产业化和国际化的前提条件。如用 DNA 序列分析的方法进行中药材的 DNA 分子标记鉴定，只需要少量药材，从内部取极少量样品即可满足分析条件，而且该法准确性高，不同种属间区别明显，重现性好。又如使用指纹图谱鉴定和测定人参中多个有效组分、对银杏有效成分的鉴定分析和高效液相质谱联用测定双丹颗粒中的有效成分等。使用多种分析方法，综合鉴定和定量研究能更全面更准确分析药材。

2.药材的预处理

为了使药材中的可溶性组分能很快地接触溶剂，药材的物理性质对于是否要进行预处理是非常重要的。物料的表面积决定了物料与提取溶剂的接触面积，并与提取效率呈正相关。一般在浸提前应将药材进行预处理，粉碎至一定的细度，以增加比表面积，达到显著提高药材的浸出速率的目的。粉碎是借助机械力将大块固体物料碎裂成适当粒度的颗粒或粉末的操作技术，粉碎的方法有多种，一般分为干法粉碎、湿法粉碎、低温粉碎、超微粉碎等。在粉碎时要注意过度粉碎会使预处理成本升高，也会增加提出液滤过的难度。因此要选定一个既科学又经济合理的粉碎粒度。在粉碎过程中按所需的粉碎粒度的大小选用合适筛孔目数的网筛，及时过筛分离出达到要求细度的粉末，避免过度粉碎，减少耗能，提高粉碎效率。

（四）浸出方法与工艺流程

1.煎煮法

煎煮法系指用水作溶剂、加热煮沸浸提药材成分的一种方法。适用于有效成分能溶于水且对湿、热较稳定的药材。该法以水作溶剂价廉易得，浸提成分广，还可杀死微生物。但浸出杂质较多，给精制带来不便，且煎出液易霉败变质。

工艺操作流程如图 3-1。

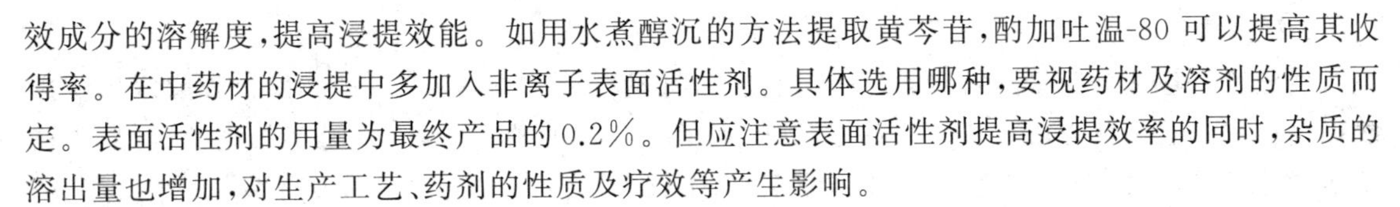

图 3-1　煎煮法工艺流程

操作方法如下。①药材处理：药材应按照处方规定或浸提要求进行炮制并破碎成片、段，即加工成饮片（细而不粉），以减少杂质的溶出。②煎煮：先用水淘洗干净后，将中药饮片放入煮药容器内，加水浸没药面（黄芩等易酶解的药材除外），浸泡 1～2 小时，使药材充分膨胀后加热煎煮，微沸后开始计时 12 小时后分离出煎液，药渣依法加水重复煎煮 1～2 次，至药渣味淡为止。③合并几次煎煮液，静置，过滤后即为浸出液。

多能提取罐是目前中药生产中普遍采用的一类可调节压力、温度的密闭间歇式提取或蒸馏等多功能设备。其特点是可进行常压常温提取，也可以加压高温提取，或减压低温提取。无论水提、醇提、提油、蒸馏、回收药渣中溶剂等均能适用。采用气压自动排渣，操作方便，安全可靠；提取时间短，生产效率高；设有集中控制台，控制各项操作，大大减轻劳动强度，利于流水线生产。

2.浸渍法

浸渍法系指用规定量的溶剂，在一定温度下，将药材饮片密闭浸泡一定时间，分取浸出液以浸提药材成分的一种方法。适用于黏性药材、无组织结构的药材、新鲜及易于膨胀的药材、价格低廉的芳香性药材的浸提。不适用于贵重药材、毒性药材及高浓度的制剂。为提高浸出效果，药材一般应粉碎成粗粉，并可采用重浸渍法，或加强搅拌，促进溶剂循环。按浸提温度和浸渍次数可分为冷浸渍法、热浸渍法和重浸渍法。

工艺操作流程如图 3-2。

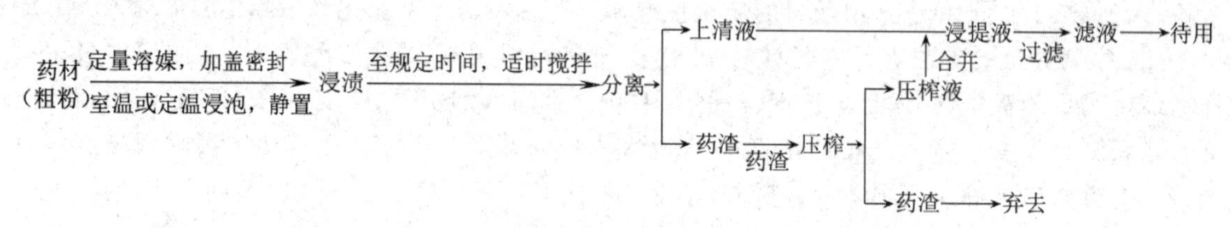

图 3-2　浸渍法工艺流程

操作方法：根据浸泡时的温度及浸渍所用的溶媒分配等，浸渍可分为以下几种。①冷浸渍法：在室温下进行的浸渍操作。其一般操作过程是：取药材粗颗粒置有盖容器中，加入定量的溶剂（白酒或乙醇），密闭，在室温下浸渍 3～5 天或至规定时间，经常振摇或搅拌，过滤，压榨药渣，将压榨液与滤液合并，静置 24 小时后，过滤，即得浸渍液。此法可直接制得药酒和酊剂。若将浸渍液浓缩，可进一步制备流浸膏等。②热浸渍法：其操作过程是，将药材粗颗粒置有加热装置的罐中，加定量的溶剂，水浴或蒸汽加热达 40～60 ℃，或煮沸后自然冷却进行浸渍，以缩短浸渍时间，其余同冷浸渍法操作。浸出液冷却后有沉淀析出，应分离除去。花、叶、全草类药材，多采用煮沸后保温 80 ℃左右温浸提取。③重浸渍法：即多次浸渍法，此法可减少药渣吸附浸出液所致的药物成分的损失。其操作过程是：将全部浸提溶剂分为几份，先用其第一份浸渍后，药渣再用第二份溶剂浸渍，如此重复 2～3 次，最后将各份浸渍液合并即得。

浸渍法所用的设备为浸渍器和压榨器。前者为药材浸渍的盛器，后者用于挤压药渣中残留的浸出液。

3.渗漉法

渗漉法是指将适度粉碎的药材置圆锥形渗漉筒中，由上部连续加入新溶剂，收集渗漉液提取药材成分的方法。渗漉法属于动态浸出，有效成分浸出完全，不经过滤处理可直接收集渗漉液。适用于贵重药材、毒性药材及高浓度制剂；也可用于有效成分含量较低的药材的提取。但对新鲜及易膨胀的药材、无组织结构的药材不宜选用。常用不同浓度的乙醇或白酒为渗漉溶剂。

工艺流程如图 3-3。

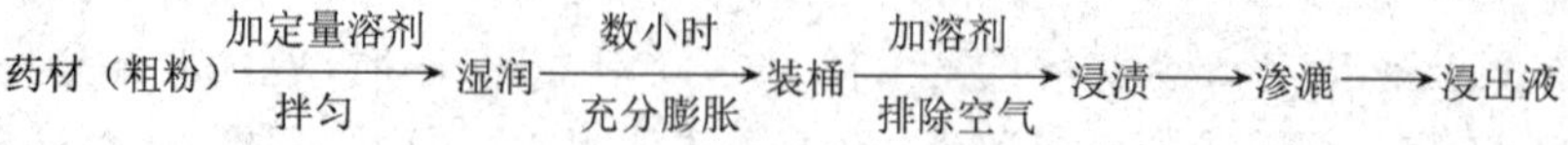

药材（粗粉）—加定量溶剂/拌匀→湿润—数小时/充分膨胀→装桶—加溶剂/排除空气→浸渍→渗漉→浸出液

图 3-3　渗漉法工艺流程

操作过程如下。

(1)单渗漉法：系指用一个渗漉筒的常压渗漉方法。其一般操作过程：①粉碎。药材的粒度，一般以粗粉或最粗粉为宜；②润湿：药粉在装渗漉筒前应先用浸提溶剂润湿，避免在渗漉筒中药粉膨胀造成堵塞；③装筒：筒底部装假底并铺垫适宜滤材，已润湿的药粉层层压实装入

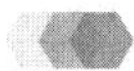

渗漉筒，并应松紧一致；④排除气泡；⑤浸渍：一般浸渍放置24～48小时，使溶剂充分渗透扩散；⑥渗漉：渗漉速度应符合各制剂项下的规定。一般慢漉为每1 kg药材每分钟流出1～3 mL漉液，快漉35 mL。

(2)重渗漉法：是在实际工作中较常选用的方法。重渗漉法将多个渗漉筒串联，渗漉液重复用作新药粉的溶剂，进行多次渗漉以提高渗漉液浓度。重渗漉法溶剂用量少，利用率高，渗漉液中有效成分浓度高，成品质量好，避免了有效成分受热分解或挥发损失，但渗漉法使用容器较多，操作过程较长。具体操作如下：例如，欲渗漉1 000 g药粉，可分为500 g、300 g、200 g 3份，分别装于3个渗漉筒中，将3个渗漉筒串联并列，先用溶剂渗漉500 g装的药粉，渗漉时先收集最初的渗漉液200 mL，另器保存；然后继续渗漉，并以此将续漉液流入300 g装的药粉，又收集最初的漉液300 mL，保存；继之又一次将续漉液流入200 g装的药粉，收集最初漉液500 mL，另器保存；然后再将其剩余漉液依次渗漉，收集一起后供以后渗漉同一品种新药粉之用，并将收集的最初3份初漉液合并，共得1 000 mL渗漉液。

(3)加压渗漉法：加压式多级渗漉，可以使浸出液较快的通过药粉柱，使渗漉顺利进行，其总提取液浓度大，溶剂消耗量少，对下一道浓缩工序、回收溶剂等很有利。能充分利用浓度梯度，提高浸出效果。

(4)逆流渗漉法：是药材与溶剂在浸出容器中，沿相反方向运动，连续而充分地进行接触提取的一种方法。这类提取器的类型很多，加料和排渣可自动完成，规模大，效率高。螺旋式连续逆流提取器，主要结构是进料管、水平管和出料管，管内装有螺旋输送器，管外为蒸汽加热夹套，以供加热提取用。药材从加料口进入，被螺旋输送器缓缓推移到水平管，再推移到出料口，排出药渣，而溶剂可从出料口下方逆方向往加料口流动，渗漉液由出料口下方引出，收集。控制溶剂流速与药材逆向流动速度，可得到要求浓度的渗漉液。

4.回流法

回流法系指用乙醇等易挥发的有机溶剂提取药材成分，其中挥发性溶剂馏出后又被冷凝，流回浸出器中浸提药材，这样循环直至有效成分提取完全的方法。回流提取法较渗漉法省时，但提取液受热时间较长，故不适用于受热易破坏的药材成分的浸出。

(1)回流热提取法：将药材薄饮片或粗颗粒置多能提取罐中，加规定量及规定浓度的乙醇，采用夹层蒸气加热，循环回流提取，一般2～3次。

(2)回流冷浸法。其原理同索氏提取，一般操作过程是：将薄饮片或粗颗粒置浸出罐内，由贮罐加入乙醇，待没过药面并达虹吸管时，则自动虹吸入蒸发锅中，乙醇在锅内受热沸腾蒸发至冷却器冷凝，又流入贮液罐回滴到药材浸出罐内浸提药材，至达虹吸管时进入再一次的循环提取。

回流热浸法溶剂只能循环使用，不能不断更新，为提高浸出效率，通常更换溶剂2～3次，溶剂用量较多，回流冷浸法溶剂既可以循环使用，又能不断更新，故溶剂用量较少，且浸提较完全。回流法由于连续加热，浸提液在蒸发锅中受热时间较长，故不适于受热易破坏的药材成分的浸提。

5.水蒸气蒸馏法

水蒸气蒸馏法系指将含有挥发性成分的药材与水或水蒸气共同加热，使挥发性成分随水蒸气一并馏出，并经冷凝分取挥发性成分的一种浸提方法。其基本原理是根据道尔顿定律，即相互不溶也不起化学作用的液体混合物的蒸气总压，等于该温度下各组分饱和蒸汽压(分压)之和。因此，尽管各组分本身的沸点高于混合液的沸点，但当分压总和等于大气压时，液体混合物即开始沸腾并被蒸馏出来。若在常压下进行水蒸气蒸馏，其蒸馏温度低于 100 ℃。

(1)水中蒸馏(共水蒸馏)：主要用于浸取挥发油，将药材饮片或粗颗粒置提取罐中，加规定量的水，加热蒸馏，馏出液经冷凝后分取挥发油，含量较低者须经重蒸馏或加盐重蒸馏。需要注意的是应根据挥发油的相对密度合理选择挥发油提取器；相对密度大于 1 的挥发油使用重油提取器；相对密度小于 1 的挥发油应使用轻油提取器。此法收油率高，提取少量或进行挥发油含量测定，多用此法。生产实践中大量提取挥发油时使用多能提取罐，其基本原理与此相同。

(2)通水蒸气蒸馏：将用少量水润湿的药材直接通入高压蒸汽随水蒸气馏出。

(3)隔水蒸馏：将润湿的药材置有孔隔板上，加热使下面水沸腾产生蒸汽，水蒸气通过药材将挥发油蒸出。适于少量提取而不收集水溶性成分者，在生产中可采用大型水蒸气蒸馏器。

6.新技术的应用

多种固-液提取技术已经在中药的工业生产中得到广泛的应用，但是这些技术有时较为费时，并且消耗大量的有毒或污染性溶剂。近年来一些新的提取技术逐渐得到应用，如超临界流体技术、微波提取技术、超声波提取技术等。

(1)超临界流体提取法：超临界流体提取法(supercritical fluid extraction，SFE)系指利用超临界流体[处于临界温度(T_c)与临界压力(P_c)以上的流体]提取药物有效成分的方法。在超临界状态下，流体既具有类似气体低黏度、高扩散系数，又具有接近于液体的高密度和良好的溶解能力。这种溶解能力对系统压力与温度变化十分敏感，从而可以通过调节温度和压力来调节对成分的溶解度。CO_2的临界压力 7.38 mPa，临界温度 31.05 ℃，为最常用的超临界流体。该法的优点：①提取速度快，效率高；②适于热敏性、易氧化的有效成分的提取，避免了传统方法高温提取且长时间浓缩所致有效成分受热分解、氧化的缺点；③工艺简单，该法适于提取亲脂性、低相对分子质量的物质，而对极性较大、相对分子质量较大的物质提取需加夹带剂，或升高压力，设备投资加大。

其一般操作过程是：①升压和定温制备 CO_2超临界流体；②超临界 CO_2流体通入提取器中，“浸提”有效成分；③溶有有效成分的超临界流体经减压后进入分离器，有效成分从气体中分离出来，而 CO_2经压缩机压缩后循环使用。目前，超临界萃取常使用的萃取剂为 CO_2。由于单一组分流体对溶质的溶解度和选择性有较大局限性，如 CO_2在萃取极性溶质时，溶解度较小，萃取量低，因此在超临界萃取过程中为提高萃取能力，常加入适当的非极性或极性溶剂，即夹带剂(亦称改性剂)，增强溶质在其中的溶解度和选择性。常用的夹带剂有乙醇、甲醇、水等。

(2)微波提取法：微波提取(microwave extraction，ME)技术，又称微波辅助提取(microwave-assisted extraction，MAE)技术，是微波和传统的溶剂提取法相结合的一种提取方法，是利用微波来提高浸提效率的辅助提取新技术。微波是一种波长在 1 mm 至 1 m、频率在0.3～300 gHz 的电磁波。几年来微波提取技术已广泛应用于药物提取、农业分析、环境保护、食品分析、生物化学等领域。与传统的提取技术相比较，微波提取技术可以缩短实验和生产时间、降低耗能、减少溶剂用量以及废物的产生，同时可以提高收率和提取物的纯度。尤为重要的是这种技术污染少，更加符合绿色环保的要求。该技术在中药成分提取方面的研究日趋活跃，已经得到普遍的认同。微波提取适用于对热稳定的成分，因具有强烈的热效应而能使酶迅速灭活，故也适用于苷类、多糖等易被酶解的成分。到目前为止，微波提取技术主要用于中药单味药的提取上，能否用于中药复方多成分的提取还需要进一步的实验验证。微波提取技术用于中药成分提取的研究现仍局限于提高有效成分的含量，微波对中药药理作用和临床疗效有无影响，还有待于进一步的研究。

微波辅助技术在国外已经被应用于提取人参、生姜、大蒜、芝麻、芦荟、红豆杉等有效成分。国内相关报道也越来越多，主要应用于苷类、黄酮类、萜类、挥发油、多糖、生物碱等有效成分的提取。如报道的从红景天根茎中提取红景天苷，从甘草中提取甘草酸，从香椿叶片提取黄酮。使用微波技术提高秦艽中龙胆苦苷的浸出量等。

(3)超声波提取：超声波提取(ultrasonically assisted extraction，UAE)利用超声波具有的机械效应、空化效应和热效应，通过增大介质分子的运动速度、增大介质的穿透力以提取中药有效成分的方法。超声波是指频率高于 20 kHz、处于人听觉阈以外的声波。现在超声波已广泛应用于医药卫生等领域。超声波提取的频率一般介于 20～2 400 kHz。随着超声频率的提高，提取效率并不会有显著的提高，但可以防止有效成分的分解。低频超声一般用于生物碱的提取，主要利用低频超声波的破坏作用，使一些有毒的生物碱在提取过程中发生分解。

超声波提取技术相对于传统的提取技术具有：①提取时不需要加热，避免了在加热过程中对有效成分的破坏作用，尤其适用于对热敏感物质的提取；②提取效率高；③节约溶剂；④不影响有效成分的活性；⑤提取物有效成分含量高，有利于进一步的精制；⑥节约能源。超声波提取作为一种辅助提取技术，可与蒸馏提取或溶剂提取相搭配，现已在中药中苷类、生物碱、蒽醌类、多糖类、皂苷类、有机酸等成分的提取中发挥了重要的作用。

(五)浸出液的浓缩与干燥

1.浓缩

浓缩是中药制剂成型前处理的重要单元操作。中药提取液一般需浓缩至适宜程度后进行精制处理，或浓缩制成一定规格的半成品进而制成各种制剂，浓缩也是最大限度除尽浸提液中有机溶剂的过程。

中药提取液性质复杂，蒸发浓缩是药液浓缩最常用的方法，一般有常压蒸发、减压蒸发、薄膜蒸发、多效蒸发等，应根据药液性质和浓缩程度的要求选择适宜的浓缩方法与设备，例如，常压蒸发常用于有效成分耐热、溶剂没有燃烧性、无毒无害、无回收价值的浸提液的浓缩。在浓缩的过程中应注意影响浓缩的因素有：增大传热温度差、提高加热蒸汽的压力和降低冷凝器中二次蒸汽的压力，都有利于提高传热温度差。提高加热蒸汽的压力，借助减压方法适当降低冷凝器中二次蒸汽的压力，及时移去蒸发器中的二次蒸汽等，有利于蒸发过程的顺利进行。同时在操作中应注意对不凝性气体的排除，降低传热热阻。在处理易结垢或结晶的物料时，往往很快就在传热面上形成垢层，致使传热速率降低。为了减少垢层热阻，除了要加强搅拌和定期除垢外，还可从设备结构上改进。

2.干燥

干燥系指利用热能或其他方式除去湿物料中所含水分，获得干燥物品的操作。中药制剂药材脱水、原辅料、片剂颗粒剂等半成品和成品生产中，大多涉及干燥技术。对中药浸出液经喷雾干燥可制得疏松易溶的干燥粉末；某些受热易被破坏的药料，经冷冻干燥可得疏松易溶的粉末等。浸出液干燥的好坏，不仅影响制剂工艺，而且直接影响制剂内在质量。在干燥时选用合适的干燥方法与设备如常压干燥中对稠浸膏、糖粉、颗粒剂等干燥多用烘干干燥，对中药浸膏的干燥一般采用鼓式干燥。对于稠膏及热敏性或高温下易氧化物料的干燥，一般采用减压干燥。在工业化的生产中一般颗粒剂的干燥采用流化喷雾干燥技术，符合 GMP 要求，是目前中药制药中最佳的干燥技术之一。此外，还有冷冻干燥、红外干燥、微波干燥等方法。

在干燥中要注意影响干燥的因素，可通过提高空气温度、减小湿度(排走湿空气)、加大热空气流速、加大蒸发表面等各种方法加快干燥，同时由于物料结构、形态及与水结合的状态影响水分在物料内部的扩散速度，故不同物料干燥时间差异较大。若干燥温度过高、速度过快造成表面水分迅速蒸发，物料表面硬结，而内部水分很难再扩散出来，影响继续干燥。应根据物料特性及干燥方法、设备等采取适宜干燥速度和干燥压力进行干燥。

四、常用浸出剂型

(一)汤剂

1.定义与特点

汤剂系指将药材饮片或粗粒加水煎煮或沸水浸泡后，去渣取汁而得到的液体制剂。汤剂亦称“汤液”，其中以药材粗颗粒入药者，习称为“煮散”，而以沸水浸泡药物不定时饮用者，俗称为“饮”。汤剂主要供内服，也有洗浴、含漱等外用。

汤剂是我国应用最早、最多的一种剂型，目前中医临床仍然广泛使用。汤剂处方数占中药处方数的一半左右，汤剂之所以数千年沿用至今，是因为该剂型组方灵活，适应中医辨证施治的需要；制法简便，以水为溶剂，价廉易得，奏效又较为迅速，制备方法简单等优点。但也存在久置易霉变、必须临时制备、直接服用量大、有效成分不易提取完全等缺点。

2.制备

汤剂制备采用煎煮法，一般先在药材饮片或粗粒中加适量的水浸泡适当时间，然后加热至沸，并维持微沸状态一定时间，滤取煎出液，药渣再依法重复操作 1～2 次，合并各次煎液即得。煎药器具传统多用陶器，也可选用搪瓷煎器、不锈钢或铝锅。医院煎药目前多已采用电热或蒸汽加热自动煎药机。应根据处方药物性质，严格把握加水量、煎药火候、煎煮时间与次数。煎煮最佳条件的控制，以有利有效成分溶出，防止有效成分损失，操作方便，汤液体积适中为原则。

汤剂制备时，方中某些不宜或不能同时入煎的药料，应酌情特殊处理，如先煎、后下、包煎、另煎、烊化等。其中先煎主要适用于质地坚硬、有效成分不易煎出的矿物药类、贝壳类和甲骨类中药或先煎、久煎方能去毒或减毒的有毒中药和水解产物方能奏效的中药，以及某些具有滋补作用的中药。后下主要适用于气味芳香，含挥发油较多的中药，以及含热敏性成分，久煎降低疗效的中药。包煎主要适用于易浮于水面的花粉类、细小种子类中药和易沉于锅底的六一散等药物细粉；煎煮过程中易糊化、粘锅焦化的含淀粉液质较多的中药；以及附有较多绒毛的中药等。

3.质量控制

汤剂质量的保证首先在于药材品种和药材质量，最好选用地道药材，符合处方特定炮制要求。其次汤剂的制备方法必须正确，从煎煮用水、煎煮火候、煎煮时间和煎药器具及特殊药料的处理等各个环节严格把关，以免煎煮过程对药液中有效成分的质和量产生不利药效的影响。汤剂外观似为混悬液，实系液体复合分散体系，药物以离子、分子，或液滴、不溶性固体微粒等多种形式存在于汤液中，汤液应具处方中药物的特殊气味，无焦煳气味，且无残渣、沉淀和结块。有胶类烊化加入者，应混合均匀，不聚结沉降。有粉末状药物加入者，经搅拌应分散均匀，不结块，不沉降。同时，注意汤剂煎煮过程中可能发生的化学反应等，全面严格控制汤剂的质量。

(二)合剂与口服液

1.定义与特点

中药合剂系指药材用水或其他溶剂，采用适宜方法提取、纯化、浓缩制成的内服体制剂。单剂量包装者又称口服液。

中药合剂与口服液是在汤剂的基础上改进和发展而成的，具有以下特点，能综合浸出药材中多种有效成分；克服了汤剂临用时制备的麻烦，浓度较高，剂量较小，便于服用、携带和贮藏。口服液多灌封于易拉盖瓶中，质量相对稳定，适合工业生产，是目前应用较多的剂型之一。但两者的组方固定，不能随证加减。在制备时对生产设备和工艺条件等要求较高。

2.制备

(1)合剂的制法。中药合剂的制备工艺流程为浸提→纯化→浓缩→分装→灭菌。①浸提：药材洗干净适当加工炮制后，一般按煎煮法操作，每次煎煮1～2小时，煎煮2～3次。含有芳香挥发性成分的药材如薄荷、荆芥等可用双提法，亦可根据药材有效成分的特点，选用不同浓度的乙醇或其他溶剂采用渗漉、回流提取等方法浸提。②纯化：含有淀粉、黏液质、蛋白质、果胶及泥沙、植物组织等杂质的药材煎液，经静置初滤后，尚需进一步纯化处理。常用的纯化方法有高速离心法、乙醇沉淀法、吸附澄清法等。纯化方法及其参数的选择(如含醇量、澄清剂用量以及离心的转速等)应以不影响有效成分的含量为指标。③浓缩：浓缩应根据药物有效成分的热稳定性，选用适宜的方法，常用减压浓缩或薄膜浓缩等方法，浓缩程度一般以每次服用量在10～20 mL为宜。醇沉纯化处理的药液应先回收乙醇再浓缩。药液浓缩至规定要求后，可酌情加入适当的矫味剂和防腐剂。④分装：配制好的药液应尽快灌装于洁净干燥灭菌的玻璃瓶中，密闭。⑤灭菌：灭菌应在封口后立即进行。小包装常用流通蒸汽或煮沸灭菌，大包装可用热压灭菌，以确保灭菌效果。短期内使用且在严格避菌条件下配制的合剂，可加入适量的防腐剂而不必灭菌，但所用包装容器应洁净干燥。

(2)口服液的制法。①精制：口服液的精制方法以往以乙醇沉淀法为常用，但该法乙醇用量大，某些活性成分可能因醇沉损失而影响疗效，故不能盲目应用。近年来，口服液药液的处理方法主要有：絮凝沉淀法，常用絮凝剂，如壳聚糖等，能吸附药液中蛋白质、淀粉、树胶、果胶等高分子杂质而形成絮状物，使从药液中沉降出来；制得的口服液澄明度较好，而且操作简便，可节约大量乙醇，成本低。高速离心法，该法借助于高速离心作用，将浸提液中悬浮的细小粒子与药液分离澄清，在提高口服液澄清度的同时，对多糖的影响较小。②配液：口服液应有良好的口感和稳定性，配制时应在洁净避菌的环境中进行。可根据需要添加适宜的防腐剂、抗氧剂、矫味剂和增溶剂等。③灌装与灭菌：配制好的药液应及时灌装于无菌的洁净干燥易拉盖瓶中，加盖闭塞，100 ℃流通蒸汽灭菌30分钟。在严格避菌条件下制备可不进行灭菌。

3.质量要求与检查

(1)外观：不得有酸败、异臭、产气或其他变质现象。在贮存期间允许有微量轻摇易散的沉淀。不得有结块现象。

(2)pH：合剂与口服液应控制一定的pH，以提高口服液的稳定性，减少刺激性。按2010年版《中国药典》(一部)附录ⅦGpH测定法测定，应符合规定要求。

(3)相对密度：合剂与口服液均应规定一定的相对密度，按2010年版《中国药典》(一部)附录ⅦA相对密度测定法测定，应符合规定要求。

(4)装量差异：单剂量灌装的合剂应做装量检查。按2010年版《中国药典》(一部)附录ⅠJ合剂项下装量检查法测定，取供试品5支，将内容物分别倒入经标化的量入式量筒中内，室温下检视。每支装量与标示量相比较，少于标示量的不得多于1支，并不得少于标示量的95%。多剂量灌装的合剂，照最低装量检查法(附录ⅫC)检查，应符合规定。

(5)微生物限度：照微生物限度检查法检查，应符合规定。

（三）糖浆剂

中药糖浆剂系是含药材提取物的浓蔗糖水溶液，在中药制剂中有广泛应用，常加有适当的防腐剂，例如，不超过0.3％山梨酸或苯甲酸（钠）或0.05％羟苯酯类，必要时加有适量乙醇、甘油或其他多元醇。

1.制备

中药糖浆剂的制备工艺流程如图3-4。

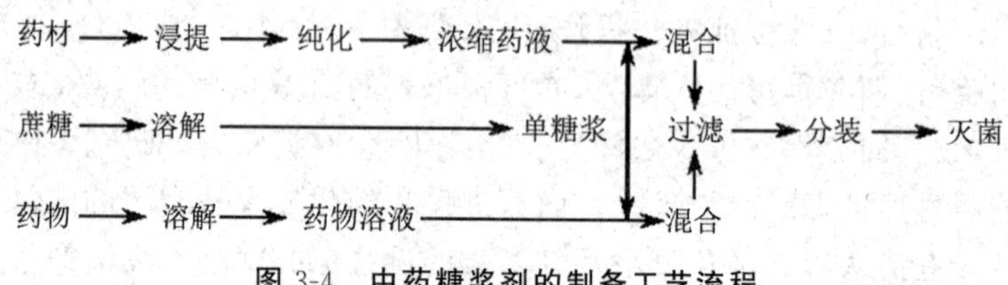

图3-4　中药糖浆剂的制备工艺流程

中药糖浆剂中药材应按规定的方法提取，过滤，浓缩，浸提液再与单糖浆混合过滤而成。可溶性药物常用新沸过的水溶解，加入单糖浆混合，过滤而成。中药糖浆剂的制法一般可分为以下三种。

（1）热溶法：将蔗糖加于一定量煮沸的蒸馏水或中药浸提液中，继续加热使溶解，再加入可溶性药物并搅拌溶解，过滤，自滤器上加蒸馏水至规定体积，即得。适用于单糖浆及遇热较稳定的药物糖浆的制备。

此法蔗糖溶解快，且可因加热使其中一些高分子杂质凝固而被滤除，糖浆易过滤澄清；加热可杀灭生长期的微生物，成品易于保存。但加热时间不宜过长，否则转化糖含量增加，易致焦化。

（2）冷溶法：在室温下将蔗糖加于蒸馏水或药物溶液中，充分搅拌，待完全溶解后，过滤，即得。本法适用于活性成分不宜加热糖浆的制备，如含挥发油或挥发性药物的糖浆。此法所得成品色泽较浅，含转化糖较少，但制备时间较长，生产过程中易污染微生物，不利成品保存，故较少应用。

（3）混合法：系指将药物与单糖浆直接混合而制成药用糖浆的方法。中药糖浆剂制备多用此法。常采用下列混合方式：①可溶性固体药物以及中药稠膏或浸膏，可先用少量蒸馏水溶解后再与规定量单糖浆混匀；中药浓缩纯化液可直接与规定量单糖浆混合，必要时可酌加适宜增溶剂、辅助溶剂及其他附加剂（如防腐剂、芳香剂等）。充分混匀后，加蒸馏水至规定量，静置24小时后过滤，即得。②药物的酊剂、流浸膏剂、醑剂等，与单糖浆混合时常产生浑浊，可加适量甘油助溶或滑石粉助滤。

2.质量要求

糖浆剂应为半透明的黏稠澄清液体，贮藏期间不得有酸败、异臭、产生气体或其他变质现象。所用防腐剂的用量应符合规定要求。含药材提取物的糖浆剂，允许有少量轻摇易散的沉淀。除另有规定外，中药糖浆剂含糖量应不低于45％（g/mL）。

3.质量检查

（1）外观：应符合上述质量要求。

（2）pH：按2010年版《中国药典》（一部）附录ⅦGpH测定法测定，应符合规定要求。

（3）相对密度：按2010年版《中国药典》（一部）附录ⅦA相对密度测定项下方法测定，应符合规定要求。

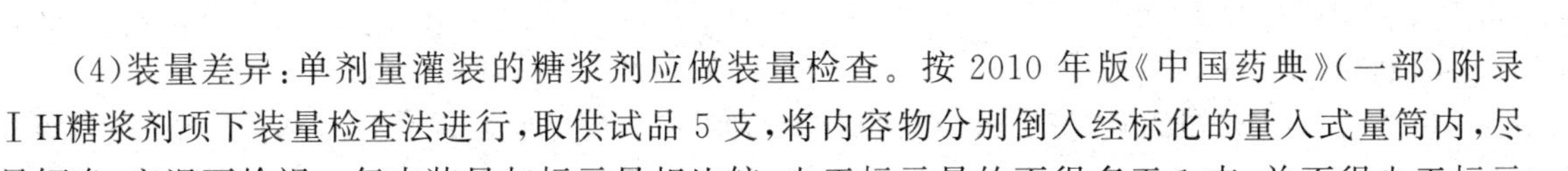

(4)装量差异:单剂量灌装的糖浆剂应做装量检查。按2010年版《中国药典》(一部)附录ⅠH糖浆剂项下装量检查法进行,取供试品5支,将内容物分别倒入经标化的量入式量筒内,尽量倾净,室温下检视。每支装量与标示量相比较,少于标示量的不得多于1支,并不得少于标示量的95%。多剂量灌装的糖浆剂,照最低装量检查法(附录ⅫC)检查,应符合规定。

(5)微生物限度:按2010年版《中国药典》(一部)微生物限度检查法检查,应符合规定。

(四)酒剂与酊剂

1.定义与特点

酒剂又名药酒,系指药材用蒸馏酒浸提制成的澄明液体制剂。酒剂多供内服,并加糖或蜂蜜矫味和着色,少数作外用,也有两者兼用者。

酒剂是我国最早应用的剂型之一。酒辛甘大热,能行血通络、散寒,故祛风活血、止痛散瘀等方剂常制成酒剂。酒剂组方灵活,制备简便,易于保存,因而仍是目前较常用的剂型之一。但小儿、孕妇、心脏病、高血压等患者不宜使用。

酊剂系指药物用规定浓度的乙醇浸出或溶解而制成的澄明液体制剂,亦可用流浸膏稀释制成。酊剂多数供内服,少数供外用。酊剂不加糖或蜂蜜矫味和着色。酊剂的浓度随药材性质而异。除另有规定外,含毒剧药的酊剂每100 mL相当于原药材10 g,或根据其半成品中指标成分的含量加以调整,使符合该酊剂项下的规定;普通药材酊剂每100 mL相当于原药材20 g。酊剂多供内服,每次剂量一般为2~5 mL,少数酊剂供外用。酊剂以乙醇为溶剂,且含药量高,故服用剂量小,亦易于保存。

2.酒剂的制法

(1)冷浸法:将药材加规定量的酒共置于密闭的容器内,室温下浸泡,定期搅拌,一般浸渍1个月以上。取上清液,压榨药渣,过滤榨出液,与上清液合并,滤至澄清,必要时加入矫味剂与着色剂,搅拌均匀,再静置沉降2周以上,精滤后灌装于干燥、洁净的容器内,密闭,即得。该法生产周期较长,但制得的酒剂较澄清,如人参天麻药酒等。

(2)热浸法:将药材与规定量酒置于有盖的容器中,水浴或蒸汽加热至沸后立即停止加热,然后倾入另一有盖容器中,密闭,在室温下浸渍一至数月,再吸取上清液,将上清液与药渣压榨液合并,加入糖或蜂蜜,滤过,静置沉降1~2周,精滤,灌装,即可。

(3)渗漉法:以白酒为溶剂,按渗漉法操作,收集渗漉液。若处方中需加糖或蜂蜜矫味者,可加入渗漉液中,搅匀密闭,静置一定时间,粗滤、精滤后灌装,即得。如蕲蛇药酒。

(4)回流热浸法:以白酒为溶剂,按回流热浸法提取至白酒近无色,合并回流提取液,加入蔗糖或炼蜜,搅拌溶解后,密闭静置一段时间,滤过,分装,即得。

3.酊剂的制法

(1)溶解法和稀释法:取药物粉末或流浸膏,加规定浓度的乙醇适量溶解或稀释至规定体积,静置,必要时滤过,即得。此法适用于化学药物及中药有效部位或提纯品酊剂的制备。

(2)浸渍法:取药材置有盖容器中,加入规定浓度的乙醇适量,密闭,搅拌或振摇,浸渍,倾取上清液,再加入溶剂适量,依法浸渍至有效成分充分浸出,合并浸出液,加相同浓度的乙醇至规定体积后,静置24小时,滤过,即得。

(3)渗漉法:毒剧药材、贵重药材及不易引起渗漉障碍的药材制备酊剂时,多采用渗漉法,可按渗漉法常规操作,收集渗漉液至规定体积后,静置,滤过,即得。若为毒剧药材,收集渗漉液后应测定其指标成分的含量,再加乙醇调整至规定标准。

4.质量要求

酒剂所用溶剂(白酒)应符合蒸馏酒的质量标准,内服药酒应以谷类酒为原料。酒剂应澄清,但在贮藏期间允许有少量轻摇易散的沉淀。酒剂要求具有一定的 pH、含醇量和总固体量。

酊剂应澄明且有一定的乙醇含量,浓度符合规定要求。久置后产生沉淀时,应先测定并调整含醇量,在乙醇和指标成分含量符合规定的情况下,可滤除沉淀。

5.酒剂与酊剂的质量检查

(1)含醇量:按 2010 年版《中国药典》(一部)附录ⅨM 乙醇量测定法测定,药酒与酊剂中的乙醇含量应符合各品种项下的规定。

(2)总固体量:按 2010 年版《中国药典》(一部)附录ⅠM 酒剂项下方法测定,应符合各品种具体规定。

(3)装量:照最低装量检查法(附录ⅫC)检查,应符合规定。

(4)pH:按 2010 年版《中国药典》(一部)附录ⅦG pH 测定法测定,应符合各品种具体规定。

(5)微生物限度:照微生物限度检查法(附录ⅩⅢC)检查,应符合规定。

(五)流浸膏剂与浸膏剂

1.定义与特点

流浸膏剂和浸膏剂系指药材用适宜的溶剂提取有效成分,蒸去部分或全部溶剂,调整浓度至规定标准而制成的制剂。前者称流浸膏剂,每 1 mL 相当于原药材 1 g。后者是浸膏剂。每 1 g 相当于原药材 2～5 g。

流浸膏剂大多以不同浓度的乙醇为溶剂,少数以水为溶剂,但后者成品中应酌加 20%～25%的乙醇作防腐剂。流浸膏剂多作为配制酊剂、合剂、糖浆剂或其他制剂的中间体。根据干燥程度的不同,浸膏剂分为稠浸膏与干浸膏。稠浸膏为半固体状,含水量为 15%～20%。干浸膏为粉末状,含水量约为 5%。浸膏剂一般多作为制备颗粒剂、片剂、胶囊剂、丸剂、软膏剂、栓剂等的中间体,仅颠茄浸膏、大黄浸膏等少数品种直接用于临床。

2.流浸膏剂的制法

流浸膏剂大多用渗漉法制备,制备时的操作要点有:①渗漉所用溶剂的数量一般为药材量的 4～8 倍;②除另有规定外,渗漉时应先收集药材量 85%的初渗漉液,另器保存,续渗漉液低温浓缩至稠膏状,与初渗漉液合并,混匀;③对有效成分明确者,要进行含量测定和含醇量测定,有效成分不明确者,只进行含醇量测定。

流浸膏剂还可用稀释浸膏或水提醇沉法制备,如甘草流浸膏、益母草流浸膏等。

3.浸膏剂的制法

浸膏剂常用渗漉法或煎煮法制备。全部渗漉液或煎煮液应低温浓缩至稠膏状,再加入适量的稀释剂或继续干燥至规定标准。含油脂较多的药材制备干浸膏时,须先行脱脂。

4.流浸膏剂与浸膏剂的质量要求与检查

(1)含量测定:指标成分含量按该品种现行标准规定方法测定,应符合规定。

(2)pH:按 2010 年版《中国药典》(一部)附录ⅦGpH 测定法,应符合规定。

(3)乙醇含量:按 2010 年版《中国药典》(一部)附录ⅨM 乙醇量测定法测定,应符合规定。

(4)微生物限度:按 2010 年版《中国药典》(一部)附录ⅩⅢC 微生物限度检查法检查,应符合规定。

(六)煎膏剂

1.定义与特点

煎膏剂是指药材用水煎煮,去渣浓缩后,加炼蜜或炼糖制成的半流体制剂,俗称膏滋。

煎膏剂是中医治疗慢性病的常用剂型之一,多以滋补作用为主,同时兼有缓和的治疗作用,具有体积小、易保存、服用方便等优点。有糖膏和蜜膏等。受热易变质以及主要活性成分为挥发性的药材不宜制成煎膏剂。

2.制备

煎膏剂的制备工艺如图 3-5。

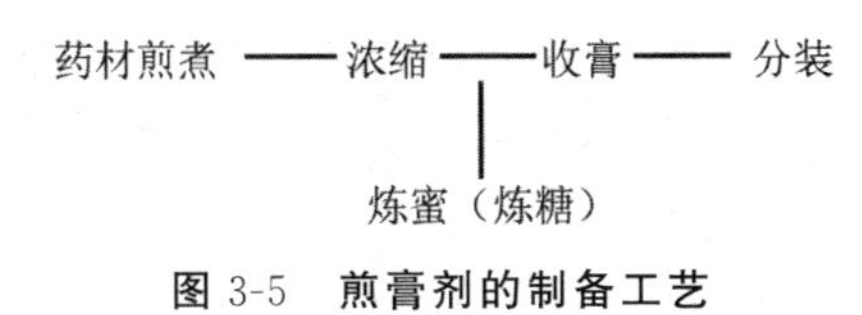

图 3-5　煎膏剂的制备工艺

(1)煎煮:药材按煎煮法煎提,过滤,滤液静置澄清一定时间,吸取上清液,过滤,备用。

(2)浓缩:将滤液浓缩至规定的相对密度,即得清膏。

(3)炼糖(炼蜜):煎膏剂中的蔗糖和蜂蜜必须炼制后加入,其目的在于去除杂质,杀灭微生物,减少水分,防止“返砂”(煎膏剂贮藏一定时间后析出糖的结晶的现象)。

(4)收膏:清膏中加规定量的炼糖或炼蜜,继续加热熬炼,不断搅拌并捞除液面上的泡沫,至规定标准,即可。除另有规定外,糖和蜜的用量一般为清膏量的 1～3 倍。收膏时随着稠度的增加,加热温度可相应降低。收膏的稠度与气候(气温)有关,冬季稍稀,夏季宜稠些,其相对密度一般控制在 1.40 左右。

(5)分装与贮藏:煎膏剂应分装在洁净干燥灭菌的大口容器中,待充分冷却后加盖密闭,以免水蒸气冷凝回入膏滋表面而产生霉败现象。煎膏剂应贮藏于阴凉干燥处。服用时的取用器具亦须干燥洁净。

3.质量要求与检查

(1)外观:煎膏剂外观应质地细腻,稠度适宜,有光泽,无浮沫,无焦臭、异味,无返砂。

(2)相对密度:按 2010 年版《中国药典》(一部)附录ⅦA 相对密度测定项下的方法检查,应符合规定。凡加饮片细粉的煎膏剂不再检查相对密度。

(3)装量:照最低装量检查法(附录ⅫC)检查,应符合规定。

(4)不溶物:取供试品 5 g,加热水 200 mL,搅拌使溶,放置 3 分钟后观察,不得有焦屑等异物。加饮片细粉的煎膏剂应在未加入药粉前检查,符合规定后,方可加入药粉,加入药粉后不再检查不溶物。

(5)微生物限度:按 2010 年版《中国药典》(一部)附录ⅩⅢC 微生物限度检查法检查,应符合规定。

(七)颗粒剂

1.定义与特点

中药颗粒剂是指药材的提取物与适宜的辅料或药材细粉制成的干燥颗粒状制剂,原称冲剂或冲服剂。凡单剂量颗粒加适量润滑剂经压制成块状物的则称为块状冲剂。

中药颗粒剂是在中药汤剂和干糖浆等剂型的基础上发展起来的新剂型,已成为中成药主要的固体新剂型之一。近些年来,国内业已生产应用的中药配方颗粒,实为单味中药颗粒剂。无糖型颗粒剂的面世，不仅进一步缩小了剂量，而且能满足不宜多食糖患者的需要。

颗粒剂剂量较小，服用、携带、贮藏、运输均较方便，深受患者欢迎；适合于工业生产，可制成色、香、味俱佳的制剂，且产品质量稳定；其吸收、奏效较快；但要注意某些品种具一定吸湿性，包装不严易吸湿结块；少数品种颗粒松散，细粉较多。

2.制备

(1)水溶性颗粒剂的制备工艺流程：原料药的提取→提取液的精制→辅料→制颗粒→干燥→整粒→质量检查→包装。

1)原料药的提取：水溶性颗粒剂一般多采用煎煮法提取有效成分，也可采用渗漉法、浸渍法及回流等提取方法，含挥发油的药材则宜采用“双提法”。有条件最好采用动态浸提新工艺。

2)提取液的精制：颗粒剂生产中提取液的纯化以往多采用乙醇沉淀法，即将水煎液浓缩至一定浓度后，除特别规定外，加入等量乙醇，充分混合均匀，静置冷藏12小时以上，过滤，滤液回收乙醇后，再继续浓缩至稠膏或继续干燥成干浸膏备用。

3)加入辅料：水溶性颗粒剂目前最常用的辅料为糖粉和糊精。糖粉系蔗糖结晶的细粉，是可溶性颗粒剂的优良赋形剂，并有矫味及黏合作用。糊精系淀粉的水解产物，宜选用可溶性糊精。其他如乳糖、可溶性淀粉、甘露醇、羟丙基淀粉等，因大多具有吸湿性低、性质稳定等优点，应用前景广阔。β-环糊精可将芳香挥发性药物制成包合物，再混匀于其他药物制成的颗粒中，使液体药物粉末化，且增加油性药物的溶解度和颗粒剂的稳定性。

4)制颗粒：制颗粒是制备颗粒剂的关键技术，直接影响到颗粒剂的质量。目前生产中常用的有挤出制粒、湿法混合制粒和流化喷雾制粒等方法。①挤出制粒：将辅料置适宜的容器内混合均匀，加入药物稠膏(或干膏粉)搅拌混匀，必要时加适量一定浓度的乙醇，制成“手捏成团、轻按即散”的软材。挤压过筛，制成均匀的颗粒。一般稠膏：糖粉：糊精的比例为1：3：1。也可单用糖粉为辅料。辅料总用量一般不宜超过稠膏量的5倍。挤出制粒小量制备可用手工制粒筛，大生产多用摇摆式制粒机，而黏性较差的药料宜选用旋转式制粒机制粒。②快速搅拌制粒：将固体辅料或药物细粉与稠膏置快速搅拌制粒机的盛器内，密闭。开动机器，可以通过调节搅拌桨叶以及制粒刀的转速控制颗粒的大小。③流化喷雾制粒：多用于无糖型、低糖型颗粒剂的制备。该法系将一定粒度浸膏、生药粉或辅料置于流化喷雾制粒设备的流化室内，通入滤净的加热空气，使粉末预热干燥并处于沸腾状态。再将经预处理的药液或黏合剂(润湿剂)以雾状间歇喷入，使粉末被润湿而凝结成多孔状颗粒。④干法制粒：将喷雾干燥等方法制成的干浸膏粉，加入适宜的干燥黏合剂等辅料，用干挤制粒机压成薄片，再粉碎成颗粒。

5)干燥：湿颗粒制成后，应及时干燥。久置，湿粒易结块变形。干燥温度一般以60～80℃为宜。干燥时温度应逐渐上升，否则颗粒的表面易结成一层硬壳而影响内部水分的蒸发；且颗粒中的糖粉骤遇高温时会熔化，使颗粒变得坚硬；尤其是糖粉与柠檬酸共存时，温度稍高更易黏结成块。同时控制颗粒的干燥程度，含水量一般控制在2%以内。

6)整粒：湿粒干燥后，可能会有部分结块、粘连。因此，干颗粒冷却后须再过筛。除去粗大颗粒(磨碎再过)，然后过60目筛，除去细粉，使颗粒均匀。筛下的细粉可重新制粒，或并入同一批号药粉中，混匀制粒。

7)包装：整粒后的干燥颗粒应及时密割包装。生产上一般采用自动颗粒包装机进行分装。因中药颗粒剂中含有较多的浸膏和糖粉，易吸湿软化，以至结块霉变，故应选用不易透气、透湿的包装材料，如复合铝塑袋、铝箔袋或不透气的塑料瓶等，并于阴凉干燥处贮藏。

(2)酒溶性颗粒剂的制备:酒溶性颗粒剂所含有效成分及所用辅料应能溶于白酒,通常可适当加糖或其他可溶性矫味剂。服用时加入一定量的饮用白酒溶解成为澄清的药液。原料药的提取,一般采用渗漉法、浸渍法或回流法等方法,以60%左右(以欲制药酒的含醇量为准)的乙醇为溶剂,提取液回收乙醇后,浓缩至稠膏状,备用,制粒、干燥、整粒、包装等制备工艺同水溶性颗粒剂。

(3)泡腾性颗粒剂的制备:泡腾性颗粒剂由药物与泡腾崩解剂制成,常用作泡腾崩解剂的有机酸有枸橼酸、酒石酸等,弱碱有碳酸氢钠、碳酸钠等。制备时将处方药材按水溶性颗粒剂提取、精制得稠膏或干浸膏粉,分成两份,一份中加入有机酸及其他适量辅料制成酸性颗粒,干燥备用;另一份中加入弱碱及其他适量辅料制成碱性颗粒,干燥备用。再将两种颗粒混合均匀,整粒,包装即得。制备时控制干燥颗粒的含水量,以免服用前酸碱发生反应,降低药效。

(4)混悬性颗粒剂的制备:混悬性颗粒剂是将处方中部分药材提取制成稠膏,其余药材粉碎成细粉加入,必要时添加适宜辅料制成的颗粒剂,用水冲后不能全部溶解而成混悬性液体,粉料药物通常兼有赋形剂作用。

制备时通常将含热敏性、挥发性成分或淀粉较多的药材以及贵重细料药等粉碎成细粉,过六号筛备用;一般性药材,以水为溶剂,煎煮提取,煎液(必要时精制)浓缩至稠膏备用;将稠膏与药材细粉及糖粉适量混匀,制成软材,然后再制颗粒,60 ℃以下干燥,干颗粒整粒,分装即得。

3.质量要求与检查

(1)外观性状:颗粒剂成品外观应干燥,颗粒大小均匀,色泽一致,具一定硬度、吸潮、软化、结块、潮解等现象。

(2)粒度:除另有规定外,照粒度测定法(附录ⅪB第二法,双筛分法)检查,不能通过一号筛与能通过五号筛的总和不得过15%。

(3)水分:照水分测定法(附录ⅨH)测定。除另有规定外,不得过6.0%。

(4)溶化性:取供试品1袋(多剂量包装取10 g),加热水200 mL,搅拌5分钟,立即观察。应全部溶化或呈混悬状。可溶颗粒应全部溶化,允许有轻微浑浊;混悬性颗粒剂应能混悬均匀。泡腾颗粒检查法 取供试品3袋,分别置盛有200 mL水的烧杯中,水温为15~25 ℃,应迅速产生气体而呈泡腾状。5分钟内颗粒应完全分散或溶解在水中。颗粒剂按上述方法检查均不得有焦屑等。

(5)干燥失重:除另有规定外,照干燥失重测定法(附录ⅦL)测定,于105 ℃干燥至恒重,含糖颗粒在80 ℃减压干燥,减失重量不得过2.0%。

(6)装量差异:单剂量包装的颗粒剂,照相应方法检查应符合规定。①检查法:取供试品10袋,分别称定每袋内容物的重量,每袋装量与标示装量相比较,超出装量差异限度的不得多于2袋,并不得有1袋超出限度1倍。②多剂量包装的颗粒剂,照最低装量检查法(《中国药典》2010年版一部附录ⅫC)检查,应符合规定。

(7)微生物限度:照微生物限度检查法(《中国药典》2010年版一部附录ⅩⅢC)检查,应符合规定。

(八)油浸剂

油剂是根据配方,部分药以茶油热浸,滤过,部分药研细与滤液混合,静置,其澄清油状液体称为药油。药油多用于外用止痛、祛风、活血化瘀等。提取油一般为菜油、茶油、液状石蜡等。浸提方法有溶解法、热浸法、冷浸法。

其制备工艺为:药材→油浸提→提取液→滤过→调配→分装。油浸剂的质量要求一般有外观,装量差异,相对密度等。

(吴　平)

第二节　丸　　剂

一、定义与特点

丸剂是指中药材细粉或药材提取物加适宜的黏合剂或其他辅料制成的球形或类球形制剂。丸剂吸收缓慢,药力持久,服用、制作、携带、贮存都比较方便。丸剂一般适用于慢性疾病或久病体虚者,如十全大补丸等。某些作用峻猛,用以治疗瘀血经闭,症瘕积聚,但不宜作汤剂的药物,为使其缓慢发挥药效,也须制成丸剂,如鳖甲煎丸、大黄䗪虫丸等。也有用以方便急救的药物,但含有芳香性成分者,不宜加热煎煮而宜制成丸剂,如安宫牛黄丸、苏合香丸等。此外,一些贵重或难以入煎的药物,或经高温煎煮则破坏药效的药物,都宜制成丸剂。

丸剂为重要传统中药剂型,古典医籍《黄帝内经》《神农本草经》《苏沈良方》中早有丸剂剂型理论、品种、制法及应用等方面的记载。近年来浓缩丸、滴丸、微丸等新类型丸剂得到迅速的发展。用以制备丸剂的药物可以是固体、半固体,亦可以是液体;制成后可利用包衣来掩盖药物不良臭味。丸剂生产技术和设备较简单,适于工业化生产。丸剂的特点如下。

(一)主要优点

(1)溶散、释放药物缓慢,可延长药效,降低毒性、刺激性,减少不良反应,适用于慢性病治疗或病后调和气血。

(2)中药原粉较理想的剂型之一,固体、半固体、液体药物均可制成丸剂。

(3)制法简便,携带储存方便。

(4)水溶性基质滴丸具有速效作用。

(二)主要缺点

(1)某些传统品种的丸剂剂量大,服用不便,尤其不利于儿童服用。

(2)生产操作不当易致溶散迟缓。

(3)含原药材粉末较多者卫生标准难以达标。

(4)生产流程长,污染机会多。

(5)操作不当影响溶散和疗效。

(6)有些中成药丸剂的有效成分标准尚不明确。

二、丸剂的分类

丸剂的分类方法很多,目前常用的是按照赋形剂和制备工艺分类。

(一)按赋形剂分类

按赋形剂不同,丸剂可分为水丸、蜜丸、浓缩丸、糊丸、蜡丸等。此外,凡直径<2.5 mm 的各类丸剂统称为微丸。

1.水丸

水丸是将药物细粉用冷开水、药汁或其他液体为黏合(润湿)剂制成的小球形丸剂。一般用泛制法制备,故又称水泛丸。水丸是在汤剂的基础上发展而成的。开始由处方中一部分药物的煎汁与另一部分药物的细粉以滴水成丸的方法制成煎服丸剂,而后逐渐演变,以各种水溶性液体为黏合剂,用泛制法将方中全部或部分药物细粉制成小丸。因其黏合剂为水溶性的,服用后较易崩解、吸收,显效较快。

泛制丸粒体积小,表面致密光滑,既便于吞服,又不易吸潮,有利于保管贮存。水丸使用的赋形种类繁多,由病情、中医辨证施治的要求,酌情选用,以利发挥药效。制备时,亦可根据药物性质、气味等可分层泛入,掩盖不良气味,防止芳香成分的挥发。

2.蜜丸

蜜丸是指药物细粉以炼制过的蜂蜜为黏合剂制成可塑性的固体药剂。蜜丸在中成药中是中医临床应用最广泛的一种。由于蜂蜜含有较丰富的营养成分,具滋补作用;味甜能矫味;并具有润肺止咳,润肠通便,解毒的作用。这些均符合中医学“精不足者,补之以味”“除众病、和百药”的论述。蜂蜜还含有大量的还原糖,能防止药材有效成分的氧化变质。蜂蜜炼制后黏合力强,与药粉混合后丸块表面不易硬化,有较大的可塑性,制成的丸粒圆整、光洁、滋润,含水量少,崩解缓慢,作用持久,所以是一种良好的黏合剂。

蜜丸常用于治疗慢性病和需要滋补的疾病。蜜丸的大小因各地习惯的不同而异:有的用塑制法制成大蜜丸(每丸重 3～15 g)或小蜜丸,但由于蜜丸用蜂蜜量较大,制备技术不当,又易吸潮,发霉变质,故有的品种改作水蜜丸或其他剂型。水蜜丸是广大药剂工作者根据水泛丸制作的原理而创制的。该法采用富有营养成分的蜂蜜,加水炼制为黏合剂,且节省蜂蜜,降低成本,易于贮存。此种方法比手工塑制法简单,生产效率高,而丸粒小,又光滑圆整,易于吞服。补益药剂制小蜜丸者,多用水蜜作黏合剂制成水蜜丸。南方气候较湿润的省份,生产水蜜丸者居多。

3.糊丸

糊丸是指将药物细粉用米粉或面粉糊为黏合剂制成的丸剂。糊丸历史悠久,始见于汉代《伤寒论》方中,在宋代广泛使用、糊丸干燥后质较坚硬,在胃内崩解迟缓,可使药物缓缓释放,延长药效,又能减少药物对胃肠道的刺激。《汤液本草・用丸散药例》说:“其丸……稠面糊,取其迟化”。所以一般含有剧毒或刺激性较强的(巴豆、马钱子、生半夏、木鳖子、丹药……)药物的处方,多制成糊丸,取其迟化的噙化丸和磨汁用的丸药也作糊丸。由于所用的糊粉和制糊的方法不同,制成的糊,其黏合力和临床治疗作用也不同,故糊丸也有一定的灵活性,能适应各种处方的特性,充分发挥药物的治疗作用。但若糊粉选用不当,制备技术低劣,所制成的丸剂常常出现崩解度不合格和霉败现象。糊丸在消化道中崩解迟缓,适用于作用峻烈或有刺激性的药物,但由于崩解时限不易控制,现已较少应用。

4.蜡丸

蜡丸是指将药物细粉与蜂蜡混合而制成的丸剂。金代李杲曾说“蜡丸取其难化而旋,旋取效或毒药不伤脾胃。”因为蜂蜡的主要成分软脂酸蜂脂极性小,不溶于水,制成蜡丸后在体内释放药物极缓慢,延长药效。调节一定用蜡量,使丸剂在胃中不溶解而在肠中溶解,以防止药物中毒或对胃起强烈的刺激。所以若方中含有较多剧毒药物,或刺激性强的药物,并要求在肠道吸收以达到疗效的药物,皆可制成蜡丸。但蜡丸制作较难,释放药物过缓,目前此剂型品种不多,有的已改为滴丸。

5.浓缩丸

浓缩丸是指将处方中的部分药物经提取浓缩成膏再与其他药物或适宜的辅料制成的丸剂，可用塑制法或泛制法制备，又称“药膏丸”。一般认为浓缩丸是丸剂改进的一种剂型。浓缩丸是丸剂中较好的一种剂型，有一定的特点，体积较传统的蜜丸、水丸有大幅度的缩小。浓缩丸的特点是服用量少易服，增加了疗效，携带及运输均较方便，又节约了大量的赋形剂，既符合中医用药特点又适于机械化生产，也适用于基层单位生产。但在药材煮提过程中或其他药材处理不当，或粉碎制丸技术低劣，都会破坏部分药材的有效成分和影响其崩解度，从而降低疗效。浓缩丸按赋形剂可分水丸型浓缩丸和蜜丸型浓缩丸两类。此外，根据中医辨证施治的观点，按临床治疗的需要，还可选用其他材料(如红糖、白糖、枣泥、胶汁、脏器、乳汁等)作黏合剂制成各种丸剂。

(二)按制法分类

按制法不同，丸剂可分为塑制丸、泛制丸和滴制丸。

1.塑制丸

药物细粉与适宜黏合剂混合制成的可塑性丸块，经制丸机或丸模制成的丸剂，如蜜丸、糊丸、浓缩丸、蜡丸等。

2.泛制丸

药物细粉以适宜液体为润湿剂或黏合剂泛制而成的圆球形制剂，如水丸、水蜜丸、浓缩丸、糊丸等。

3.滴制丸

将药材提取物与基质用适宜方法制成溶液或混悬液后，经滴头滴入互不相溶的冷却液中，收缩冷凝而制成的制剂，简称滴丸。

三、丸剂常用的赋形剂

理想的赋形剂要求具有稳定的理化性质，无毒副作用，黏性适宜，而且来源广，成本低，便于加工等。丸剂常用的赋形剂主要有润湿剂、黏合剂、稀释剂、吸收剂、崩解剂等。

(一)常用润湿剂

润湿剂主要是用以启发与增加药物的黏性，降低丸块的硬度和防止丸块硬化等，以便丸剂加工成形。适合于本身具有黏性的药粉制丸。常用的有以下几种。

1.水

水是泛丸中应用最广，最主要的赋形剂。水本身虽无黏性，但能润湿溶解药物中的黏液质、糖、淀粉、胶质等，润湿后产生黏性，即可泛制成丸。处方中有强心苷类的药物，如洋地黄等，不宜用水作润湿剂，因为水能使原药粉中的酶逐渐分解强心苷。处方中含有引湿性或可溶性成分以及毒剧药等，应先溶解或混匀于少量水中，以利分散，再与其他药物混匀泛丸。为了保证成品的质量，减少微生物的污染，应选用新煮沸放冷的水或蒸馏水，成丸后应立即干燥，以免导致发酵及生霉，从而减少成品中的细菌数，保证丸剂的质量。

2.酒

酒穿透性强，有活血通络，引药上行及降低药物寒性的作用，故舒筋活血之类的处方，常以酒作赋形剂泛丸。各种酒含有不同浓度的乙醇，能润湿药粉中的树脂、油树脂等成分而产生丸块的黏性，是一种良好的润湿剂。但是酒润湿药粉的产生黏性的能力一般没有水强，故用水为润湿剂致黏合力太强而制丸困难者常以酒代之。含醇量高的酒也有杀菌作用，使药物在制丸过程中不至于败坏。酒易于挥发，成丸后容易干燥。因地区习惯和处方中药物性质的不同，常用黄酒（含醇量在12%～15%）及白酒（含醇量在50%～70%）。在某些情况下，也可以用不同浓度的乙醇来代替。

3.醋

药用以米醋为主（含乙酸3%～5%）。中医认为醋能散瘀血、消肿痛、入肝经，故散瘀止痛的药丸常以醋作赋形剂。醋既能润湿药粉产生黏性，又能使药材中生物碱等成分有变成盐类的可能，有助于碱性成分的溶出而提高疗效。

4.水蜜

水蜜是指蜂蜜经加热炼制过滤后，加适量的水（一般水∶蜜＝3∶1）稀释，必要时过滤而成。水蜜不仅有润湿而且也有黏合作用；以水为润湿剂制成的丸剂称为水蜜丸。目前有的厂家生产蜜丸是将赋形剂由纯蜜改为水蜜。由塑制法改为泛制法，借以简化工艺和降低成本。

5.药汁

药汁是指利用处方中某些药物的水煎液（或鲜汁）作润湿剂，既有利于保存药性，又有一定的黏性便于制丸。如含有纤维较多的药材如大腹皮、千年健等可用煎汁加含有新鲜药材生姜、大葱等可压汁制丸；其他如牛胆汁（牛胆苦参丸）、熊胆（梅花点舌丸）、竹沥（竹沥达痰丸）、乳汁（麦门冬丸）均具有一定的生理活性，但需根据处方选择使用。

（二）常用黏合剂

黏合剂主要用于增加药材细粉的黏性，使丸块具有适宜的可塑性而便于丸剂的成型，或者用于丸剂的包衣，使包衣材料易于黏附于丸粒表面。常用的有。

1.蜂蜜

（1）蜂蜜的选择与要求：蜂蜜富含营养成分，具滋补、矫味、润肺止咳、润肠通便解毒等作用。除此之外，蜂蜜中还含有大量还原糖，可防止有效成分氧化。蜂蜜的品种较多，一般以白荆条花、刺槐花、荔枝花、椴树花蜜为优；梨花、芝麻花蜜较佳；苜蓿花、枣花、油菜花等蜜较次，乌桕花及杂花蜜则更次。乌头花、曼陀罗花、雪上一枝蒿等花蜜有毒，切勿药用。

2010年版《中国药典》规定，蜂蜜为半透明、带光泽、浓稠的液体，白色至淡黄色或橘黄色至黄褐色，放久或遇冷渐有白色颗粒状结晶析出。气芳香，味极甜。相对密度不得低于1.349（25 ℃）。含还原糖不得低于64.0%，尚规定了酸度、淀粉和糊精等检查项目。

（2）蜂蜜的炼制：传统的炼蜜是指蜂蜜经加热，热炼而成的制品。炼蜜的目的是除去杂质，破坏酵素，杀死微生物，蒸发水分，增强黏性。其方法是：小量生产可用铜锅或直火锅加热，文火炼；大量生产可用蒸汽夹层锅、减压蒸发浓缩锅进行炼制，最后滤除杂质。炼蜜的程度分为嫩蜜、中蜜（炼蜜）、老蜜三种。

嫩蜜：炼蜜温度105～115 ℃，含水量在18%～20%，相对密度为1.34，色泽无明显变化，略有黏性，适用于含淀粉、黏液质、糖类及脂肪较多的药物。

中蜜（炼蜜）：炼蜜温度116～118 ℃，含水量在14%～16%，相对密度为1.37，呈浅红色，炼蜜时表面翻腾着均匀的黄色而有光泽的细泡（俗称"鱼眼泡"），手捻有黏性，两指分开指间无长白丝出现，适用于黏性中等的药粉制丸。

老蜜：炼蜜温度119～122 ℃，含水量<10%，相对密度为1.40，呈红棕色，炼制时表面出现较大的红棕色气泡（俗称"牛眼泡"），黏性强，手指捻之较黏，两指分开有白色长丝（俗称"打白丝"），滴入冷水呈球形而不散，多用于黏性差的矿物药或富含纤维的药粉制丸。

炼蜜程度除由制丸药材性质而定外，与药粉含水量、制丸季节气温变有关系，在其他条件相同情况下一般冬季用稍嫩蜜，夏季用稍老蜜。

2.米糊或面糊

米糊或面糊是以黄米、糯米、小麦及神曲等的细粉制成的糊，其中以黏性较强的糯米粉最常用。

糊粉的用量一般为药材细粉总量的30%左右，低的仅为药材细粉的5%～10%，高的可达50%以上。制糊的方法不一，以糯米粉为例，将糯米粉加少量温水调匀成浆，冲入沸水，不断搅拌成半透明糊状（冲糊法）；或将糯米粉加适量水混合均匀制成块状，置沸水中煮熟，呈半透明状（煮糊法）；或将糯米粉加适量水混合均匀制成块状，且蒸笼稍蒸熟后使用（蒸糊法）。3种方法均有应用，尤以冲糊法应用最多。

除糯米糊外，米糊、面糊、酒糊、神曲糊、药汁糊、淀粉糊等，均可根据临床需要及药材性质，选择使用。

3.植物性浸膏

植物性稠浸膏通常含水20%～25%，此外还含糖、糊精等，有较高的黏性，为良好的黏合剂。目前制备浓缩丸时，常把处方中部分药材提取浓缩成稠膏作黏合剂，与另一部分药材的细粉混合制成软硬适宜的丸块，然后再出条，分割成丸。在泛制法中，有的将处方中部分药材提取浓缩成稠膏作黏合剂，与另一部分药材的细粉泛制成丸。

应用干浸膏时，应先将其溶解在水或水与甘油混合物中，使其呈现黏性以适于制丸。若水量不足，干浸膏未充分溶匀，则部分浸膏呈粒状存于丸块中，使丸块难于搓揉、分剂量以及成形。此时可以加入适量的水分及植物性粉末调节。植物性浸膏如非处方中药物组成之一，应选择无显著药理作用或不致影响丸剂应有疗效者，如甘草浸膏等。

（三）稀释剂与吸收剂

稀释剂，主要是使丸剂具有一定的重量和体积，在有润湿剂或黏合剂作用时，亦能使丸块具有适宜的可塑性，使丸剂便于成型，吸收剂主要用于吸收药材浸出物或挥发油类的物质，常用于含药材浸出油与挥发油类的丸剂。

中药丸剂中常用药材细粉作为含有药材浸出物或挥发油类丸剂的吸收剂（或小剂量药材的稀释剂）。药材细粉往往为丸剂处方中的组成部分，在丸剂中，氢氧化铝凝胶粉、碳酸钙、甘油磷酸钙及可溶性糖粉亦常用作吸收剂。片剂中常用的一些其他稀释剂（比如淀粉、糊精、乳糖等）及吸收剂也可用于丸剂。

（四）崩解剂

片剂中常用的一些崩解剂，如微晶纤维素、低取代羟丙基纤维素。羧甲基淀粉钠等对加速丸剂的溶散也都有一定的作用。

对于油性较强的丸剂可加入适量表面活性剂，如吐温-80等，增加丸剂的可润湿性，从而加速溶散。

（五）包衣材料

丸剂包衣的目的主要是使丸面平滑美观；掩盖臭、异味，便于吞服；防止主药氧化变质或挥发；防止吸湿及虫蛀；包肠溶衣后，可使丸剂安全通过胃而至肠内再崩解。

丸剂包衣的种类主要有药物衣、保护衣、肠溶衣。除蜜丸外，其他丸剂在包衣前素丸应充分干燥，使之有一定的硬度，以免包衣时碎裂变形，或在包衣后干燥时衣层发生皱缩或脱壳。包药物衣可在包衣锅或匾中进行。包糖衣、薄膜衣、肠溶衣的方法与片剂相同。

1.药物衣

包衣材料是处方中药物极细粉,既美观,又能正常发挥药效。常见的药物衣有朱砂衣、黄柏衣、雄黄衣、青黛衣、百草霜衣、滑石衣等。

除了片剂中常用的包衣材料(包括糖衣、胃溶包衣、肠溶衣等)可用于丸剂的包衣材料外,还常根据药物的性质来采用某些药物进行包衣,这是中药丸剂的一大特色。药物作为包衣材料是丸剂处方中的组成部分,有明显的药理作用,用以包衣既可首先发挥药效又可保护丸粒增加美感。中成药丸剂包衣的多属此类。常用的有以下几种。

(1)朱砂衣:朱砂有镇静安神的作用;凡镇静、安神、补心类丸剂皆可用此包衣。朱砂衣应用较为广泛,是中成药丸剂最常用的一类包衣。朱砂细粉的用量一般为干丸重量的5%～17%,如朱砂安神丸、天王补心丸、抱龙丸等。朱砂包衣的丸剂多用于治疗慢性病,服用时间较长,但要严格监控丸剂中汞的含量,以免引起汞中毒。

(2)黄柏衣:黄柏有清热燥湿的作用,可用于利湿、渗水、清下焦湿热类丸剂的包衣。其黄柏粉的用量约为干丸重的10%,如四妙丸等。

(3)青黛衣:青黛有清热解毒、凉血、治疮疹痒病流水的作用,可用于清热解毒类丸剂的包衣。青黛粉的用量约为干丸重量的4%,如千金止带丸、当归芦荟丸。

(4)雄黄衣:雄黄有解毒、杀虫的作用。可用于解毒、杀虫类丸剂的包衣。雄黄细粉的用量,为干丸重量的6%～7%,如化虫丸等。

(5)百草霜衣:百草霜有清热作用,可用于清热解毒类丸剂的包衣。百草霜粉的用量为干丸重量的5%～20%,如六神丸、牛黄消炎丸。

此外,还有红曲衣(消食健脾),赭石衣(降气、止逆、平肝止血),礞石衣(降气、行滞、祛痰),金衣,银衣(重镇、安神)等,可依处方而选用。

2.保护衣

选取无明显药理作用且性质稳定的物质作为包衣材料,使主药与外界隔绝而起保护作用。其中薄膜衣外观好,省时省工。其他有糖衣、有色糖衣、明胶衣、树脂衣等。

3.肠溶衣

选用肠溶材料将丸剂包衣,使之在胃液中不溶散而在肠液中溶散。肠溶衣主要材料有虫胶、邻苯二甲酸醋酸纤维素(CAP)等。近年来,新型包衣材料 Eudragit 越来越多应用于肠溶包衣上。

四、丸剂的制备

丸剂的制备方法主要包括塑制法和泛制法两种。这两种制备方法适用的范围有所不同。

(一)塑制法

1.制备工艺

塑制法又称丸块制丸法,是指药材细粉或药材提取物与适宜的赋形剂混匀,制成软硬适宜的塑性丸块,再依次制成丸条、分割及搓圆而制成的丸剂。中药蜜丸、浓缩丸、糊丸等都可采用此法制备。下面以蜜丸为例介绍塑制法制备丸剂的工艺过程。其工艺流程为如下。

物料的准备→制丸块→制丸条→分粒及搓圆→干燥→整丸等。

(1)物料的准备:塑制法制丸常用的黏合剂为蜂蜜,可视处方药物的性质,炼成程度适宜的炼蜜,备用。为了防止药物与工具粘连,并使丸粒表面光滑,在制丸过程中还应用适量的润滑剂。蜜丸所用的润滑剂是蜂蜡与麻油的融合物(油蜡配比一般为 7∶3),冬、夏天或南、北方,油蜡用量应适当调整。亦有用适量的滑石粉或石松子粉作为润滑剂者。物料的准备主要包括:①处方药材粉碎成细粉,过 6 号药筛。②根据药粉的黏性大小和粗细等性质,将蜂蜜炼制成适宜规格的炼蜜。③机械制蜜丸时常选用药用乙醇为润滑剂,而手工制丸则选用适当比例的麻油与蜂蜡加热熔融制成的专用油。

(2)制丸块:又称和药,取混合均匀的药物细粉,加入适量黏合剂,充分混匀,制成软硬适宜、可塑性较大的丸块的操作。中药行业中习称"合坨"。生产上一般使用捏合机。制丸块是塑制蜜丸的关键工序,影响丸块质量的因素主要有:①炼蜜的程度。应根据药粉的黏性、粉末的粗细、药粉存放时间与含水量以及当时的气温和湿度等决定炼蜜的程度。炼蜜过嫩,黏性不足,粉末黏合不好,丸粒搓不光滑;炼蜜过老,丸块发硬,难以搓丸。②和药的蜜温。一般采用热蜜和药。但含有较多树脂、胶类、糖、黏液质等有较强黏性的药物(如乳香、没药、血竭、阿胶、白及、熟地等)时,应以 60～80 ℃温蜜和药。否则,蜜温过高易使其熔化,所得丸块黏软,不易成形,冷后又变硬,不利制丸,服后亦不易溶散。含有冰片、麝香等芳香挥发性药物,也应采用温蜜和药,以免药物挥散。若处方中药物粉末黏性很小,则须用老蜜趁热和药。③用蜜量。药粉与炼蜜的比例一般为 1∶(1～1.5)。用蜜量主要由以下因素决定:一般含胶质、糖类等黏性强的药粉用蜜量应少;含纤维较多而黏性差的药粉用蜜量宜多,甚至可达 1∶2 以上;夏季用蜜量较少,冬季用蜜量较多;机械制丸用蜜量较少,手工制丸用蜜量较多。

(3)制丸条:丸块应制成粗细适当的丸条以便于分粒。丸块制好后,应放置一定时间,使蜜等黏合剂充分润湿药粉,即可制丸条。制备小量丸条可用搓条板,搓条板由上下两个平板组成,制丸条时将丸块按每次所需成丸粒数称取一定重量,置于搓条板上,手持上板,二板对搓,施以适当压力,使丸块搓成粗细一致而两端平整的丸条。丸条长度由所预定成丸数而定。丸条要求粗细均匀一致,表面光滑,内部充实而无空隙。大量生产常用丸条机。丸条机有螺旋式和挤压式两种,丸条粗细可通过更换出条管出口调节器及出条管来控制。

(4)制丸粒:手工可用搓丸板,操作时将粗细均匀的丸条横放在搓丸机低槽沟上,用有沟槽的压丸板先轻轻前后摆动,逐渐加压,然后继续磋压,直至上下齿端相遇,将丸条切割成小段并搓成光圆的丸粒,即可。大量生产采用轧丸机,有双滚筒式和三滚筒式,在轧丸后立即搓圆。目前药厂多用联合制丸机。此机由出条和分粒两大部分组成。操作时,只需将丸块放入制条器内,丸条即从出条管口出来,经切口取其长度,用输送带和刷子将丸条送入滚筒制成丸粒。

由光电讯号限位控制出条、切丸的 HYZ-14C 型制丸机,PW-1 型蜜丸机,各部动作协调,碾辊型线正确、转速高。药条挤出,采用直流电机无级调速,药丸重量由药条微调嘴调节,丸重差异小,成品圆整。

(5)干燥:蜜丸因所用之蜜已加热炼制,水分已经控制在一定范围之内,一般制成丸剂后可在室内放置适宜时间保持丸药的滋润状态即可包装。以老蜜制成的蜜丸一般无须干燥可立即分装。用嫩蜜或偏嫩中蜜制成的蜜丸,须在 60～80 ℃干燥,亦可采用微波加热或远红外辐射干燥。水蜜丸因蜜中加水稀释,所成丸粒含水量较高,必须干燥,使含水量不超过 12%,否则易发霉变质。同时由于中草药原料常带菌,蜂蜜以及操作过程中可能带来的污染,使制成的丸粒带菌,贮存期间易生虫发霉,因此蜜丸制成后应进行灭菌。目前已采用微波加热,远红外辐射等方法既可干燥又可起到一定的灭菌作用。

(6)包装：目前药厂多采用蜡纸盒或塑料小盒包装丸剂。包装时先将蜜丸用洁净的蜡纸包裹，然后置蜡纸盒或塑料小盒内，扣严，蘸取蜡衣。这种包装操作简便，价廉，且封口严密，防潮效果好。含有名贵药物、芳香挥发性药物或受气候影响较大的蜜丸，以往多用蜡壳包装。蜡壳的组成一般为蜂蜡 30%～40%，石蜡 60%～70%。

2.塑制法所制得的丸剂常发生的问题

(1)变硬：在贮存过程中变硬，主要由以下原因造成：①用蜜量不足；②蜜炼得过老；③混匀时蜜温较低；④含胶类药比例较多且混合时蜜温过高而使其烊化，冷后又凝固。

针对丸剂变硬的原因，调整用蜜量，合焙时蜜温，以及炼蜜程度即可解决丸剂变硬的情况。

(2)皱皮：蜜丸在一定时间后，其表面会呈现皱褶，称为皱皮或脱皮。主要由以下原因造成：①炼蜜过嫩而含水较多，当水分蒸发后蜜丸萎缩而造成皱皮；②包装不严，蜜丸在湿热季节吸潮，而在干燥季节水分蒸发，使蜜丸反复产生胀缩现象而造成；③润滑剂使用不当。将蜜炼至适宜程度，控制适当的含水量，加强包装使之严密，即可解决皱皮问题。

(3)表面粗糙：有些丸剂在放置一段时间后会出现表面粗糙的现象，这主要是由以下原因造成：①药料中含矿物或贝壳类药过多；②药料中含纤维多；③药粉过粗；④加蜜量少且混合不匀；⑤润滑剂用量不足。

表面粗糙这个问题一般是将药料粉碎得更细些，加大用蜜量，用较老的炼蜜，给足润滑剂等办法解决。亦可将纤维多的，矿物药等药味加以提取，浓缩成膏兑入炼蜜中。

(4)空心：将蜜丸掰开时，在中心有一个小空隙，常有饴糖状物析出。主要原因是制丸时揉搓不够。

(5)反砂：蜜丸在放置一定时间后，表面会有糖等结晶析出，此现象称为“反砂”。造成这一现象的原因主要是：①蜂蜜质量不好，含果糖量低；②合坨不均匀；③蜂蜜炼制程度不够。

出现反砂现象，可以用改善蜂蜜质量，合坨充分，控制炼蜜程度等方法解决。

(6)发霉生虫：蜜丸在存放过程中会发生发霉，生虫，生螨，或其他卫生学指标不合格的现象。导致这一现象的主要原因如下：①药料处理不干净，残留微生物或虫卵等；②药料在粉碎、过筛、合坨、制丸及包装等操作中污染；③包装不严密，在贮存中污染。

所以，应严格控制制备过程中的每个细节，减少污染途径。

(二)泛制法

泛制法是将药物细粉与水或其他液体黏合剂（黄酒、醋、药汁、浸膏等）交替润湿及撒布在适宜的容器或机械中不断翻滚，逐层增大的一种方法。制成的丸剂既可小如芥子，又可大如豌豆。

泛制法主要用于水丸的制备，其他丸剂如水蜜丸、糊丸、浓缩丸等也可用泛制法制备。制备过程可分为原料的粉碎与准备、起模、成型、选丸及干燥等步骤。以下以水丸为例介绍泛制法，其工艺流程为：原料的准备→起模→泛制成型→盖面→干燥→选丸→包衣→打光→质量检查→包装。

1.原料的准备

应根据处方药物的性质，采用适宜的方法粉碎、过筛、混合，制得药物的均匀细粉。一般泛丸用药粉应过 5～6 号筛，起模、盖面或包衣用粉应过 6～7 号筛。必要时部分药材可经提取、浓缩后作为赋形剂应用。某些纤维性组成较多或黏性过强的药物（如大腹皮、丝瓜络、灯心草、动物胶、树脂类等）不易粉碎或不适泛丸时，须先将其加水煎煮，提取有效成分的煎汁作润湿剂，以供泛丸应用；动物胶类如阿胶、龟板胶、虎骨胶等，可加水加热熔化，稀释后泛丸应用；树脂类药物如乳香、没药、阿魏、安息香等,可用适量黄酒溶解,以代水作润湿剂泛丸。某些黏性强、刺激性大的药物如蟾酥等,也须用酒溶化后加入泛丸。

处方中适于打粉的药材应经净选,炮制合格后粉碎。如用水作润湿剂,必须是8小时以内新鲜开水或蒸馏水。泛丸用的工具必须充分清洁、干燥。

2.起模

起模是将药粉制成直径0.5～1.0 mm大小丸粒的过程,是水丸制备的关键工序。模子的形状直接影响丸剂的圆整度,其数目和粒度差亦影响成型过程中筛选的次数、丸粒的规格。泛丸起模是利用水的湿润作用诱导出药粉的黏性,使药粉相互黏着成细小的颗粒,并在此基础上层层增大而成丸模的过程。因此起模应选用方中黏性适中的药物细粉。黏性太大的药粉,加入液体时,由于分布不均匀,先被湿润的部分产生的黏性较强,且易相互黏合成团,如半夏、天麻、阿胶、熟地等。无黏性的药粉不宜于起模,如磁石、朱砂、雄黄等。起模的用粉量多凭经验,因处方药物的性质不同,有的吸水量大,如质地轻松的药粉,起模用药量宜较少;而有的吸水量少,如质地黏韧的药粉,起模用粉量宜多。成品丸粒大,用粉量少;反之,则用粉量多。

(1)手工起模的方法:在泛丸锅或泛丸匾中,喷刷少量水,使之部分湿润,撒布少量药粉,转动泛丸锅或匾,刷下附着的粉末,再喷水湿润、撒粉吸附,如此反复多次,泛制期间配合"揉""撞""翻"等操作,使丸模增大至直径为0.5～1.0 mm的球形小颗粒,筛去过大或过小以及异形的丸模,即得。该法制得的丸模较紧密,但较费时。

(2)机器起模方法:将起模用药粉与赋形剂按湿法制成颗粒,再经旋转摩擦,撞去棱角成为丸模。该法丸模成型率高,丸模较均匀,但模子较松散。另亦有采用包衣造粒机起模,即将雾化浆液喷于粉粒而制得球形母粒。该法不但起模速度快,而且丸模圆整均匀。

起模用粉量应根据药粉的性质和丸粒的规格决定。少量手工泛制起模用粉一般控制在1%～5%。大量生产时可采用下列经验公式计算。

$$X=0.625\times D/C$$

式中,C为成品水丸100粒干重(g);D为药粉总重(kg);X一般起模用粉量(kg);0.625为标准丸模100粒的重量(g)。

起模方法:可分为药物细粉加水起模、湿粉制粒起模以及喷水加粉起模3种。

药粉加水起模是先将所需起模用粉的一部分置包衣锅中,开动机器;药粉随机器转动用喷雾器喷水于药粉上。借机器转动和人工搓揉使药粉分散,全部均匀地受水湿润,继续转动片刻,部分药粉成为细粒状,再撒布少许干粉,搅拌均匀,使药粉黏附于细粒表面,再喷水湿润。如此反复操作至模粉用完、取出、过筛分等即得丸模。

湿粉制粒起模是将起模用的药粉放在包衣锅内喷水,开动机器滚动或搓揉药粉,使粉末均匀润湿,制成手握成团,松之即散的软材状。用8～10目筛制成颗粒。将此颗粒再放入糖衣锅内,略加少许干粉,充分搅匀,继续使颗粒在锅内旋转摩擦,撞去棱角成为圆形,取出,过筛分等即得。

喷水加粉起模法是取起模用的冷开水将锅壁湿润均匀,然后撒入少量药粉,使均匀的粘于锅壁上,然后用塑料刷在锅内沿转动相反方向刷下,使它成为细小的颗粒,包衣锅继续转动再喷入冷开水,加入药粉。在加水加粉后搅拌、搓揉,使黏粒分开。如此反复操作,直至模粉全部用完,达到规定标准,过筛分等即得丸模。

3.成型

成型是指将经筛选合格的丸模,逐渐加大至接近成品的操作。加大的方法和粉末泛制起模类似。成型操作时应注意以下几点。

(1)每次加水、加粉量应适当，加水量以丸粒表面润湿而不粘连为宜；加粉量以能被润湿的丸粒完全吸附为度，否则过多的粉末易在下一次润湿时产生新的丸模，随着丸粒增大加水和加粉的量亦应逐步增加，且每次应撒布均匀。泛制法制水蜜丸、糊丸和浓缩丸时，所用赋形剂的浓度同样应随着丸粒的增大而提高。

(2)在加速增大的过程中，要注意保持丸粒的硬度和圆整度，滚动时间亦应适当，以丸粒坚实致密而不影响溶散为宜。

(3)起模和加大过程中产生的歪粒、粉块、过大过小的丸粒等应随时用水调成糊状泛在丸粒上。

(4)处方中若含有芳香挥发性或特殊气味以及刺激性较大的药材，最好分别粉碎后，泛于丸粒中层，以避免挥发或掩盖不良气味。

(5)含朱砂、硫黄以及酸性药物的丸剂，不能用铜质或铁质泛丸锅起模与加大，以免因化学变化而使丸药表面变色或产生有害成分。此类品种宜用不锈钢制的泛丸锅制作。

模粉用量计算方法主要有以下两种。①模粉比例法：该法适用于工厂大量生产，是按照泛丸的一般规律来推算每吨模子增大至成型时的用粉量(包括模子本身的用粉量)，从而计算出本批生产应用多少标准模子(筛选均匀的 3.25 mm 的模子)。例如，5 mm 规格的细丸一般每千克模子可用粉 3 kg 左右，5.5 mm 规格小粒丸一般每千克模子用粉 4 kg 左右；6.25 mm 规格的小粒儿一般每千克模子用粉量 6 kg 左右，并按粉料的松黏性质灵活伸缩。即质松、吸水率大的用粉量少，质黏吸水率小的用粉量多，如果把每个品种，每次生产的实际用模比例记录下来，作为以后生产的参考，这样更有了可靠的依据，可直接计算出每批粉料所需用模子的重量，即需用模子重量=投料重量/每千克模子成型时的用粉量。②粒数计算法：以成丸粒数为依据，计算使用模子粒数和重量。即筛出标准模子，用数丸板取 100 粒；精确称定重量，按需用模子重量=每 100 粒模子重量×成品粒数/100，粒数计算法一般用于细料丸药，如小儿回春丸、牛黄清心丸等。

4.盖面

盖面是指将适当材料(清水、清浆或处方中部分药物的极细粉)泛制于筛选合格的成型丸粒上，使丸粒表面致密、光洁、色泽一致的操作。是泛丸成型的最后一个环节。其作用是使整批投产成型的丸粒大小均匀，色泽一致，并提高其圆整度和光洁度。常用的盖面方法有干粉盖面、清水盖面、浆头盖面、清浆盖面等。这四种盖面方法一般都用于水泛丸，其他泛丸盖面的基本操作与水丸相同，但各有特殊要求。如蜜泛丸盖面所用赋形剂应以厚炼蜜为主，若和以废丸糊，须与蜜液调和匀，做到丸剂盖面用的蜜厚薄一致。最后加蜜润湿，不宜过潮，取出前多滚；至丸面光洁色泽一致为度。较黏的丸剂品种在最后润湿后需加适量麻油润滑。特殊品种可用干粉盖面，最后在干粉全部黏着丸面后再用麻油润湿至丸面光洁呈黑色；待色泽一致，取出及时干燥。

(1)干粉盖面：潮丸干燥后，丸面色泽较其他盖面浅，接近于干粉本色。操作方法除上述步骤外，主要区别在于最后一次湿润和上粉过程。干粉盖面，应在加大前先用 100 目筛，从药粉中筛取极细粉供盖面用，或根据处方规定，选用方中特定的药物细粉盖面。在撒粉前，丸粒湿润要充分，然后滚动至丸面光滑，再均匀地将盖面用粉撒于丸面，快速转动至粉粒全部黏附于丸面至表面呈湿时，即迅速取出。

(2)清水盖面：方法与干粉盖面相同，但最后不须留有干粉，而以冷开水充分润湿打光，并迅速取出，立即干燥。成品色泽仅次于干粉盖面的丸粒。

(3)浆头盖面:方法与清水盖面相同。可用废丸溶成糊浆稀释使用。但仅适用于一般色泽要求不高的品种。

(4)清浆盖面:某些丸剂对成丸色泽有一定要求,但用干粉和清水盖面都难达到目的时可采用此法。本法与清水盖面相同,唯在盖面用水中加适量干粉,调成粉浆,待使丸面充分润湿后迅速取出。

5.干燥

盖面后的丸粒应及时干燥。干燥温度一般控制在80 ℃以下,含挥发性成分的药丸干燥应控制在60 ℃以下。长时间高温干燥可能影响水丸的溶散速度,可选用间歇干燥或沸腾干燥。沸腾干燥不仅效率较高,且丸剂含菌量较低。

6.选丸

选丸是指除去过大、过小及不规则的丸粒,使丸剂成品大小均一的筛选操作,选丸手工可用手摇筛,大量生产则用振动筛、滚筒筛及检丸器。

7.包衣

根据医疗需要,将水丸表面包裹衣层的操作称为包衣或上衣,包衣后的丸剂称为"包衣丸剂"。

五、滴丸

滴丸是用滴制法制成的丸剂,指用固体或液体药物经溶解、乳化或混悬于适宜的熔融的基质中,通过一适宜的滴管滴入另一与之不相混溶的冷却剂中,由于表面张力作用使液滴成球状并冷却凝固而成丸。由于丸与冷却剂的比重不同,凝固形成之丸徐徐沉于容器底或浮于冷却剂的表面,取出洗去冷却剂,干燥而得。

滴制法制丸早在1933年已应用于药剂上并设计出相应的滴丸设备。1956年Bjoirnsson与Miller报道了用聚乙二醇4000为基质,用植物油为冷却剂制备了苯巴比妥钠滴丸。滴丸技术适用于含液体药物,以及主药体积小或有刺激性的药物。采用滴丸剂型可增加药物的稳定性,减少刺激性,掩盖不良气味。近几年来,我国滴丸品种迅速增加,其产品不仅用于口服,还可用于局部用药,如耳部用药、眼部用药等。随着我国中药生产工艺的提高,大量中成药物采用了滴丸剂型,如速效救心丸与复方丹参滴丸等。

由于中药滴丸具有其他剂型不具备的突出特色,符合人们对现代药物制剂的"三小"(用量小、毒性小、不良反应小),"三效"(高效、长效、速效)和方便用药、方便携带等基本要求,从而更加符合日益发展的临床需要,得以广泛应用于临床。

(一)滴丸的优点

(1)药物稳定性增加。由于基质的使用,使易水解、易氧化分解的药物和易挥发药物包埋后,稳定性增强。

(2)滴丸可用于局部用药。滴丸剂型能克服西药滴剂的易流失、易被稀释,以及中医用散剂的妨碍引流、不易清洗、易被脓液冲出等缺点,从而可广泛用于耳、鼻、眼、牙科的局部用药。在腔道内缓释与控释给药,采用滴丸剂型也可以大大改善疗效。

(3)通过滴丸基质的调节可以使药物根据疾病治疗的需要发挥速效或长效缓释的效果;在治疗急症如心绞痛发作的用药中,增加药物的水溶性,可使其在口腔内迅速溶解,经黏膜吸收后迅速进入血液发挥疗效;复方丹参滴丸对主动脉舒张作用迅速,起效时间优于片剂6倍,血药浓度达到峰值时间几乎在 20 分钟之内。而需要持续药效的如治疗高血压类药物,则可通过基质发挥缓释效果,平稳控制血压。

(4)可代替肠溶衣、栓剂。使用肠溶基质制成的滴丸,可使药物在胃中不崩解,而到肠中崩解,并可免去包肠溶衣的操作工艺。滴丸同水溶性栓剂一样,可用聚乙二醇等水溶性辅料作基质,与栓剂相比,具有药物生物利用度高、作用快、生产方便、成本低的优点。

(二)滴丸的常用基质

(1)熔点较低或加热(60～100 ℃)能熔化成液体,而遇骤冷后又能凝成固体(在室温下仍保持固体状态),且与主药混合后仍能保持上述物理状态。

(2)与主药无相互作用,不影响主药的疗效。

(3)对人体无毒副作用等。

常用的水溶性基质有聚乙二醇 6000 或聚乙二醇 4000、硬脂酸钠、甘油明胶等。脂溶性基质有硬脂酸、单硬脂酸甘油酯、虫蜡、蜂蜡、氢化植物油等。

(三)滴丸常用的冷却剂

用来冷却滴出的液滴,使之冷凝成固体药丸的液体,称冷却剂。冷却剂的要求如下。

(1)不溶解主药与基质,且相互间无化学作用,不影响疗效。

(2)有适宜的相对密度,即冷却剂与液滴相对密度要相近,以利于液滴逐渐下沉或缓缓上升而充分凝固,使丸形圆整。

(3)有适当的黏度,使液滴与冷却剂间的黏附力小于液滴的内聚力而能收缩凝固成丸。

根据滴丸基质的性质选用冷却剂,水溶性基质的滴丸常选用甲基硅油、液状石蜡、煤油或植物油等作为冷却剂,脂溶性基质的滴丸常选用水或不同浓度的乙醇等作冷却剂。

(四)滴丸的种类

根据各自特点及用途一般有以下几种滴丸。

1.速释高效滴丸剂

滴丸是利用固体分散体的技术进行制备。当基质溶解时,体内药物以微细结晶、无定形微粒或分子形式释出,所以溶解快、吸收快、作用快、生物利用度高。

2.缓释控释滴丸

缓释是使滴丸中的药物在较长时间内缓慢溶出,而达长效;控释是使药物在滴丸中以恒定速度溶出,其作用可达数天甚至更多,如氯霉素控释滴丸。

3.溶液滴丸

片剂所用的润滑剂、崩解剂多为水不溶性,所以通常不能用片剂来配制澄明溶液。而滴丸可用水溶性基质来配制,在水中可崩解为澄明溶液,如氯己定滴丸可用于饮水消毒。

4.栓剂滴丸

滴丸同水溶性栓剂一样可用聚乙二醇等水溶性基质,用于腔道时由体液溶解产生作用。如诺氟沙星耳用滴丸,甲硝唑牙用滴丸等。滴丸可同样用于直肠,也可由直肠吸收而直接作用于全身,具有生物利用度高、作用快的特点。

5.硬胶囊滴丸

硬胶囊中可装入不同溶出度的滴丸,以组成所需溶出度的缓释小丸胶囊,如联苯双酯的硬胶囊滴丸。

6.包衣滴丸

同片剂、丸剂一样需包糖衣、薄膜衣等,如联苯双酯滴丸。

7.脂质体滴丸

脂质体为混悬液体,用聚乙二醇可制成固体剂型,是将脂质体在不断搅拌下加入熔融的聚乙二醇 4 000 中形成混悬液,倾倒于模型中冷凝成型。

8.肠溶衣滴丸

用在胃中不溶解的基质,如酒石酸锑钾滴丸是用明胶溶液作基质成丸后,用甲醛处理,使明胶的氨基在胃液中不溶解,在肠中溶解。

9.干压包衣滴丸

以滴丸为中心,压上其他药物组成的衣层,融合了两种剂型的优点,如镇咳祛痰的喷托维林氯化钾干压包衣。前者为滴丸,后者为衣层。

(五)滴丸的制备与举例

1.制备原理

滴丸的制备原理是基于固体分散法。固体分散法是利用一种水溶性的固体载体将难溶性药物分散成分子、胶体或微晶状态,然后再制成一定剂型,采用此法制备滴丸的具体操作是选择亲水性基质或水不溶性基质,加热熔融,然后加入药物,搅拌使全溶、混悬或乳化,在保温下滴入与之不相混溶的冷却剂中,控制一定速度,使其固化成圆整的球形。

2.制备方法

一般按以下流程进行:药材处理→药液配制→滴制→干燥→包装。

(1)药材的处理:应根据所用药物的性质选择适宜的方法进行提取后再进行精制。一般中药材通过提取、精制后即可与基质混匀备用,如将川芎提取精制得到川芎总碱。若为化学纯品,如冰片、薄荷冰等,可不进行处理、直接兑入药液中即可。

(2)药液的配制:将选择好的基质加热熔化,然后将处理好的药物加入其中,可溶解、乳化或混合均匀制成药液,药液应保温在 80～90 ℃,以便滴制。

(3)滴制:滴制前还应选择适当的冷却剂并调节冷却的温度。滴制时要调节滴头的滴速、药液的温度,将药液滴入冷却剂中、凝固形成丸粒。

(4)干燥:从冷却剂中捞出凝固的丸粒,并拣去废丸,先用纱布擦去冷却剂,然后再用适宜的溶液搓洗除去冷却剂,用冷风吹干后,在室温下晾 4 小时即可。

(5)包装:滴丸包装应注意温度的影响,包装要严密。因滴丸要求在体温时能熔化,故一般采用玻璃瓶或瓷瓶包装,亦有用铝塑复合材料包装,贮存在阴凉处。

3.生产设备

滴丸剂的生产设备在国内起步较晚,尚处于初级发展阶段,且配套水平较低。由于多数设备制造厂家与开发滴丸剂型的科研单位分离,导致滴丸生产设备远远落后于滴丸技术的发展。国内新近研制了 DWJ-A 型全自动滴丸机,可完成滴丸的全自动化连续生产,符合 GMP 标准,成功地解决了制备滴丸剂的一系列难题。DWJ-A 型全自动滴丸机的基本工作原理如下:将原料与基质放入调料罐的料桶内,通过加热、搅拌制成滴丸的混合药液,经送料管道输送到滴灌。当温度达到设定的条件之后,机器打开滴嘴,药液由滴嘴小孔流出,在端口形成液滴后,滴入下面冷却缸内液状石蜡(冷却剂)中,药滴在表面张力作用下成型。液状石蜡在冷却磁力泵的作用下形成从冷却缸内的上部向下部的流动,滴丸随着液状石蜡从螺旋冷却管下端向上端流动,并在流动中降

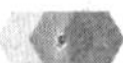

温定型，最后在螺旋冷凝管的上端出口落到分离机构上，滴丸被传送带送出分离箱(图 3-6)。

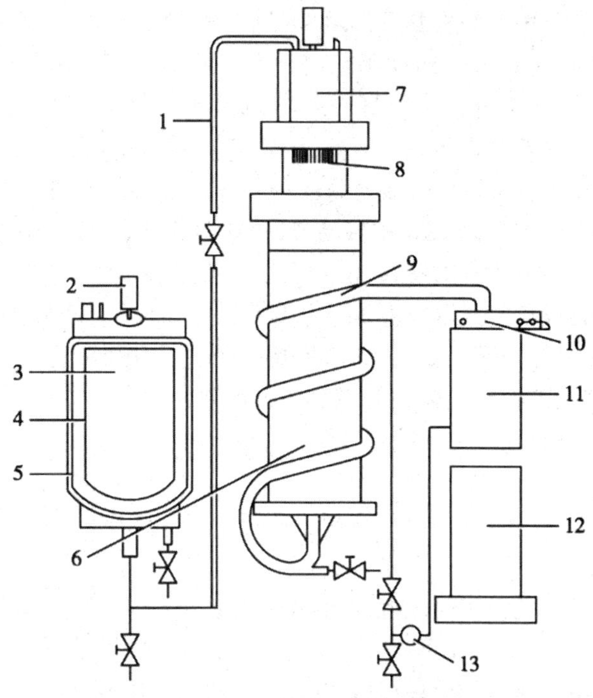

1.输送管道；2.搅拌电机；3.调料罐；4.加热层；5.保温层；6.冷却缸；7.滴罐；8.滴头；9.螺旋冷却管；10.分离机构；11.分离箱；12.压缩机；13.冷却磁力泵

图 3-6　滴丸机基本工作原理

(吴　平)

第三节　中药注射剂

一、概述

(一)定义与特点

中药注射剂是指以中医药理论为指导，采用现代科学技术和方法，从中药、天然药物的单方或复方中提取的有效物质制成的可供注入体内包括肌内、穴位、静脉注射和静脉滴注使用的灭菌制剂以及供临用前配制溶液的无菌粉末或浓缩液。

与其他传统中药药物剂型相比，中药注射剂具有高效、安全、低毒的特点，是发展中医药，解决中医急症用药的方向，已越来越受到人们的重视。它具有以下特点：①作用迅速，疗效确切，符合“急症重症治疗”的原则要求；②有单方和复方之分，单方中药注射剂制法简单，疗效确切，而复方中药注射剂组成复杂；③有质量控制标准，但制订质量标准较困难、复杂；④对药效试验、安全试验和毒性试验要求较为严格；⑤有些中药注射剂常含有杂质，容易发生沉淀，且制备工艺复杂，批次差异大，质量不易重现；某些中药注射剂药效不稳定；有的有刺激性和过敏性等安全问题。

(二)发展概况

中药注射剂是在传统的中药汤剂基础上发展起来,最早为20世纪30年代的柴胡注射液,用于感冒、发热的治疗;20世纪60年代研制出抗601注射液、茵栀黄注射液、201-2(板蓝根)注射液等20多个品种;20世纪70年代进入大发展时期,在临床上应用的品种达1 400余种,1977年版《中国药典》共收载了疗效确切的中药注射液23种;2000年版《中国药典》一部收载1种:注射用双黄连(冻干);2005年版《中国药典》一部收载4种:止喘灵注射液、灯盏细辛注射液、注射用双黄连(冻干)、清开灵注射液。2010年版《中国药典》一部收载5种:止喘灵注射液、灯盏细辛注射液、注射用双黄连(冻干)、注射用灯盏花素、清开灵注射液。

中药注射剂是以药材或饮片为原料经提取精制后配制而成,但客观上存在杂质,有效物质含量差异较大,容易带进热原等问题。因此,如何提高中药注射剂质量标准,使中药注射剂真正达到安全、有效、可控,将直接关系到中药注射剂发展的兴衰。

(三)中药注射剂的分类

1.按分散系统

可分为注射用溶液剂、注射用混悬剂、注射用乳剂、注射用粉针和冻干制品。

2.按给药途径

可分为皮内注射、皮下注射、肌内注射、静脉注射等。

3.按组成成分

可分为纯有效成分注射剂,有效部分注射剂,复方提取物注射剂。

二、中药注射剂的制备

中药注射剂的制备工艺过程,除对中药材进行预处理和有效成分的提取、精制等工序外,其他步骤与一般注射液生产工艺基本相同。

(一)中药材的预选与处理

中药材种类众多,成分复杂,其有效成分及含量与原药材的品种、产地、采收季节及贮藏条件等密切相关。因此,在制备中药注射剂时必须先对原药材进行品种鉴定,并经含量测定合格后再作预处理。预处理时首先挑拣去除药材中混杂的异物及非药用部位;然后对其进行淋洗、切片和干燥。有些药材还需经炮制或粉碎成一定粒度后方能使用。

(二)提取与精制

以中药材为原料制备注射剂,提取和精制是关键工序。中药材只有经过提取和精制,尽可能提出有效成分、尽量除去无效杂质,制剂才能达到安全、有效、可控。中药注射剂常用的提取和分离方法有。

1.蒸馏法

蒸馏法多用于含挥发性成分药材的提取分离。即将药材的粗粉或碎片,加水或通水蒸气蒸馏,药材中的挥发性成分便随水蒸气蒸馏而带出。必要时可将馏出液进行二次蒸馏,以提高馏出液的纯度或浓度,但蒸馏次数不宜过多,以免成分氧化或分解。需要时也可采用减压蒸馏法。为了提高挥发性成分馏出率,可先回流后蒸馏法,或在蒸馏液中加入适量氯化钠提高水溶液沸点后进行水蒸气蒸馏。当蒸馏收集到的挥发油量大时则呈油珠状浮于液面或沉于底层而分离。若挥发油量少可加氯化钠至饱和使挥发油析出。采用分离后的挥发油配液可以克服因药材不同、含量差异大而造成的注射剂质量不稳定。

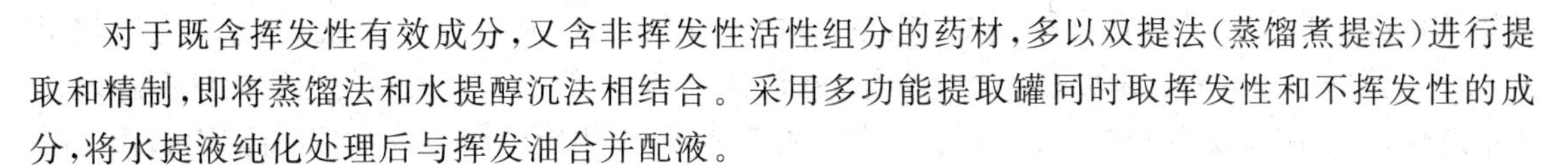

对于既含挥发性有效成分,又含非挥发性活性组分的药材,多以双提法(蒸馏煮提法)进行提取和精制,即将蒸馏法和水提醇沉法相结合。采用多功能提取罐同时取挥发性和不挥发性的成分,将水提液纯化处理后与挥发油合并配液。

2.水醇法

水醇法是根据中药有效成分多溶于水又溶于醇的特点,利用它们在水与各种浓度乙醇中溶解度的不同而进行的提取与纯化方法。对于临床疗效确切、有效成分不甚明确的中药,为保持原方疗效,通常采用此法。水醇法又可分为水提醇沉法与醇提水沉法。

(1)水提醇沉法:即药材用水提取,提取液经浓缩,再加入乙醇使达不同含醇量,某些药物成分在醇溶液中溶解度降低析出沉淀,固液分离后使水提液得以精制的方法。药材经水煎煮后,一些有效成分如生物碱盐、苷类、有机酸盐、氨基酸类可被提取出来,同时也浸出了淀粉、树脂、蛋白质、果胶、黏液质、色素、无机盐等无效成分。将提取液浓缩至每毫升相当于生药 1～2 g 加入适量乙醇,可将杂质全部或部分除去。当多糖类杂质较多时,乙醇浓度宜稀,以防有效成分损失。通常淀粉在 50%～60%的乙醇中即可沉淀,无机盐在 60%乙醇中沉淀,多糖类在 60%～80%的乙醇中沉淀,蛋白质在 75%以上的乙醇中才能沉淀,鞣质可溶于水和乙醇但不溶于无水乙醇。一般水提浓缩液加 3～5 倍乙醇使含醇量达 70%～80%即可将淀粉、多糖、蛋白质、无机盐等沉淀分离,而鞣质、水溶性色素、树脂等却不易去除,要分离除去该类物质,往往在醇沉后回收乙醇,再加水冷藏 20 小时。为使杂质尽量除尽,醇沉处理常需进行 2～3 次,醇的浓度宜从低到高。对于如猪苓、香菇等有效成分为多糖的中药,采用分级醇沉可以得到较为精制的多糖组分。

(2)醇提水沉法:即药材用乙醇提取,将醇提取液回收乙醇,经浓缩后加水沉淀,以除去树脂、色素、油脂等水不溶性杂质的方法。该法可减少药材中黏液质、淀粉、蛋白质等杂质的浸出,故适用于含此类杂质较多的药材的提取与纯化。

以上两种水醇法均未将药液中的杂质除尽,如果直接注入肌肉会引起局部硬结而产生疼痛,同时也会影响注射剂的澄明度和质量,所以必要时需用其他手段和方法对药液做进一步处理。由于乙醇溶出的脂溶性色素较多,故对同样的药材,采用醇提水沉法得到的药液色泽较水提醇沉法为深。但醇提水沉法操作相对简单,受热程度较低,并且对含黏液质、淀粉、蛋白质较多的药材比水提醇沉法容易处理。因此,在保证注射剂质量的情况下,可考虑优先采用醇提水沉法。

3.酸碱沉淀法

本法系利用中药有效成分在水中的溶解度与溶液 pH 有关的性质而达到提取有效的成分、分离杂质的目的。如高级脂肪酸、芳香酸、多元酚、树脂、多数苷元、内酯以及黄酮苷等酸性、微酸性或中性成分,往往在碱性水溶液中较易溶解。故可用碱性水溶液进行提取,加酸则产生沉淀而析出。又如多数生物碱、有机胺以及钙、镁、铁等盐类通常在酸性水溶液中较易溶解,故可用酸性水溶液提取,加碱则产生沉淀而分离。常用的酸碱有盐酸、硫酸、醋酸、氢氧化钠、碳酸钠、氢氧化钙、氨水等,其使用浓度一般为 0.1%～0.5%,浓度太高易造成有效成分分解。同时,应该注意采用酸水溶液提取可能将药材中所含草酸钙变成草酸而被提出。

此法所得产品往往纯度不高,有时尚需用有机溶剂进一步纯化。如用乙醇处理,可除去蛋白质及多糖;用氯仿处理,可除去脂溶性杂质。

4.超滤法

超滤法是应用各向异性结构的高分子膜为滤过介质,在常温、低压条件下,将中药浸出液中不同分子量的物质加以分离的新技术。中药有效成分分子量多在 1 000 以下,通过超滤可将低聚物及蛋白质等大分子物质分离除去。用超滤法制备中药注射液，具有以下优点：①工艺流程简单，生产周期短；②不需反复加热和相态转溶，耗能低，有利于保持中药成分的生物活性和物理化学稳定性；③能阻留细菌和热原；④易于除去鞣质等杂质，澄明度较高；⑤不需有机溶剂和化学处理，更能体现传统汤剂和中药复方的特色。

要保证超滤的高质高效，超滤膜的选择是个关键。目前超滤膜的品种主要有醋酸纤维素膜(CA)、聚砜膜(PS)、聚酰胺膜(PA)、聚丙烯腈膜(PAN)等，其中CA、PS较为常用，它们截留的分子量分别为30 000、44 000左右。在使用时常按标志使用，如标志为1×10^4分子量，则该膜能将1×10^4以上分子量的物质截留90%以上。不同的中药应根据所含有效成分及分子量选择适当的膜。超滤中药药液时，常在膜面形成一层凝胶状膜，它对膜孔的流速及截留均有影响。故在实际工作中，宜选用孔径比实际需要大的滤膜。如黄酮类、生物碱类，其分子量虽多在1 000以下，却常因中药复方成分多，分子构型大而选用$(1\sim3)\times10^4$分子量的滤膜。一般认为截留分子量$(1\sim3)\times10^4$的膜孔范围，可用于中药注射液的制备。

中药材水煎液含杂质多，混浊度较高，在超滤前应进行预处理。具体方法有：①预滤，选用滑石粉、硅藻土、滤纸浆等滤材对药液进行粗滤。②离心，根据药液量的多少，选用不同类型的离心机，对提取液直接离心除杂质，然后将上清液浓缩至需要量，再作一次高速离心预处理。第一次离心，因药液量大，速度可低些，通常为2 000 r/min左右；第二次离心，速度可调至$(1\sim2)\times10^4$ r/min。③调pH，药液在超滤前调节酸碱度，可增加有效成分的溶解度和稳定性。④醇沉，此法对有效成分尚不完全明确的中药复方较为适用。⑤药液的特殊处理，如脱除无机盐等。

需要指出的是，采用超滤法并不能保证药液中的热原完全除去，要使药液热原等各项检查符合药典要求，必须作反复处理，这亦是实际应用中采用多级超滤提高药液质量的原因。另外，超滤时澄明度与有效成分应两者兼顾，在提高了药液澄明度却大大降低有效成分含量情况下，药液宜采用稳定溶胶的方法进行处理，因为往往中药注射液就是一种胶体溶液。

5.反渗透法

反渗透法亦是一种膜分离技术。它是在外加压力下使膜两侧静压差大于溶液渗透压，并致溶剂从高浓度一侧向低浓度一侧转移而使不同分子量的溶质截留或滤过的方法。反渗透法既具有分离作用，又可用于浓缩。有效成分遇热不稳定的中药，采用此种技术可大大提高中药注射液的质量。反渗透法所透过的物质是分子量500以下的低分子组分。反渗前也应对药液作预处理，方法同超滤。必要时，反渗透法与超滤法联合使用，可获得更好效果。

6.离子交换法

本法利用中药材水浸液中某些成分可离子化，能与离子交换树脂起交换作用的特性而达到分离纯化组分的目的。它具有操作简便、选择性高等优点，但对药液的处理要求也很高。当药液通过离子交换树脂时，其成分可选择性地吸附到树脂上，再用适当溶剂洗脱即可获得所需组分。

(三)中药注射剂的配液与滤过

中药材经过提取和精制后，可按一般注射剂的方法配液。中药注射剂处方中的组分可以是有效成分、有效部位或原药材，因此中药注射液浓度有三种表示方法：有效成分mg/注射液mL表示；有效部位g/注射液mL；原药材g/注射液mL。为了保证制剂的稳定性，在配液时也可加入一些附加剂。如含挥发油成分的柴胡注射液，为了增加其溶解度、稳定性和提高澄明度，可用复合溶剂或加入增溶剂。如银黄注射液、清开灵注射液等，为了防止氧化变色或产生沉淀，配液时可加入适当的抗氧剂。有些中药注射液含杂质(如鞣质)较多或 pH 偏高或偏低则需考虑加适量止痛剂和 pH 调节剂,甚或等渗调节剂,以减少药液刺激性。

当中药注射液中树脂、黏液质、鞣质、色素等杂质较多时,用一般滤过方法不易获得澄明溶液,且滤过速度极慢,不能适应工业化生产要求。常可用加入助滤剂及微孔滤膜滤过的办法克服。常用的助滤剂有活性炭、纸浆、滑石粉、硅藻土等。活性炭有助滤、脱色和除去细菌、热原的双重作用。使用时,一般与药液一起加热煮沸,稍冷或趁热滤过,其用量为溶液总量的 0.1%～1.0%。为使活性炭吸附作用充分发挥,常将活性炭在 150 ℃活化 3～4 小时。由于活性炭对生物碱、黄酮、挥发油等具有较强吸附作用,因此中药注射液选用活性炭作助滤剂时应慎重,只有在有效成分不被吸附或药液中色素较多时应用。纸浆是一种较好的助滤剂,也有脱色作用,一般对中药有效成分不起反应,故特别适用于处理一些难以滤清的药液,其常用量为 0.5%～0.7%。滑石粉和硅藻土吸附小,对胶质分散作用好,可除去药液中大部分色素、多糖、黏液质以及水溶液中过量的挥发油。凡有效成分易被活性炭吸附者或含树胶黏液质较多者以及蒸馏得到的挥发油溶液等可选用滑石粉或硅藻土助滤,其常用量为 1.0%～2.0%。如复方当归注射液,采用滑石粉助滤,不仅可得到澄明溶液,且能提高滤速。经过初滤的中药材提取液采用微孔滤膜滤过,也可获得滤速快、澄明度好的效果。若在滤过中滤膜出现阻塞,可以在滤膜上加一层滤纸以阻挡药液中的粗粒子,同时在加压或减压抽滤时,应适当控制系统的压力或真空度。

(吴　平)

第四章 神经系统疾病常用药

第一节 镇 痛 药

镇痛药是一类作用于中枢神经系统，选择性地消除或缓解疼痛的药物。本类药物镇痛作用强，反复应用易产生依赖性和成瘾性，造成用药者精神变态而出现药物滥用及停药戒断症状。因此，本类药物又称为麻醉性镇痛药，临床上常用的麻醉性镇痛药包括阿片生物碱类镇痛药和人工合成镇痛药。

一、阿片生物碱类镇痛药

吗啡是阿片中的主要生物碱。通过激活体内的阿片受体而发挥作用。

(一)中枢神经系统作用

1.镇痛镇静

吗啡有强大的选择性镇痛作用，对各种疼痛均有效，对持续性、慢性钝痛的作用大于间断性锐痛。吗啡具有明显的镇静作用，消除由疼痛引起的焦虑、紧张、恐惧等情绪，使患者在安静的环境中易入睡，并可产生欣快感。

2.抑制呼吸

治疗量的吗啡能抑制呼吸中枢，急性中毒时呼吸频率可减慢至3～4次/分。

3.镇咳作用

有强大的镇咳作用，对多种原因引起的咳嗽有效。常被可待因代替。

4.其他作用

缩瞳作用，中毒时瞳孔缩小如针尖。还可引起恶心、呕吐。

(二)兴奋平滑肌

1.胃肠道

本药能提高胃肠道平滑肌和括约肌张力，肠蠕动减慢，可引起便秘。

2.胆管

本药能使胆管括约肌张力提高，胆汁排出受阻，胆囊内压力增高。

3.其他

本药能使膀胱括约肌张力提高，致排尿困难、尿潴留；能使支气管平滑肌张力提高，诱发哮喘。

(三)心血管系统作用

吗啡可扩张血管平滑肌，引起直立性低血压；抑制呼吸，二氧化碳潴留，脑血管扩张，引起颅内压升高。

(四)用途

1.镇痛

由于成瘾性大，仅用于其他镇痛药无效的急性锐痛如严重创伤、烧伤等。心肌梗死引起的剧痛，血压正常情况下可用吗啡止痛。

2.心源性哮喘

左心衰竭突发性的急性肺水肿而引起的呼吸困难(心源性哮喘)，除应用强心苷、氨茶碱及吸氧外，静脉注射吗啡可产生良好效果。作用机制可能为：①吗啡扩张外周血管，降低外周阻力，心脏负荷降低，有利于肺水肿消除；②其镇痛作用消除患者的焦虑、恐惧情绪；③降低呼吸中枢对二氧化碳的敏感性，使呼吸由浅快变深慢。

(五)不良反应

1.不良反应

不良反应有恶心、呕吐、呼吸抑制、嗜睡、眩晕、便秘、排尿困难、胆绞痛等。

2.耐受性和成瘾性

连续多次给药而产生耐受性和成瘾性，可耐受正常量的25倍而不致中毒，成瘾后一旦停药即出现戒断症状，表现为兴奋、失眠、流泪、流涕、出汗，震颤、呕吐、腹泻，甚至虚脱、意识丧失等。成瘾者为获得使用吗啡后的欣快感及避免停药后戒断症状的痛苦，常不择手段去获得吗啡，对社会造成极大的危害。

3.急性中毒

用量过大可引起急性中毒，表现为昏迷，瞳孔极度缩小如针尖、呼吸抑制、血压下降、尿量减小、体温下降。可因呼吸麻痹而死亡。抢救可采用人工呼吸、吸氧、注射吗啡拮抗剂纳洛酮等措施，必要时给予中枢兴奋药尼可刹米。

(六)用药注意事项

(1)本品属麻醉药品，必须严格按照《麻醉药品管理条例》进行管理和使用。

(2)胆绞痛、肾绞痛时须与阿托品合用，单用本品反而加剧疼痛。

(3)疼痛原因未明前慎用，以防掩盖症状，贻误诊治。

(4)禁忌证为支气管哮喘、肺心病、颅脑损伤、颅内高压、昏迷、严重肝功能不全、临产妇和哺乳期妇女等。

二、人工合成镇痛药

哌替啶又名杜冷丁。

(一)作用

1.镇痛镇静

镇痛作用为吗啡的1/10，起效快持续时间短。镇静作用明显，可消除患者紧张，焦虑、烦躁不安等疼痛引起的情绪反应，易入睡。

2.抑制呼吸

抑制呼吸中枢，但作用弱，持续时间短。

3.兴奋平滑肌

提高胃肠道平滑肌及括约肌张力，减少推进性肠蠕动，但作用时间短，不引起便秘，也无止泻作用；兴奋胆管括约肌，甚至引起痉挛，胆管内压力增高；治疗量对支气管平滑肌无影响，大剂量引起收缩；对妊娠收缩无影响，不对抗催产素兴奋子宫的作用，用于分娩止痛不影响产程。

4.扩张血管

能扩张血管引起直立性低血压。由于呼吸抑制，使体内二氧化碳蓄积，致脑血管扩张，颅内压升高。

(二)用途

1.镇痛

哌替啶对各种疼痛有效，用于各种剧痛。

2.心源性哮喘

哌替啶可替代吗啡治疗心源性哮喘。

3.人工冬眠

哌替啶与氯丙嗪、异丙嗪组成冬眠合剂，用于人工冬眠疗法。

4.麻醉前给药

麻醉前给药可消除患者的术前紧张和恐惧感，减少麻醉药用量。

(三)不良反应和用药注意事项

(1)不良反应有眩晕、恶心、呕吐、出汗、心悸、直立性低血压等，大剂量可抑制呼吸。成瘾性久用可产生成瘾性，但较吗啡弱，仍需控制使用。

(2)剂量过大可引起呼吸抑制、震颤、肌肉痉挛、反射亢进甚至惊厥等中毒症状，解救时可配合使用抗惊厥药。

(3)胆绞痛、肾绞痛者须与阿托品等解痉药合用。

(4)新生儿对哌替啶抑制呼吸中枢作用极为敏感，故产前2～4小时内不宜使用。

(5)禁忌证与吗啡相同。

(位岩平)

第二节　镇静药、催眠药和抗惊厥药

一、巴比妥类

(一)苯巴比妥

1.剂型规格

(1)片剂：每片15 mg，30 mg，100 mg。

(2)注射剂：每支0.1 g。

2.作用用途

本品属长效催眠药，具有镇静、催眠、抗惊厥、抗癫痫作用。与解热镇痛药合用可增加其镇痛作用，还用于麻醉前给药，也用于治疗新生儿高胆红素血症。常用本品钠盐。

3.用法用量

(1)口服：镇静、抗癫痫，每次 0.015～0.03 g，每天 3 次。催眠，睡前服 0.03～0.09 g。

(2)肌内注射(钠盐)：抗惊厥，每次 0.1～0.2 g，必要时 4～6 小时后重复 1 次，极量 0.2～0.5 g。麻醉前给药，术前 0.5～1 小时，肌内注射 0.1～0.2 g。

4.注意事项

不良反应可见头晕、嗜睡等，久用可产生耐受性及成瘾性，多次连用应警惕蓄积中毒。少数患者可发生变态反应。用于抗癫痫时不可突然停药，以免引起癫痫发作。肝肾功能不良者慎用。密闭避光保存。

(二)异戊巴比妥

1.剂型规格

片剂：每片 0.1 g。胶囊剂：每粒 1 g。注射剂：每支0.1 g，0.25 g，0.5 g。

2.作用用途

本品为中效巴比妥类催眠药，作用快而持续短。临床主要用于镇静、催眠、抗惊厥，也可用于麻醉前给药。

3.用法用量

(1)口服：催眠，于睡前半小时服 0.1～0.2 g。镇静，每次 0.02～0.04 g。极量：每次 0.2 g，每天0.6 g。

(2)静脉注射或肌内注射(钠盐)：抗惊厥，每次 0.3～0.5 g。极量：每次 0.25 g，每天 0.5 g。

4.注意事项

肝功能严重减退者禁用。本品久用可产生耐受性、依赖性。老年人或体弱者使用本品可能产生兴奋、精神错乱或抑郁，注意减少剂量。注射速度过快易出现呼吸抑制及血压下降，应缓慢注射，每分钟不超过 100 mg，小儿不超过 60 mg/m^2，并严密监测呼吸、脉搏、血压，有异常应立即停药。不良反应有头晕、困倦、嗜睡等。

(三)司可巴比妥

1.剂型规格

胶囊剂：每粒 0.1 g。注射剂：50 mg，100 mg。

2.作用用途

本品为短效巴比妥类催眠药，作用快，持续时间短(2～4 小时)，适用于不易入睡的失眠者，也可用于抗惊厥。

3.用法用量

成人用法如下。①口服：催眠，每次 0.1 g；极量，每次 0.3 g。镇静，每次 30～50 mg，每天3～4 次。麻醉前给药，每次 0.2～0.3 g，术前 1～2 小时服用。②肌内注射：催眠，0.1～0.2 g。③静脉注射：催眠，每次50～250 mg。镇静，每次 1.1～2.2 mg/kg。抗惊厥，每次 5.5 mg/kg，需要时每隔 3～4 小时重复注射，静脉注射速度不能超过 50 mg/15 s。

4.注意事项

严重肝功能不全者禁用。老年人及体弱者酌情减量。久用本品易产生耐受性、依赖性。

二、其他催眠药

(一)格鲁米特

1.剂型规格

片剂:每片 0.25 g。

2.作用用途

本品主要用于催眠,服后 30 分钟可入睡,持续 4～8 小时。对于夜间易醒和焦虑、烦躁引起的失眠效果较好,可代替巴比妥类药物,或与巴比妥类药物交替使用,可缩短快波睡眠时相(REM),久用之后停药能引起反跳,故不宜久用。还可用于麻醉前给药。

3.用法用量

口服:①催眠,每次 0.25～0.5 g。②镇静,每次 0.25 g,每天 3 次。③麻醉前给药,前一晚服 0.5 g,麻醉前 1 小时再服 0.5～1 g。

4.注意事项

有时出现恶心、头痛、皮疹等。久用能致依赖性和成瘾性。

(二)水合氯醛

1.剂型规格

溶液剂:10%溶液 10 mL。水合氯醛合剂:由水合氯醛 65 g,溴化钠65 g,琼脂糖浆 500 mL,淀粉20 g,枸橼酸 0.25 g,浓薄荷水 0.5 mL,蒸馏水适量共配成 1 000 mL。

2.作用用途

本品具有催眠、镇静、抗惊厥作用。多用于神经性失眠、伴有显著兴奋的精神病及破伤风痉挛、士的宁中毒等。临床主要用于催眠,特别是顽固性失眠及其他药物无效时。

3.用法用量

口服:临睡前 1 次口服 10%溶液 10 mL。以水稀释 1～2 倍后服用或服其合剂(掩盖其不良臭味和减少刺激性)。灌肠:抗惊厥,将 10%溶液 15～20 mL 稀释 1～2 倍后一次灌入。

4.注意事项

胃炎、消化性溃疡患者禁用,严重肝、肾功能不全及心脏病患者禁用。本品致死量在 10 g 左右,口服4～5 g 可引起急性中毒,可见到针尖样瞳孔,其他症状类似巴比妥类药物中毒。长期应用可产生依赖性和成瘾性,突然停药可出现谵妄、震颤等戒断症状。本品刺激性较大,易引起恶心,呕吐。偶见变态反应,如红斑、荨麻疹、湿疹样皮炎等,偶尔发生白细胞计数减少。

(三)咪达唑仑

1.剂型规格

片剂:每片 15 mg。注射剂:每支 5 mg(1 mL),15 mg(3 mL)。

2.作用用途

本品具有迅速镇静和催眠的作用,还具有抗焦虑、抗惊厥和肌松作用。适用于各种失眠症,特别适用于入睡困难及早醒,亦可作为术前及诊断时的诱眠用药。

3.用法用量

(1)成人:可口服、肌内注射,以及静脉给药。

口服:①失眠症,每晚睡前 7.5～15 mg。从低剂量开始,治疗时间为数天至 2 周。②麻醉前给药,每次 7.5～15 mg,麻醉诱导前 2 小时服。③镇静、抗惊厥,每次 7.5～15 mg。

肌内注射：术前用药，一般为 10～15 mg(0.1～0.15 mg/kg)，术前 20～30 分钟给药。可单用，也可与镇痛药合用。

静脉给药：①全麻诱导，0.1～0.25 mg/kg，静脉注射。②全麻维持，分次静脉注射，剂量和给药间隔时间取决于患者当时的需要。③局部麻醉或椎管内麻醉辅助用药，0.03～0.04 mg/kg，分次静脉注射。④ICU患者镇静，先静脉注射 2～3 mg，再以 0.05 mg/(kg · h)静脉滴注维持。

(2)老年人：推荐剂量为每天 7.5 mg，每天 1 次。

(3)儿童：肌内注射，术前给药，为 0.15～0.2 mg/kg，麻醉诱导前 30 分钟给药。

4.注意事项

精神病和严重抑郁症中的失眠症患者禁用。器质性脑损伤、严重呼吸功能不全者慎用。长期持续大剂量应用易引起成瘾性。极少有遗忘现象。

(四)溴替唑仑

1.剂型规格

片剂：每片 0.25 mg。

2.作用用途

本品为短效苯二氮䓬类镇静催眠药，具有催眠、镇静、抗惊厥、肌肉松弛等作用。临床用于治疗失眠症。还可用于术前催眠。口服吸收迅速而完全，血药浓度达峰时间为 0.5～2 小时。经肝脏代谢，大部分经肾由尿排出，其余随粪便排出，半衰期为 3.6～7.9 小时。

3.用法用量

口服：①失眠症，推荐剂量为每次 0.25 mg，睡前服。②术前催眠，每次 0.5 mg。③用于失眠症，老年人推荐剂量为每次0.125 mg，睡前服。④用于长时间飞行后调整时差，每次 0.25 mg。⑤用于倒班工作后改善睡眠，每次 0.125 mg。

4.注意事项

精神病(如抑郁症)患者、急性呼吸功能不全者、重症肌无力患者、急性闭角型青光眼患者、孕妇、哺乳期妇女、18 岁以下患者禁用。肝硬化患者慎用。可产生药物耐受性或短暂性遗忘。本品可使高血压患者血压下降，使用时应注意。用药期间不宜驾驶车辆或操作机器。

(五)佐匹克隆

1.剂型规格

片剂：每片 7.5 mg。

2.作用用途

本品为环吡咯酮类催眠药，具有很强的催眠和抗焦虑作用，并有肌松和抗惊厥作用。其作用迅速，能缩短入睡时间，延长睡眠时间，减少夜间觉醒和早醒次数。临床主要用于失眠症及麻醉前给药。

3.用法用量

口服：每次 7.5 mg，临睡前服，连服 21 天。肝功能不全者、年龄超过 70 岁者每次 3.75 mg。手术前服7.5～10 mg。

4.注意事项

15 岁以下儿童、孕妇、哺乳期妇女、对本品过敏者禁用。肌无力，肝功能、肾功能、呼吸功能不全者慎用。驾驶员、高空作业人员、机械操作人员禁用。偶见嗜睡、口苦等，少数可出现便秘、倦怠、头晕等。

(耿　霞)

第三节　抗帕金森病药

帕金森病又称震颤麻痹，是锥体外系功能紊乱引起的中枢神经系统疾病，其主要临床表现为静止性震颤、肌强直、运动迟缓及姿势步态异常等，多见于中老年人，65 岁以上人群患病率为 1 000/10 万。黑质中的多巴胺能神经元上行纤维到达纹状体，其末梢释放多巴胺，为抑制性递质，对脊髓前角运动神经元起抑制作用；同时纹状体中存在有胆碱能神经元，其末梢释放乙酰胆碱，为兴奋性递质，对脊髓前角运动神经元起兴奋作用。生理状态下，多巴胺和乙酰胆碱两种神经相互制约，处于动态平衡状态，共同调节机体的运动功能。当中枢神经系统黑质多巴胺能神经元受损变性，引起黑质-纹状体通路中的多巴胺能神经功能减弱，纹状体多巴胺含量显著降低，造成胆碱能神经功能相对亢进，引起帕金森病(图 4-1)。

抗帕金森病药分为中枢拟多巴胺药和中枢抗胆碱药两类。

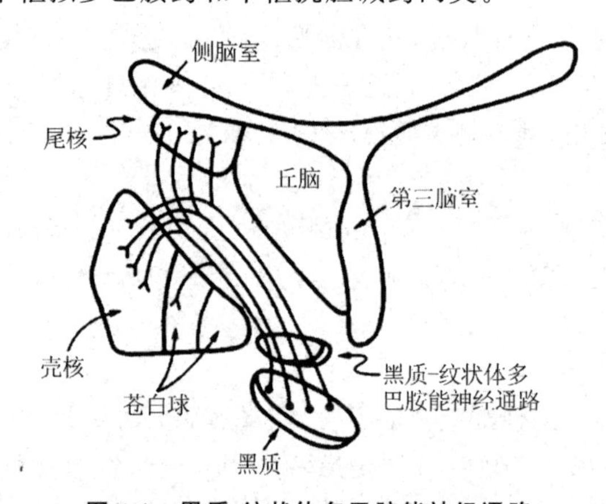

图 4-1　黑质-纹状体多巴胺能神经通路

一、中枢拟多巴胺药

(一)补充中枢递质药

其中以左旋多巴为主。

左旋多巴又称 *L*-多巴，为酪氨酸的羟化物。因多巴胺不能透过血-脑屏障，故选用其前韶体物质。

1.体内过程

口服在小肠迅速吸收，12 小时血药浓度达高峰，半衰期为 13 小时，吸收后首次通过肝脏大部分被脱羧转化为多巴胺，而多巴胺不易透过血-脑屏障。临床用药过程中，实际进入脑内的左旋多巴不足用量的 1%。如同时给予脱羧酶抑制剂(如卡比多巴)，可减少在外周的脱羧，使进入脑组织的左旋多巴量明显增多，以减少用量，并降低外周的不良反应。维生素 B_6 是脱羧酶的辅基，可促进左旋多巴在外周脱羧，降低疗效。

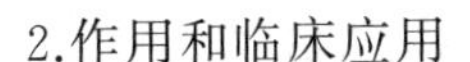

2.作用和临床应用

(1)抗帕金森病：进入中枢的左旋多巴在脑内多巴脱羧酶的作用下，转化为多巴胺，直接补充纹状体内多巴胺递质的不足，从而增强多巴胺能神经的功能，缓解帕金森病症状。临床用于治疗各种类型帕金森病。其作用特点：①对轻症、年轻和治疗初期的患者疗效好，而对重症、年老体弱的患者疗效差。②显效慢，用药后2～3周才能改善症状，1～6个月才能获得稳定疗效。③用药早期效果好，随着治疗时间的延长，疗效逐渐下降。④服药后，先改善肌强直及运动障碍，后缓解肌震颤，但对后者作用差。⑤对氯丙嗪等抗精神病药引起的帕金森病无效。

(2)改善肝昏迷：肝功能衰竭时，体内芳香氨基酸的代谢产物苯乙胺与酪胺难以迅速被氧化解毒，进入脑内后代谢生成为胺类伪递质而干扰NE的正常作用，导致中枢神经信息传导障碍。左旋多巴为多巴胺和去甲肾上腺素的前体物质，用药后通过补充脑内多巴胺与去甲肾上腺素以恢复神经系统功能，从而使肝昏迷患者意识苏醒，但无改善肝功能作用。

3.不良反应和用药监护

不良反应主要是体内左旋多巴脱羧产物多巴胺引起的外周反应和部分中枢反应所致。

(1)胃肠道反应：治疗初期80%患者出现厌食、恶心、呕吐等，主要是左旋多巴在外周和中枢脱羧成多巴胺，分别直接刺激胃肠道和兴奋延髓。呕吐中药多潘立酮是消除恶心、呕吐的有效药。

(2)心血管反应：表现有直立性低血压、心律失常，尤其是老年患者易发生。与外周脱羧酶抑制剂合用可减轻。心脏病、心律失常患者禁用。

(3)长期用药反应：①长期用药可出现不自主的异常动作，表现为咬牙、吐舌、点头、舞蹈样动作等。②长期用药的患者出现“开-关”现象，即患者突然多动不安(开)，而后又出现肌强直、运动不能(关)，这两种现象可交替出现。一旦产生，则应减量或停用，7～10天再从小剂量开始服用。③出现精神错乱，有逼真的梦幻、幻想、幻视等，也可有抑郁等精神症状。

(二)脱羧酶抑制药

其中以卡比多巴和苄丝肼为主。

卡比多巴又名α-甲基多巴肼、洛得新。苄丝肼又名羟苄丝肼、色丝肼。

1.作用和临床应用

两药均是脱羧酶的抑制剂，具有较强的抑制外周脱羧酶活性，与左旋多巴合用可明显减少左旋多巴在外周的脱羧作用，使进入脑内的左旋多巴增加，提高治疗帕金森病的疗效。同时，配伍用药还可减少左旋多巴的用量，明显减少其外周不良反应。

左旋多巴的复方制剂帕金宁(左旋多巴与卡比多巴混合比为10∶1)、美多巴(左旋多巴与苄丝肼混合比为4∶1)是治疗帕金森病的首选药。

2.不良反应和用药监护

在治疗剂量时不良反应较少见。使用时注意剂量个体化，应逐渐增加剂量至患者的病情有显著改善而无明显不良反应为宜。

(三)多巴胺受体激动药

其中以溴隐亭和培高利特为主。

溴隐亭又名溴麦角亭、溴麦亭，为半合成麦角生物碱。培高利特又名硫丙麦角林。

1.作用和临床应用

两药均能选择性激动黑质-纹状体通路的D_2受体，缓解帕金森病患者的肌肉强直和运动障碍，但对改善肌肉震颤疗效差。激动垂体部位的 D_2 受体，可抑制催乳素和生长激素分泌。

临床主要用于不能耐受左旋多巴治疗或用其他药物疗效不佳的帕金森病患者。其抑制催乳素及生长素的分泌，可用于退乳及治疗催乳素分泌过多症和肢端肥大症。

2.不良反应和用药监护

不良反应与左旋多巴相似，有恶心、呕吐、直立性低血压、运动困难和精神症状等，尤其精神症状多见。长期用药偶有肢端红痛和肺纤维化，一旦出现应立即停药。有精神病史者、心肌梗死患者禁用，末梢血管疾病、消化性溃疡患者慎用。

(四)促多巴胺释放药

其中，以金刚烷胺为主。金刚烷胺又名金刚胺。

1.作用和临床应用

主要是通过促进帕金森病患者脑中黑质-纹状体内残余多巴胺能神经递质的释放，表现为多巴胺受体激动药的作用，产生抗帕金森病效果。同时，也具有抑制激动多巴胺受体、较弱的中枢抗胆碱作用。对帕金森病的肌肉强的缓解作用较强，疗效虽不及左旋多巴，但优于抗胆碱药。与左旋多巴合用，能相互补充不足，产生协同作用。

临床主要用于不能耐受左旋多巴的患者。

2.不良反应和用药监护

常见有眩晕、嗜睡、言语不清、运动失调、恶心、呕吐、便秘和口干等。一天用量如超过300 mg或与抗胆碱药合用，不良反应明显增强，严重者可致精神错乱和惊厥。长期用药常见下肢网状青斑、踝部水肿等。有癫痫病史、心力衰竭、肾功能不全患者及孕妇禁用。

二、中枢抗胆碱药

以苯海索为主。苯海索又名安坦。

(一)作用和临床应用

通过选择性阻断中枢神经系统纹状体内胆碱受体，降低胆碱能神经功能，恢复胆碱能神经与多巴胺能神经的功能平衡，从而改善帕金森病患者的肌肉强直、运动障碍及肌震颤症状，疗效不及左旋多巴和金刚烷胺。其外周抗胆碱作用较弱，仅为阿托品的 1/10～1/3。

临床主要用于轻症或不能耐受左旋多巴的患者以及抗精神病药引起的帕金森综合征。也可用于脑炎或动脉硬化引起的帕金森病，可有效改善流涎、震颤等症状。

(二)不良反应和用药监护

有类似阿托品样不良反应，表现为口干、便秘、尿潴留、瞳孔散大和视力模糊等。前列腺肥大、幽门梗阻和青光眼患者禁用。

(三)制剂和用法

1.左旋多巴

片剂 50 mg。口服，抗帕金森病，开始每次 0.1～0.25 g，1 天 2～4 次，每隔 2～4 天递增 0.25～0.75 g，直至疗效显著而不良反应不明显为止。一般，有效量为 1 天 2～5 g，最大日用量不超过 8 g。与外周多巴脱羧酶抑制剂同用，每天 0.6 g，最大日用量不超过2 g。治疗肝昏迷，每次 0.5～1 g，口服或鼻饲，1 天 2～4 次或5 g，保留灌肠；或每次 0.2～0.6 g 加入 5%葡萄糖注射液 500 mL 内，缓慢滴入，清醒后减量至1 天0.2 g。

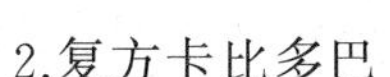

2.复方卡比多巴

片剂，开始治疗时以小剂量为妥，1 天 3 次。间隔 2～3 天，增加 0.5～1 片，每天剂量卡比多巴不超过 75 mg，左旋多巴不超过 750 mg。

3.美多巴

片剂，开始服用时，本品 25 mg，左旋多巴 100 mg，1 天 3 次。每天剂量美多巴不超过 250 mg，左旋多巴不超过 1 000 mg。

4.溴隐亭

片剂，2.5 mg。口服，开始每次 1.25 mg，1 天 2 次，在 2～4 周内每天增加2.5 mg，渐增至1 天 20 mg，以找到最佳疗效的最小剂量。

5.金刚烷胺

片剂或胶囊剂，100 mg。口服，每次 100 mg，1 天 2 次，早晚各 1 次。极量为一次 400 mg。

6.盐酸苯海索

片剂，2 mg。口服，抗帕金森病，开始每次 1～2 mg，1 天 3 次，逐渐递增，1 天不超过 20 mg。抗精神病药引起的帕金森综合征，开始 1 天 1 mg，逐渐递增至 1 天 5～10 mg，1 天 3 次。

（张秀芳）

第四节　抗癫痫药

癫痫是一种由各种原因引起的脑灰质的偶然、突发、过度、快速和局限性放电而导致的神经系统临床综合征，尽管近年来手术方法对难治性癫痫的治疗取得了很大进展，但 80％的癫痫患者仍然可通过抗癫痫药物获得满意疗效。随着人们对抗癫痫药物的体内代谢和药理学参数的深入研究，临床医师能更加有效地使用抗癫痫药物，使抗癫痫治疗的效益和风险比达到最佳水平。

根据化学结构可将抗癫痫药物分为以下几类。①乙内酰脲类：苯妥英、美芬妥英等。②侧链脂肪酸类：丙戊酸钠、丙戊酰胺等。③亚芪胺类：卡马西平。④巴比妥类：巴比妥钠、异戊巴比妥、甲苯比妥、扑米酮。⑤琥珀酰亚胺类：乙琥胺、甲琥胺、苯琥胺等。⑥磺胺类：乙酰唑胺、舒噻美等。⑦双酮类：三甲双酮、双甲双酮等。⑧抗癫痫新药：氨乙烯酸、氟氯双胺、加巴喷丁、拉莫三嗪、非尔氨酯、托吡酯。⑨激素类：促肾上腺皮质激素，泼尼松。⑩苯二氮䓬类：地西泮、氯硝西泮等。

一、苯妥英钠

苯妥英钠别名大仑丁，二苯乙内酰脲。

（一）药理作用与应用

该药能稳定细胞膜，调节神经元的兴奋性，抑制癫痫灶内发作性电活动的传播和扩散，阻断癫痫灶对周围神经元的募集作用。对于全身性强直阵挛发作、局限性发作疗效好，对精神运动性发作次之，对小发作无效。是临床上应用最广泛的抗癫痫药物之一。口服主要经小肠吸收，成人单剂口服后t_{max}为 3～8 小时，长期用药后半衰期为 10～34 小时，平均 20 小时。有效血药浓度为 10～20 μg/mL，开始治疗后达到稳态所需时间为 7～11 天。

(二)不良反应

1.神经精神方面

神经症状有眩晕、构音障碍、共济失调、眼球震颤、视力模糊和周围神经病变。精神症状包括智力减退、人格改变、反应迟钝和神经心理异常。

2.皮肤、结缔组织和骨骼

可有麻疹样皮疹、多形性红斑、剥脱性皮炎和多毛。齿龈增生常见于儿童和青少年。小儿长期服用可引起钙磷代谢紊乱、骨软化症和佝偻病。

3.造血系统

巨红细胞贫血、再生障碍性贫血和白细胞计数减少等。

4.代谢和内分泌

该药可作用于肝药酶,加速皮质激素分解,也可抑制胰岛素分泌、降低血中 T_3 的浓度。

5.消化系统

可有轻度厌食、恶心、呕吐和上腹疼痛,饭后服用可减轻症状。

6.致畸作用

癫痫母亲的胎儿发生颅面和肢体远端畸形的危险性增加,但是否与服用苯妥英钠有关目前尚无定论。

(三)注意事项

应定期检查血常规和齿龈的情况,长期服用时应补充维生素 D 和叶酸。妊娠哺乳期妇女和肝肾功能障碍者慎用。

(四)禁忌证

对乙内酰脲衍生物过敏者禁用。

(五)药物相互作用

(1)与卡马西平合用,可使两者的浓度交互下降。

(2)与苯巴比妥合用,可降低苯妥英钠的浓度,降低疗效。

(3)与扑米酮合用,有协同作用,可增强扑米酮的疗效。

(4)与丙戊酸钠合用,可使苯妥英钠的血浓度降低。

(5)与乙琥胺和三甲双酮合用,可抑制苯妥英钠的代谢,使其血浓度增高,增加毒性作用。

(6)与三环类抗抑郁药合用,可使两者的作用均增强。

(7)与地高辛合用,可增加地高辛的房室传导阻滞作用,引起心动过缓。地高辛能抑制苯妥英钠的代谢,增加其血浓度。

(8)不宜与氯霉素、西咪替丁和磺胺甲噁唑合用。

(9)与地西泮、异烟肼和利福平合用时,应监测血浓度,并适当调整剂量。

(10)与孕激素类避孕药合用时可降低避孕药的有效性。

(六)用法与用量

成人,50～100 mg,每天 2～3 次,一般 200～500 mg/d,推荐每天 1 次给药,最好晚间服用,超大剂量时可每天 2 次。儿童每天 5～10 mg/kg,分 2 次给药。静脉用药时,缓慢注射(＜50 mg/min),成人15～18 mg/kg,儿童 5 mg/kg,注射时需心电图监测。

(七)制剂

(1)片剂:100 mg。

(2)注射剂:5 mL∶0.25 g。

(3)粉针剂:0.1 g,0.25 g。

二、乙苯妥英

乙苯妥英别名皮加隆,乙妥英,Peganone。

(一)药理作用与应用

本药类似苯妥英钠,但作用及不良反应均比苯妥英钠小。临床常与其他抗癫痫药合用,对全身性发作和复杂部分性发作有较好疗效。

(二)不良反应

本药不良反应比苯妥英钠少,有头痛、嗜睡、恶心、呕吐,共济失调、多毛和齿龈增生少见。

(三)用法与用量

口服,成人,开始剂量 0.5~1 g/d,每 1~3 天增加 0.25 g,最大可达 3 g/d,分 4 次服用。儿童,1 岁以下 0.3~0.5 g/d,2~5 岁 0.5~0.8 g/d,6~12 岁 0.8~1.2 g/d。

(四)制剂

片剂:250 mg,500 mg。

三、甲妥英

甲妥英别名美芬妥英,Methenytoin,Methoin。

(一)药理作用与应用

与苯妥英钠相似,但有镇静作用。主要用于对苯妥英钠效果不佳的患者,对小发作无效。

(二)不良反应

毒性较苯妥英钠强,有嗜睡、粒细胞减少、再生障碍性贫血、皮疹、中毒性肝炎反应。

(三)用法与用量

成人,50~200 mg,每天 1~3 次。儿童,25~100 mg,每天 3 次。

(四)制剂

片剂 50 mg,100 mg。

四、丙戊酸钠

丙戊酸钠别名二丙二乙酸钠,抗癫灵,戊曲酯。

(一)药理作用与应用

本药可能通过增加脑内抑制性神经递质 GABA 的含量,降低神经元的兴奋性,或直接稳定神经元细胞膜而发挥抗癫痫作用。口服吸收完全,t_{max} 为 1~4 小时,半衰期为 14 小时,达到稳态所需时间 4 天,有效血浓度为67~82 μg/mL。本品是一种广谱抗癫痫药,对各型小发作、肌阵挛发作、局限性发作、大发作和混合型癫痫均有效,对复杂部分性发作、单纯部分性发作和继发性全身发作的效果不如其他一线抗癫痫药。此外本药还可用于治疗小舞蹈病、偏头痛、心律失常和顽固性呃逆。

(二)不良反应

1.消化系统

消化系统不良反应有恶心、呕吐、厌食、消化不良、腹泻和便秘等。治疗过程中还可发生血氨升高，少数患者可发生脑病。在小儿以及抗癫痫药合用的情况下容易发生肝肾功能不全，表现为头痛、呕吐、黄疸、水肿和发热。一般情况下，肝毒性的发生率很低，约 1/50 000。严重肝毒性致死者罕见。

2.神经系统

神经系统不良反应有震颤，也可有嗜睡、共济失调和易激惹症状。认知功能和行为障碍罕见。

3.血液系统

由血小板减少和血小板功能障碍导致的出血时间延长、皮肤紫斑和血肿。

4.致畸作用

妊娠初期服药可致胎儿神经管发育缺陷和脊柱裂等。

5.其他

偶见心肌劳损、心律不齐、脱发、内分泌异常、低血糖和急性胰腺炎。

(三)注意事项

服用 6 个月以内应定期查肝功能和血常规。有先天代谢异常者慎用。

(四)禁忌证

肝病患者禁用。

(五)药物相互作用

(1)丙戊酸钠为肝药酶抑制剂，合用时能使苯巴比妥、扑米酮和乙琥胺的血浓度增高，而苯巴比妥、扑米酮、苯妥英钠、乙琥胺和卡马西平又可诱导肝药酶，加速丙戊酸钠的代谢，降低其血浓度。

(2)与阿司匹林合用可使游离丙戊酸钠血浓度显著增高，半衰期延长，导致丙戊酸钠蓄积中毒。

(六)用法与用量

1.抗癫痫

成人维持量为 600～1 800 mg/d，儿童体重 20 kg 以上时，每天不超过 30 mg/kg，体重<20 kg时可用至每天 40 mg/kg，每天剂量一般分 2 次口服。

2.治疗偏头痛

1 200 mg/d，分 2 次口服，维持 2 周可显效。

3.治疗小舞蹈病

口服，每天 15～20 mg/kg，维持 3～20 周。

4.治疗顽固性呃逆

口服，初始剂量为每天 15 mg/kg，以后每 2 周每天剂量增加 250 mg。

(七)制剂

(1)丙戊酸钠片剂：100 mg，200 mg，250 mg。

(2)糖浆剂：5 mL∶250 mg；5 mL∶500 mg。

(3)丙戊酸胶囊：200 mg，250 mg。

(4)丙戊酸氢钠(肠溶片)：250 mg，500 mg。

(5)丙戊酸/丙戊酸钠(控释片)：500 mg。

五、丙戊酸镁

(一)药理作用与应用

新型广谱抗癫痫药,药理作用同丙戊酸钠。适用于各种类型的癫痫发作。

(二)不良反应

嗜睡、头昏、恶心、呕吐、厌食胃肠道不适,多为暂时性。

(三)注意事项

孕妇、肝病患者和血小板减少者慎用。用药期间应定期检查血象。

(四)药物相互作用

本药与苯妥英钠和卡马西平合用可增加肝脏毒性,应避免合用。

(五)用法与用量

口服,成人,200～400 mg,每天 3 次,最大可用至 600 mg,每天 3 次。儿童每天 20～30 mg/kg,分3 次服用。

(六)制剂

片剂:100 mg,200 mg。

六、丙戊酰胺

丙戊酰胺别名丙缬草酰胺,癫健安,二丙基乙酰胺。

(一)药理作用与应用

其抗惊厥作用是丙戊酸钠的 2 倍,是一种作用强见效快的抗癫痫药。临床用于各型癫痫。

(二)不良反应

头痛、头晕、恶心、呕吐、厌食和皮疹,多可自行消失。

(三)用法与用量

口服,成人,0.2～0.4 g,每天 3 次。儿童每天 10～30 mg/kg,分 3 次口服。

(四)制剂

片剂:100 mg,200 mg。

七、唑尼沙胺

唑尼沙胺别名 Exogran。

(一)药理作用与应用

具有磺酰胺结构,对碳酸酐酶有抑制作用,对癫痫灶放电有明显的抑制作用。本品口服易吸收,t_{max} 为 5～6 小时,半衰期为 60 小时。临床主要用于全面性发作、部分性发作和癫痫持续状态。

(二)不良反应

主要为困倦、焦躁、抑郁、幻觉、头痛、头晕、食欲缺乏、呕吐、腹痛、白细胞减少、贫血和血小板减少。

(三)注意事项

不可骤然停药,肝肾功能不全者、机械操作者、孕妇和哺乳期妇女慎用。定期检查肝肾功能和血常规。

(四)用法与用量

成人初量100～200 mg,分1～3次口服,逐渐加量至200～400 mg,分1～3次口服。每天最大剂量600 mg。儿童2～4 mg/kg,分1～3次口服,逐渐加量至8 mg/kg,分1～3次口服,每天最大剂量12 mg/kg。

(五)制剂

片剂:100 mg。

八、三甲双酮

三甲双酮别名Tridion。

(一)药理作用与应用

在体内代谢成二甲双酮起抗癫痫作用,机制不明。口服吸收好,t_{max}为30分钟以内,二甲双酮半衰期为10天或更长。主要用于其他药物治疗无效的失神发作,也用于肌阵挛和失张力发作。

(二)不良反应

有骨髓抑制、嗜睡、行为异常、皮疹、胃肠道反应、肾病综合征、肌无力综合征和脱发。有严重的致畸性。

(三)禁忌证

孕妇禁用。

(四)用法与用量

口服,成人维持量为750～1 250 mg/d,儿童每天20～50 mg/kg。

(五)制剂

(1)片剂:150 mg。

(2)胶囊剂:300 mg。

(闫　莉)

第五节　拟胆碱药

拟胆碱药可激动胆碱受体,产生与乙酰胆碱类似的作用。按药物作用机制分为直接拟胆碱药和间接拟胆碱药两大类,直接激动胆碱受体,称胆碱受体激动药;抑制胆碱酯酶活性,间接升高受体部位乙酰胆碱的浓度,提高内源性乙酰胆碱的生物效应,称胆碱酯酶抑制药(或称抗胆碱酯酶药)。若按药物对胆碱受体作用的选择性,分为M、N胆碱受体激动药,M胆碱受体激动药和N胆碱受体激动药。

一、M胆碱受体激动药

M胆碱受体激动药可分为两类,即胆碱酯类和天然的拟胆碱生物碱。胆碱酯类主要包括乙酰胆碱、卡巴胆碱、醋甲胆碱和贝胆碱。天然的拟胆碱生物碱有毛果芸香碱、槟榔碱和毒草碱。

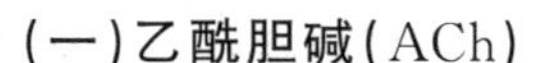

(一)乙酰胆碱(ACh)

乙酰胆碱为胆碱能神经递质,性质不稳定,极易被体内乙酰胆碱酯酶(AChE)水解破坏,其能特异性作用于各类胆碱受体,选择性差,故无临床实用价值;但其为内源性神经递质,分布较广,具有非常重要的生理功能,因而必须熟悉该递质的作用。其作用如下所述。

1.M 样作用

激动 M 胆碱受体,表现出兴奋胆碱能神经全部节后纤维所产生的作用,如心脏抑制、腺体分泌增加、血管扩张、瞳孔缩小。

(1)扩张血管,降低血压。

(2)抑制心脏,减慢心肌收缩力和心率。

(3)兴奋内脏平滑肌使其收缩。兴奋胃肠道、泌尿道平滑肌并可促进胃、肠分泌,导致恶心、嗳气、呕吐、腹痛及排便、排尿等症状。

(4)腺体分泌增加,如出汗、流涎。

(5)使瞳孔括约肌和睫状肌收缩,致瞳孔缩小,调节痉挛。

2.N 样作用

(1)激动 N_N 受体(N_1 受体)相当于兴奋神经节,使节后神经兴奋。表现为交感神经和副交感神经同时兴奋所产生的作用,同时兴奋肾上腺素髓质分泌肾上腺素。总体表现为胃肠道、膀胱等处的平滑肌收缩加强,腺体分泌增加,心肌收缩力加强和小血管收缩,血压上升。

(2)激动 N_M 受体(N_2 受体):本品激动运动终板的 N_M 受体,使骨骼肌收缩。

(二)毛果芸香碱

毛果芸香碱属 M 胆碱受体激动药,是从毛果芸香属植物中提取出的生物碱。本品选择性地激动 M 胆碱受体,产生 M 样作用。对眼和腺体的作用强,而对心血管的作用小。其作用和临床应用如下所述。

1.眼

滴眼后可引起缩瞳、降低眼内压和调节痉挛等作用(图 4-2)。

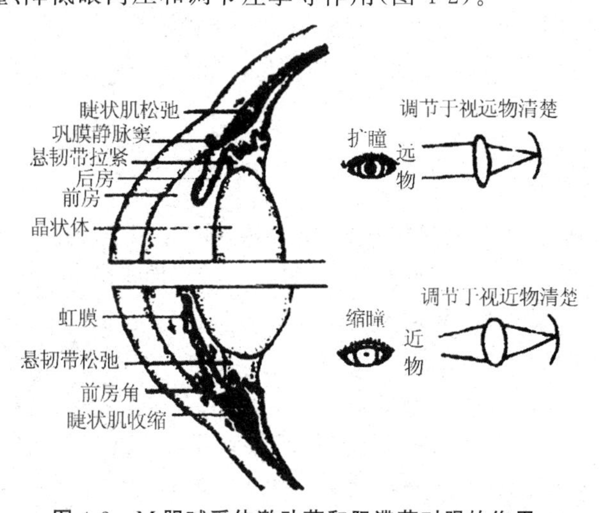

图 4-2　M 胆碱受体激动药和阻滞药对眼的作用

箭头表示房水流通及睫状肌收缩或松弛方向。上:胆碱受体阻滞药对眼的作用;下:胆碱受体激动药对眼的作用

(1)缩瞳:激动虹膜瞳孔括约肌的M胆碱受体,使虹膜瞳孔括约肌收缩,瞳孔缩小。局部用药后作用可持续数小时至1天。

(2)降低眼内压:通过缩瞳作用可使虹膜向中心拉动,虹膜根部变薄,从而使处于虹膜周围的前房角间隙扩大,房水易于经滤帘进入巩膜静脉窦,使眼内压下降。

(3)调节痉挛:毛果芸香碱激动动眼神经支配的M受体。使睫状肌向瞳孔中心方向收缩,导致牵拉晶状体悬韧带松弛,晶状体由于本身弹性变凸,屈光度增加,此时远距离物体不能清晰地成像于视网膜上,故视远物模糊,视近物清楚。这一作用称为调节痉挛。

2.腺体

毛果芸香碱激动腺体的M受体,皮下注射10～15 mg可使汗腺、唾液腺分泌明显增加。

3.临床应用

全身用于抗胆碱药如阿托品中毒的抢救,局部用于治疗青光眼。

(1)治疗青光眼:青光眼有闭角型及开角型两种,毛果芸香碱均适用。低浓度的毛果芸香碱(2%以下)可滴眼用于治疗闭角型青光眼(充血性青光眼);本品对开角型青光眼(单纯性青光眼)的早期也有一定疗效,但机制未明,常用1%～2%溶液滴眼。

(2)治疗巩膜炎:与散瞳药阿托品交替使用,使瞳孔扩张收缩交替出现,从而防止虹膜睫状体发炎时虹膜与晶状体粘连。

4.不良反应

本品滴眼药液浓度过高(2%以上)或过量吸收后出现M胆碱受体过度兴奋症状,可用阿托品拮抗。

5.用药注意及禁忌证

(1)滴眼时应压迫内眦,避免药液流入鼻腔后吸收中毒。

(2)禁用于急性虹膜炎。

(三)卡巴胆碱

卡巴胆碱对M、N胆碱受体的作用与乙酰胆碱相似,但其不易被胆碱酯酶水解,作用时间较长。本品对膀胱和肠道作用明显,故可用于术后腹胀气和尿潴留,仅用于皮下注射,禁止静脉注射给药。该药不良反应较多,且阿托品对它的解毒效果差,故目前主要用于局部滴眼治疗青光眼。

二、抗胆碱酯酶药

胆碱酯酶是一种水解乙酰胆碱的特殊酶,主要存在于胆碱能神经元、神经肌肉接头以及其他某些组织中,此酶对于生理浓度的乙酰胆碱作用最强,特异性也较高。抗胆碱酯酶药与胆碱酯酶的亲和力比乙酰胆碱大得多,分为易逆性抗胆碱酯酶药和难逆性抗胆碱酯酶药。

(一)易逆性抗胆碱酯酶药

1.新斯的明

(1)抑制胆碱酯酶,产生M和N样作用:新斯的明可与乙酰胆碱竞争与胆碱酯酶的结合,抑制胆碱酯酶的活性,使胆碱能神经末梢释放的乙酰胆碱破坏减少,突触间隙中的乙酰胆碱积聚,表现出M样和N样作用。

(2)直接激动N_M受体(N_2受体):新斯的明除了抑制胆碱酯酶的作用外,还能直接与骨骼肌运动终板上N_M受体结合,促进运动神经末梢释放乙酰胆碱,加强骨骼肌收缩作用。故对骨骼肌作用最强，对胃肠道和膀胱等平滑肌作用较强，对心血管、腺体、眼和支气管平滑肌作用较弱。

(3)治疗重症肌无力：本病为神经肌肉接头传递障碍所致慢性疾病，这是一种自身免疫性疾病，主要症状是骨骼肌呈进行性收缩无力，临床表现为受累骨骼肌极易疲劳。新斯的明为治疗重症肌无力常规使用药物，用来控制疾病症状。

(4)治疗术后腹气胀及尿潴留：新斯的明能加快肠蠕动及增加膀胱张力，从而促进排气排尿。

(5)用于阵发性室上性心动过速：新斯的明 M 样作用使心率减慢。

(6)用于非去极化型肌松药的解毒：如用于筒箭毒碱中毒的解救。

(7)不良反应较少，过量可产生恶心、呕吐、腹痛、出汗，心动过缓、肌肉震颤和无力。

(8)治疗重症肌无力时，可口眼给药，也可皮下或肌内注射给药。静脉注射给药时有一定危险性，特别要防止剂量过大引起兴奋过度而转入抑制，致使肌无力症状加重。

(9)使用前应先测心率，如心动过缓先用阿托品使心率增至 80 次/分后再用本品。

(10)解救筒箭毒碱中毒时应先给患者吸氧，并备好阿托品。

(11)禁用于支气管哮喘、机械性肠梗阻、泌尿道梗阻及心绞痛等患者。

2.毒扁豆碱

毒扁豆碱是从西非毒扁豆的种子中提取的一种生物碱，现已人工合成。

(1)毒扁豆碱作用与新斯的明相似，但无直接兴奋作用：眼内局部应用时，其作用类似于毛果芸香碱，但奏效快、作用强而持久，表现为瞳孔缩小，眼内压下降，可维持 1～2 天。吸收后外周作用与新斯的明相似，表现为 M、N 胆碱受体激动作用；进入中枢后亦可抑制中枢 AChE 活性而产生作用，表现为小剂量兴奋、大剂量抑制。

(2)局部用于治疗青光眼，常用 0.05%溶液滴眼。

(3)本品滴眼后可致睫状肌收缩而引起调节痉挛，出现头痛。大剂量中毒时可致呼吸麻痹。

(4)与毛果芸香碱相比，毒扁豆碱刺激性较强，长期给药时，患者不易耐受。临床应用时，可先用本品滴眼数次，后改用毛果芸香碱维持疗效。滴眼时应压迫内眦，以免药液流入鼻腔后吸收中毒。

3.吡斯的明

吡斯的明的作用与新斯的明类似，口服吸收较差，故临床应用时剂量较大，起效缓慢，作用时间较长。主要用于治疗重症肌无力，疗程通常少于 8 周，亦可用于治疗麻痹性肠梗阻和术后尿潴留。不良反应与新斯的明相似，但 M 胆碱受体效应较弱。

4.加兰他敏

加兰他敏是一种从石蒜科植物中提取的生物碱，其作用类似新斯的明，用于治疗重症肌无力和脊髓灰质炎后遗症，也可用于治疗竞争性神经肌肉阻滞药过量中毒。

5.安贝氯铵

安贝氯铵作用类似新斯的明，但较持久，主要用于重症肌无力的治疗，尤其适用于不能耐受新斯的明或吡斯的明的患者。

(二)难逆性抗胆碱酯酶药

1.有机磷酸酯类

有机磷酸酯类能与胆碱酯酶牢固结合，且结合后不易水解，因此酶的活性难以恢复，致使体内乙酰胆碱持久积聚而引起中毒。有机磷酸酯类对人畜均有毒性，主要用作农作物及环境杀虫，常见的有敌百虫、马拉硫磷、乐果、敌敌畏等。有些剧毒物质，如沙林、塔崩及梭曼还被用作化学战争的神经毒气,在应用时,如管理不妥或防护不严均可造成人畜中毒。因此必须掌握他的中毒表现及防治解救方法。

2.烟碱

烟碱是N胆碱受体激动药的代表。由烟草中提取,可兴奋自主神经节和神经肌肉接头的N胆碱受体。其对神经节的N受体作用呈双相性,小剂量激动N受体,大剂量却阻断N受体。烟碱对神经肌肉接头N受体作用与其对神经节N受体作用类似,由于烟碱作用广泛、复杂,无临床实用价值。

(蔡　静)

第六节　抗胆碱药

一、M受体阻滞药

常用的药物有阿托品、东莨菪碱、山莨菪碱、后阿托品、丙胺太林和哌仑西品等,以阿托品为例进行介绍。

(一)药物作用

能选择性阻断M受体,对抗乙酰胆碱或拟胆碱药的M样作用。

(二)临床用途

1.解除平滑肌痉挛

对过度兴奋的胃肠平滑肌松弛作用明显,用于缓解胃肠绞痛及膀胱刺激症状。

2.抑制腺体分泌

对汗腺、唾液腺作用最明显,用于全麻前给药、严重盗汗和流涎症。

3.眼科用药

散瞳、升眼压、导致远视(调节麻痹)。临床可用于虹膜睫状体炎、虹膜晶状体粘连(与缩瞳药交替使用)和小儿验光。

4.兴奋心脏

较大剂量时使心率加快和房室传导加快,常用于治疗窦性心动过缓和房室传导阻滞。

5.扩血管

大剂量时能解除小血管痉挛,用于治疗感染中毒性休克。

6.对抗M样作用

用于解救有机磷中毒。有机磷中毒的患者对阿托品的敏感性远比正常人低,其用量不受药典规定的极量限制,使用总量随中毒程度不同可相差很大。要及早、足量、反复注射阿托品,直至达到“阿托品化”。“阿托品化”的主要指征:瞳孔扩大不再缩小,口干及皮肤干燥、颜面潮红,肺部湿啰音消失,轻度躁动不安及心率加快等。对以上指征需全面观察,综合分析,灵活判断。

(三)不良反应

1.外周反应

常见口干,皮肤干燥,潮红,视近物模糊,瞳孔扩大,心率加快,体温升高等外周症状。

2.中毒反应

阿托品过量中毒除外周症状加重外，还可出现中枢兴奋症状，如烦躁、谵妄、幻觉甚至惊厥等。严重中毒时由兴奋转入抑制而出现昏迷、呼吸麻痹。

(四)禁忌证

青光眼、前列腺肥大、高热患者禁用。

二、胆碱酯酶复活药

以氯解磷定(BAM-CI)氯解磷定(又名氯磷定、氯化派姆)为例进行介绍。

(一)药物作用

1.使胆碱酯酶复活

与磷酰化胆碱酯酶中的有机磷结合，使胆碱酯酶与有机磷解离，恢复胆碱酯酶的活性。

2.与游离的有机磷结合

防止中毒进一步加深。

(二)临床用途

用于解救有机磷中毒。对有机磷的解毒作用有一定选择性。对内吸磷、对硫磷中毒疗效较好；对敌敌畏、敌百虫中毒效果较差；对乐果中毒则无效。对轻度有机磷中毒，可单独应用氯解磷定或阿托品以控制症状；中度、重度中毒时则必须合并应用阿托品。

三、用药监护

(一)用药监测

(1)阿托品治疗量时应观察心率变化，心率每分钟高于100次，体温高于38 ℃及眼内压高的患者不宜用阿托品。

(2)用药期间注意监测阿托品化指征的出现。

(3)大剂量应用阿托品时应严密观察外周和中枢中毒症状的出现。如出现呼吸加快，瞳孔扩大，中枢兴奋症状及猩红热样皮疹时，多为阿托品中毒，应及时报告医师，及时处理。外周症状可用拟胆碱药毛果芸香碱或新斯的明对抗治疗。有机磷中毒使用阿托品过量时不能用新斯的明。中枢兴奋症状可用镇静药苯巴比妥或地西泮对抗治疗。

(4)应用解磷定期间应观察患者的体液平衡情况，如有脱水，需补充体液。

(二)用药护理

(1)应用阿托品常见外周轻症在停药后可逐渐消失，不需特殊处理。但在用药前应向患者或家属说明药物可能引起的不良反应，并介绍一些简便的防治措施，如口干可少量多次饮水，解除口腔黏膜干燥感。

(2)阿托品滴眼时应压迫内眦，防止药液经鼻腔黏膜吸收产生不良反应。

(3)应用阿托品等抗胆碱药前应劝患者排尿排便，用药后多饮水及多食含纤维食物，减少尿潴留及便秘的发生。

(4)有机磷农药中毒时应及早使用胆碱受体阻滞药，防止胆碱酯酶老化。

(5)胆碱酯酶复活药(氯解磷定)在体内迅速被分解，维持时间短(仅1.5～2小时)，应根据病情需要反复给药，彻底解毒。

(6)阿托品中毒除按一般中毒处理外，必须及时用4%鞣酸溶液清除体内过量药物，并用毛果芸香碱 0.25～0.5 mL 皮下注射，每 10～15 分钟 1 次，至中毒症状消失。

(7)一旦怀疑有机磷酸酯类中毒，应立即除去被污染的衣物，用清水或肥皂水彻底清洗皮肤，减少农药经皮肤黏膜吸收；若为口服中毒，应马上用 2%$NaHCO_3$ 或 1%盐水反复洗胃，再用硫酸镁导泻。敌百虫口服中毒不能用碱性溶液洗胃，对硫磷中毒忌用高锰酸钾洗胃。

(8)有机磷酯酯类中毒抢救时，一定要保持患者呼吸道的通畅，防止肺水肿、脑水肿、呼吸衰竭，积极预防感染。

(刘　杰)

第七节　拟肾上腺素药

拟肾上腺素药是一类能直接或间接激动肾上腺素受体，产生与交感神经兴奋相似效应的药物。按其对不同受体的选择性，可分为 α、β 受体激动药，α 受体激动药，β 受体激动药三大类。本章重点介绍的药物就包括 α、β 受体激动药肾上腺素，α 受体激动药去甲肾上腺素以及 β 受体激动药异丙肾上腺素。

一、α、β 受体激动药

(一)肾上腺素

肾上腺素(Adrenaline，AD，副肾素)是肾上腺髓质分泌的主要激素，药用制剂从家畜肾上腺提取或人工合成。本类药物化学性质不稳定，遇光易失效；在中性尤其碱性溶液中，易氧化变色而失活。

1.体内过程

口服后可被碱性肠液破坏，故口服无效。皮下注射可使局部血管收缩，吸收较慢，作用持续约 1 小时；肌内注射吸收较皮下注射快，作用持续 20 分钟；静脉注射立即生效。

2.药理作用

肾上腺素通过激动 α 和 β 受体，产生 α 和 β 样效应。

(1)兴奋心脏：通过激动心脏的 $β_1$ 受体使心肌收缩力增强、心率加快、传导加速、心排血量增加。还能扩张冠脉血管，改善心肌的血液供应。但在加强心肌收缩力的同时，增加心肌耗氧量，如剂量过大或静脉注射速度过快，可引起心脏异位起搏点兴奋，导致心律失常，甚至室颤。

(2)舒缩血管：对血管的作用因血管平滑肌上分布的受体类型和密度不同，药理作用不同。激动 α 受体可使皮肤、黏膜及内脏血管收缩；激动 $β_2$ 受体使骨骼肌血管及冠脉血管扩张。

(3)影响血压：治疗量(0.5～1 mg)的肾上腺素激动 $β_1$ 受体，使心脏兴奋，心排血量增加，收缩压升高，由于 $β_2$ 受体对低浓度肾上腺素较敏感，骨骼肌血管的扩张作用抵消或超过了皮肤黏膜血管的收缩作用，故舒张压不变或略有下降，脉压增大。较大剂量的肾上腺素，除强烈兴奋心脏外，还因对仅受体的激动作用加强，使血管收缩作用超过了血管扩张作用，导致收缩压、舒张压均升高，如应用 α 受体阻滞药(如酚妥拉明等)抵消了肾上腺素激动 α 受体而收缩血管的作用，则肾上腺素激动 $β_2$ 受体而扩张血管的作用会得以充分表现，这时用原剂量的肾上腺素可引起单纯的血压下降，此现象称为肾上腺素升压效应的翻转。故 α 受体阻滞药引起的低血压不能用肾上

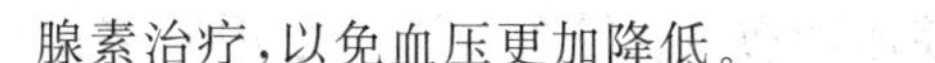
腺素治疗，以免血压更加降低。

(4)扩张支气管：激动支气管平滑肌上的 β_2 受体，使支气管平滑肌松弛；还可抑制肥大细胞释放过敏递质(如组胺、白三烯等)；肾上腺素还可兴奋 α_1 受体，使支气管黏膜血管收缩，毛细血管通透性降低，有利于减轻或消除黏膜水肿。以上作用均有利于缓解支气管哮喘。

(5)促进代谢：激动 β_2 受体，可促进糖原和脂肪分解，使血糖和血中游离脂肪酸均升高。

3.临床应用

(1)心搏骤停：用于溺水、传染病、房室传导阻滞、药物中毒、麻醉及手术意外等引起的心搏骤停。在配合心脏按压、人工呼吸、纠正酸中毒等其他措施的同时，可用 0.5～1.0 mg 的肾上腺素心内注射，以恢复窦性心律。对电击所致的心搏骤停，可用肾上腺素配合心脏除颤器或利多卡因抢救。

(2)过敏性休克：AD 是治疗过敏性休克的首选药物，其兴奋心脏、收缩血管、舒张支气管、抑制组胺释放等作用，可迅速缓解过敏性休克所致的心跳微弱、血压下降、喉头水肿和支气管黏膜水肿及支气管平滑肌痉挛引起的呼吸困难等症状。

(3)急性支气管哮喘：AD 可舒张支气管平滑肌，消除支气管黏膜充血水肿，抑制过敏物质释放，从而控制支气管哮喘的急性发作。起效快，但持续时间短。

(4)局部应用。①与局部麻醉药配伍：在局麻药中加入适量 AD(1∶250 000)，可使局部血管收缩，延缓局麻药的吸收，减少吸收中毒并延长局麻作用时间。但在肢体远端部位，如手指、足趾、耳部、阴茎等处手术时，局麻药中不加 AD，以免引起局部组织坏死。②局部止血：对鼻黏膜或牙龈出血，可用浸有 0.1%的肾上腺素纱布或棉球填塞出血部位，通过收缩局部血管起止血作用。

4.不良反应

常见的不良反应为心悸、头痛、烦躁和血压升高等，血压剧升有发生脑出血的危险；亦可引起心律失常，甚至室颤。应严格掌握剂量。

高血压、糖尿病、甲状腺功能亢进及器质性心脏病患者禁用。老年人应慎用。

(二)多巴胺

多巴胺(DA)为合成去甲肾上腺素的前体物质，药用为人工合成品。

1.体内过程

口服易被破坏而失效，一般用静脉滴注给药。不易透过血-脑屏障，几乎无中枢作用。在体内被 COMT 及 MAO 代谢失活。

2.药理作用

多巴胺可直接激动 α、β 和 DA 受体，对 α、β_1 受体作用明显，对 β_2 受体作用弱。

(1)兴奋心脏：小剂量多巴胺主要激动 β_1 受体，使心肌收缩力增强，心排血量增加。一般剂量对心率影响不明显；大剂量可加快心率，多巴胺兴奋心脏的作用较肾上腺素弱，较少发生心悸及心律失常。

(2)舒缩血管：小剂量可兴奋多巴胺受体，扩张脑、肾、肠系膜血管；大剂量可激动 α 受体，使皮肤、黏膜血管收缩。

(3)影响血压：小剂量时由于兴奋心脏及舒缩血管的综合作用，使收缩压升高，舒张压无明显变化。大剂量时，较显著地兴奋心脏和收缩血管，外周阻力增加，收缩压和舒张压均升高。

(4)改善肾功能：小剂量多巴胺可激动肾血管的多巴胺受体，使肾血管扩张，肾血流量增加，肾小球滤过率增多;并能直接抑制肾小管对钠的重吸收,使尿量增多。但在大剂量使用时,多巴胺作用于肾血管的α受体,使肾血管收缩,肾血流量减少。

3.临床应用

(1)休克:对于心功能不全、尿量减少的休克疗效较好,也可用于感染性休克、出血性休克及心源性休克。但应注意补足血容量和纠正酸中毒。

(2)急性肾衰竭:与利尿药(如呋塞米)合用,可用于急性肾衰竭的治疗。

4.不良反应

治疗量不良反应较轻,偶见恶心、呕吐、头痛等反应。用量过大或静脉滴注速度过快可致心律失常、血压升高,肾血管收缩引起肾功能下降等,减慢滴速或停药可缓解上述反应。避免药液漏出血管外,以免引起局部组织缺血坏死。

(三)麻黄碱

麻黄碱(麻黄素)是从中药麻黄中提取的生物碱,现已人工合成。

1.体内过程

口服、注射均易吸收。易透过血-脑屏障,在体内仅有少量被MAO代谢,一次用药作用可维持3～6小时。大部分以原形经肾排泄,酸性尿液可促进其排泄。

2.药理作用

对α、β受体均有直接兴奋作用,并能促进肾上腺素能神经末梢释放去甲肾上腺素。与肾上腺素比较,麻黄碱具有以下特点:①兴奋心脏、收缩血管、升高血压、扩张支气管的作用起效慢、效应弱、维持时间持久。②中枢兴奋作用显著。③连续用药可产生快速耐受性。

3.临床应用

(1)某些低血压状态:用于防治硬膜外和蛛网膜下隙麻醉所引起的低血压。

(2)支气管哮喘:扩张支气管作用较肾上腺素弱,起效慢,但作用持久,仅用于轻症哮喘的治疗和预防哮喘发作。

(3)鼻黏膜充血所致鼻塞:药物滴鼻可消除黏膜充血和肿胀。但小儿禁用。

4.不良反应

中枢兴奋所致的不安、失眠等反应最为常见,晚间服用宜加镇静催眠药。连续滴鼻过久,可产生反跳性鼻黏膜充血。前列腺肥大患者服用本药可增加排尿困难。

高血压、冠心病及甲状腺功能亢进患者禁用。

二、α受体激动药

(一)去甲肾上腺素

去甲肾上腺素(NA)是去甲肾上腺素能神经末梢释放的主要神经递质,药用为人工合成品。

1.体内过程

口服易被破坏,皮下或肌内注射因强烈收缩血管,可发生局部缺血性坏死,故只能静脉给药。主要由COMT和MAO代谢而失活,维持时间短。

2.药理作用

主要激动α受体,对β_1受体激动作用较弱,对β_2受体几乎无作用。

(1)收缩血管:通过激动血管平滑肌上的α受体,产生强大的收缩血管作用。以皮肤、黏膜血管收缩作用最明显,其次为肾、脑、肝、肠系膜及骨骼肌血管,而对冠脉血管呈扩张作用,原因是心

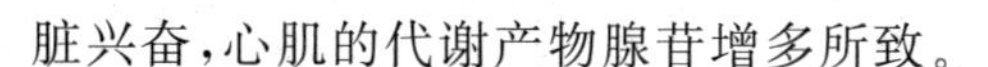

脏兴奋，心肌的代谢产物腺苷增多所致。

(2)兴奋心脏：去甲肾上腺素可激动心脏的 β_1 受体，但作用强度较肾上腺素弱，可使心肌收缩力增强、心排血量增加、传导速度加快、心肌耗氧量增加。但在整体条件下，由于血压升高，反射性地兴奋迷走神经而减慢心率的作用，超过它直接加快心率的作用，故可使心率减慢。

(3)升高血压：因兴奋心脏而增加心排血量，并收缩血管而加大外周血管阻力，故可使收缩压及舒张压都升高。

3.临床应用

(1)休克：去甲肾上腺素在休克治疗中已不占重要地位，仅用于神经性休克、过敏性休克、心源性休克早期和应用扩血管药无效时的感染性休克。宜小剂量、短时间静脉滴注，以保证心、脑、肾等重要脏器的血液供应，长时间或大剂量用药可造成微循环障碍。现主张与 α 受体阻滞药酚妥拉明合用，以对抗过强的血管收缩作用，保留其 β 效应，改善微循环。

(2)上消化道出血：将本药 1～3 mg 适当稀释后口服，可使食管和胃黏膜血管收缩，产生局部止血作用。

4.不良反应

(1)局部组织缺血坏死：静脉滴注浓度过高、时间过长或药液漏出血管外时，因血管强烈收缩而致局部组织缺血坏死。故静脉滴注时应防止药液外漏，并注意观察局部反应，一旦药液外漏或发现滴注部位皮肤苍白，应立即更换滴注部位，并对原滴注部位进行热敷，用普鲁卡因或 α_1 受体阻滞药酚妥拉明局部浸润注射，以对抗去甲肾上腺素的缩血管作用，防止组织坏死。

(2)急性肾衰竭：静脉滴注时间过长或剂量过大使肾血管强烈收缩，肾血流量减少，出现尿少、尿闭甚至急性肾衰竭。用药期间要观察患者尿量的变化，尿量要保持在每小时 25 mL 以上。

(3)停药反应：长时间静脉滴注去甲肾上腺素，如果骤然停药，可出现血压突然下降，故应逐渐降低滴速后停药。

高血压、冠心病、动脉硬化、甲状腺功能亢进、少尿或无尿患者禁用。

(二)间羟胺

间羟胺(阿拉明)主要作用于 α 受体，对 β 受体作用弱，并有促进肾上腺素能神经末梢释放递质的间接作用。与去甲肾上腺素相比，间羟胺收缩血管、升高血压的作用弱而持久。对肾血管作用较弱，较少发生尿少、尿闭等不良反应。对心率影响不明显，很少引起心律失常。此药既能静脉滴注又可肌内注射，应用方便。常作为去甲肾上腺素的代用品，用于各种休克和低血压的治疗。不良反应与去甲肾上腺素相似。

(三)去氧肾上腺素

去氧肾上腺素(新福林，苯肾上腺素)是人工合成品。可以激动 α_1 受体，具有升高血压，减慢心率，散大瞳孔的作用，用于防治低血压，治疗阵发性室上性心动过速；与阿托品相比.去氧肾上腺素扩瞳作用弱，起效快而维持时间短，主要在眼底检查时作为快速扩瞳药。

三、β 受体激动药

(一)异丙肾上腺素

异丙肾上腺素(ISP，喘息定，治喘灵)为人工合成品。

1.体内过程

口服易破坏，常用其气雾剂吸入给药，也可舌下给药或静脉滴注。吸收后被 COMT 破坏，代谢速度较慢,故作用时间较肾上腺素略长。

2.药理作用

异丙肾上腺素对 β_1 和 β_2 受体无明显的选择性激动作用,对 α 受体几乎无作用。

(1)兴奋心脏:激动心脏 β_1 受体,使心肌收缩力增强、心率加快、传导加速、心排血量增多,心肌耗氧量明显增加,比肾上腺素作用强。大剂量也可引起心律失常,但比肾上腺素少见,因异丙肾上腺素对窦房结的兴奋作用强,因此较少发生室颤。

(2)血管和血压:激动 β_2 受体,使骨骼肌血管扩张,肾、肠系膜及冠状血管有不同程度扩张,血管总外周阻力降低,舒张压下降;由于心脏兴奋使心排血量增加,故收缩压升高,脉压增大。

(3)扩张支气管:激动支气管平滑肌 β_2 受体,松弛支气管平滑肌,作用较肾上腺素强。也可抑制过敏物质的释放,但对支气管黏膜血管无收缩作用,故消除支气管黏膜水肿作用不如肾上腺素。

(4)影响代谢:促进糖原和脂肪分解,使血糖及游离脂肪酸升高,并能增加组织的耗氧量。

3.临床应用

(1)支气管哮喘:适于支气管哮喘急性发作,常用气雾剂吸入或舌下给药,能迅速控制急性发作。作用快而强,但易引起心悸,久用可产生耐受性。

(2)心搏骤停:对溺水、麻醉意外及药物中毒等引起的心搏骤停,可用本药 0.5～1 mg 心室内注射,使心跳恢复。

(3)房室传导阻滞:本品具有强大的加速房室传导作用,可舌下含服或静脉滴注治疗房室传导阻滞。

(4)休克:异丙肾上腺素能兴奋心脏,增加心排血量及扩张血管,改善微循环,在补足血容量的基础上用于治疗感染性休克及心源性休克。

4.不良反应

(1)一般不良反应:常见心悸、头痛、头晕、低血糖等。

(2)心律失常:支气管哮喘已明显缺氧者,用量过大,易使心肌耗氧量增加,导致心律失常。对哮喘患者自用气雾剂或舌下含化时,应嘱咐患者勿超过规定的用药次数及吸入量。

冠心病、心肌炎、甲状腺功能亢进、心绞痛患者禁用。

(二)多巴酚丁胺

多巴酚丁胺(杜丁胺)系多巴胺的衍生物。口服无效,一般静脉滴注给药。能选择性地激动 β_1 受体,使心肌收缩力加强、心排血量增加,适用于心肌梗死并发心功能不全的患者。控制滴速时,一般比较安全。当滴速过快或浓度过高时,可引起心率加快或房室传导加快,少数出现心悸,偶可见心律失常。

(刘玉翠)

第五章 呼吸系统疾病常用药

第一节 抗感冒药

感冒是由多种病毒感染引起的一种常见的急性呼吸系统疾病，具有多发性、传染性、季节性等特点，临床表现以鼻塞、咳嗽、头痛、恶寒、发热、全身不适为主要特征。全年均可发病，尤以春季多见。

抗感冒药物泛指用于治疗感冒的各种药物，剂型、种类繁多，目前市场上销售的抗感冒药物大多是对症治疗。感冒初期由于病毒的侵入，鼻黏膜腺体分泌亢进，血管通透性增加，出现打喷嚏、流鼻涕现象，此时可根据症状选用抗组胺药物如苯海拉明、氯苯那敏、异丙嗪等。感冒发作期可出现发热、头痛、肌肉痛等症状，可用解热镇痛药如阿司匹林、对乙酰氨基酚、双氯芬酸、贝诺酯等缓解，如症状不能控制可加服抗病毒药物或抗感冒中成药。

一、解热镇痛抗炎药

解热镇痛抗炎药是一类具有解热镇痛，而且大多数还有抗炎、抗风湿作用的药物，在化学结构上与肾上腺皮质激素不同，又称为非甾体抗炎药(NSAIDs)。在抗感冒药物中，这类药物针对的主要是感冒中的发热症状，兼有止痛和减轻炎症反应的作用，其中以阿司匹林、对乙酰氨基酚、双氯芬酸等的解热作用较好，对乙酰氨基酚没有减少炎症反应的作用。

(一)应用原则与注意事项

1.应用原则

(1)用药时限：此类药物用于解热一般限定服用 3 天，用于止痛限定服用 5 天，如症状未缓解或消失应及时向医师咨询，不得长期服用。

(2)使用一种解热镇痛药时避免同时服用其他含有解热镇痛药成分的药品，以免造成肝损伤等不良反应。

2.注意事项

(1)应用解热镇痛药属于对症治疗，并不能解除疾病的致病原因，由于用药后改变了体温，可掩盖病情，影响疾病的诊断，应引以重视。

(2)该类药物很多都对胃肠道有不良反应，其中阿司匹林对胃肠道的刺激性最大。为避免药品对胃肠道的刺激,应在餐后服药,不宜空腹服药。

(3)关注特殊人群用药:高龄患者、孕妇及哺乳期妇女、肝肾功能不全的患者、血小板减少症患者、有出血倾向的患者以及有上消化道出血和/或穿孔病史的患者应慎用或禁用本类药物。对有特异体质者,使用后可能发生皮疹、血管性水肿和哮喘等反应,应当慎用。患有胃十二指肠溃疡者应当慎用或不用。

(4)应用本类药物时应严格掌握用量,避免滥用,老年人应适当减量,并注意间隔一定的时间(4～6小时),同时在解热时多饮水和及时补充电解质。

(5)本类药物中大多数之间有交叉变态反应。

(6)使用本类药物时不宜饮酒或饮用含有酒精的饮料。

(二)药物特征比较

儿童和青少年在病毒感染时如果使用阿司匹林退热,可能会发生一种罕见但可致死的不良反应(瑞氏综合征,表现为严重的肝损害和脑病),因此为孩子选择退热药请避免阿司匹林,而以选择对乙酰氨基酚为好。呼吸系统疾病常用解热镇痛抗炎药的比较见表5-1。

表5-1 呼吸系统疾病常用解热镇痛抗炎药的比较

药物	作用和应用			不良反应		
	解热镇痛	抗炎	其他应用	肠道(出血)	过敏	其他
阿司匹林	+++	+++	抑制血小板聚集、抗血栓形成	+++	++	凝血功能障碍、水杨酸反应
对乙酰氨基酚	+++ 缓慢持久	±	感冒发热复方制剂		+	高铁血红蛋白症、肝坏死
吲哚美辛	++++	+++	其他药物不能耐受或疗效不佳的病例、癌性发热	+++	++	中枢神经系统、造血系统
布洛芬	++	+++	风湿性、类风湿关节炎	±		视力模糊、头痛
萘普生	++++	++++	不能耐受阿司匹林、吲哚美辛的病例	++		少而轻

二、减轻鼻黏膜充血药

拟交感神经药被广泛用作普通感冒症状的减轻鼻黏膜充血药,它们通过α肾上腺素能效应选择性地收缩鼻黏膜血管,使局部血流重新分配,减轻鼻窦、鼻黏膜血管充血,解除鼻塞症状,有助于保持咽鼓管和窦口通畅,减轻流涕、打喷嚏等症状。麻黄碱和去氧肾上腺素、羟甲唑啉、萘甲唑啉和赛洛唑啉等拟交感神经药能局部以滴鼻或喷雾形式给药,伪麻黄碱等可以口服。

(一)应用原则与注意事项

1.应用原则

(1)禁使用所有含有盐酸苯丙醇胺(PPA)的药物。

(2)伪麻黄碱属于“兴奋剂类管制品种”“易制毒类化学品”,生产、经营和使用按有关规定执行。

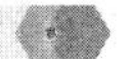

(3)局部用药应限制在7天以内。

2.注意事项

(1)关注不良反应:这种药物的不良反应主要表现在心脑血管系统,如头痛、心悸、血压升高等。大剂量可引发期前收缩、心动过速,甚至心室颤动,故患有甲状腺功能亢进、器质性心脏病、高血压、心绞痛者的患者禁用含此成分的抗感冒药。

(2)关注不适宜人群:婴幼儿不宜使用;心血管疾病患者慎用。

(二)伪麻黄碱

1.别称

假麻黄碱,异麻黄碱,伪麻黄素。

2.药理作用

本品通过促进去甲肾上腺素的释放,间接发挥拟交感神经作用;能选择性地收缩上呼吸道毛细血管,消除鼻咽部黏膜充血、肿胀,减轻鼻塞症状,对全身其他脏器的血管无明显的收缩作用,对心率、心律、血压和中枢神经无明显影响。

3.药动学

服药后2～3小时血药浓度达高峰。部分代谢为无活性的代谢产物,55%～75%以原形从尿中排泄。其半衰期随尿液pH的改变而异。

4.适应证

用于减轻感冒、鼻炎(包括过敏性鼻炎)及鼻窦炎引起的鼻充血症状。

5.用法用量

口服,成人一次0.12 g,一天2次。

6.不良反应

有较轻的兴奋作用、失眠、头痛。

7.禁忌证

严重的高血压、冠心病、服用单胺氧化酶抑制剂及对盐酸伪麻黄碱敏感或不能耐受的患者禁用。

8.药物相互作用

(1)本品可加强肾上腺素的作用,如用本品后需用肾上腺素,则应减量。

(2)本品可增加糖皮质激素的代谢。

(3)与洋地黄合用可致心律失常。

(4)与多沙普仑合用,两者的加压作用均增强。

9.注意事项

避免与其他拟交感神经药和减轻鼻黏膜充血药同时使用。

10.特殊人群用药

孕妇、哺乳期妇女、老年患者慎用。

(三)药物特征比较

口服和局部用药在药效上无明显差异,但局部用药可能会有充血症状反弹的情况,特别是长时间应用后,而口服给药没有反弹情况出现,但更有可能出现全身性的不良反应,并且在药物相互作用方面有更高的风险。

三、抗组胺药

本节所指的抗组胺药是指能选择性地阻断组胺 H_1受体、拮抗组胺的作用而产生抗组胺效应的一类药物，主要用于治疗过敏性鼻炎、过敏性结膜炎及过敏性皮肤病等。按其化学结构可分为烃胺类、乙醇胺类、乙二胺类、吩噻嗪类、哌嗪类及其他类。

感冒初期感冒病毒刺激机体释放出组胺，造成流涕、咳嗽和痰多等症状，所以常用的感冒药中多含有抗组胺成分，如氯苯那敏、苯海拉明、氯雷他定和西替利嗪等。本类药物通过阻断组胺受体抑制小血管扩张，降低血管通透性，有助于消除或减轻普通感冒患者的打喷嚏和流涕等症状。

(一)应用原则与注意事项

1.应用原则

(1)根据临床疾病的特点选择用药：变态反应紧急阶段有生命威胁时应首先用生理性拮抗剂，如肾上腺素；重度变态反应可选用高效、速效的第二代抗组胺药，如西替利嗪、咪唑斯汀等；一般，变态反应且非驾驶或高空作业者可选用第一代抗组胺药，如氯苯那敏、异丙嗪等；慢性变态反应可选用高效、长效的抗组胺药，如阿司咪唑、酮替芬、曲尼司特和多塞平等。

(2)抗组胺药治疗慢性过敏性皮肤病宜交替或联合应用，以增强抗过敏效果，如同时应用两种或几种抗组胺应选择不同类者。

(3)白天宜用新型的无嗜睡作用的药物；睡前服用传统的抗组胺药，使夜间睡眠良好。

(4)从抗组胺的不良反应选择用药：不应与红霉素、克拉霉素、交沙霉素和伊曲康唑等多种药物合用，因其降低了抗组胺药的代谢，增加室性心律失常的危险，尤其是出现尖端扭转。

(5)老年人应使无抗胆碱作用的药物，应避免使用苯海拉明、赛庚啶和异丙嗪等，可选用酮替芬、桂利嗪、氯雷他定和咪唑斯汀等。儿童宜使用对中枢系统作用轻、不良反应少和服药方便的糖浆类较好，如可用曲普利啶、氯苯那敏和酮替芬等。

2.注意事项

(1)抗组胺药能减少支气管分泌，继而可能形成黏稠的痰液栓，因此不能治疗排痰性咳嗽。

(2)关注不良反应：抗组胺药的常见不良反应包括中枢抑制作用，传统的抗组胺药可通过血-脑屏障进入中枢，有明显的中枢抑制作用，所以驾驶员、高空作业人员、机械操作者及参赛前的运动员不宜服用本类药物。

(3)应用此类药物剂量不要过大，否则可出现中枢神经系统抑制症状；尽可能避免与复方感冒制剂同时使用，因为许多复方感冒制剂中含有氯苯那敏等抗组胺药。

(4)避免与对中枢神经系统有抑制作用的饮料(如酒)、镇静催眠抗惊厥药(如地西泮)和抗精神失常药(如氯丙嗪)同用，否则有可能引起头晕、全身乏力、运动失调、视力模糊和复视等中枢神经过度抑制症状，儿童、老年人和体弱者更易发生。

(5)关注药物相互作用：避免与抗胆碱类(如阿托品)、三环类抗抑郁药(如阿米替林)同用，否则可出现口渴、便秘、排尿困难、心动过缓、青光眼症状加重和记忆功能障碍等有不良反应。

(6)关注不适宜人群：患闭角型青光眼、尿潴留、前列腺增生、幽门十二指肠梗阻和癫痫的患者，以及孕妇和哺乳期妇女慎用。新生儿和早产儿对本类药物抗胆碱作用的敏感性较高，不宜使用。

(二)异丙嗪

1.别称

非那根,茶氯酸异丙嗪,茶异丙嗪。

2.药理作用

本品具有抗组胺、止吐、抗晕动症、镇静催眠作用。

3.药动学

本品肌内注射或口服吸收良好,用药后2～3小时血药浓度达峰值,肝脏首关代谢显著,生物利用度较低,体内分布广泛,可透过血-脑屏障和胎盘屏障,并可经乳汁分泌。血浆蛋白结合率高(76%～93%),代谢机制多样,主要以代谢物的形式经尿及胆汁缓慢排泄,消除半衰期为5～14小时。

4.适应证

(1)抗过敏,适用于各种过敏性症(如哮喘、荨麻疹等)。

(2)用于晕动病,防治晕车、晕船、晕飞机。

(3)用于麻醉和手术前后的辅助治疗,包括镇静、催眠、镇痛、止吐。

(4)用于防治放射病性或药源性恶心、呕吐。

5.用法用量

(1)口服。①成人:一次12.5 mg,一天4次,餐后及睡前服用,必要时睡前可增至25 mg。②儿童:常用量为按体重一次0.125 mg/kg或按体表面积3.75 mg/m^2,每4～6小时1次。

(2)肌内注射。

成人:①抗过敏,一次25 mg,必要时2～4小时后重复;严重过敏时可肌内注射25～50 mg,最高量不得超过100 mg。在特殊紧急的情况下,可用灭菌注射用水稀释至0.25%,缓慢静脉注射。②止吐,12.5～25 mg,必要时每4小时重复1次。③镇静催眠,一次25～50 mg。

小儿:①抗过敏,按体重一次0.125 mg/kg或按体表面积3.75 mg/m^2,每4～6小时1次。②止吐,按体重一次0.25～0.5 mg/kg或按体表面积7.5～15 mg/m^2,必要时每4～6小时重复;或一次12.5～25 mg,必要时每4～6小时重复。③镇静催眠,必要时按体重一次0.5～1 mg/kg或一次12.5～25 mg。④抗眩晕,睡前可按需给予,按体重0.25～0.5 mg/kg或按体表面积7.5～15 mg/m^2;或一次6.25～12.5 mg,一天3次。

6.不良反应

常见嗜睡、视物模糊或色盲(轻度)、眩晕、口鼻咽干燥、耳鸣、皮疹、胃痛或胃部不适感、反应迟钝(儿童多见)、低血压、恶心或呕吐,甚至出现黄疸。还可增加皮肤光敏性、噩梦、易兴奋、易激动、幻觉、中毒性谵妄,儿童易发生锥体外系反应。少见血压增高、白细胞减少、粒细胞减少症及再生障碍性贫血。

7.禁忌证

对本品过敏者禁用。

8.药物相互作用

(1)与其他中枢神经抑制药(特别是麻醉药、巴比妥类、单胺氧化酶抑制药或三环类抗抑郁药)同用时可相互增强效应,用量要另行调整。

(2)与抗胆碱类药物(特别是阿托品类药)同用时,本药的抗毒蕈碱样效应可增强。

(3)与溴苄胺、异喹胍或胍乙啶等同用时,后者的降压效应增强;与肾上腺素同用时,后者的

α 肾上腺素能作用可被阻断,使 β 肾上腺素能作用占优势。

(4)顺铂、水杨酸制剂、万古霉素、巴龙霉素及其他氨基糖苷类抗生素等具有耳毒性的药物与本药同用时,以上药物的耳毒性症状可被掩盖。

(5)不宜与茶碱及生物碱类药物同时配伍注射。

9.注意事项

(1)对吩噻嗪类药高度过敏者对本品也过敏。

(2)下列情况应慎用:肝功能不全和各类肝脏疾病患者,肾衰竭患者,急性哮喘,膀胱颈部梗阻,骨髓抑制,心血管疾病,昏迷,闭角型青光眼,高血压,胃溃疡,前列腺肥大症状明显者,幽门或十二指肠梗阻,呼吸系统疾病(尤其是儿童服用本品后痰液黏稠,影响排痰,并可抑制咳嗽反射),癫痫患者(注射给药时可增加抽搐的严重程度),黄疸,瑞氏综合征(异丙嗪所致的锥体外系症状易与瑞氏综合征相混淆)。

(3)应用异丙嗪时,应特别注意有无肠梗阻或药物过量、中毒等问题,因其症状体征可被异丙嗪的镇吐作用所掩盖。

10.特殊人群用药

(1)孕妇、哺乳期妇女:孕妇在临产前 1～2 周应停用此药;哺乳期妇女慎用。

(2)老年人:老年人使用本药后易发生头晕、呆滞、精神错乱和低血压,还可出现锥体外系症状(特别是帕金森病、静坐不能和持续性运动障碍),这种情况在用量过大或胃肠道外给药时更易发生。

(3)儿童:一般的抗组胺药对婴儿特别是新生儿和早产儿有较大的危险性;<3 个月的婴儿体内的药物代谢酶不足,不宜应用本品。

(三)苯海拉明

1.别称

苯那君、苯那坐尔、二苯甲氧乙胺和可他敏。

2.药理作用

本品具有抗组胺、中枢抑制、镇咳、抗 M 胆碱样作用,以及降低毛细血管渗出、消肿、止痒等作用。

3.药动学

本品可口服或注射给药,吸收快而完全。口服的生物利用度为 50%,15～60 分钟起效,3 小时达血药峰浓度,作用可维持 4～6 小时。本品在体内分布广泛,蛋白结合率高,代谢机制多样,主要经尿以代谢物的形式排出,原形药很少。

4.适应证

(1)急性重症变态反应,可减轻输血或血浆所致的变态反应。

(2)手术后药物引起的恶心、呕吐。

(3)帕金森病和锥体外系症状。

(4)牙科局麻,当患者对常用的局麻药高度过敏时,1%苯海拉明液可作为牙科用局麻药。

(5)其他变态反应病不宜口服用药者。

5.用法用量

(1)口服:一般 1 次 25～50 mg,一天 2～3 次,餐后服用。

(2)深部肌内注射:1 次 20 mg,一天 1～2 次。

6.不良反应

常见中枢神经抑制作用、共济失调、恶心、呕吐、食欲减退等；少见气急、胸闷、咳嗽、肌张力障碍等；有报道给药后可发生牙关紧闭并伴喉痉挛；偶可引起皮疹、粒细胞减少、贫血及心律失常。

7.禁忌证

对本品过敏或对其他乙醇胺类药物高度过敏者；重症肌无力者；驾驶车船、从事高空作业、机械作业者工作期间禁用。新生儿和早产儿禁用。

8.药物相互作用

(1)本品可短暂影响巴比妥类药和磺胺醋酰钠等的吸收。

(2)和对氨基水杨酸钠同用可降低后者的血药浓度。

(3)可增强中枢神经抑制药的作用。

9.注意事项

(1)肾衰竭时，给药的间隔时间应延长。

(2)本品的镇吐作用可给某些疾病的诊断造成困难。

10.特殊人群用药

(1)孕妇慎用，哺乳期妇女不宜使用。

(2)老年人慎用。

(3)新生儿和早产儿禁用。

(四)氯苯那敏

1.别称

扑尔敏，氯苯吡胺，氯屈米通，马来那敏。

2.药理作用

本药为烃烷基胺类抗组胺药。其特点是抗组胺作用强，用量少，具有中等程度的镇静作用和抗胆碱作用。

3.药动学

可口服或注射给药，口服吸收快而完全，生物利用度为25%～50%，血浆蛋白结合率为72%。口服后15～60分钟起效，肌内注射后5～10分钟起效，消除相半衰期为12～15小时，作用维持4～6小时。主要经肝脏代谢，其代谢物经尿液、粪便及汗液排泄。本品亦可随乳汁分泌。

4.适应证

(1)皮肤过敏症如荨麻疹、湿疹、皮炎、药疹、皮肤瘙痒症、神经性皮炎、虫咬症、日光性皮炎。

(2)过敏性鼻炎。

(3)药物和食物过敏。

5.用法用量

(1)口服：成人一次4 mg，一天3次。

(2)肌内注射：一次5～20 mg，一天1～2次。

6.不良反应

主要有嗜睡、口渴、多尿、咽喉痛、困倦、虚弱感、心悸、皮肤瘀斑、出血倾向。

7.禁忌证

对本品过敏者，高空作业者、车辆驾驶人员、机械操作人员工作时间禁用。

8.药物相互作用

(1)同时饮酒或服用中枢神经抑制药可使抗组胺药的药效增强。

(2)本品可增强金刚烷胺、抗胆碱药、氟哌啶醇、吩噻嗪类以及拟交感神经药等的作用。

(3)奎尼丁和本品同用,其类似于阿托品样的效应加剧。

(4)本品和三环类抗抑郁药物同用时可使后者增效。

9.注意事项

(1)注射剂有刺激性,静脉注射过快可致低血压或中枢神经兴奋。

(2)不宜与氨茶碱混合滴注。

10.特殊人群用药

(1)孕妇、哺乳期妇女慎用。

(2)老年人较敏感,应适当减量。

(3)新生儿、早产儿不宜使用。

(五)阿司咪唑

1.别称

息斯敏、阿司唑、安敏、吡氯苄氧胺和苄苯哌咪唑。

2.药理作用

本品为长效的 H_1 受体阻滞剂,作用强而持久,每天服用 1 次即可抑制变态反应症状 24 小时,无中枢镇静作用及抗毒蕈碱样胆碱作用。

3.药动学

口服吸收迅速,1 小时左右达血药浓度峰值,血浆蛋白结合率为 97%,不易通过血-脑屏障。大部分在肝中经 CYP450 酶系统代谢,代谢产物去甲基阿司咪唑仍具有抗组胺活性。本品及代谢产物均具有肝肠循环。本品及其代谢产物均自尿排出,但原形药物极少。本品及代谢产物的半衰期长达 19 天,故达到稳态血药浓度需 4~8 周。

4.适应证

治疗常年性和季节性过敏鼻炎、过敏性结膜炎、慢性荨麻疹和其他过敏性反应症状。

5.用法用量

(1)成人:口服,1 次 3~6 mg,一天 1 次,于空腹时服。一天内最多用至 10 mg。

(2)儿童:口服,6 岁以下按 0.2 mg/kg,6~12 岁每天 5 mg,12 岁以上剂量同成人。

6.不良反应

(1)偶有嗜睡、眩晕和口干等现象。长期服用可增加食欲而使体重增加。

(2)服用过量可引起心律失常。

7.禁忌证

对本品过敏者禁用。

8.药物相互作用

(1)本品不能与抑制肝脏代谢酶的药物合用,如抗真菌药氟康唑、伊曲康唑、酮康唑和咪康唑,大环内酯类抗生素克拉霉素、红霉素,以及特非那定、5-羟色胺再摄取抑制药和 HIV 蛋白酶抑制药等,以免引发严重的室性心律失常。

(2)避免与其他可能导致心律失常的药物合用,如抗心律失常药、三环类抗抑郁药、抗疟药卤泛群、奎宁、抗精神病药、西沙必利和索他洛尔等。

(3)与利尿药合用时,应注意电解质失衡引起的低血钾。

9.注意事项

(1)应避免与影响肝脏代谢酶,易致电解质紊乱如低血钾的药物合用。

(2)因阿司咪唑广泛地经肝脏代谢,患有显著的肝功能障碍的患者应尽量避免服用。

(3)服用过量可引起严重的心律失常,本品给药不宜超过推荐剂量。药用炭可有效地减少本品在胃肠道的吸收,中毒后应尽快服用,也可催吐或洗胃,血液透析不能增加本品的清除。

(4)应在饭前1～2小时或饭后2小时服用。

10.特殊人群用药

(1)孕妇、哺乳期妇女慎用。

(2)老年患者用量酌减。

(六)依巴斯汀

1.别称

开思亭,苏迪。

2.药理作用

本药为哌啶类长效非镇静性第二代组胺 H_1 受体阻滞剂,能抑制组胺释放,对中枢神经系统的 H_1 受体拮抗作用和抗胆碱作用弱。

3.药动学

口服吸收较完全,极难通过血-脑屏障,大部分在肝脏代谢为活性代谢产物卡瑞斯汀,2.6～4小时体内达峰值。依巴斯汀和卡瑞斯汀有较高的血浆蛋白结合率(>95%),卡瑞斯汀的半衰期长达15～19小时,66%以结合的代谢产物由尿排出。

4.适应证

荨麻疹、过敏性鼻炎、湿疹、皮炎、皮肤瘙痒症等。

5.用法用量

(1)成人:口服,一次10 mg,一天1次。

(2)儿童:口服,2～5岁一次2.5 mg,一天1次;6～11岁一次,5 mg,一天1次。

6.不良反应

有时困倦,偶见头痛、头晕、口干、胃部不适、嗜酸性粒细胞增多、ALT及ALP升高。罕见皮疹、水肿、心动过速。

7.禁忌证

对本品及其辅料过敏者禁用。

8.药物相互作用

(1)与具有CYP450肝药酶抑制作用的抗真菌药如酮康唑、伊曲康唑、氟康唑、咪康唑合用时应慎重。

(2)大环内酯类抗生素如红霉素等可使本品代谢物卡巴斯汀的血药浓度升高1～2倍。

(3)与丙卡巴肼、氟哌利多等合用时应注意中枢抑制和心脏毒性的发生。

9.注意事项

(1)对其他 H_1 受体阻滞剂有不良反应者慎用。

(2)已确定有心电图Q-T间期延长或心律失常患者慎用。

(3)哮喘和上呼吸道感染患者慎用。

(4)驾驶或操纵机器期间慎用。

(5)肝、肾功能不全者慎用。

10.特殊人群用药

(1)孕妇慎用,哺乳期妇女用药期间应暂停哺乳。

(2)适用于 2 岁以上的儿童,对 2 岁以下儿童用药的安全性有待于进一步验证。

(3)老年患者通常生理功能减退,应注意减小剂量,以 1 天 1 次,1 次 5 mg 开始服药。

(七)氯雷他定

1.药品名称

开瑞坦、克敏能、华畅、百为哈和百为坦。

2.药理作用

本药为哌啶类抗组胺药,具有选择性的拮抗外周组胺 H_1 受体的作用,其抗组胺作用起效快、效强、持久。本品无镇静作用,无抗毒蕈碱样胆碱作用,对乙醇无强化作用。

3.药动学

口服吸收迅速、良好,血药浓度达峰时间(t_{max})为 1.5 小时,与血浆蛋白的结合率为 98%。大部分在肝中被代谢,代谢产物去羧乙氧基氯雷他定仍具有抗组胺活性。本品及其代谢物均自尿和粪便排出,半衰期约为 20 小时。

4.适应证

用于过敏性鼻炎、急性或慢性荨麻疹、过敏性结膜炎、花粉症及其他过敏性皮肤病。

5.用法用量

(1)成人及>12 岁的儿童:口服,1 次 10 mg,一天 1 次。

(2)2～12 岁儿童:口服,体重>30 kg 者 1 次 10 mg,一天 1 次;体重≤30 kg 者 1 次 5 mg,一天1 次。

6.不良反应

常见的不良反应有乏力、头痛、嗜睡、口干、胃肠道不适(包括恶心、胃炎)以及皮疹等;偶见健忘及晨起面部、肢端水肿;罕见的不良反应有视物模糊、血压降低或升高、晕厥、癫痫发作、乳房肿大、脱发、变态反应、肝功能异常、心动过速、心悸、运动功能亢进、黄疸、肝炎、肝坏死和多形红斑等。

7.禁忌证

具有变态反应或特异体质的患者禁用。

8.药物相互作用

(1)大环内酯类抗生素、抗真菌药酮康唑等可减缓本品的代谢,增加本品的血药浓度,有可能导致不良反应增加。

(2)与其他中枢抑制药、三环类抗抑郁药合用或饮酒可引起严重嗜睡。

(3)单胺氧化酶抑制药可增加本品的不良反应。

9.注意事项

(1)对肝功能不全者,消除半衰期有所延长,可按 1 次 10 mg,隔天 1 次服用。肾功能不全者慎用。

(2)本品对心脏功能无影响,但偶有心律失常报道,有心律失常病史者应慎用。

(3)抗组胺药能清除或减轻皮肤对所有变应原的阳性反应，因此在做皮试前约48小时应停止使用氯雷他定。

10.特殊人群用药

(1)孕妇、哺乳期妇女慎用。

(2)2岁以下儿童服用本药的安全性及疗效尚未确定。

(八)药物特征比较

1.药理作用比较

该类药物中大部分具有抗外周组胺 H_1 受体、镇静、抗乙酰胆碱、局部麻醉和奎尼丁样作用，但因结构、剂型不同，药理作用也不尽相同。详见表5-2。

表5-2　常用的 H_1 受体阻滞剂的作用特点比较

药物	抗组胺	镇静催眠	抗晕动止吐	抗胆碱	作用持续时间
苯海拉明	++	+++	++	+++	4～6小时
异丙嗪	++	+++	++	+++	6～12小时
氯苯那敏	+++	—	—	++	4～6小时
西替利嗪	+++	—	—	—	7～10小时
左卡巴斯汀	+++	—	—	—	12小时
阿司咪唑	+++	—	—	—	10天
特非那定	+++	—	—	—	12～24小时
依巴斯汀	+++	—	—	—	24小时

注：强+++；中++；弱+；无—。

2.主要不良反应比较

(1)苯海拉明：常见中枢神经抑制作用、共济失调；少见气急、胸闷；偶可引起皮疹、粒细胞减少、贫血；常见恶心、呕吐、食欲缺乏。

(2)氯苯那敏：嗜睡、困倦、虚弱感；心悸；出血倾向；口渴、多尿。

(3)阿司咪唑：嗜睡、眩晕；超量服用本品可能发生Q-T间期延长或室性心律失常；口干，偶见体重增加。

(4)咪唑斯汀：偶见困意和乏力；与某些抗组胺药物合用时，曾观察到Q-T间期延长的现象；偶见食欲增加并伴有体重增加。

(5)依巴斯汀：有时困倦，偶见头痛、头晕；罕见心动过速；嗜酸性粒细胞增多；口干、胃部不适、ALT及ALP升高。

(6)氯雷他定：常见乏力、头痛、嗜睡；罕见心动过速及心悸；常见口干、恶心、胃炎，罕见肝功能异常；常见皮疹，罕见脱发、变态反应。

(7)非索非那定：常见头痛、嗜睡、头昏、疲倦；常见恶心。

(8)左西替利嗪：头痛、嗜睡、口干、疲倦、衰弱；腹痛。

(徐同生)

第二节 平 喘 药

平喘药是指能通过不同的作用机制缓解支气管平滑肌痉挛，使其松弛和扩张，进而缓解气急、呼吸困难等症状的药物。临床常用的平喘药按作用方式可分为支气管扩张药、抗炎平喘药和抗过敏平喘药，其中支气管扩张药包括茶碱类、β_2受体激动药和吸入性抗胆碱药。

一、茶碱类药物

茶碱类药物为甲基黄嘌呤类的衍生物，是临床常用的平喘药，具有强心、利尿、扩张冠状动脉、松弛支气管平滑肌和兴奋中枢神经系统等作用，主要用于治疗支气管哮喘、慢性阻塞性肺疾病、肺气肿和心脏性呼吸困难等疾病。茶碱类的应用因其有不良反应曾一度受到冷落，但近来研究表明小剂量的茶碱仍能起到平喘作用，并且兼有一定程度的抗炎作用，所以临床应用又趋广泛。

迄今为止已知的茶碱类药物及其衍生物有300多种，基本上是对茶碱进行成盐或结构修饰，以提高茶碱的水溶性、生物利用度与降低不良反应。临床上较为常用的品种有茶碱、氨茶碱、二羟丙茶碱和多索茶碱等。

（一）应用原则与注意事项

1.应用原则

(1)用药剂量个体化：茶碱类药物于肝内代谢，影响因素较多，血药浓度的个体差异大，因此应根据患者情况制订个体化给药方案，必要时监测血药浓度，根据血药浓度调整给药剂量。老年患者以及酒精中毒、充血性心力衰竭和肝肾功能不全等患者的茶碱清除率低，给药剂量应减少。吸烟者本类药物的代谢加快，应较常规用量大。

(2)血浆药物浓度监测：茶碱类药物的治疗窗较窄，中毒剂量与治疗剂量较为接近，为避免药物不良反应，接受茶碱类药物治疗的患者有条件时均应测定血药浓度（therapeutic drug monitoring，TDM），以保证给药的安全性和有效性。

2.注意事项

(1)控制静脉给药速度：此类药品应避免静脉注射过快，因为当茶碱的血药浓度高于20 μg/mL时可出现毒性反应，表现为心律失常、心率增快、肌肉颤动或癫痫。

(2)关注不适宜人群：茶碱类药物禁忌于对该类药物及其衍生物过敏者；活动性消化性溃疡、未经控制的惊厥性疾病患者；急性心肌梗死伴血压下降者；未治愈的潜在癫痫患者。多索茶碱哺乳期妇女禁用，孕妇慎用。

(3)注意药物相互作用：茶碱类药90%在肝内被细胞色素P450酶系统代谢，为CYP1A2代谢酶的底物，当与该酶的抑制剂或诱导剂同时使用时影响药物疗效，增加药物不良反应。

（二）氨茶碱

1.别称

阿咪康、安释定、茶碱乙烯双胺和茶碱乙二胺盐。

2.药理作用

本药为茶碱与乙二胺的复盐，药理作用主要来自茶碱。

(1)松弛支气管平滑肌，也能松弛肠道、胆道等多种平滑肌。对支气管黏膜的充血、水肿也有缓解作用。

(2)增加心排血量，扩张入球和出球肾小动脉，增加肾小球滤过率和肾血流量，抑制肾小管重吸收钠和氯离子。

(3)增加骨骼肌的收缩力，茶碱加重缺氧时的通气功能不全被认为是过度增加膈肌的收缩而致膈肌疲劳的结果。

3.药动学

口服吸收完全，其生物利用度为96%，用药后1～3小时血药浓度达峰值，有效血药浓度为10～20 μg/mL。血浆蛋白结合率约为60%，V_d 为(0.5±0.16)L/kg。80%～90%的药物在体内被肝脏的混合功能氧化酶代谢，本品的大部分代谢物及约10%原形药均经肾脏排出，正常人体内的半衰期(半衰期)为(9.0±2.1)小时。

4.适应证

用于支气管哮喘、喘息性支气管炎、慢性阻塞性肺疾病，也可以用于急性心功能不全和心源性哮喘。

5.用法用量

(1)口服：①成人一次0.1～0.2 g，一天3次；极量为一次0.5 g，一天1 g。②儿童按一天3～5 mg/kg，分2～3次服。

(2)静脉注射：①成人一次0.125～0.25 g，用20～40 mL 50%葡萄糖溶液稀释后缓慢静脉注射，注射时间不得短于10分钟；极量为一次0.5 g，一天1 g。②儿童按一次2～4 mg/kg。

(3)静脉滴注：一次0.25～0.5 g，用葡萄糖注射液250 mL稀释后缓慢滴注。

6.不良反应

恶心、呕吐、易激动、失眠；心动过速、心律失常；发热、嗜睡、惊厥甚至呼吸、心搏骤停致死。

7.禁忌证

对本品过敏的患者、活动性消化道溃疡和未经控制的惊厥性疾病患者禁用。

8.药物相互作用

(1)地尔硫䓬、维拉帕米可干扰茶碱在肝内的代谢，与本品合用增加本品的血药浓度和毒性。

(2)西咪替丁可降低本品的肝清除率，合用时可增加茶碱的血清浓度和/或毒性。

(3)与克林霉素、林可霉素及某些大环内酯类、氟喹诺酮类抗菌药物合用时可降低茶碱的清除率，增高其血药浓度，其中尤以与依诺沙星合用为著。当茶碱与上述药物配伍使用时，应适当减量或监测茶碱的血药浓度。

(4)苯巴比妥、苯妥英、利福平可诱导肝药酶，加快茶碱的肝清除率，使茶碱的血清浓度降低；茶碱也干扰苯妥英的吸收，两者的血药浓度均下降，合用时应调整剂量，并监测血药浓度。

(5)与锂盐合用可使锂的肾排泄增加。影响锂盐的作用。

(6)与美西律合用可降低茶碱的清除率，增加血浆中的茶碱浓度，需调整剂量。

(7)与咖啡因或其他黄嘌呤类药并用可增加其作用和毒性。

9.注意事项

(1)下列情况慎用，如肾功能或肝功能不全的患者、高血压、有非活动性消化道溃疡病史的患者、孕妇及哺乳期妇女、新生儿和老年人。

(2)茶碱制剂可致心律失常和/或使原有的心律失常恶化，患者心率和/或节律的任何改变均应进行监测和研究。

(3)应定期监测血清茶碱浓度,以保证最大疗效而不发生血药浓度过高的危险。

10.特殊人群用药

(1)孕妇、哺乳期妇女尽量避免使用。

(2)老年患者的血浆清除率降低,潜在毒性增加,应慎用,并进行血药浓度监测。

(3)小儿的药物清除率较高,个体差异大,应进行血药浓度监测。

(三)二羟丙茶碱

1.别称

喘定、奥苏芬、甘油茶碱、双羟丙茶碱和新赛林。

2.药理作用

本药的药理作用与氨茶碱相似,其扩张支气管的作用约为氨茶碱的 1/10,心脏兴奋作用仅为氨茶碱的 1/20~1/10,对心脏和神经系统的影响较小。

3.药动学

口服容易吸收,生物利用度为 72%,在体内代谢为茶碱的衍生物。口服 19~28 mg/kg,1 小时后血浆中的浓度为 19.3~36.3 μg/mL。V_d 为 0.8 L/kg,半衰期为 2~2.5 小时,以原形随尿排出。

4.适应证

用于支气管哮喘、具有喘息症状的支气管炎、慢性阻塞性肺疾病等缓解喘息症状。也用于心源性肺水肿引起的喘息。尤适用于不能耐受茶碱的哮喘病例。

5.用法用量

(1)口服:成人 1 次 0.1~0.2 g,一天 3 次;极量为 1 次 0.5 g。

(2)静脉滴注:1 次 0.25~0.75 g,以 5%或 10%葡萄糖注射液 250~500 mL 稀释后静脉滴注,滴注时间为 1~2 小时。

(3)静脉注射:1 次 0.5~0.75 g,用 25%葡萄糖注射液 20~40 mL 稀释后缓慢注射,注射时间为 15~20 分钟。

6.不良反应

类似于茶碱。剂量过大时可出现恶心、呕吐、易激动、失眠、心动过速和心律失常,可见发热、脱水和惊厥等症状,严重者甚至呼吸、心搏骤停。

7.禁忌证

同氨茶碱。

8.药物相互作用

(1)与拟交感胺类支气管扩张药合用会产生协同作用。

(2)与苯妥英钠、卡马西平、西咪替丁、咖啡因或其他黄嘌呤类药合用可增加本药的作用和毒性。

(3)克林霉素、林可霉素及某些大环内酯类、喹诺酮类抗菌药物可降低本药在肝脏的清除率,使血药浓度升高,甚至出现毒性反应。

(4)与普萘洛尔合用可降低本药的疗效。

(5)碳酸锂加速本药的清除,使本药的疗效降低;本药也可使锂的肾排泄增加,影响锂盐的作用。

9.注意事项

(1)大剂量可致中枢神经兴奋,预服镇静药可防止。

(2)哮喘急性严重发作的患者不首选本品。

(3)茶碱类药物可致心律失常和/或使原有的心律失常恶化,患者心率和/或心律的任何改变均应密切注意。

10.特殊人群用药

(1)本药可通过胎盘屏障,使胎儿的血清茶碱浓度升高至危险程度,须加以监测,孕妇慎用。可随乳汁排出,哺乳期妇女不宜使用。

(2)55岁以上的患者慎用。

(3)新生儿用药后本药的血浆清除率可降低,血清浓度增加,应慎用。

(四)多索茶碱

1.别称

安赛玛,达复啉,凯宝川苧,枢维新,新茜平。

2.药理作用

本药对磷酸二酯酶有显著的抑制作用,其松弛支气管平滑肌痉挛的作用较氨茶碱强10~15倍,并具有镇咳作用,且作用时间长,无依赖性。本品为非腺苷受体阻滞剂,无类似于茶碱所致的中枢、胃肠道及心血管等肺外系统的不良反应,但大剂量给药仍可引起血压下降等。

3.药动学

口服吸收迅速,生物利用度为62.6%。本药吸收后广泛分布于各脏器及体液中,以肺组织中含量最高。总蛋白结合率为48%,在肝内代谢。口服和静脉给药的清除半衰期分别为7.27小时和1.83小时。

4.适应证

用于支气管哮喘、具有喘息症状的支气管炎及其他支气管痉挛引起的呼吸困难。

5.用法用量

(1)口服。①片剂:一次200~400 mg,一天2次,餐前或餐后3小时服用;②胶囊:一次300~400 mg,一天2次。

(2)静脉注射:一次200 mg,每12小时1次,以50%葡萄糖注射液稀释至40 mL缓慢静脉注射,时间应在20分钟以上,5~10天为1个疗程。

(3)静脉滴注:将本药300 mg加入5%葡萄糖注射液或生理盐水注射液100 mL中缓慢静脉滴注,滴注时间不少于30分钟,一天1次,5~10天为1个疗程。

6.不良反应

少见心悸、窦性心动过速、上腹不适、食欲缺乏、恶心、呕吐、兴奋、失眠;如过量服用可出现严重心律失常、阵发性痉挛。

7.禁忌证

凡对本品或黄嘌呤衍生物类药物过敏者、急性心肌梗死患者及哺乳期妇女禁用。

8.药物相互作用

不得与其他黄嘌呤类药物同时使用;与麻黄碱或其他肾上腺素类药物同时使用需慎重。

9.注意事项

(1)下列情况慎用,如肝、肾功能不全,严重的心、肺功能异常者,甲状腺功能亢进症,活动性胃、十二指肠溃疡等症。

(2)本品的剂量要视个体的病情变化选择最佳剂量和用药方法,必要时监测血药浓度。

(3)服药期间不要饮用含咖啡因的饮料或食品。

10.特殊人群用药

(1)孕妇应慎用,哺乳期妇女禁用。

(2)老年患者对本药的清除率可能不同,用药时应监测血药浓度,应慎用。

(五)药物特征比较

1.药理作用比较

茶碱类药物因结构和剂型的不同,其药理作用特征各异,具体药物的药理作用特点详见表 5-3。

表 5-3 茶碱类药物的药理作用比较

药理作用	茶碱	氨茶碱	二羟丙茶碱	多索茶碱	甘氨茶碱钠
松弛支气管滑肌	++	+++	++(氨茶碱的 1/10)	++++(氨茶碱的 10~15 倍)	+++
阻断腺苷	++	+	+	−	+
镇咳	−	−	−	+	−
改善呼吸功能	++	++	+	++	++
心脏兴奋、利尿	++	增加尿量、尿钠	心脏兴奋为氨茶碱的 1/20~1/10;利尿作用强	尿量轻度增加	++

注:+代表作用强度;−代表未有相应的药理作用。

2.主要不良反应比较

茶碱类药物口服有一定的胃肠道刺激性;注射剂的碱性强,对血管有刺激性。该类药物的毒性反应常出现在血药浓度高于 20 μg/mL 时,早期多见恶心、呕吐、易激动和失眠等,甚至出现心动过速、心律失常;血药浓度高于 40 μg/mL 时可发生发热、失水和惊厥等症状,严重时甚至呼吸、心搏骤停致死。

(1)茶碱:胃灼热、恶心、呕吐、食欲缺乏和腹胀;心悸、心律失常;头痛、失眠;尿酸值增高。

(2)氨茶碱:恶心、呕吐和胃部不适;可见血性呕吐物或柏油样便;心律失常、心率加快;滴注过快可致一过性低血压;头痛、烦躁、易激动、失眠、肌肉颤动或癫痫。

(3)二羟丙茶碱:口干、恶心、呕吐、上腹疼痛、呕血、腹泻和食欲减退;心悸、心动过速、期前收缩、低血压、面部潮红和室性心律失常等,严重者可出现心力衰竭;头痛、烦躁、易激动、失眠和兴奋过度等,甚至导致阵挛性、全身性的癫痫发作;高血糖;尿蛋白、肉眼或镜下血尿、多尿症状。

(4)多索茶碱:食欲缺乏、恶心、呕吐、上腹部不适或疼痛;少数患者心悸、心动过速、期前收缩和呼吸急促;头痛、失眠和易怒;高血糖;尿蛋白。

(5)甘氨茶碱钠:恶心、呕吐;心动过速、心律失常;易激动、失眠。

二、β_2肾上腺素能受体激动剂

β_2受体激动剂是目前临床应用较广泛的支气管扩张剂,主要通过激动呼吸道的β_2受体,激活腺苷酸环化酶,使细胞内的环磷腺苷(cAMP)含量增加、游离Ca^{2+}减少,从而松弛支气管平滑肌,抑制炎性细胞释放变态反应介质,增强纤毛运动与黏液清除,降低血管通透性,而发挥平喘作用。

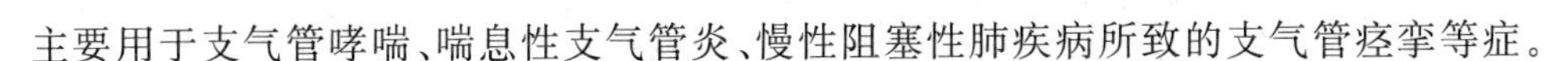

主要用于支气管哮喘、喘息性支气管炎、慢性阻塞性肺疾病所致的支气管痉挛等症。

根据平喘作用起效时间的快慢，$β_2$受体激动剂可分为速效类和慢效类；按作用维持时间长短，可分为短效类(SABA)和长效类(LABA)。2012 年在我国上市的茚达特罗起效快，支气管舒张作用长达 24 小时。常用的 $β_2$受体激动药按平喘作用的分类见表 5-4。

表 5-4　常用的 $β_2$受体激动药按平喘作用的分类

起效速度	维持时间	
	短效	长效
速效	沙丁胺醇气雾剂 特布他林气雾剂 丙卡特罗气雾剂 菲诺特罗气雾剂	福莫特罗吸入机
慢效	沙丁胺醇片剂 特布他林片剂	沙美特罗吸入剂

(一)应用原则与注意事项

1.应用原则

(1)短效 $β_2$受体激动药用于迅速缓解症状，为按需使用的基本药物；长效 $β_2$受体激动药不宜单药使用，常与吸入性糖皮质激素联合应用治疗需要长期治疗的患者。

(2)口服制剂可用于不能采用吸入途径的患者，常用于儿童和老年人。

(3)本类药物注射给药会影响子宫肌层，也可能影响心脏，妊娠期患者如需大剂量使用 $β_2$受体激动药，应采用吸入给药。

(4)应指导患者正确的吸入方法和气雾吸入的注意事项。

2.注意事项

(1)甲状腺功能亢进、心血管疾病、心律失常、心电图 Q-T 间期延长及高血压患者慎用 $β_2$受体激动药。

(2)该类药物可引起严重的低钾血症。对于危重型哮喘，因同时应用茶碱和其衍生物、糖皮质激素、利尿药以及低氧均可使低钾血症更明显，因此应监测血钾浓度。

(3)糖尿病患者应用该类药物有酮症酸中毒的危险，需监测血糖。

(二)沙丁胺醇

1.别称

硫酸舒喘灵，阿布叔醇，爱纳乐，爱纳灵，喘宁碟。

2.药理作用

本药为选择性 $β_2$受体激动剂，能选择性地激动支气管平滑肌的 $β_2$受体，松弛平滑肌；有较强的支气管扩张作用，其支气管扩张作用比异丙肾上腺素强约 10 倍。

3.药动学

口服的生物利用度为 30%，服后 15～30 分钟生效，2～4 小时作用达峰值，持续 6 小时以上，半衰期为 2.7～5 小时。气雾吸入的生物利用度为 10%，吸入后 1～5 分钟生效，1 小时作用达高峰，可持续 4～6 小时，维持时间亦为同等剂量的异丙肾上腺素的 3 倍。V_d 为 1 L/kg，大部分在肠壁和肝脏代谢，主要经肾排泄。

4.适应证

用于缓解支气管哮喘或喘息型支气管炎伴有支气管痉挛的病症。

5.用法用量

(1)气雾剂吸入:①成人缓解症状或运动及接触变应原之前1次100～200 μg;长期治疗的最大剂量为1次200 μg,一天4次;②儿童缓解症状或运动及接触变应原之前10～15分钟给药,1次100～200 μg;长期治疗的最大剂量为一天4次,1次200 μg。

(2)溶液:①成人1次2.5 mg,用氯化钠注射液稀释到2～2.5 mL,由驱动式喷雾器吸入;②12岁以下儿童的最小起始剂量为1次2.5 mg,用氯化钠注射液1.5～2 mL稀释后由驱动式喷雾器吸入。主要用来缓解急性发作症状。

(3)口服:成人1次2～4 mg,一天3次。

(4)静脉滴注:1次0.4 mg,用氯化钠注射液100 mg稀释后静脉滴注,每分钟3～20 μg。

6.不良反应

常见肌肉震颤;亦可见恶心、心率加快或心律失常;偶见头晕、头昏、头痛、目眩、口舌发干、烦躁、高血压、失眠、呕吐、面部潮红和低钾血症等。

7.禁忌证

对本品及其他肾上腺素受体激动药过敏者禁用。

8.药物相互作用

(1)与其他肾上腺素受体激动剂或茶碱类药物合用时其支气管扩张作用增强,但不良反应也可能加重。

(2)β受体阻滞剂如普萘洛尔能拮抗本品的支气管扩张作用,故不宜合用。

(3)单胺氧化酶抑制剂、三环类抗抑郁药、抗组胺药和左甲状腺素等可增加本品的不良反应。

(4)与甲基多巴合用时可致严重的急性低血压反应。

(5)与洋地黄类药物合用可增加洋地黄诱发心动过速的危险性。

(6)在产科手术中与氟烷合用可加重宫缩无力,引起大出血。

9.注意事项

(1)下列情况慎用,如高血压、冠状动脉供血不足、心血管功能不全、糖尿病、甲状腺功能亢进症和运动员等。

(2)不能过量使用。

(3)本品可能引起严重的低钾血症,进而可能使洋地黄化者造成心律失常。

(4)本品久用易产生耐受性,此时患者对肾上腺素等具有扩张支气管作用的药物也同样产生耐受性,使支气管痉挛不易缓解,哮喘加重。

(5)少数患者同时接受雾化沙丁胺醇及异丙托溴铵治疗时可能发生闭角型青光眼,故合用时不要让药液或雾化液进入眼中。

(6)肝、肾功能不全的患者需减量。

10.特殊人群用药

(1)孕妇、哺乳期妇女慎用。

(2)老年人应慎用,使用时从小剂量开始逐渐加大剂量。

(三)特布他林

1.别称

博利康尼,布瑞平,喘康速,间羟叔丁肾上腺素,间羟嗽必妥。

2.药理作用

本药为选择性 β_2 受体激动剂,其支气管扩张作用与沙丁胺醇相近。对于哮喘患者,本品2.5 mg的平喘作用与25 mg麻黄碱相当。

3.药动学

口服的生物利用度为15%±6%,约30分钟出现平喘作用,有效血药浓度为3 μg/mL,血浆蛋白结合率为25%,2~4小时作用达高峰,持续4~7小时,V_d 为(1.4±0.4)L/kg。气雾吸入5~30分钟生效,1~2小时后出现最大作用,持续3~6小时。皮下注射或气雾吸入后5~15分钟起效,0.5~1小时作用达高峰,作用维持1.5~4小时。

4.适应证

(1)用于支气管哮喘、慢性支气管炎、肺气肿和其他伴有支气管痉挛的肺部疾病。

(2)连续静脉滴注本品可激动子宫平滑肌的 β_2 受体,抑制自发性子宫收缩和缩宫素引起的子宫收缩,预防早产。同理亦可用于胎儿窒息。

5.用法用量

(1)口服:成人每次2.5~5 mg,一天3次,一天总量不超过15 mg。

(2)静脉注射:一次0.25 mg,如15~30分钟无明显的临床改善,可重复注射一次,但4小时内的总量不能超过0.5 mg。

(3)气雾吸入:成人每次0.25~0.5 mg,一天3~4次。

6.不良反应

主要为震颤、强直性痉挛、心悸等拟交感胺增多的表现。口服5 mg时,手指震颤的发生率可达20%~33%,故应以吸入给药为主,只在重症哮喘发作时才考虑静脉应用。

7.禁忌证

同沙丁胺醇。

8.药物相互作用

(1)与其他肾上腺素受体激动药合用可使疗效增加,但不良反应也增多。

(2)β受体阻滞剂如普萘洛尔、醋丁洛尔、阿替洛尔、美托洛尔等可拮抗本品的作用,使疗效降低,并可致严重的支气管痉挛。

(3)与茶碱类药物合用可增加松弛支气管平滑肌的作用,但心悸等不良反应也增加。

(4)单胺氧化酶抑制药、三环类抗抑郁药、抗组胺药、左甲状腺素等可增加本品的不良反应。

9.注意事项

(1)对其他肾上腺素受体激动药过敏者对本品也可能过敏。

(2)大剂量应用可使有癫痫病史的患者发生酮症酸中毒。

(3)长期应用可产生耐受性,使疗效降低。

(4)从小剂量逐渐加至治疗量常能减少不良反应。

(5)运动员慎用。

10.特殊人群用药

(1)本药可舒张子宫平滑肌,抑制孕妇的子宫收缩并影响分娩,对人或动物未见致畸作用,孕妇应慎用(尤其妊娠早期的妇女)。如在分娩时应用静脉制剂,可能引起母体一过性低血钾、低血糖、肺水肿及胎儿低血糖。哺乳期妇女慎用。

(2)儿童用药的安全性和有效性尚不明确。12 岁以下的儿童不推荐使用本药的片剂和注射剂,5 岁以下的儿童不宜使用本药的吸入气雾剂。

(四)福莫特罗

1.别称

安咳通、安通克、奥克斯都保、福莫待若和盼得馨。

2.药理作用

本药为长效 β_2受体激动剂,对支气管的松弛作用较沙丁胺醇强且持久,尚具有明显的抗炎作用,可明显抑制抗原诱发的嗜酸性粒细胞聚集与浸润、血管通透性增高以及速发型与迟发型哮喘反应,对血小板激活因子(PAF)诱发的嗜酸性粒细胞聚集亦能抑制,这是其他选择性 β_2受体激动剂所没有的。还能抑制人嗜碱性粒细胞与肺肥大细胞由过敏和非过敏因子介导的组胺释放。对吸入组胺引起的微血管渗漏与肺水肿也有明显的保护作用。

3.药动学

口服吸收迅速,0.5～1 小时血药浓度达峰值。口服 80 μg,4 小时后支气管扩张作用最强。吸入后约 2 分钟起效,2 小时达高峰,单剂量吸入后作用持续 12 小时左右。血浆蛋白结合率为 50%。通过葡萄糖醛酸化和氧位去甲基代谢后部分经尿排泄,部分经胆汁排泄,提示有肝肠循环。

4.适应证

用于慢性哮喘与慢性阻塞性肺疾病的维持治疗和预防发作。因其为长效制剂,特别适合哮喘夜间发作的患者和需要长期服用 β_2受体激动剂的患者。

5.用法用量

吸入,成人的常用量为 1 次 4.5～9 μg,一天 1～2 次,早晨和晚间用药;或 1 次 9～18 μg,一天1～2 次,1 天的最高剂量为 36 μg。哮喘夜间发作可于晚间给药 1 次。

6.不良反应

常见头痛、心悸和震颤;偶见烦躁不安、失眠、肌肉痉挛和心动过速;罕见皮疹、荨麻疹、房颤、室上性心动过速、期前收缩、支气管痉挛、低钾血症或高钾血症;个别病例有恶心、味觉异常、眩晕、心绞痛、心电图 Q-T 间期延长、变态反应、血压波动和血中的胰岛素、游离脂肪酸、血糖及尿酮体水平升高。

7.禁忌证

对本品过敏者禁用。

8.药物相互作用

(1)本品与肾上腺素、异丙肾上腺素合用易致心律不齐,甚至引起心搏骤停。

(2)本品与茶碱、氨茶碱、肾上腺皮质激素、利尿药(呋塞米、螺内酯等)合用,可能因低血钾而引起心律不齐。

(3)与洋地黄类药物合用可增加洋地黄诱发心律失常的危险性。

(4)与单胺氧化酶抑制药合用可增加室性心律失常的发生率,并可加重高血压。

(5)本品可增强泮库溴铵、维库溴铵的神经肌肉阻滞作用。

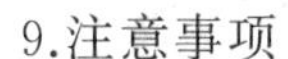

9.注意事项

(1)下列情况慎用,如甲状腺功能亢进症、嗜铬细胞瘤、梗阻性肥厚型心肌病、严重的高血压、颈内动脉-后交通动脉瘤或其他严重的心血管病(如心肌缺血、心动过速或严重的心力衰竭)、肝肾功能不全、严重的肝硬化、运动员。

(2)可能造成低钾血症。哮喘急性发作时及联合用药都可能增加血钾降低的作用,在上述情况下建议监测血钾浓度。

(3)本品能引起Q-T间期延长,因此伴有Q-T间期延长的患者及使用影响Q-T间期的药物治疗的患者应慎用。

(4)可影响血糖代谢,糖尿病患者用药初期应注意血糖的控制。

(5)本品可能引起气道痉挛,哮喘急性发作时的缺氧会增加此危险性。

10.特殊人群用药

(1)孕妇、哺乳期妇女慎用。

(2)新生儿和早产儿用药的安全性尚未确定,应谨慎使用。

(五)沙美特罗

1.别称

喘必灵,祺泰,强力安喘通,施立碟,施立稳。

2.药理作用

本药为新型的选择性长效 β_2 受体激动剂。吸入本品 25 μg,其支气管扩张作用与吸入 200 μg沙丁胺醇相当。尚有强大的抑制肺肥大细胞释放组胺、白三烯、前列腺素等变态反应介质的作用,可抑制吸入抗原诱发的早期和迟发相反应,降低气道高反应性。

3.药动学

单次吸入本品 50 μg 或 400 μg 后,5～15 分钟达血药峰浓度。用药后 10～20 分钟出现支气管扩张作用,持续 12 小时。本品与人体血浆的体外蛋白结合率为 96%。在体内经羟化作用而广泛代谢,并以代谢产物的形式随粪便和尿液排出体外。

4.适应证

用于支气管哮喘,包括夜间哮喘和运动引起的支气管痉挛的防治;与吸入性糖皮质激素合用,用于可逆性阻塞性气道疾病,包括哮喘、慢性阻塞性肺疾病。

5.用法用量

(1)粉雾剂胶囊:粉雾吸入,成人一次 50 μg,一天 2 次;儿童一次 25 μg,一天 2 次。

(2)气雾剂:气雾吸入,剂量和用法同粉雾吸入。

6.不良反应

可见震颤、心悸及头痛等;偶见心律失常、肌痛、肌肉痉挛、水肿、血管神经性水肿;罕见口咽部刺激。

7.禁忌证

对本品过敏者、对牛奶过敏的患者禁用。

8.药物相互作用

(1)本药与茶碱类等支气管扩张药合用可产生协同作用,合用时应注意调整剂量。

(2)与短效β肾上腺素受体激动药(如沙丁胺醇)合用时可使 FEV_1 得到改善,且不增加心血管不良反应的发生率。

(3)与黄嘌呤衍生物、激素和利尿药合用可加重血钾降低。

(4)不宜与单胺氧化酶抑制药合用,因可增加心悸、激动或躁狂发生的危险性。

(5)不宜与三环类抗抑郁药合用,因可能增强心血管的兴奋性,三环类抗抑郁药停药2周后方可使用本药。

(6)与保钾利尿药合用,尤其本药超剂量时,可使患者的心电图异常或低血钾加重,合用时须慎重。

9.注意事项

(1)下列情况慎用,如肺结核、甲状腺功能亢进症、对拟交感胺类有异常反应、有低钾血症倾向、已患有心血管疾病及有糖尿病病史。

(2)本品不适用于缓解急性哮喘发作。

(3)治疗可逆性阻塞性气道疾病应常规遵循阶梯方案,并应通过观察临床症状及测定肺功能来监测患者对治疗的反应。为避免哮喘急性加重的风险,不可突然中断使用本品治疗。

10.特殊人群用药

(1)孕妇、哺乳期妇女慎用。

(2)3岁以下小儿服用的安全性尚未确立,应慎用。

(六)班布特罗

1.别称

邦尼、帮备、贝合健、汇杰和立可菲。

2.药理作用

本药为新型的选择性长效β_2受体激动剂,为特布他林的前体药物,亲脂性强,与肺组织有很高的亲和力,产生扩张支气管、抑制内源性变态反应介质释放、减轻水肿及腺体分泌,从而降低气道高反应性、改善肺及支气管通气功能的作用。

3.药动学

口服后20%的药物经胃肠道吸收,生物利用度约10%,2~6小时达血药浓度峰值,作用可持续24小时,给药4~5天后达稳态血药浓度。本药的血浆半衰期约为13小时,特布他林的血浆半衰期约为17小时。原药及其代谢物(包括特布他林)主要经肾脏排出。

4.适应证

用于支气管哮喘、慢性喘息性支气管炎、慢性阻塞性肺疾病和其他伴有支气管痉挛的肺部疾病。

5.用法用量

(1)口服:成人的起始剂量为1次10 mg,一天1次,睡前服用。根据临床疗效,1~2周后剂量可调整为1次20 mg,一天1次。肾功能不全患者(肾小球滤过率≤50 mL/min)的起始剂量为1次5 mg,一天1次。

(2)儿童:2~5岁1次5 mg,一天1次;2~12岁一天的最高剂量不超过10 mg。

6.不良反应

肌肉震颤、头痛、心悸和心动过速等;偶见强直性肌肉痉挛。

7.禁忌证

(1)对本品、特布他林及拟交感胺类药物过敏者禁用。

(2)肥厚型心肌病患者禁用。

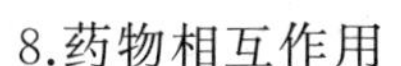

8.药物相互作用

(1)本药可能延长琥珀胆碱对肌肉的松弛作用,并具有剂量依赖性,但可恢复。

(2)单胺氧化酶抑制药、三环类抗抑郁药、抗组胺药、左甲状腺素等可能增加本药的不良反应。

(3)与皮质激素、利尿药合用可加重血钾降低的程度。

(4)与其他拟交感胺类药合用作用加强,毒性增加。

(5)与其他支气管扩张药合用时可增加不良反应。

(6)β肾上腺素受体阻滞剂(醋丁洛尔、阿替洛尔、拉贝洛尔、美托洛尔、纳多洛尔、吲哚洛尔、普萘洛尔、噻吗洛尔)能拮抗本药的作用,使其疗效降低。

(7)β_2肾上腺素受体激动药会增加血糖浓度,从而降低降血糖药物的作用,因此患有糖尿病者服用本药时应调整降血糖药物的剂量。

(8)本药能减弱胍乙啶的降血压作用。

9.注意事项

(1)严重的肾功能不全患者本品的起始剂量应减少。

(2)肝硬化、严重的肝功能不全患者应个体化给予一天剂量。

(3)甲状腺功能亢进症、糖尿病及心脏病患者慎用。

10.特殊人群用药

(1)孕妇、哺乳期妇女慎用。

(2)2岁以下儿童的剂量尚未确定。

(3)有肝、肾及心功能不全的老年患者慎用。

(七)丙卡特罗

1.别称

川迪,曼普特,美喘清,美普清,普鲁卡地鲁。

2.药理作用

本药为选择性β_2受体激动剂,对支气管的β_2受体有较高的选择性,其支气管扩张作用强而持久。尚具有较强的抗过敏作用,不仅可抑制速发型的气道阻力增加,而且可抑制迟发型的气道反应性增高。本品尚可促进呼吸道纤毛运动。

3.药动学

口服可迅速由胃肠道吸收,呈二房室分布,5分钟内开始起效,1~2小时后在血浆、组织及主要器官中能达到最高浓度。α相半衰期为3.0小时,β半衰期为8.4小时,作用可持续6~8小时。主要在肝脏及小肠中代谢为葡萄糖醛酸化合物,由尿液及粪便排泄。

4.适应证

适用于支气管哮喘、喘息性支气管炎、伴有支气管反应性增高的急性支气管炎、慢性阻塞性肺疾病。

5.用法用量

口服,成人于每晚睡前1次服50 μg;或每次25~50 μg,早、晚(睡前)各服1次。

6.不良反应

偶见口干、鼻塞、倦怠、恶心、胃部不适、肌颤、头痛、眩晕或耳鸣;亦见皮疹、心律失常、心悸、面部潮红等。

7.禁忌证

同沙丁胺醇。

8.药物相互作用

(1)与其他肾上腺素受体激动剂及茶碱类合用可引起心律失常,甚至心搏骤停。

(2)与茶碱类及抗胆碱能支气管扩张药合用时其支气管扩张作用增强,但可能产生降低血钾作用,并因此影响心率。

9.注意事项

(1)下列情况慎用,如甲状腺功能亢进症、高血压、心脏病和糖尿病。

(2)本品有抗过敏作用,故评估其他药物的皮试反应时,应考虑本品对皮试的影响。

10.特殊人群用药

(1)孕妇及哺乳期妇女用药的安全性尚不明确,应慎用。

(2)儿童用药的安全性尚不明确,应慎用。

(八)药物特征比较

1.给药途径、作用时间比较

上述β_2受体激动剂因结构、剂型和给药方式不同,所以起效时间和维持时间也不相同。具体药物的给药途径和作用时间详见表5-5。

表5-5 常用的β_2受体激动剂比较

分类	药物名称	给药途径	作用时间		孕妇、哺乳期用药妊娠分级	注释
			起效	维持		
短效类	沙丁胺醇	吸入	5分钟	4～6小时	孕妇、哺乳期慎用(C级)	心脏兴奋作用是异丙肾上腺素的1/10
		口服	30分钟	6小时		
	特布他林	吸入	5～30分钟	3～6小时	孕妇、哺乳期慎用(B级)	心脏兴奋作用是异丙肾上腺素的1/10
		口服	1～2小时	4～8小时		
	丙卡特罗	吸入	5分钟	6～8小时	孕妇、哺乳期慎用(尚不明确)	对β_2受体有高度的选择性,严禁与儿茶酚胺何用。
		口服	5分钟	6～8小时		
长效类	福莫特罗	吸入	3～5分钟	8～12小时	孕妇、哺乳期慎用(C级)	浓度依赖型 起效快,可按需用于急性症状
		口服	30分钟	12小时		
	沙美特罗(慢效)	吸入	30分钟	12小时	孕妇、哺乳期使用尚不明确(C级)	非浓度依赖型 与SABA合用可改善FEV_1,且不增加心血管不良事件的发生率
		口服	—	24小时		
	班布特罗				孕妇慎用(B级)	为特布他林的前体

2.主要不良反应比较

β_2受体激动剂的主要不良反应包括震颤尤其是手震颤、神经紧张、头痛、肌肉痉挛和心悸、心律失常、外周血管扩张及低血钾等。吸入剂型用药后可能出现支气管异常痉挛。

(1)沙丁胺醇:心率加快、心律失常;肌肉震颤;头晕、头痛、失眠和面部潮红;低血钾;恶

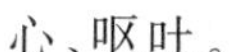

心、呕吐。

(2)特布他林:心动过速、心悸;震颤;头痛、强直性痉挛、睡眠失调、行为失调;恶心、胃肠道障碍、皮疹、荨麻疹。

(3)福莫特罗:心悸、心动过速;震颤、肌肉痉挛;头痛、失眠、烦躁不安;低血钾或高血钾、血糖升高;恶心、味觉异常、皮疹、荨麻疹。

(4)丙卡特罗:心律失常、心悸;肌颤;倦怠、头痛、眩晕、耳鸣、面部潮红;恶心、胃部不适、口干、皮疹。

(5)沙美特罗:心悸,偶见心律失常;震颤、偶见肌肉痉挛、肌痛;头痛;罕见高血糖;皮疹。

(6)班布特罗:心悸、心动过速;肌肉震颤、肌肉痉挛;头痛。

三、抗胆碱能药物

用于平喘的抗胆碱药是指选择性阻断胆碱能 M 受体而缓解气道平滑肌痉挛的药物。该类药物主要拮抗气道平滑肌 M 受体,抑制细胞内 cGMP 的转化和提高 cAMP 的活性来降低细胞内的钙离子浓度,抑制肥大细胞的活性,从而松弛气道平滑肌引起的支气管扩张。同时通过抑制迷走神经兴奋,使气道黏液的分泌减少。主要用于支气管哮喘、慢性阻塞性肺疾病。

(一)应用原则与注意事项

1.应用原则

(1)抗胆碱药起效较慢且能引起支气管痉挛,故不推荐用于急性支气管痉挛的初始治疗和急救治疗。

(2)该类药物的平喘强度和起效速度均不如 β_2 受体激动剂,但作用较为持久,且不易产生耐药性,对有吸烟史的老年哮喘患者较为适宜。

2.注意事项

(1)既往对本类药物过敏者禁用。

(2)有闭角型青光眼倾向、前列腺增生、膀胱颈梗阻的患者及孕妇、哺乳期妇女慎用。

(3)吸入给药时需注意保护,防止雾化液或药物粉末接触患者的眼睛。

(4)抗胆碱药与沙丁胺醇(或其他 β_2 受体激动剂)雾化溶液合用易发生急性闭角型青光眼。

(二)异丙托溴铵

1.别称

爱喘乐,爱全乐,溴化异丙阿托品,溴化异丙基阿托品,溴化异丙托品。

2.药理作用

本药是对支气管平滑肌 M 受体有较高选择性的强效抗胆碱药,松弛支气管平滑肌的作用较强,对呼吸道腺体和心血管系统的作用较弱,其扩张支气管的剂量仅及抑制腺体分泌和加快心率剂量的 1/20～1/10。

3.药动学

口服不易吸收。气雾吸入后作用于气道局部,因此支气管扩张的时间曲线与全身药动学并不完全一致。吸入后起效时间为 5～15 分钟,持续 4～6 小时。在肝内代谢作用的持续时间为 3～4 小时,由粪便排泄。

4.适应证

用于慢性阻塞性肺疾病相关的支气管痉挛,包括慢性支气管炎、肺气肿哮喘等,可缓解喘息症状。

5.用法用量

(1)溶液:吸入,成人(包括老年人)和12岁以上的青少年一次1个单剂量小瓶(500 μg),一天3～4次,急性发作的患者病情稳定前可重复给药。单剂量小瓶中每1 mL雾化吸入液可用氯化钠注射液稀释至终体积2～4 mL。

(2)气雾剂:吸入,成人及学龄儿童的推荐剂量为一次40～80 μg,一天3～4次。

6.不良反应

常见头痛、恶心和口干;少见心动过速、心悸、眼部调节障碍、胃肠动力障碍和尿潴留等抗胆碱能不良反应;可能引起咳嗽、局部刺激;罕见吸入刺激产生的支气管痉挛,变态反应如皮疹、舌、唇和面部血管性水肿、荨麻疹、喉头水肿。

7.禁忌证

(1)对阿托品及其衍生物过敏患者禁用。

(2)对本品过敏者禁用。

8.药物相互作用

(1)与沙丁胺醇、非诺特罗、茶碱、色甘酸钠等合用可互相增强疗效。

(2)金刚烷胺、吩噻嗪类抗精神病药、三环类抗抑郁药、单胺氧化酶抑制药及抗组胺药可增强本品的作用。

9.注意事项

(1)使用本品后可能会立即发生变态反应。

(2)应避免使眼睛接触到本品,如果在使用本品时不慎污染到眼睛,引起眼睛疼痛或不适、视物模糊等闭角型青光眼的征象,应首先使用缩瞳药并立即就医。

(3)患有囊性纤维化的患者可能会引起胃肠道蠕动的紊乱。

(4)有尿路梗阻的患者使用时发生尿潴留的危险性增高。

10.特殊人群用药

孕妇、哺乳期妇女及儿童慎用。

(三)噻托溴铵

1.别称

思力华,天晴速乐。

2.药理作用

本药为新型的长效抗胆碱类药物,对5种胆碱受体(M_1～M_5)具有相似的亲和力,通过与平滑肌的M_3受体结合而产生扩张支气管平滑肌的作用。支气管扩张作用呈剂量依赖性,并可持续24小时以上。

3.药动学

吸入后30分钟起效,持续时间至少为24小时。年轻健康志愿者对本品的绝对生物利用度为19.5%,吸入5分钟后达血药峰浓度,药物的血浆蛋白结合率达72%,V_d为32 L/kg。吸入给药时,仅14%的药物经肾排泄。

4.适应证

用于慢性阻塞性肺疾病的维持治疗,包括慢性支气管炎和肺气肿、伴随性呼吸困难的维持治疗及急性发作的预防。

 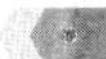

5.用法用量

吸入,一次 18 μg,一天 1 次。

6.不良反应

常见口干、便秘、念珠菌感染、鼻窦炎、咽炎;少见全身变态反应、心动过速、房颤、心悸、排尿困难、尿潴留;可发生恶心、声音嘶哑、头晕、血管性水肿、皮疹、荨麻疹、皮肤瘙痒;因吸入刺激导致的支气管痉挛,还可能有视力模糊、青光眼。

7.禁忌证

对噻托溴铵、阿托品或其衍生物过敏的患者禁用。

8.药物相互作用

不推荐本品与其他抗胆碱药物合用。

9.注意事项

(1)使用本品后有可能立即发生变态反应。

(2)下列情况慎用,如闭角型青光眼,前列腺增生,膀胱颈梗阻,中、重度肾功能不全,18 岁以下的患者。

(3)中到重度肾功能不全的患者(肌酐清除率≤50 mL/min)应对噻托溴铵的应用予以密切监控。

(4)如药粉误入眼内可能引起或加重闭角型青光眼的症状,应立即停用并就医。

10.特殊人群用药

(1)孕妇、哺乳期妇女慎用。

(2)老年患者对本品的肾清除率下降,但未见 COPD 患者的血药浓度随年龄增加而出现显著改变。

(3)尚无儿科患者应用该药的经验,<18 岁的患者不推荐使用。

(四)药物特征比较

1.药理作用比较

异丙托溴铵对各类受体的亲和力无选择性,新一代长效抗胆碱药噻托溴铵对 M_1、M_3受体的选择性更高、半衰期长。两种抗胆碱药的作用比较见表 5-6。

表 5-6 两种抗胆碱药的作用比较

药物	M 受体选择性	扩张支气管	抑制腺体分泌	加快心率
异丙托溴铵	无	++(支气管扩张作用为抑制腺体分泌、增加心率作用的 20 倍)	+	+
噻托溴铵	M_3、M_1	+++(平喘作用强于异丙托溴铵)	−	−

2.不良反应比较

抗胆碱药治疗哮喘主要采用吸入给药,本类药物对支气管的扩张作用虽不如受体激动药,起效也较慢,但不良反应轻且不易产生耐药性。

(1)异丙托溴铵:常见头痛,少见眼部调节障碍;常见恶心、口干,少见胃肠动力障碍;少见心动过速、心悸;少见血管性水肿、荨麻疹、喉头水肿和变态反应;少见尿潴留;罕见吸入刺激产生的支气管痉挛;少见眼部调节障碍。

(2)噻托溴铵:少见头晕、头痛、味觉异常,罕见失眠;常见口干,少见口腔炎、胃食管反流性疾病、便秘、恶心，罕见肠梗阻包括麻痹性肠梗阻、牙龈炎、舌炎、口咽部念珠菌病、吞咽困难；少见房颤，罕见室上性心动过速、心动过速、心悸；少见皮疹，罕见荨麻疹、瘙痒过敏（包括速发型变态反应）；少见排尿困难、尿潴留，罕见尿路感染；少见咽炎、发声困难、咳嗽、支气管痉挛、鼻出血，罕见喉炎、鼻窦炎；少见视物模糊，罕见青光眼、眼压增高。

四、吸入性糖皮质激素

吸入性糖皮质激素（inhaled corticosteroid，ICS）是防治各种类型的中-重度慢性哮喘的首选药物，具有局部药物（肺内沉积）浓度高、气道内药物活性大、疗效好和全身性不良反应少等特点。可以减轻患者的症状，提高最大呼气流量和呼吸量，降低气道高反应性，防止哮喘恶化，改善患者的生活质量。近年来认为 ICS 联合长效 β_2 激动剂（LABA）即 ICS/LABA 联合治疗有更好的疗效，并可避免单用 ICS 时因增加剂量而出现的不良反应。但须注意 ICS 在哮喘急性发作时不能立即奏效，故不能用于急性发作。

ICS 的不良反应常见为局部反应，包括反射性咳嗽、支气管痉挛、喉部刺激、口咽部念珠菌病、声嘶等，通常是暂时的、不严重的。在推荐剂量范围内，ICS 很少发生全身性不良反应。长期大剂量使用时可能引起全身反应，如骨密度降低、白内障、肾上腺抑制、糖代谢异常、易擦伤等。

（一）应用原则与注意事项

1.应用原则

（1）吸入性糖皮质激素为控制呼吸道炎症的预防性用药，起效缓慢且须连续和规律地应用2天以上方能发挥作用。

（2）对哮喘急性发作和支气管平滑肌痉挛者宜合并应用 β_2 受体激动剂，以尽快松弛支气管平滑肌。

（3）应当依据哮喘的严重程度给予适当剂量，分为起始和维持剂量。当严重哮喘或哮喘持续发作时，可考虑给予全身性激素治疗，待缓解后改为维持量或转为吸入给药。

2.注意事项

（1）掌握正确的吸入方法：掌握正确的吸入方法和技术是决定吸入糖皮质激素是否取得良好疗效和有无有不良反应的关键因素。需长期吸入用药以维持巩固病情者，为预防口咽部白念珠菌感染，应于每次吸入后用清水漱口。

（2）治疗时剂量应个体化，依据患者或儿童的原治疗情况调整剂量。

（3）关注不适宜人群：吸入性糖皮质激素禁用于对类固醇激素或其制剂辅料过敏的患者。对乳蛋白严重过敏者禁用氟替卡松干粉剂。患有活动性肺结核及肺部真菌、病毒感染者，以及儿童、孕妇慎用。

（二）倍氯米松

1.别称

必可酮，安德心，贝可乐，倍可松。

2.药理作用

本药是局部应用的强效肾上腺糖皮质激素。因其亲脂性强，气雾吸入后可迅速透过呼吸道和肺组织而发挥平喘作用。其局部抗炎、抗过敏疗效是泼尼松的75倍，是氢化可的松的300倍。

3.药动学

以气雾吸入的方式给药后，生物利用度为10%～20%，具有较高的清除率，较口服用药的糖皮质激素类高3～5倍，故全身性不良反应小。V_d 为0.3 L/kg。半衰期为3小时，肝脏疾病时可延长。其代谢产物的70%经胆汁、10%～15%经尿排泄。

4.适应证

用于慢性支气管哮喘。

5.用法用量

(1)成人及12岁以上的儿童：吸入。轻微哮喘，一天200～400 μg或以上，分2～4次用药；中度哮喘，一天600～1 200 μg，分2～4次用药；严重哮喘，一天1 000～2 000 μg，分2～4次用药。

(2)5～12岁的儿童：吸入。一天200～1 000 μg；4岁以下的儿童一天总剂量为100～400 μg，分次用药。

6.不良反应

常见口腔及喉部念珠菌病、声嘶、喉部刺激。

7.禁忌证

对本品过敏或本品中的其他附加成分过敏者禁用。

8.药物相互作用

(1)胰岛素与本药有拮抗作用，糖尿病患者应注意调整本药的剂量。

(2)本药可能影响甲状腺对碘的摄取、清除和转化。

9.注意事项

(1)下列情况慎用，如患有活动期和静止期的肺结核。

(2)对于长期使用糖皮质激素的儿童和青少年，应密切随访其生长状况。

(3)从口服糖皮质激素转为吸入糖皮质激素时，在很长时间内肾上腺储备功能受损的风险仍然存在，应定期监测肾上腺皮质功能。

(4)对可逆性阻塞性气道疾病(包括哮喘)的处理应常规遵循阶梯方案，并应由临床症状及通过肺功能测定监测患者的反应。

(5)本品不适用于患有重度哮喘的患者；不用于哮喘的初始治疗；应个体化用药。

(6)不可突然中断治疗。

(7)每次用药后用水漱口。

10.特殊人群用药

孕妇、哺乳期妇女慎用。

(三)布地奈德

1.别称

雷诺考特，普米克，普米克都保，普米克令舒，布德松。

2.药理作用

本药是局部应用的不含卤素的肾上腺糖皮质激素类药物，局部抗炎作用强，约为丙酸倍氯米松的2倍、氢化可的松的600倍。

3.药动学

气雾吸入给药后，10%～15%在肺部吸收，生物利用度约为26%；粉雾吸入给药后，全身的生物利用度约为38%，血浆蛋白结合率为85%～90%，V_d 为3 L/kg。吸入本药500 μg后，32%的药物经肾排出，15%经粪便排出。吸入给药的半衰期成人为2～3小时，儿童为1.5小时。

4.适应证

支气管哮喘,主要用于慢性持续期支气管哮喘;也可在重度慢性阻塞性肺疾病中使用。

5.用法用量

按个体化给药。在严重哮喘和停用或减量使用口服糖皮质激素的患者,开始使用气雾剂的剂量为成人一天200～1 600 μg,分2～4次使用(较轻的患者一天200～800 μg,较严重者则是一天800～1 600 μg);一般一次200 μg,早、晚各一次;病情严重时一次200 μg,一天4次。儿童2～7岁一天200～400 μg,分2～4次使用;7岁以上一天200～800 μg,分2～4次使用。

鼻喷吸入用于鼻炎,一天256 μg,可于早晨一次喷入(每侧鼻腔128 μg)或早、晚分2次喷入,奏效后减至最低剂量。

6.不良反应

同其他吸入性糖皮质激素。本品可产生局部和全身性不良反应,但由于本品在体内代谢灭活快、清除率高,故其全身性不良反应比二丙酸倍氯米松轻。

7.禁忌证

对本品过敏者禁用。

8.药物相互作用

酮康唑能提高本药的血药浓度,其作用机制可能是抑制了细胞色素P4503A4介导的布地奈德的代谢。

9.注意事项

(1)鼻炎、湿疹等过敏性疾病可使用抗组胺药及局部制剂进行治疗。

(2)肺结核、鼻部真菌感染和疱疹患者慎用。

(3)长期接受吸入治疗的儿童应定期测量身高。

(4)由口服糖皮质激素转为吸入布地奈德或长期高剂量治疗的患者应特别小心,可能在一段时间内处于肾上腺皮质功能不全的状况中,建议进行血液学和肾上腺皮质功能的监测。

(5)在哮喘加重或严重发作期间,或在应激择期手术期间应给予全身性糖皮质激素。

(6)应避免合用酮康唑、伊曲康唑或其他强CYP3A4抑制剂。若必须合用上述药物,则用药间隔时间应尽可能长。

10.特殊人群用药

(1)孕妇、哺乳期妇女慎用;本药可进入乳汁中,哺乳期妇女应避免使用,必须使用时应停止哺乳。

(2)2岁以下儿童用药的安全性和有效性尚不明确,应避免使用。

(四)氟替卡松

1.别称

辅舒碟,辅舒良,辅舒良滴顺,丙酸氟替卡松,氟替卡松丙酸酯。

2.药理作用

本药为局部用强效肾上腺糖皮质激素药物。脂溶性高,易于穿透细胞膜与细胞内的糖皮质激素受体结合,与受体具有高度亲和力。在呼吸道内浓度和存留的时间较长,故其局部抗炎活性更强。

3.药动学

吸入后30分钟作用达高峰,起效较布地奈德快60分钟。口服的生物利用度仅为21%,肝

清除率亦高，吸收后大部分经肝脏首关效应转化为无活性的代谢物，消除半衰期为3.1小时。

4.适应证

(1)用于支气管哮喘的预防性治疗，主要用于慢性持续期支气管哮喘。

(2)用于重度慢性阻塞性肺疾病。

5.用法用量

(1)成人及16岁以上的儿童：吸入给药，一次100～1 000 μg，一天2次；一般一次250 μg，一天2次。初始剂量：①轻度哮喘，一次100～250 μg，一天2次；②中度哮喘，一次250～500 μg，一天2次；③重度哮喘，一次500～1 000 μg，一天2次。

(2)4岁以上的儿童：吸入给药，一次50～100 μg，一天2次。

6.不良反应

其局部不良反应与其他糖皮质激素相同。

7.禁忌证

对本品过敏者禁用。

8.药物相互作用

强效细胞色素P4503A4酶抑制药(如酮康唑、利托那韦等)可抑制本药代谢，使其生物利用度及血药浓度增加，从而增加本药导致全身性不良反应的危险性，如库欣综合征或反馈性HPA轴抑制。

9.注意事项

(1)活动期或静止期肺结核患者、有糖尿病病史的患者慎用。

(2)其他同倍氯米松。

10.特殊人群用药

(1)尚缺乏妊娠期间应用本药的安全性资料，孕妇用药应权衡利弊。哺乳期妇女应权衡利弊后用药。

(2)老年人长期大剂量使用易引起骨质疏松，甚至骨质疏松性骨折。

(3)儿童用药可导致生长延迟、体重增长减缓及颅内压增高等。此外，儿童的体表面积与体重之比较大，局部用药发生反馈性下丘脑-垂体-肾上腺轴(HPA轴)抑制的危险性更大。因此儿童应谨慎用药，应尽可能采用最低的有效治疗剂量并避免长期持续使用(连续用药4周以上的安全性和有效性尚不明确)。

(五)药物特征比较

1.剂量比较

见表5-7。

表5-7　常用ICS的每天剂量(μg)

药物	低剂量	中剂量	高剂量
二丙酸倍氯米松	200～500	500～1 000	>1 000
布地奈德	200～400	400～800	>800
丙酸氟替卡松	100～250	250～500	>500
环索奈德	80～160	160～320	>320

2.药理作用比较

见表 5-8。

3.不良反应比较

见表 5-9。

表 5-8　ICS 的药理作用比较

	布地奈德	二丙酸倍氯米松	氟替米松
与 GCR 结合 *	9.4	0.4	18
水溶性(μg/mL)	14	0.1	0.04
气道黏液浓度	最高	略高	低
与黏膜结合	最高	略高	低
肺部沉积率	最高	低	略高
抗炎作用 *	980	600	1 200
生物利用度	6%～10%	20%	<10%
肝清除率	1.4 L/min	较慢	0.9 L/min

注：* 以地塞米松为 1。

表 5-9　常用 ICS 的不良反应发生率(%)

不良反应	倍氯米松 MDI *	布地奈德 DPI	氟替卡松 MDI *	莫米松 DPI	曲安奈德 MDI	氟替卡松/沙美特罗 MDI * 和 DPI
发声困难	<1	1～6	2～6	1～3	1～3	2～5
咳嗽	—	5	4～6	—	—	3～6
念珠菌病	—	2～4	2～5	4～6	2～4	4～10
上呼吸道感染	3～17	19～24	16～18	8～15	—	10～27
胃肠道反应	<1	1～4	1～3	1～5	2～5	1～7
头痛	8～17	13～14	5～11	17～22	7～21	12～20

注：* 指以 HFA(氢氟化物)为抛射剂；MDI：定量吸入气雾剂；DPI：干粉吸入剂。

五、抗过敏平喘药

本类药物包括变态反应介质阻释剂色甘酸钠、酮替芬和白三烯受体阻滞剂扎鲁司特、孟鲁司特等。变态反应介质阻释剂通过稳定肺组织的肥大细胞膜，抑制变态反应介质释放，对多种炎性细胞亦有抑制作用。白三烯受体阻滞剂通过阻断半胱氨酰白三烯的合成或拮抗其与受体的作用发挥平喘作用。其平喘作用起效较慢，不宜用于哮喘急性发作期的治疗，临床上主要用于预防哮喘的发作。

(一)应用原则与注意事项

(1)该类药物主要用于预防性治疗，在哮喘急性发作时无效。

(2)白三烯受体阻滞剂起效慢，作用较弱于色甘酸钠，仅用于轻、中度哮喘和稳定期的控制，或合并应用以减少糖皮质激素和 $β_2$ 受体激动剂的剂量。

(3)白三烯受体阻滞剂在治疗哮喘上不宜单独应用，对 12 岁以下的儿童、孕妇及哺乳期妇女应权衡利弊后应用。

(二)色甘酸钠

1.别称

咳乐钠，宁敏，色甘酸，色甘酸二钠，咽泰。

2.药理作用

本品无松弛支气管平滑肌的作用和β受体激动作用，亦无直接拮抗组胺、白三烯等过敏介质的作用和抗炎症作用，但在抗原攻击前给药可预防速发型和迟发型过敏性哮喘。亦可预防运动和其他刺激诱发的哮喘。

3.药动学

口服极少吸收。干粉喷雾吸入时其生物利用度约为10%，吸入后10～20分钟即达血药峰浓度(正常人为14～91 ng/mL，哮喘患者为1～36 ng/mL)，血浆蛋白结合率为60%～75%，V_d 为0.13 L/kg，血浆半衰期为1～1.5小时，经胆汁和尿排泄。

4.适应证

(1)用于预防支气管哮喘发作，对轻度哮喘可能有治疗作用。

(2)可用于过敏性鼻炎、季节性花粉症、春季角膜炎、结膜炎、过敏性湿疹及某些皮肤瘙痒症。

(3)可用于溃疡性结肠炎和直肠炎。

5.用法和用量

(1)干粉吸入：一次20 mg，一天4次；症状减轻后一天40～60 mg；维持量为一天20 mg。

(2)气雾吸入：一次3.5～7 mg，一天3～4次，一天最大剂量为32 mg。

6.不良反应

鼻刺痛、烧灼感、喷嚏、头痛、嗅觉改变、一过性支气管痉挛；罕见鼻出血、皮疹等。

7.禁忌证

对本品过敏者禁用。

8.药物相互作用

(1)与异丙肾上腺素合用可提高疗效。

(2)与糖皮质激素合用可增强治疗支气管哮喘的疗效。

(3)与氨茶碱合用可减少茶碱的用量，并提高平喘疗效。

9.注意事项

(1)掌握正确的用药方法。无论气雾吸入、粉雾吸入或局部喷布，务必使药物尽量到达病变组织，喷布时间必须与患者的呼吸协调一致。

(2)本品极易潮解，应注意防潮。

(3)不要中途突然停药，以免引起哮喘复发。

(4)本品并非直接舒张支气管而属预防性作用，故应在哮喘易发季节前1～3周用药。

(5)吸入色甘酸钠可能引起支气管痉挛，可提前数分钟吸入选择性 $β_2$ 受体激动剂。

(6)肝、肾功能不全者慎用。

10.特殊人群用药

孕妇及哺乳期妇女慎用。

(三)酮替芬

1.别称

贝卡明，喘者定，敏喘停，噻苯酮，噻喘酮。

2.药理作用

本药为强效抗组胺和过敏介质阻释剂。本品的抗组胺作用较长而抗过敏作用的持续时间较短，以上两种作用各自独立。

3.药动学

口服后吸收迅速而完全，3～4小时达血药浓度峰值。当血药浓度达到100～200 μg/mL时，本药75%与血浆蛋白结合。半衰期约1小时。一部分经肝脏代谢，60%经尿排泄，其余经粪便、汗液排泄。

4.适应证

(1)用于支气管哮喘，对过敏性、感染性和混合性哮喘都有预防发作的效果。

(2)喘息性支气管炎、过敏性咳嗽。

(3)过敏性鼻炎、过敏性结膜炎、过敏性皮炎。

5.用法用量

口服。成人一次1 mg，一天2次；极量为一天4 mg。儿童4～6岁一次0.4 mg，6～9岁一次0.5 mg，9～14岁一次0.6 mg；以上均为一天1～2次。

6.不良反应

常见嗜睡、倦怠、口干、恶心等胃肠道反应；偶见头痛、头晕、迟钝、体重增加。

7.禁忌证

对本品过敏者、车辆驾驶员、机械操作者以及高空作业者工作时禁用。

8.药物相互作用

(1)与乙醇及镇静催眠药合用可增强困倦、乏力等症状，应避免合用。

(2)与抗胆碱药合用可增加后者的不良反应。

(3)与口服降血糖药合用时，少数糖尿病患者可见血小板减少，故两者不宜合用。

(4)本品抑制齐多夫定的肝内代谢，应避免合用。

(5)本品与抗组胺药有协同作用。

9.注意事项

过敏体质者慎用。

10.特殊人群用药

(1)孕妇慎用；哺乳期妇女应用本品应停止哺乳。

(2)3岁以下的儿童不推荐使用本品。

(四)孟鲁司特

1.别称

蒙泰路特钠，孟鲁司特钠，顺尔宁。

2.药理作用

本药为高选择性半胱氨酰白三烯(Cys-LTs)受体阻滞剂，通过抑制LTC_4、LTE_4与受体的结合，可缓解白三烯介导的支气管炎症和痉挛状态，减轻白三烯所致的激惹症状，改善肺功能。

3.药动学

口服吸收迅速而完全，口服的平均生物利用度为64%，99%的本品与血浆蛋白结合。本品几乎被完全代谢，细胞色素P4503A4和2C9与其代谢有关。完全由胆汁排泄，在健康受试者中的平均血浆半衰期为2.7～5.5小时。

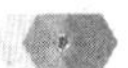

4.适应证

用于哮喘的预防和长期治疗，包括预防白天和夜间的哮喘症状，治疗对阿司匹林敏感的哮喘患者以及预防运动诱发的支气管哮喘。也用于减轻过敏性鼻炎引起的症状(15岁及15岁以上成人的季节性过敏性鼻炎和常年性过敏性鼻炎)。

5.用法用量

口服。成人及15岁以上的儿童一次10 mg，一天1次；6～14岁的儿童一次5 mg，一天1次；2～5岁的儿童一次4 mg，一天1次，睡前服用咀嚼片。

6.不良反应

不良反应较轻微，通常不须终止治疗。临床试验中，本药治疗组有≥1%的患者出现与用药有关的腹痛和头痛。

7.禁忌证

对本品任何成分过敏者禁用。

8.药物相互作用

(1)利福平可减少本药的生物利用度。

(2)与苯巴比妥合用时，本药的曲线下面积(AUC)减少大约40%，但是不推荐调整本药的使用剂量。

(3)本药在推荐剂量下不对下列药物的药动学产生有临床意义的影响，如茶碱、泼尼松、泼尼松龙、口服避孕药(炔雌醇/炔诺酮)、特非那定、地高辛和华法林。

9.注意事项

(1)在医师的指导下可逐渐减少合并使用的吸入性糖皮质激素的剂量，但不应突然停用糖皮质激素。

(2)在减少全身用糖皮质激素的剂量时，偶见嗜酸性粒细胞增多症、血管性皮疹、肺部症状恶化、心脏并发症和神经病变，因此患者在减少全身用糖皮质激素的剂量时应加以注意并做适当的临床监护。

10.特殊人群用药

(1)孕妇应避免使用本品。

(2)哺乳期妇女慎用。

(3)6个月以下儿童用药的安全性和有效性尚未明确。

(五)扎鲁司特

1.别称

安可来，扎非鲁卡。

2.药理作用

本药为口服的长效高度选择性半胱氨酰白三烯(Cys-LTs)受体阻滞剂，既能拮抗白三烯的促炎症活性，也可拮抗白三烯引起的支气管平滑肌收缩，从而减轻哮喘的有关症状和改善肺功能。使用本品不改变平滑肌对β_2受体的反应性，对抗原、阿司匹林、运动及冷空气等所致的支气管收缩痉挛均有良好疗效。

3.药动学

口服吸收良好，血药浓度达峰时间(t_{max})约为3小时，但服药2小时内便可产生明显的首剂效应。血浆蛋白结合率为99%。本药主要在肝脏代谢，消除半衰期约为10小时。主要经粪便排泄(89%),经尿排泄仅为口服剂量的10%。

4.适应证

用于轻、中度慢性哮喘的预防及长期治疗。对于用$β_2$受体激动药治疗不能完全控制病情的哮喘患者,本品可以作为一线维持治疗。

5.用法用量

口服,成人及12岁以上儿童的起始剂量及维持剂量为一次20 mg,一天2次。根据临床反应,剂量可逐步增加至40 mg,一天2次时疗效更佳。

6.不良反应

头痛、胃肠道反应、皮疹、变态反应(荨麻疹和血管性水肿)、轻微的肢体水肿(极少)、挫伤后出血障碍、粒细胞缺乏症、AST及ALT升高、高胆红素血症;罕见肝衰竭。

7.禁忌证

对本产品及其组分过敏者、肝功能不全者禁用。

8.药物相互作用

(1)在肝脏经CYP2C9药酶代谢,并抑制CYP2C9的活性,可升高其他CYP2C9抑制剂如抗真菌药氟康唑、他汀类调血脂药氟伐他汀的血药浓度。

(2)本品亦可抑制CYP2D6的活性,使经该药酶代谢的β受体阻滞剂、抗抑郁药和抗精神病药的血药浓度升高。

(3)阿司匹林可使扎鲁司特的血药浓度升高。

(4)与华法林合用可增高华法林的血药浓度,使凝血酶原时间延长。

(5)红霉素、茶碱及特非那定可降低本品的血药浓度。

9.注意事项

(1)如发生血清氨基转移酶升高等肝功能不全的症状或体征,应对患者进行相应的处理。

(2)若出现系统性嗜酸性粒细胞增多,有时临床体征表现为系统性脉管炎,与Churg-Strauss综合征的临床特点相一致,常与减少口服糖皮质激素的用量有关。

(3)本品不适用于解除哮喘急性发作时的支气管痉挛。

(4)不宜用本品突然替代吸入或口服的糖皮质激素治疗。

(5)对于易变性哮喘或不稳定性哮喘的治疗效果尚不明确。

10.特殊人群用药

(1)孕妇、哺乳期妇女慎用。

(2)65岁以上的老年人对本药的清除率降低,但尚无资料证明可导致药物蓄积。服用本药后,老年患者的感染率增加,但症状较轻,主要影响呼吸道,不必终止治疗。

(3)国内的资料指出,12岁以下儿童用药的安全性和有效性尚不明确,不推荐12岁以下的儿童使用。

(六)药物特征比较

1.药物相互作用比较

见表5-10。

2.不良反应比较

白三烯受体阻滞剂可引起嗜酸性粒细胞增多、血管炎性皮疹、心肺系统异常和末梢神经异常,应予以注意。

表 5-10　常用的白三烯受体调节药与有关药物的相互作用

药物	代谢酶	对 P450 同工酶的影响	药物相互作用
扎鲁司特	CYP2C9	抑制 CYP2C9、CYP3A4	抑制华法林的代谢，能延长凝血酶原时间约 35%；红霉素、特非那定和茶碱可能降低本品的血药浓度（分别约为 40%、54%和 30%），但本品不影响这 3 种药物的浓度；高剂量的阿司匹林可增加本品的血药浓度约 45%
孟鲁斯特	CYP3A4 CYP2C9	不影响 CYP3A4、2C9、1A2、2A6、2C19、2D6 的活性；抑制 CYP2C8（体外）	对华法林、特非那定、茶碱、地高辛、泼尼松龙、口服避孕药等的药动学无明显影响；苯巴比妥、利福平等肝药酶诱导剂可降低本品的 AUC 约 40%，应酌情调整剂量；不抑制紫杉醇、罗格列酮、瑞格列奈经 CYP2C8 代谢

（1）色甘酸钠：恶心、口干；偶见皮疹；刺激性咳嗽，偶有排尿困难。

（2）酮替芬：嗜睡、头晕目眩、头痛；口干、恶心；皮疹；体重增加。

（3）孟鲁司特：头痛、睡眠异常；腹痛、恶心、呕吐、消化不良、腹泻；肌肉痉挛、肌痛。

（4）扎鲁司特：出血障碍、粒细胞缺乏；头痛；胃肠道反应、ALT 及 AST 升高、高胆红素血症；荨麻疹和血管性水肿。

（5）曲尼司特：可见红细胞计数及血红蛋白降低、外周嗜酸性粒细胞增多；偶见头痛、眩晕、失眠、嗜睡；少见食欲缺乏、腹痛、恶心、呕吐、腹泻；可见皮疹、全身瘙痒；少见尿频、尿急、血尿。

（徐同生）

第三节　镇咳药、祛痰药

一、镇咳药

咳嗽动作是因各种刺激作用于不同的感受器，主要通过迷走神经及运动神经传入中枢神经系统，再经迷走神经及运动神经将信息传向至喉头肌及参与咳嗽动作的骨骼肌等，以完成咳嗽动作。一般把抑制咳嗽反射活动中枢环节的药物称为中枢性镇咳药，如咖啡因、福尔可定及右美沙芬；抑制中枢以外的其他环节者称为外周性镇咳药；有的药物兼有中枢和外周两种作用，如苯丙哌林、喷托维林及复方甘草合剂等。

（一）应用原则与注意事项

1.应用原则

（1）因过敏引起的咳嗽应选用抗过敏药物，如苯海拉明、氯雷他定、西替利嗪等。

（2）因普通感冒、咽喉炎引起的咳嗽，如果咳嗽较轻、干咳、痰量少，可选复方甘草合剂等；如咳嗽剧烈、频繁、夜间加重或已经影响睡眠，可选可待因、右美沙芬等。

2.注意事项

(1)对轻度的咳嗽一般无须应用镇咳药。对于无痰而剧烈的干咳,或有痰且过于频繁的剧烈咳嗽,可适当地应用镇咳药,以缓解咳嗽。

(2)选用镇咳祛痰复方制剂进行治疗时,最好只选一种药物。

(3)含可待因或其他阿片类的镇咳制剂一般不宜给儿童应用,1 岁以下的儿童更应完全不用。

(4)当肺癌出现异常痛苦的咳嗽时,可应用吗啡、美沙酮等吗啡受体激动药;但在其他原因所致的咳嗽因可引起痰液潴留、抑制呼吸以及成瘾性,则属禁忌。

(5)妊娠 3 个月内的妇女忌用右美沙芬,另外磷酸可待因可透过胎盘,使胎儿成瘾,应慎用;磷酸可待因还可自乳汁中排出,哺乳期妇女慎用。

(6)肝功能不全时因肝脏不能将铵离子转化为尿素而容易中毒,此时禁用氯化铵;肾功能不全时也禁用。

(二)可待因

1.别称

甲基吗啡,克斯林,新泰洛其,可非,奥亭。

2.药理作用

本药具有镇咳、抑制支气管腺体的分泌、中枢性镇痛、镇静作用。

3.药动学

本药口服后较易经胃肠道吸收,吸收后主要分布于肺、肝、肾和胰脏中,血浆蛋白结合率约为 25%。易透过血-脑屏障,也能透过胎盘屏障。本药在体内经肝脏代谢,半衰期为 2.5~4 小时,其代谢产物主要经肾随尿液排出。

4.适应证

(1)用于各种原因引起的剧烈干咳和刺激性咳嗽(尤其适合于伴有胸痛的剧烈干咳)。

(2)用于中度以上疼痛时镇痛。

(3)用于局麻或全麻时镇静。

5.用法用量

(1)成人:口服,一次 15~30 mg,一天 2~3 次;极量为一次 100 mg,一天 250 mg。

(2)儿童:口服,镇痛时一次 0.5~1 mg/kg,一天 3 次;镇咳时用量为镇痛剂量的 1/3~1/2。

(3)肾功能不全患者:口服,肌酐清除率(Ccr)不低于 50 mL/min 者不必调整剂量;Ccr 为 10~50 mL/min 者给予常规剂量的 75%;Ccr 低于 10 mL/min 者给予常规剂量的 50%。

(4)肝功能不全患者:口服,本药的吗啡样作用时间延长,需要调整剂量,但目前尚无具体的剂量调整方案。

6.不良反应

常见幻想,呼吸微弱、缓慢或不规则,心率或快或慢;少见惊厥,耳鸣,震颤或不能自控的肌肉运动,荨麻疹,瘙痒、皮疹或脸肿等变态反应;长期应用产生依赖性,常用量引起依赖性的倾向较其他吗啡类弱,典型症状为食欲减退、腹泻、牙痛、恶心、呕吐、流涕、寒战、打喷嚏、打呵欠、睡眠障碍、胃痉挛、多汗、衰弱无力、心率增速、情绪激动或原因不明的发热。

7.禁忌证

对本药或其他阿片衍生物类药物过敏者、呼吸困难者、昏迷患者、痰多的患者禁用。

8.药物相互作用

(1)与解热镇痛药合用有协同镇痛作用,可增强止痛效果。

(2)与抗胆碱药合用可加重便秘或尿潴留等不良反应。

(3)与美沙酮或其他吗啡类药合用可加重中枢性呼吸抑制作用。

(4)在服用本药的14天内若同时给予单胺氧化酶抑制药,可导致不可预见的、严重的不良反应。

(5)与西咪替丁合用能诱发精神错乱、定向力障碍和呼吸急促。

9.注意事项

(1)本药属麻醉药,使用应严格遵守国家麻醉药品管理条例。

(2)本药不能静脉给药。口服给药宜与食物或牛奶同服,以避免胃肠道反应。

(3)由于本药能抑制呼吸道腺体分泌和纤毛运动,故对有少量痰液的剧烈咳嗽宜合用祛痰药。

(4)药物过量的处理:①对呼吸困难者应给予吸氧,对呼吸停止者应给予人工呼吸;②经诱导呕吐或洗胃使胃内药物排出;③给予阿片拮抗药(如纳洛酮单剂量400 μg,静脉给药);④给予静脉补液和/或血管升压药。

10.特殊人群用药

本药可透过胎盘,使胎儿成瘾,引起新生儿的戒断症状(如过度啼哭、打喷嚏、打呵欠、腹泻、呕吐等)。美国FDA对本药的妊娠安全性分级为C级,如果长时期或高剂量使用则为D级。本药可经乳汁分泌,有导致新生儿肌力减退和呼吸抑制的危险,哺乳期妇女应慎用。

(三)福尔可定

1.别称

奥斯灵,澳特斯,福必安,福可定,吗啉吗啡。

2.药理作用

本药为中枢性镇咳药,可选择性地作用于延髓咳嗽中枢,并有镇静和镇痛作用。

3.药动学

口服吸收良好,生物利用度约为40%,血浆蛋白结合率约为10%。代谢及消除缓慢,消除半衰期约为37小时。

4.适应证

用于剧烈干咳和中等程度的疼痛。

5.用法用量

口服,成人每次5~10 mg,每天3次。儿童5岁以上的儿童每次2.5~5 mg,每天3次;1~5岁的儿童每次2~2.5 mg,每天3次。极量为每天60 mg。

6.不良反应

偶见恶心、嗜睡等;大剂量可引起烦躁不安及运动失调。

7.禁忌证

对本药有耐受性者,痰多及患有严重的高血压、冠心病的患者禁用。

8.药物相互作用

与单胺氧化酶抑制剂合用可致血压升高,故两药禁止合用。

9.注意事项

(1)避免将本药与其他拟交感神经药(如食欲抑制药、苯丙胺、抗高血压药及其他抗组胺药)合用。

(2)长期使用可致依赖性。

(3)严重的肝、肾功能损害者需调整剂量。

10.特殊人群用药

妊娠期间服用本药的安全性尚未确立,故孕妇慎用。

(四)右美沙芬

1.别称

洛顺,普西兰,瑞凯平,双红灵,可乐尔。

2.药理作用

本药通过抑制延髓咳嗽中枢而发挥中枢性镇咳作用。无镇痛作用,长期应用未见耐受性和成瘾性。治疗剂量不抑制呼吸。

3.药动学

口服吸收良好,15~30 分钟起效,作用持续 3~6 小时;皮下或肌内注射后吸收迅速,镇咳作用的平均起效时间为 30 分钟。本药在肝脏代谢,原形药及代谢物主要由肾脏排泄。

4.适应证

用于干咳,适用于感冒、咽喉炎以及其他上呼吸道感染时的咳嗽。

5.用法用量

(1)成人:一次 10~15 mg,一天 3~4 次。

(2)儿童:①一般用法,2 岁以下儿童的剂量未定;2~6 岁一次 2.5~5 mg,一天 3~4 次;6~12 岁一次 5~10 mg,一天 3~4 次。②咀嚼片,一天 1 mg/kg,分 3~4 次服用。③糖浆剂,2~3 岁一次 4.5~5.25 mg,一天 3 次;4~6 岁一次 6~7.5 mg,一天 3 次;7~9 岁一次 7.5~9 mg,一天3 次;10~12 岁一次 10.5~12 mg,一天 3 次。

6.不良反应

头晕、头痛、嗜睡、易激动、嗳气、食欲减退、便秘、恶心、皮肤过敏,停药后上述反应可自行消失。过量可引起神志不清、支气管痉挛、呼吸抑制。

7.禁忌证

对本药过敏者、有精神病病史者、正服用单胺氧化酶抑制剂的患者、妊娠早期妇女禁用。

8.药物相互作用

(1)胺碘酮可提高本药的血药浓度。

(2)与氟西汀、帕罗西汀合用可加重本药的不良反应。

(3)与单胺氧化酶抑制药合用时可出现痉挛、反射亢进、异常发热、昏睡等症状。

(4)与阿片受体阻滞剂合用可出现戒断综合征。

(5)乙醇可增强本药的镇静及中枢抑制作用。

9.注意事项

(1)本药的缓释片不要掰碎服用,缓释混悬液服用前应充分摇匀。

(2)用药后的患者应避免从事高空作业和汽车驾驶等操作。

(3)毒性剂量会引起嗜睡、共济失调、眼球震颤、惊厥、癫痫发作等。对此可采取吸氧、输液、

排出胃内容物等，必要时静脉注射盐酸纳洛酮 0.005 mg/kg 以对抗抑郁，癫痫发作时可用短效巴比妥类药物。

10.特殊人群用药

(1)孕妇及哺乳期妇女：有资料表明本药可影响早期胎儿的发育，故妊娠早期妇女禁用，妊娠中、晚期孕妇慎用。美国 FDA 对本药的妊娠安全性分级为 C 级。哺乳期妇女慎用。

(2)老年人：剂量酌减。

(五)苯丙哌林

1.别称

咳快好，科福乐，咳哌宁，可立停，刻速清。

2.药理作用

本品为非麻醉性镇咳药，主要阻断肺及胸膜感受器的传入感觉神经冲动，同时也直接对镇咳中枢产生抑制作用，并具有罂粟碱样平滑肌解痉作用。

3.药动学

口服易吸收，服后 15～20 分钟生效，作用持续 4～7 小时。本药缓释片吸收进入血液的速度与体内代谢的速度相当，且释放速度与吸收同步。

4.适应证

用于治疗感染(包括急、慢性支气管炎)、吸烟、刺激物、过敏等原因引起的咳嗽，对刺激性干咳效佳。

5.用法用量

口服，一次 20～40 mg(以苯丙哌林计)，一天 3 次；缓释片为一次 40 mg(以苯丙哌林计)，一天2 次。

6.不良反应

服药后可出现一过性口、咽部发麻的感觉，偶有口干、头晕、嗜睡、食欲缺乏、胃部烧灼感、全身疲乏、胸闷、腹部不适、皮疹等。

7.禁忌证

对本药过敏者禁用。

8.药物相互作用

尚不明确。

9.注意事项

(1)因本药对口腔黏膜有麻醉作用，故服用片剂时宜吞服或用温水冲溶后口服，切勿嚼碎。

(2)服药期间若出现皮疹，应停药。

10.特殊人群用药

(1)动物实验虽未发现致畸作用，但本药在妊娠期间的用药安全性尚未确定，孕妇应慎用。虽未见本药在乳汁中排出的报道，但哺乳期妇女应慎用。

(2)儿童用药时酌情减量。

(六)喷托维林

1.别称

咳必清，鲁明贝宁，托克拉斯，枸橼酸维静宁，维静宁。

2.药理作用

本药为人工合成的非成瘾性中枢性镇咳药，对咳嗽中枢有选择性抑制作用。除对延髓的呼吸中枢有直接抑制作用外，还有微弱的阿托品样作用和局麻作用，吸收后可轻度抑制支气管内感应器，减弱咳嗽反射，并可使痉挛的支气管平滑肌松弛，降低气道阻力，故兼有末梢镇咳作用。其镇咳作用的强度约为可待因的1/3。

3.药动学

口服易吸收，在20～30分钟内起效，一次给药作用可持续4～6小时。药物吸收后部分由呼吸道排出。

4.适应证

适用于多种原因(如急、慢性支气管炎等)引起的无痰干咳，也可用于百日咳。

5.用法用量

(1)成人：口服，一次25 mg，一天3～4次。

(2)儿童：5岁以上一次6.25～12.5 mg，一天2～3次。

6.不良反应

药物的阿托品样作用偶可导致轻度头晕、头痛、嗜睡、眩晕、口干、恶心、腹胀、便秘及皮肤过敏等不良反应。

7.禁忌证

呼吸功能不全者、心力衰竭患者、因尿道疾病而致尿潴留者、孕妇、哺乳期妇女禁用。

8.药物相互作用

马来酸醋奋乃静、异戊巴比妥、溴哌利多、溴苯那敏、布克力嗪、丁苯诺啡、丁螺环酮、水合氯醛等可增加本药的中枢神经系统和呼吸系统抑制作用。

9.注意事项

(1)痰多者使用本药宜与祛痰药合用。

(2)服药后禁止驾车及操作机器。

(3)药物过量可出现阿托品中毒样反应，如烦躁不安、癫痫样发作、精神错乱等，还可见面部及皮肤潮红、瞳孔散大、对光反射消失、腱反射亢进等症状。

10.特殊人群用药

(1)儿童用药时酌情减量。

(2)孕妇、哺乳期妇女禁用。

(七)复方甘草合剂

1.别称

复方甘草(合剂)，布拉崭，阿片酊，甘草流浸膏，八角茴香油。

2.药理作用

本品中的甘草流浸膏为保护性祛痰剂；酒石酸锑钾为恶心性祛痰药；复方樟脑酊为镇咳药；甘油、浓氨溶液、乙醇均为辅料，可保持制剂稳定，防止沉淀生成及析出。

3.药动学

尚不明确。

4.适应证

用于上呼吸道感染、支气管炎和感冒时所产生的咳嗽及咳痰不爽。

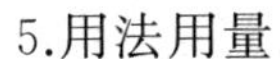

5.用法用量

口服，一次 5～10 mL，一天 3 次，服时振摇。

6.不良反应

有轻微的恶心、呕吐反应。

7.禁忌证

(1)孕妇及哺乳期妇女禁用。

(2)对本品过敏者禁用。

8.药物相互作用

(1)服用本品时注意避免同时服用强力镇咳药。

(2)如正在服用其他药品，使用本品前请咨询医师或药师。

9.注意事项

(1)若本品服用 1 周症状未缓解，请咨询医师。

(2)胃炎及胃溃疡患者慎用。

(3)如服用过量或发生严重不良反应时应立即就医。

(4)慢性阻塞性肺疾病(COPD)合并肺功能不全者慎用。

(5)请将此药品放在儿童不能接触的地方。

10.特殊人群用药

(1)孕妇及哺乳期妇女禁用。

(2)儿童用量请咨询医师或药师，儿童必须在成人的监护下使用。

(八)药物特征比较

1.药理作用比较

上述镇咳药物因结构和剂型不同，其药理作用特征各异，具体药物的药理作用特点详见表 5-11。

表 5-11　镇咳药物的药理作用比较

药理作用	可待因	福尔可定	右美沙芬	苯丙哌林	喷托维林
延髓咳嗽中枢	+++	+++	+++	++++ (可待因的 2～4 倍)	+
支气管内感应器	−	−	−	+	++
支气管腺体	+	+	+	−	−
支气管平滑肌	−	−	−	++	+
呼吸中枢	++	+	−	−	+
镇痛	++ (吗啡的 1/10～1/7)	++	−	−	−

注：+代表作用强度；−代表未有相应的药理作用。

2.主要不良反应比较

镇咳药物的中枢神经系统不良反应多见，如亢奋、眩晕、嗜睡、头痛、神志模糊、疲劳等；消化系统症状也较多见，如胃部不适、恶心、便秘等。

(1)可待因：心理变态或幻想，长期应用可引起药物依赖性；呼吸微弱、缓慢或不规则；恶心、呕吐,大剂量服药后可发生便秘;心律失常;瘙痒、皮疹或颜面肿胀。

(2)福尔可定:嗜睡,大剂量可引起烦躁不安及运动失调,长期使用可致依赖性;恶心。

(3)右美沙芬:常见亢奋,有时出现头痛、头晕、失眠,偶见轻度嗜睡;偶有抑制呼吸现象;常见胃肠道紊乱,少见恶心、呕吐、便秘、口渴;皮疹。

(4)苯丙哌林:头晕、嗜睡;口干、食欲缺乏、胃部灼烧感、腹部不适;皮疹。

(5)喷托维林:轻度头晕、头痛、嗜睡、眩晕;口干、恶心、腹胀、便秘;皮肤过敏。

二、祛痰药

在正常情况下,呼吸道内不断有小量分泌物生成,形成一薄层黏液,起到保护作用,并参与呼吸道的清除功能。在呼吸道炎症等病理情况下,分泌物发生质和量的改变,刺激黏膜下感受器使咳嗽加重;大量痰液还可阻塞呼吸道引起气急,甚至窒息;由于痰液是良好的培养基,有利于病原体滋生引起继发性感染,此时促使痰液排出就是重要的治疗措施之一。

祛痰药主要包括黏液溶解药及刺激性祛痰药(又称恶心性祛痰药)。前者使痰液中的黏性成分分解或黏度下降,使痰易于排出,如溴己新、氨溴索、乙酰半胱氨酸、羧甲司坦等;后者刺激胃黏膜反射性引起气道分泌较稀的黏液稀化痰液,使痰易于排出,如氯化铵、远志等。

(一)应用原则与注意事项

1.应用原则

普通感冒、喉炎引起的咳嗽一般以干咳多见,即使有痰,也一般为透明、白色或水样痰;如痰液为黄、棕色和绿色则表明存在细菌感染;咳粉红色泡沫痰则表明可能存在心脏病,咳嗽伴咯血或痰中带血可能为支气管扩张、肺结核或肺癌。应根据不同疾病的痰液特点选择祛痰药,如黏稠痰或痰量较多可选氨溴索或桃金娘油,如有脓性痰则应选用乙酰半胱氨酸或糜蛋白酶。

2.注意事项

(1)祛痰药大多仅对咳痰症状有一定作用,在使用时还应注意咳嗽、咳痰的病因。

(2)黏液溶解药不可与强镇咳药合用,因为会导致稀化的痰液堵塞气道。

(3)祛痰药基本都对胃黏膜有刺激作用,胃炎及胃溃疡患者应慎用。

(二)溴己新

1.别称

必咳平,赛维,必消痰,傲群,亿博新。

2.药理作用

本药是从鸭嘴花碱得到的半合成品,具有减少和断裂痰液中黏多糖纤维的作用,使痰液黏度降低、痰液变薄、易于咳出。还能抑制黏液腺和杯状细胞中酸性糖蛋白的合成,使痰液中的唾液酸(酸性黏多糖的成分之一)含量减少,痰液黏度下降,有利于痰咳出。此外,本药的祛痰作用尚与其促进呼吸道黏膜的纤毛运动及具有恶心性祛痰作用有关。

3.药动学

本药口服吸收迅速而完全,1 小时血药浓度达峰值,并在肝脏中广泛代谢,消除半衰期为 6.5 小时。口服本药后的 24 小时内和 5 天内,经尿液排出的药量大约分别为口服量的 70%和 88%,其中大部分为代谢物形式,仅少量为原形。另有少许经粪便排出。

4.适应证

主要用于急、慢性支气管炎,肺气肿,哮喘,支气管扩张,硅沉着病等痰液黏稠而不易咳

出的症状。

5.用法用量

(1)成人。①口服给药:一次 8～16 mg,一天 3 次。②肌内注射:一次 4～8 mg,一天2 次。③静脉注射:一次 4～8 mg,加入 25%葡萄糖注射液 20～40 mL 中缓慢注射。④静脉滴注:一次4～8 mg,加入 5%葡萄糖注射液 250 mL 中滴入。⑤气雾吸入:0.2%溶液一次 0.2 mL,一天 1～3 次。

(2)儿童:口服给药,一次 4～8 mg,一天 3 次。

6.不良反应

(1)轻微的不良反应有头痛、头昏、恶心、呕吐、胃部不适、腹痛、腹泻,减量或停药后可消失。

(2)严重的不良反应有皮疹、遗尿。

(3)使用本药期间可有血清氨基转移酶一过性升高的现象。

7.禁忌证

对本药过敏者禁用。

8.药物相互作用

本药能增加四环素类抗生素在支气管中的分布浓度,合用可增强抗菌疗效。

9.注意事项

(1)本药宜在饭后服用。

(2)国外有多种与抗生素联合制成的复方制剂,对急、慢性支气管炎,肺炎,扁桃体炎,咽炎等呼吸道感染疾病的疗效比单用抗生素好。

10.特殊人群用药

孕妇及哺乳期妇女慎用。

(三)氨溴索

1.别称

沐舒坦,菲得欣,伊诺舒,兰勃素,美舒咳。

2.药理作用

本药为溴己新在人体内的代谢产物,为黏液溶解剂,作用比溴己新强。能增加呼吸道黏膜浆液腺的分泌,减少和断裂痰液中的黏多糖纤维,使痰液黏度降低,痰液变薄,易于咳出。本药还可激活肺泡上皮Ⅱ型细胞合成表面活性物质,降低黏液的附着力,改善纤毛与无纤毛区的黏液在呼吸道中的输送,以利于痰液排出,达到廓清呼吸道黏膜的作用,直接保护肺功能。另外,本药有一定的止咳作用,镇咳作用相当于可待因的 1/2。

3.药动学

本药口服吸收迅速而完全,0.5～3 小时血药浓度达峰值。主要分布于肺、肝、肾中,血浆蛋白结合率为 90%,生物利用度为 70%～80%。本药主要在肝脏代谢,90%由肾脏清除,半衰期约为 7 小时。

4.适应证

适用于急、慢性呼吸系统疾病(如急、慢性支气管炎,支气管哮喘,支气管扩张,肺结核,肺气肿,肺尘埃沉着症等)引起的痰液黏稠、咳痰困难。本药注射剂亦可用于术后肺部并发症的预防性治疗及婴儿呼吸窘迫综合征(IRDS)的治疗。

5.用法用量

(1)成人。①片剂、胶囊、口服液:一次 30 mg,一天 3 次,餐后口服。长期服用可减为一天 2 次。②缓释胶囊:一次 75 mg,一天 1 次,餐后口服。③雾化吸入:一次 15~30 mg,一天 3 次。④静脉注射:一次15 mg,一天 2~3 次,严重病例可以增至一次 30 mg。每 15 mg 用 5 mL无菌注射用水溶解,注射应缓慢。⑤静脉滴注:使用本药的氯化钠或葡萄糖注射液,一次 30 mg,一天 2 次。

(2)儿童。①口服溶液:12 岁以上的儿童一次 30 mg,一天 3 次;5~12 岁一次 15 mg,一天 3 次;2~5 岁一次 7.5 mg,一天 3 次;2 岁以下的儿童一次 7.5 mg,一天 2 次。餐后口服,长期服用者可减为一天 2 次。②缓释胶囊:按一天 1.2~1.6 mg/kg 计算。③静脉注射:术后肺部并发症的预防性治疗,12 岁以上一次 15 mg,一天 2~3 次,严重病例可以增至一次 30 mg;6~12 岁一次 15 mg,一天 2~3 次;2~6 岁一次 7.5 mg,一天 3 次;2 岁以下一次 7.5 mg,一天 2 次。以上注射均应缓慢。婴儿呼吸窘迫综合征,一天 30 mg/kg,分4 次给药,应使用注射泵给药,静脉注射时间至少为 5 分钟。④静脉滴注:12 岁以上的儿童一次 30 mg,一天 2 次。

6.不良反应

(1)中枢神经系统:罕见头痛及眩晕。

(2)胃肠道:可见上腹部不适、食欲缺乏、腹泻,偶见胃痛、胃部灼热、消化不良、恶心、呕吐。

(3)变态反应:极少数患者有皮疹,罕见血管性水肿,极少数病例出现严重的急性变态反应。

(4)其他:本药通常有良好的耐受性,有报道显示快速静脉注射可引起腰部疼痛和疲乏无力感。

7.禁忌证

对本药过敏者禁用。

8.药物相互作用

(1)本药与抗生素(如阿莫西林、阿莫西林/克拉维酸、氨苄西林、头孢呋辛、红霉素等)合用可升高后者在肺组织内的分布浓度,有协同作用。

(2)本药与 β_2 肾上腺素受体激动剂、茶碱等支气管扩张药合用时有协同作用。

9.注意事项

(1)本药注射液不宜与碱性溶液混合,在 pH>6.3 的溶液中可能会导致产生氨溴索游离碱沉淀。

(2)避免同服阿托品类药物。

(3)避免联用强力镇咳药,因咳嗽反射受抑制时易出现分泌物阻塞。

10.特殊人群用药

建议妊娠早期的妇女不予采用,妊娠中、晚期的妇女慎用。本药可进入乳汁中,哺乳期妇女慎用。

(四)乙酰半胱氨酸

1.别称

富露施,美可舒,莫咳,痰易净,易咳净。

2.药理作用

本药为黏液溶解剂,具有较强的黏液溶解作用。其分子中所含的巯基(—SH)能使痰液中糖蛋白多肽链的二硫键(—S—S—)断裂,从而降低痰液的黏滞性,并使痰液化而易咳出。本药还能使脓性痰液中的DNA纤维断裂,因此不仅能溶解白色黏痰,也能溶解脓性痰。对于一般祛痰药无效的患者,使用本药仍可有效。

3.药动学

本药喷雾吸入后在1分钟内起效,5～10分钟作用最大。吸收后在肝内经脱乙酰基代谢生成半胱氨酸。

4.适应证

(1)用于大量黏痰阻塞而引起的呼吸困难,如急性和慢性支气管炎、支气管扩张、肺结核、肺炎、肺气肿以及手术等引起的痰液黏稠、咳痰困难。

(2)还可用于对乙酰氨基酚中毒的解救。

(3)也可用于环磷酰胺引起的出血性膀胱炎的治疗。

5.用法用量

(1)喷雾吸入:用于黏痰阻塞的非急救情况下,以0.9%氯化钠溶液配成10%溶液喷雾吸入,一次1～3 mL,一天2～3次。

(2)气管滴入:用于黏痰阻塞的急救情况下,以5%溶液经气管插管或直接滴入气管内,一次1～2 mL,一天2～6次。

(3)口服给药。①祛痰:一次200～400 mg,一天2～3次。②对乙酰氨基酚中毒:应尽早用药,在中毒后的10～12小时内服用最有效。开始140 mg/kg,然后一次70 mg/kg,每4小时1次,共用17次。

6.不良反应

对呼吸道黏膜有刺激作用,可引起呛咳、支气管痉挛;水溶液的硫化氢臭味可致恶心、呕吐;偶可引起咯血。

7.禁忌证

对本药过敏者、支气管哮喘、严重的呼吸道阻塞、严重的呼吸功能不全的老年患者禁用。

8.药物相互作用

(1)与异丙肾上腺素合用或交替使用时可提高本药疗效,减少不良反应的发生。

(2)与硝酸甘油合用可增加低血压和头痛的发生。

(3)酸性药物可降低本药的作用。

(4)本药能明显增加金制剂的排泄。

(5)本药能减弱青霉素、四环素、头孢菌素类药物的抗菌活性,因此不宜与这些药物合用,必要时可间隔4小时交替使用。

9.注意事项

(1)本药与碘化油、糜蛋白酶、胰蛋白酶有配伍禁忌。

(2)避免同时服用强力镇咳药。

(3)用药后如遇恶心、呕吐可暂停给药,支气管痉挛可用异丙肾上腺素缓解。

(4)本药不宜与金属(铁、铜等)、橡皮、氧化剂及氧气接触,因此喷雾器应用玻璃或塑料制作。

10.特殊人群用药

(1)孕妇及哺乳期妇女:孕妇慎用,尤其是妊娠早期妇女。美国FDA对本药的妊娠安全性分级为B级。对哺乳的影响尚不明确。

(2)儿童:依年龄酌情增减。

(五)羧甲司坦

1.别称

贝莱,卡立宁,康普利,美咳,强利痰灵。

2.药理作用

本药为黏液稀化药,作用与溴己新相似,主要在细胞水平上影响支气管腺体分泌,可使黏液中黏蛋白的双硫链(—S—S—)断裂,使低黏度的涎黏蛋白分泌增加,而高黏度的岩藻黏蛋白产生减少,从而使痰液的黏滞性降低,有利于痰液排出。

3.药动学

本药口服起效快,服后4小时即可见明显疗效。广泛分布到肺组织中,最后以原形和代谢产物的形式经尿液排出。

4.适应证

(1)用于慢性支气管炎、慢性阻塞性肺疾病及支气管哮喘等疾病引起的痰液稠厚、咳痰或呼吸困难以及痰阻气管所致的肺通气功能不全等。亦可用于防治手术后咳痰困难和肺部并发症。

(2)还可用于小儿非化脓性中耳炎,有一定的预防耳聋的效果。

5.用法用量

(1)成人:口服,片剂、口服液一次250～750 mg,一天3次;糖浆一次500～600 mg,一天3次;泡腾片一次500 mg,一天3次。用药时间最长为10天。

(2)儿童:2～4岁一次100 mg,一天3次;5～8岁一次200 mg,一天3次。

6.不良反应

偶有轻度头晕、食欲缺乏、恶心、腹泻、胃痛、胃部不适、胃肠道出血和皮疹等。

7.禁忌证

对本药过敏者、消化性溃疡活动期患者禁用。

8.药物相互作用

与强镇咳药合用会导致稀化的痰液堵塞气道。

9.注意事项

本药的泡腾散或泡腾片宜用温开水溶解后服用。

10.特殊人群用药

(1)孕妇及哺乳期妇女:孕妇用药应权衡利弊,哺乳期妇女不宜使用。

(2)儿童:2岁以下儿童用药的安全性尚未确定,应慎用。

(六)糜蛋白酶

1.别称

α糜蛋白酶,胰凝乳蛋白酶。

2.药理作用

本药是由牛胰中分离制得的一种蛋白分解酶类药,作用与胰蛋白酶相似,能促进血凝块、脓性分泌物和坏死组织等的液化清除。本药具有肽链内切酶及脂酶的作用,可将蛋白质大分子的肽链切断,成为分子量较小的肽,或在蛋白分子肽链端上作用,使氨基酸分离,并可将某些脂类水解。通过此作用能使痰中的纤维蛋白和黏蛋白等水解为多肽或氨基酸,使黏稠的痰液液化,易于咳出,对脓性或非脓性痰都有效。

3.药动学

未进行该项实验且无可靠的参考文献。

4.适应证

(1)用于眼科手术以松弛睫状韧带,减轻创伤性虹膜睫状体炎。

(2)也用于创伤或手术后伤口愈合、抗炎及防止局部水肿、积血、扭伤血肿、乳房手术后水肿、中耳炎、鼻炎等。

(3)还用于慢性支气管炎、支气管扩张、肺脓肿等。

5.用法用量

喷雾吸入,用于液化痰液,可制成0.05%溶液雾化吸入。

6.不良反应

(1)血液:可造成凝血功能障碍。

(2)眼:眼科局部用药一般不引起全身性不良反应,但可引起短期眼压增高,导致眼痛、眼色素膜炎和角膜水肿,这种青光眼症状可持续1周后消退;还可导致角膜线状浑浊、玻璃体疝、虹膜色素脱落、葡萄膜炎及创口裂开或延迟愈合等。

(3)其他:①肌内注射偶可致过敏性休克。②可引起组胺释放,导致局部注射部位疼痛、肿胀。

7.禁忌证

(1)对本药过敏者禁用。

(2)20岁以下的患者(因晶状体囊膜玻璃体韧带相连牢固,眼球较小,巩膜弹性强,应用本药可致玻璃体脱出)禁用。

(3)眼压高或伴有角膜变性的白内障患者,以及玻璃体有液化倾向者禁用。

(4)严重的肝肾疾病、凝血功能异常及正在应用抗凝药者禁用。

8.药物相互作用

尚不明确。

9.注意事项

(1)本药肌内注射前需做过敏试验,不可静脉注射。

(2)本药对视网膜有较强的毒性,由于可造成晶状体损坏,应用时勿使药液透入玻璃体内。

(3)本药遇血液迅速失活,因此在用药部位不得有未凝固的血液。

(4)对本药引起的青光眼症状,于术后滴用β肾上腺素受体阻滞剂(如噻吗洛尔)或口服碳酸酐酶抑制药(如乙酰唑胺)可能会缓解。

(5)由于超声雾化后本药的效价下降明显,因此超声雾化的吸入时间以控制在5分钟内为宜。

10.特殊人群用药

孕妇及哺乳期妇女用药的安全性尚不明确。

(七)标准桃金娘油

1.别称

吉诺通,稀化黏素。

2.药理作用

本药为桃金娘科树叶的标准提取物,是一种脂溶性挥发油,具有溶解黏液、刺激腺体分泌、促进呼吸道黏膜纤毛摆动、加速液体流动、促进分泌物排出等作用。可改善鼻黏膜的酸碱环境,促进鼻黏膜上皮组织结构的重建和功能的恢复。此外，本药还具有消炎作用，能通过减轻支气管黏膜肿胀而起到舒张支气管的作用。亦有抗菌和杀菌作用。

3.药动学

口服后从小肠吸收，大部分由肺及支气管排出。

4.适应证

(1)用于急、慢性气管炎，支气管扩张，肺气肿，硅沉着病，鼻窦炎等痰液黏稠或排痰困难者。

(2)还可用于支气管造影术后，以利于造影剂的排出。

5.用法用量

(1)胶囊：口服，一次 300 mg，一天 2～3 次，7～14 天为 1 个疗程。若疗效不佳，观察 3 天后停药。

(2)肠溶胶囊：口服。①急性病患者：一次 300 mg，一天 3～4 次；②慢性病患者：一次 300 mg，一天2 次，最后一次剂量最好在晚上临睡前服用，以利于夜间休息；③支气管造影后：服用 240～360 mg 可帮助造影剂的咳出。

6.不良反应

偶有恶心、胃部不适等不良反应。

7.禁忌证

对本药过敏者禁用。

8.药物相互作用

尚不明确。

9.注意事项

(1)本药不可用热水送服，应用温凉水于餐前半小时空腹服用。

(2)本药的肠溶胶囊不可打开或嚼碎后服用。

10.特殊人群用药

(1)孕妇及哺乳期妇女：孕妇慎用；对哺乳的影响尚不明确。

(2)儿童：4～10 岁的儿童服用儿童用剂型，用法同成人。

(八)药物特征比较

1.药理作用比较

祛痰药物因种类不同，其药理作用特征各异，具体药物的药理作用特点详见表 5-12。

2.主要不良反应比较

(1)溴己新：恶心、呕吐、胃部不适、腹痛、腹泻，头痛、头昏，遗尿，皮疹。

(2)氨溴索：上腹部不适、食欲缺乏、腹泻，偶见胃痛、胃部灼热、消化不良、恶心、呕吐；罕见头痛及眩晕；皮疹，罕见血管性水肿。

(3)乙酰半胱氨酸：恶心、呕吐、胃炎；可引起呛咳、支气管痉挛，偶可引起咯血；国外有引起眩晕、癫痫等的报道；皮疹。

(4)羧甲司坦：食欲缺乏、恶心、腹泻、胃痛、胃部不适、胃肠道出血；偶有轻度头晕；皮疹。

(5)氯化铵：恶心、呕吐；头痛、进行性嗜睡、精神错乱、定向力障碍、焦虑；偶见暂时性多尿和酸中毒。

(6)糜蛋白酶：凝血功能障碍；肌内注射偶可致过敏性休克。

(7)标准桃金娘油：恶心、胃部不适。

表 5-12　祛痰药的药理作用比较

药理作用	溴己新	氨溴索	乙酰半胱氨酸	羧甲司坦	氯化铵	糜蛋白酶	标准桃金娘油
减少和断裂痰液中的黏多糖纤维	+++	+++	++++	++	－	+++	++
抑制黏液腺分泌	++	+++	－	+++	++	－	－
促进呼吸道黏膜的纤毛运动	+	+	－	－	－	－	++
刺激胃黏膜迷走神经末梢	+	－	－	－	++	－	－
激活肺泡上皮Ⅱ型细胞合成表面活性物质	－	+	－	－	－	－	－
镇咳	－	++(可待因的 1/2)	－	－	－	－	－
脓性痰	－	－	++	－	－	++	－
抗炎	－	－	－	－	－	－	+

注：+代表作用强度；－代表未有相应的药理作用。

（徐同生）

第四节　呼吸兴奋药

呼吸兴奋药与抢救呼吸系统危重症密切相关。目前的观点认为保持气道通畅是抢救呼吸衰竭的首要和最有效的措施。因重症患者使用中枢兴奋药只会消耗体内有效的能源，组织缺氧可更严重，弊多利少，因此呼吸兴奋药的应用已逐步减少。

目前常用的有尼可刹米、洛贝林、二甲弗林等，这些药物作用时间一般较短，口服可吸收，主经肝代谢。主要用于以中枢抑制为主、通气不足引起的呼吸衰竭，对于肺炎、肺气肿、弥漫性肺纤维化等病变引起的以肺换气功能障碍为主所导致的呼吸衰竭不宜使用呼吸兴奋剂。

一、应用原则与注意事项

（一）应用原则

呼吸兴奋剂的使用需根据呼吸衰竭的轻重、意识障碍的深浅而定。若病情较轻、意识障碍不重，应用后多能收到加深呼吸幅度、改善通气的效果；对病情较重、支气管痉挛、痰液引流不畅的患者，在使用呼吸兴奋剂的同时必须强调配合其他有效的改善呼吸功能的措施，如建立人工气道、清除痰液并进行机械通气等，一旦有效改善通气功能的措施已经建立，呼吸兴奋剂则可停用。

（二）注意事项

（1）应用呼吸兴奋剂的目的是兴奋呼吸、增加通气、改善低氧血症及二氧化碳潴留等，否则不必应用，应用中达不到上述目的则应停用，改为其他措施。

（2）应在保持呼吸道通畅、减轻呼吸肌阻力的前提下使用，否则不仅不能纠正低氧血症和二氧化碳潴留，且会因增加呼吸运动而增加耗氧量。

（3）应用在抢救呼吸衰竭时，除针对病因外应采取综合措施，包括控制呼吸道感染、消除呼吸道阻塞、适当给氧、纠正酸碱失衡及电解质紊乱、人工呼吸机的应用。

(4)大部分呼吸兴奋剂的兴奋呼吸作用的剂量与引起惊厥的剂量相近,在惊厥之前可有不安、自口周开始的颤抖、瘙痒、呕吐、潮红等,所以应用此药时应密切观察。

(5)部分呼吸兴奋剂持续应用时会产生耐药现象,所以一般应用3～5天,或给药12小时、间歇12小时。

(6)为了克服呼吸兴奋剂的不良反应,发挥其兴奋剂的作用,可采用联合两种药物的交替给药的方法。

二、药物各论

(一)尼可刹米

1.别称

二乙烟酰胺,可拉明,烟酸二乙胺,烟酸乙胺。

2.药理作用

本药能直接兴奋延髓呼吸中枢,使呼吸加深加快。也可通过刺激颈动脉窦和主动脉体的化学感受器,反射性地兴奋呼吸中枢,并提高呼吸中枢对二氧化碳的敏感性。对大脑皮质、血管运动中枢及脊髓也有较弱的兴奋作用。本药对阿片类药物中毒的解救效力较戊四氮强,而对巴比妥类药中毒的解救效力较印防己毒素、戊四氮弱。

3.药动学

本药易吸收,起效快,作用时间短暂。单次静脉注射作用只能维持5～10分钟,经肾排泄。

4.适应证

(1)用于中枢性呼吸功能不全、各种继发性呼吸抑制、慢性阻塞性肺疾病伴高碳酸血症。

(2)也用于肺源性心脏病引起的呼吸衰竭,以及麻醉药或其他中枢抑制药的中毒解救。

5.用法用量

(1)成人。①皮下、肌内及静脉注射:一次0.25～0.5 g,必要时每1～2小时重复用药;极量为一次1.25 g。②静脉滴注:3～3.75 g本品加入500 mL液体中,滴速为25～30滴/分。如出现皮肤瘙痒、烦躁等不良反应,须减慢滴速;若经4～12小时未见效,或出现肌肉抽搐等严重不良反应,应停药。

(2)儿童:6个月以下的婴儿一次0.075 g,1岁一次0.125 g,4～7岁一次0.175 g。

6.不良反应

(1)常见烦躁不安、抽搐、恶心等。

(2)较大剂量时可出现打喷嚏、呛咳、心率加快、全身瘙痒、皮疹。

(3)大剂量时可出现多汗、面部潮红、呕吐、血压升高、心悸、心律失常、震颤、惊厥,甚至昏迷。

7.禁忌证

抽搐、惊厥患者,小儿高热而无中枢性呼吸衰竭时禁用。

8.药物相互作用

(1)与其他中枢神经兴奋药合用有协同作用,可引起惊厥。

(2)本药与鞣酸、有机碱的盐类及各种金属盐类配伍均可能产生沉淀;遇碱类物质加热可水解,并脱去乙二胺基生成烟酸盐。

9.注意事项

(1)本药对呼吸肌麻痹者无效。

(2)本药的作用时间短暂，应视病情间隔给药，且用药时须配合人工呼吸和给氧措施。

(3)出现血压升高、心悸、多汗、呕吐、震颤及肌僵直时，应立即停药以防出现惊厥。

(4)过量的处理：出现惊厥时，可静脉注射苯二氮䓬类药或小剂量的硫喷妥钠、苯巴比妥钠等；静脉滴注10%葡萄糖注射液，促进药物排泄；给予对症和支持治疗。

10.特殊人群用药

(1)孕妇及哺乳期妇女用药的安全性尚不明确。

(2)6个月以下的婴儿一次0.075 g，1岁一次0.125 g，4～7岁一次0.175 g。

(二)洛贝林

1.别称

半边莲碱，芦别林，祛痰菜碱，山梗菜碱。

2.药理作用

本药为呼吸兴奋药，可刺激颈动脉窦和主动脉体的化学感受器(均为N_1受体)，反射性地兴奋延髓呼吸中枢而使呼吸加快，但对呼吸中枢无直接兴奋作用。本药对迷走神经中枢和血管运动中枢也有反射性兴奋作用，对自主神经节先兴奋后阻断。

3.药动学

静脉注射后作用持续时间短，通常为20分钟。

4.适应证

主要用于各种原因引起的中枢性呼吸抑制。常用于新生儿窒息、一氧化碳中毒、吸入麻醉药或其他中枢抑制药(如阿片、巴比妥类)中毒、传染病(如肺炎、白喉等)引起的呼吸衰竭。

5.用法用量

(1)成人：皮下、肌内注射，一次10 mg，极量为一次20 mg，一天50 mg；静脉注射，一次3 mg，极量为一次6 mg，一天20 mg。

(2)儿童：皮下或肌内注射，一次1～3 mg；静脉注射，一次0.3～3 mg，必要时30分钟后可重复1次；新生儿窒息可注入脐静脉内，用量为3 mg。

6.不良反应

(1)可见恶心、呕吐、呛咳、头痛、心悸等。

(2)大剂量用药可出现心动过缓(兴奋迷走神经中枢)；剂量继续增大可出现心动过速(兴奋肾上腺髓质和交感神经)、传导阻滞、呼吸抑制、惊厥等。

7.禁忌证

尚不明确。

8.药物相互作用

(1)用药后吸烟可导致恶心、出汗及心悸。

(2)本药禁止与碘、鞣酸以及铅、银等盐类药配伍；与碱性药物配伍可产生山梗素沉淀。

9.注意事项

(1)静脉给药应缓慢。

(2)用药过量可引起大汗、心动过速、低血压、低体温、呼吸抑制、强直性阵挛性惊厥、昏迷、死亡。

10.特殊人群用药

可用于婴幼儿、新生儿;妊娠与哺乳期、老年人,尚无实验数据。

(三)多沙普仑

1.别称

佳苏仑,吗啉吡咯酮,吗乙苯吡酮,吗乙苯咯,盐酸多普兰。

2.药理作用

本药为呼吸兴奋药,作用比尼可刹米强。小剂量时可刺激颈动脉窦化学感受器,反射性地兴奋呼吸中枢;大剂量时可直接兴奋延髓呼吸中枢、脊髓及脑干,使潮气量增加,也可使呼吸频率有限增快,但对大脑皮质可能无影响。本药还有增加心排血量的作用。

3.药动学

静脉给药后20～40秒起效,1～2分钟达到最大效应,药效持续5～12分钟。主要在肝脏代谢,可能会产生多种代谢产物(其中酮多沙普仑有药理活性)。0.4%～4%经肾脏排泄,母体化合物的清除半衰期在成人、早产儿体内分别为3.4小时、6.6～9.9小时。

4.适应证

(1)用于全麻药引起的呼吸抑制或呼吸暂停(排除肌松药的因素),也用于自发呼吸存在但通气量不足的患者。

(2)用于药物过量引起的轻、中度中枢神经抑制。

(3)可用于急救给氧后动脉血氧分压低的患者。

(4)也可用于慢性阻塞性肺疾病引起的急性呼吸功能不全、呼吸窘迫、潮气量低等。

(5)还可用于麻醉术后,加快患者苏醒。

5.用法用量

(1)中枢抑制催醒:一次1～2 mg/kg,必要时5分钟后可重复1次。维持剂量为每1～2小时注射1～2 mg/kg,直至获得疗效。总量不超过一天3 000 mg。

(2)呼吸衰竭:一次0.5～1 mg/kg,必要时5分钟后可重复1次,1小时内的用量不宜超过300 mg。或用葡萄糖氯化钠注射液稀释静脉滴注,一次0.5～1 mg/kg,滴注直至获得疗效。总量不超过一天3 000 mg。

6.不良反应

(1)可见头痛、乏力、呼吸困难、心律失常、恶心、呕吐、腹泻、尿潴留、胸痛、胸闷、血压升高,以及用药局部发生血栓性静脉炎(红、肿、痛)等。

(2)少见呼吸频率加快、喘鸣、精神紊乱、呛咳、眩晕、畏光、感觉奇热、多汗等。

(3)有引起肝毒性的个案报道。

(4)大剂量时可引起喉痉挛。

7.禁忌证

甲状腺功能亢进、嗜铬细胞瘤、重度的高血压或冠心病、颅内高压、脑血管病、脑外伤、脑水肿、癫痫或惊厥发作、严重的肺部疾病患者及对本药过敏者(国外资料)禁用。

8.药物相互作用

(1)与碳酸氢钠合用时本药的血药浓度升高,毒性明显增强,有因此导致惊厥的报道。

(2)与咖啡因、哌甲酯、匹莫林、肾上腺素受体激动药等有协同作用,合用时应注意观察紧张、激动、失眠、惊厥或心律失常等不良反应。

(3)与单胺氧化酶抑制药及升压药合用可使升压效应更显著,与单胺氧化酶抑制药合用须谨慎。

(4)肌松药可使本药的中枢兴奋作用暂不体现。

9.注意事项

(1)用于急救给氧后动脉血氧分压低的患者时,应同时在2小时内解除其症状的诱因。

(2)对于麻醉后或药物引起的呼吸抑制,用药前应确保气道通畅和氧气充足。

(3)用药前后及用药时应当检查或监测:①常规测血压、脉搏,检查肌腱反射,以防用药过量;②给药前和给药后半小时测动脉血气,以便及早发现气道堵塞者或高碳酸血症患者是否有二氧化碳蓄积或呼吸性酸中毒。

(4)过量时的处理:无特殊解毒药,主要是进行支持、对症治疗。可短期静脉给予巴比妥类药,必要时可给氧和使用复苏器。透析无明显效果。

10.特殊人群用药

(1)孕妇及哺乳期妇女:国内的资料建议孕妇慎用本药。美国FDA对本药的妊娠安全性分级为B级。本药是否经乳汁分泌尚不清楚,哺乳期妇女应慎用。

(2)儿童:12岁以下儿童使用本药的有效性和安全性尚未确定,用药应谨慎。

(四)二甲弗林

1.别称

回苏灵。

2.药理作用

本药为中枢兴奋药,对呼吸中枢有较强的兴奋作用,其作用强度比尼可刹米强约100倍,促苏醒率高。用药后可见肺换气量明显增加,二氧化碳分压下降。

3.药动学

口服吸收迅速、完全,起效快,作用维持时间为2～3小时。

4.适应证

(1)用于各种原因引起的中枢性呼吸衰竭,以及麻醉药、催眠药引起的呼吸抑制。

(2)也可用于创伤、手术等引起的虚脱和休克。

5.用法用量

(1)口服:一次8～16 mg,一天2～3次。

(2)肌内注射:一次8 mg,一天1～2次。

(3)静脉注射:一次8～16 mg,临用前用5%葡萄糖注射液稀释。

(4)静脉滴注:常规用法为一次8～16 mg,用于重症患者时一次16～32 mg。临用前用氯化钠注射液或5%葡萄糖注射液稀释。

6.不良反应

可出现恶心、呕吐、皮肤烧灼感等。

7.禁忌证

有惊厥病史或痉挛病史者、吗啡中毒者、肝肾功能不全者、孕妇、哺乳期妇女禁用。

8.药物相互作用

尚不明确。

9.注意事项

(1)给药前应准备短效巴比妥类药物,作为惊厥时的急救用药。

(2)用药过量可引起肌肉震颤、惊厥。过量的处理:①洗胃、催吐;②静脉滴注10%葡萄糖注射液,促进排泄;③出现惊厥时可用短效巴比妥类药(如异戊巴比妥)治疗;④给予相应的对症治疗。

10.特殊人群用药

(1)孕妇及哺乳期妇女禁用。

(2)儿童大剂量用药易发生抽搐、惊厥,应谨慎。

三、药物特征比较

(一)药理作用比较

上述呼吸兴奋药物的药理作用特征各异,具体药物的药理作用特点详见表5-13。

表5-13 呼吸兴奋药物的药理作用比较

药理作用	尼可刹米	洛贝林	多沙普仑	二甲弗林
兴奋延髓呼吸中枢	++	−	+++	++++
颈动脉窦化学感受器	++	++	+++	−
主动脉体化学感受器	++	++	−	−
兴奋大脑皮质	+	−	−	−
兴奋血管运动中枢及脊髓	+	++	++	−

注:+代表作用强度;−代表未有相应的药理作用。

(二)主要不良反应比较

呼吸兴奋类药物多作用于中枢神经系统,故精神神经类不良反应多见。

1.尼可刹米

烦躁不安、抽搐,大剂量时可出现震颤、惊厥,甚至昏迷;恶心、呕吐;心率加快,大剂量时可出现血压升高、心悸、心律失常;全身瘙痒、皮疹。

2.洛贝林

头痛;恶心、呕吐、呛咳;心悸,大剂量用药可出现心动过缓,剂量继续增大可出现心动过速、传导阻滞;呼吸抑制。

3.多沙普仑

头痛、乏力,眩晕、畏光、感觉奇热;恶心、呕吐、腹泻;心律失常、血压升高;呼吸困难、胸痛、胸闷,少见呼吸频率加快、喘鸣;尿潴留。

4.二甲弗林

恶心、呕吐;皮肤烧灼感。

(徐同生)

第六章　免疫系统疾病常用药

第一节　免疫抑制药

免疫抑制药是最早用于临床的免疫调节药。1962年，硫唑嘌呤和肾上腺皮质激素联合应用用以防治器官移植的排异反应。随着对自身免疫性疾病发病机制认识的深化，免疫抑制药也适用于治疗自身免疫性疾病。近年来，他克莫司、西罗莫司等新药的研制成功，使免疫抑制药的研究步入了新的阶段。

一、常用的免疫抑制药

常用的免疫抑制药可分为如下六类。

（一）糖皮质激素类

如泼尼松、甲泼尼龙等。

（二）神经钙蛋白抑制剂

如环孢素、他克莫司、西罗莫司、霉酚酸酯等。

（三）抗增殖与抗代谢类

如硫唑嘌呤、环磷酰胺、甲氨蝶呤等。

（四）抗体类

如抗淋巴细胞球蛋白等。

（五）抗生素类

如西罗英司等。

（六）中药类

如雷公藤总苷等。

二、免疫抑制药的临床应用

（1）防治器官移植的排异反应：免疫抑制药可用于肾、肝、心、肺、角膜和骨髓等组织器官的移植手术，以防止排异反应，并需要长期用药。常用环孢素和雷公藤总苷，也可将硫唑嘌呤或环磷酰胺与糖皮质激素联合应用。当发生明显排异反应时，可在短期内大剂量使用，控制后即减量维持，以防用药过量产生毒性反应。

(2)治疗自身免疫性疾病免疫抑制药：可用于自身免疫溶血性贫血、特发性血小板减少性紫癜、肾病性慢性肾炎、类风湿关节炎、系统性红斑狼疮、结节性动脉周围炎等，首选糖皮质激素类。对糖皮质激素类药物耐受的病例，可加用或改用其他免疫抑制药。免疫抑制药的联合应用可提高疗效，减轻毒性反应。但该类药物只能缓解自身免疫性疾病的症状，而无根治作用，而且因毒性较大，长期应用易导致严重不良反应，包括诱发感染、恶性肿瘤等。

(一)神经钙蛋白抑制剂

神经钙蛋白(钙调磷酸酶)抑制剂作用于T细胞活化过程中细胞信号转导通路，起到抑制神经钙蛋白作用，是目前临床最有效的免疫抑制药。

1.环孢素

环孢素(环孢素A，CsA)是从真菌的代谢产物中分离的中性多肽。1972年发现其抗菌作用微弱，但有免疫抑制作用。1978年始用于临床防治排异反应并获得满意效果，因其毒性较小，是目前较受重视的免疫抑制药之一。

(1)体内过程：本药溶于橄榄油中可以肌内注射。口服吸收慢且不完全，口服吸收率为20%～50%，首关消除可达27%。单次口服后3～4小时血药浓度达峰值。在血中约50%被红细胞摄取，4%～9%与淋巴细胞结合，约30%与血浆脂蛋白和其他蛋白质结合，血浆中游离药物仅占5%左右。$t_{1/2}$为14～17小时。大部分经肝代谢自胆汁排出，0.1%药物以原形经尿排出。

(2)药理作用与机制：选择性抑制细胞免疫和胸腺依赖性抗原的体液免疫。环孢素主要选择性抑制T细胞活化，使T_H细胞明显减少并降低T_H与T_S的比例。对B细胞的抑制作用弱，对巨噬细胞的抑制作用不明显，对自然杀伤(NK)细胞活力无明显抑制作用，但可间接通过干扰素的产生而影响NK细胞的活力。其机制主要是抑制神经钙蛋白，阻止了细胞质T细胞激活核因子(NFAT)的去磷酸化，妨碍了信息传导，而抑制T细胞活化及IL-2、IL-3、IL-4、TNF-α、INF-γ等细胞因子的基因表达。此外，环孢素还可增加T细胞内转运生长因子(TGF-β)的表达，TGF-β对IL-2诱导T细胞增生有强大的抑制作用，也能抑制抗原特异性的细胞毒T细胞产生。

(3)临床应用：环孢素主要用于器官移植排异反应和某些自身免疫性疾病。①器官移植主要用于同种异体器官移植或骨髓移植的排异反应或移植物抗宿主反应，常单独应用，新的治疗方案则主张环孢素与小剂量糖皮质激素联合应用。临床研究表明，环孢素可使器官移植后的排异反应与感染发生率降低，存活率增加。②自身免疫性疾病：用于治疗大疱性天疱疮及类天疱疮，能改善皮肤损害，使自身抗体水平降低。还可局部用药，治疗接触性过敏性皮炎、银屑病。

(4)不良反应：环孢素的不良反应发生率较高，其严重程度与用药剂量、用药时间及血药浓度有关，多具可逆性。①肾毒性是该药最常见的不良反应，用药时应控制剂量，并密切监测肾脏功能，若血清肌酐水平超过用药前30%，应减量或停用。避免与有肾毒性药物合用，用药期间应避免食用高钾食物、高钾药品及保钾利尿药。严重肾功能损害、未控制高血压者禁用或慎用。②肝损害多见于用药早期，表现为高胆红素血症，转氨酶、乳酸脱氢酶、碱性磷酸酶升高。大部分肝毒性病例在减少剂量后可缓解。应用时注意定期检查肝脏功能，严重肝功能损害者禁用或慎用。③神经系统毒性在器官移植或长期用药时发生，表现为震颤、惊厥、癫痫发作、神经痛、瘫痪、精神错乱、共济失调、昏迷等，减量或停用后可缓解。④诱发肿瘤：有报道器官移植患者使用该药后，肿瘤发生率可高于一般人群30倍。用于治疗自身免疫性疾病时，肿瘤发生率也明显增高。⑤继发感染：长期用药可引起病毒感染、肺孢子虫属感染或真菌感染，病死率高。治疗中如出现上述

 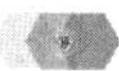

感染应及时停药，并进行有效的抗感染治疗。感染未控制者禁用。⑥其他如胃肠道反应、变态反应、多毛症、牙龈增生、嗜睡、乏力、高血压、闭经等。对本品过敏者、孕妇和哺乳期妇女禁用。

(5)药物相互作用：下列药物可影响本品血药浓度，应避免联合应用，若必须使用，应严密监测环孢素血药浓度并调整其剂量。①增加环孢素血药浓度的药物：大环内酯类抗生素、多西环素、酮康唑、口服避孕药、钙拮抗药、大剂量甲泼尼龙等。②降低环孢素血药浓度的药物：苯巴比妥、苯妥英、安乃近、利福平、异烟肼、卡马西平、萘夫西林、甲氧苄啶及静脉给药的磺胺异二甲嘧啶等。

2.他克莫司

他克莫司(FK506)是一种强效免疫抑制药，由日本学者于1984年从筑波山土壤链霉菌属分离而得。

(1)体内过程：FK506口服吸收快，$t_{1/2}$为5～8小时，有效血药浓度可持续12小时。在体内经肝细胞色素P450 3A4异构酶代谢后，由肠道排泄。

(2)药理作用与机制。①抑制淋巴细胞增殖作用于细胞G_0期，抑制不同刺激所致的淋巴细胞增生，包括刀豆素A、T细胞受体的单克隆抗体、CD_3复合体或其他细胞表面受体诱导的淋巴细胞增生等，但对IL-2刺激引起的淋巴细胞增生无抑制作用。②抑制Ca^{2+}依赖性T、B淋巴细胞的活化。③抑制T细胞依赖的B细胞产生免疫球蛋白的能力。④预防和治疗器官移植时的免疫排异反应，能延长移植器官生存时间，具有良好的抗排异作用。

(3)临床应用。①肝脏移植：FK506对肝脏有较强的亲和力，并可促进肝细胞的再生和修复，用于原发性肝脏移植及肝脏移植挽救性病例，疗效显著。使用本品的患者，急性排异反应的发生率和再次移植率降低，糖皮质激素的用量可减少。②其他器官移植：本品在肾脏移植和骨髓移植方面有较好疗效。

(4)不良反应：静脉注射常发生神经毒性，轻者表现头痛、震颤、失眠、畏光、感觉迟钝等，重者可出现运动不能、缄默症、癫痫发作、脑病等，大多在减量或停用后消失。可直接或间接地影响肾小球滤过率，诱发急性或慢性肾毒性。对胰岛B细胞具有毒性作用，可导致高血糖。大剂量应用时可致生殖系统毒性。

(二)抗增生与抗代谢类

1.硫唑嘌呤

硫唑嘌呤(IMURAN)为6-巯基嘌呤的衍生物，属于嘌呤类抗代谢药。硫唑嘌呤通过干扰嘌呤代谢的各环节，抑制嘌呤核苷酸合成，进而抑制细胞DNA、RNA及蛋白质合成，发挥抑制T、B淋巴细胞及NK细胞的效应，故能同时抑制细胞免疫和体液免疫反应，但不抑制巨噬细胞的吞噬功能。主要用于肾移植排异反应和类风湿关节炎、系统性红斑狼疮等多种自身免疫性疾病的治疗。用药时应注意监测血常规和肝功能。

2.环磷酰胺

环磷酰胺(CTX)不仅杀伤增生期淋巴细胞，而且影响静止期细胞，故能使循环中的淋巴细胞数目减少。B细胞较T细胞对该药更为敏感。明显降低NK细胞活性，从而抑制初次和再次体液与细胞免疫反应。临床常用于防止排异反应与移植物抗宿主反应，以及长期应用糖皮质激素不能缓解的多种自身免疫性疾病。不良反应有骨髓抑制、胃肠道反应、出血性膀胱炎和脱发等。

3.甲氨蝶呤

甲氨蝶呤(MTX)为抗叶酸类抗代谢药，主要用于治疗自身免疫性疾病。

(三)抗体

抗胸腺细胞球蛋白(ATG)在血清补体的参与下,对T、B细胞有破坏作用,但对T细胞的作用较强。可非特异性抑制细胞免疫反应(如迟发型超敏反应、移植排异反应等),也可抑制抗体形成(限于胸腺依赖性抗原),还可以结合到淋巴细胞表面,抑制淋巴细胞对抗原的识别能力。能有效抑制各种抗原引起的初次免疫应答,对再次免疫应答作用较弱。在抗原刺激前给药作用较强。

临床用于防治器官移植的排异反应,试用于治疗白血病、多发性硬化、重症肌无力、溃疡性结肠炎、类风湿关节炎、系统性红斑狼疮等疾病。

常见的不良反应有寒战、发热、血小板减少、关节疼痛和血栓性静脉炎等,静脉注射可引起血清病及过敏性休克,还可引起血尿、蛋白尿,停药后消失。

(四)抗生素类

西罗莫司能治疗多种器官和皮肤移植物引起的排异反应,尤其对慢性排异反应疗效明显,与环孢素有协同作用,能延长移植物的存活时间,减轻环孢素的肾毒性,提高治疗指数。西罗莫司和他克莫司均与胞质内他克莫司结合蛋白结合,两药低剂量联合应用即可产生有效的免疫抑制作用。可引起厌食、呕吐、腹泻,严重者可出现消化性溃疡、间质性肺炎和脉管炎。联合用药和监测血药浓度是减少不良反应并发挥最大免疫抑制作用的有效措施。

(五)中药类

雷公藤总苷具有较强的免疫抑制作用,可抑制小鼠脾淋巴细胞和人外周血淋巴细胞的增生反应、迟发型超敏反应、宿主抗移植物反应和移植物抗宿主反应,还可抑制细胞免疫和体液免疫,减少淋巴细胞数量,抑制IL-2生成,并有较强的抗炎作用。

临床主要用于治疗自身免疫性疾病,如类风湿关节炎、原发和继发肾病综合征、成人各型肾炎、狼疮性或紫癜性肾炎、麻风反应。对银屑病、皮肌炎、变应性血管炎、异位性皮炎、自身免疫性肝炎、自身免疫性白细胞及血小板减少等也有一定的疗效。

不良反应较多,但停药后多可恢复。约20%患者出现胃肠道反应,如食欲减退、恶心、呕吐、腹痛、腹泻、便秘。约6%患者出现白细胞计数减少。偶见血小板计数减少、皮肤黏膜反应(如口腔黏膜溃疡、眼干涩、皮肤毛囊角化、黑色素加深等)。也可导致月经紊乱、精子数目减少或活力降低等。

(秦传江)

第二节　免疫增强药

免疫增强药能激活一种或多种免疫活性细胞,增强或提高机体免疫功能的药物。临床主要用其免疫增强作用,治疗免疫缺陷疾病、慢性感染及恶性肿瘤的辅助治疗。

一、重组人白细胞介素-2

重组人白细胞介素-2是重要的淋巴因子,由T辅助细胞(Th)产生,参与免疫反应。

(一)药理作用与应用

白细胞介素-2为抑制性T细胞(Th)和细胞毒T细胞(Tc)分化、增生所必需的调控因子;诱导或增强自然杀伤细胞(NK)活性;诱导激活细胞毒淋巴细胞(LAK)的分化增生;诱导或增强细胞毒T细胞、单核细胞及巨噬细胞的活性;促进B淋巴细胞的分化、增生和抗体分泌;具有广谱性免疫增强作用。临床用于慢性肝炎、免疫缺陷病及恶性肿瘤的辅助治疗。

(二)不良反应与用药护理

本品毒性反应多与血管的通透性有关,并随着剂量的增大而加剧,导致体液渗出而器官功能障碍,可出现尿少、体液潴留、恶心、呕吐、腹泻、呼吸困难、转氨酶升高、黄疸、低血压、心律失常、红细胞减少及凝血功能障碍。

二、干扰素

干扰素是有关细胞在病毒感染或其他诱因刺激下,产生的糖蛋白类物质。目前已能用DNA重组技术生产,分为人白细胞产生的α-干扰素、人成纤维细胞产生的β-干扰素、人T细胞产生的γ-干扰素三类。

(一)体内过程

口服不吸收,必须注射给药。α-干扰素肌内注射,β-干扰素静脉给药。干扰素在肝、肾、血清分布较多,脾、肺分布较少。主要经肝代谢,少量以原形经肾排泄。

(二)药理作用

1.广谱抗病毒作用

对所有RNA病毒及DNA病毒均有抑制作用。

2.抗肿瘤细胞增生作用

通过直接抑制肿瘤细胞的生长、抑制肿瘤的繁殖、抑制癌基因的表达及激活抗肿瘤免疫功能而达到抗肿瘤的目的。

3.调节人体免疫功能

主要表现为增强免疫效应细胞的作用。

(1)调节自然杀伤细胞的杀伤活性。

(2)激活B细胞,促进抗体生成。

(3)激活单核巨噬细胞的吞噬功能。

(4)诱导白细胞介素、肿瘤坏死因子等细胞因子的产生。

(三)临床应用

1.慢性乙型肝炎

可使转氨酶恢复正常,病理组织学有好转;对重型肝炎可使病情缓解,病死率下降。

2.恶性肿瘤

α-干扰素是治疗毛细胞白血病的首选药,对慢性白血病有较好疗效,对其他实质瘤也有一定疗效。

3.其他疾病

可用于治疗获得性免疫缺陷综合征,β-干扰素对多发性硬化有较好疗效,γ-干扰素可用于治疗类风湿性关节炎。

(四)不良反应与用药护理

应用早期出现发热、寒战、出汗、头痛、肌痛症状,有剂量依赖性,减量或停药后症状消失;白细胞计数减少、血小板计数减少、凝血障碍等;血压异常、心律失常、心肌梗死等。间质性肺炎,表现为干咳、劳累性呼吸困难。尿蛋白增加，严重时发生肾功能不全。过敏体质、肝肾功能不良及白细胞和血小板计数减少者慎用。

三、卡介苗

卡介苗为减毒的结核分枝杆菌活菌苗，原用于预防结核病，属于特异性免疫制剂。后来证明卡介苗能增强细胞免疫功能，刺激T细胞增生，提高巨噬细胞杀伤肿瘤细胞及细菌的能力，促进白细胞介素-1的产生，增强T辅助细胞(Th)和自然杀伤细胞(NK)的功能，为非特异性免疫增强剂。用于白血病、肺癌等肿瘤的辅助治疗。不良反应少，给药部位易发红斑、硬结或溃疡；亦可产生全身寒战、发热；偶见变态反应。不良反应的大小与给药剂量、给药途径及免疫治疗次数有关。

四、胸腺素

胸腺素是从小牛或猪胸腺中提取的小分子多肽，内含胸腺生成素、胸腺体液因子、血清胸腺因子等。能促进T细胞分化成熟，增强T细胞对抗原或其他刺激的反应，同时增强白细胞、红细胞的免疫功能，并调整机体的免疫平衡。临床上主要用于细胞免疫缺陷性疾病、自身免疫性疾病、感染性疾病和晚期肿瘤的治疗。不良反应有注射部位轻度红肿，皮肤变态反应，过大剂量可产生免疫抑制。

五、转移因子

转移因子是从人白细胞、猪脾、牛脾中提取的小分子肽类物质，牛脾含量最多。其免疫调节作用无明显种属特异性。转移因子的活性成分是T辅助细胞的产物，可选择性结合抑制性T细胞(Ts)和巨噬细胞，在免疫调节中发挥作用。

(一)增强淋巴细胞对肿瘤的细胞毒作用

转移因子是T细胞促成剂，具有活化效应细胞，加强效应细胞对肿瘤细胞的攻击反应，抑制或破坏肿瘤细胞的生长。

(二)传递免疫信息

在转移因子的作用下，非致敏的淋巴细胞可转化为致敏的T增强细胞，增强细胞的免疫功能，并促进干扰素释放，增强机体抗感染的能力。

临床用于免疫缺陷病、恶性肿瘤及急性病毒感染的辅助治疗。偶有皮疹、瘙痒、痤疮及一过性发热。

六、左旋咪唑

左旋咪唑能使受抑制的巨噬细胞和T细胞功能恢复正常，可能与激活环核苷酸磷酸二酯酶，降低巨噬细胞和淋巴细胞内cAMP含量有关。它还能诱导白细胞介素-2的产生，增强免疫应答反应。一般用于免疫功能低下者，可作为肿瘤的辅助治疗，还可改善自身免疫性疾病的免疫功能。

(谢彦强)

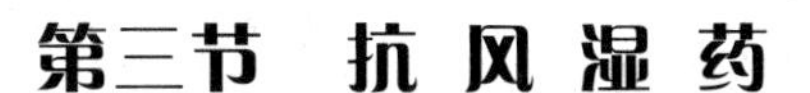

第三节 抗风湿药

该类药物为一组具有不同作用机制的药物，其共同特点是不具有即刻的抗炎和缓解疼痛作用，但长期使用后可改善病情和延缓疾病进展，主要用于类风湿关节炎和脊柱关节炎的治疗。根据2012年美国风湿病学会(ACR)的推荐意见，目前类风湿关节炎治疗中推荐的DMARDs包括甲氨蝶呤(MTX)、来氟米特(LEF)、柳氮磺胺吡啶(SSZ)、米诺环素和羟氯喹(HCQ)。此外，在国内患者中雷公藤多苷亦有较多应用。在某些情况下常需联合DMARDs治疗。

一、甲氨蝶呤

(一)作用特点

本药为二氢叶酸还原酶抑制剂，通过阻断二氢叶酸向四氢叶酸转化，从而使DNA和RNA的合成受阻，发挥抗细胞增殖作用。该药为治疗自身免疫性疾病特别是类风湿关节炎和特发性炎性肌病的重要药物。

(二)剂型规格

片剂：2.5 mg×100片。

(三)适应证

在非肿瘤相关疾病中，该药可用于银屑病、类风湿关节炎、急性多关节型幼年特发性关节炎、特发性炎性肌病的治疗。

(四)禁忌证

以下情况应禁用本品：①对该药过敏者禁用；②孕妇及哺乳期妇女禁用；③肝功能明显不全、血细胞减少患者禁用。

(五)不良反应

不良反应：①胃肠道症状，如恶心、呕吐、食欲下降；②肝功能损害；③骨髓抑制；④口腔黏膜溃疡；⑤对胎儿有致畸作用；⑥罕见情况下会导致肺间质纤维化。

(六)用法

7.5～25 mg(每周0.3 mg/kg)，每周1次口服，建议在服用MTX 24小时后给予叶酸口服每周2.5～5 mg，以减少MTX相关不良反应。

(七)点评

本药在治疗关节炎或炎性肌病时，多采用每周1次给药，每天应用可导致明显的骨髓抑制和毒性作用。

二、来氟米特

(一)作用特点

本药为异噁唑类衍生物，抑制二氢乳清酸脱氢酶的活性，从而影响活化淋巴细胞的嘧啶合成，并发挥其抗炎作用。

(二)剂型规格

片剂:10 mg×16 片;10 mg×10 片。

(三)适应证

主要用于类风湿关节炎及其他自身免疫性疾病的治疗。

(四)禁忌证

(1)对本品及其代谢产物过敏者及严重肝脏损害患者禁用.

(2)孕妇、哺乳期妇女禁用。

(五)不良反应

不良反应:①腹泻、肝功能损害;②高血压;③皮疹;④对胎儿有致畸作用。

(六)用法

类风湿关节炎等关节炎 10～20 mg,每天 1 次口服。狼疮肾炎、系统性血管炎等每天 30～50 mg,分1～2 次口服。

(七)点评

由于来氟米特的代谢产物(A77 1726)在体内通过肝肠循环能存在数年,因此对于口服来氟米特的育龄期女性,在妊娠前应口服考来烯胺(8 g 每天 3 次×11 天)清除其代谢产物。

三、柳氮磺胺吡啶

(一)作用特点

本药为 5-氨基水杨酸与磺胺吡啶的偶氮化合物。该药可通过抑制花生四烯酸级联反应,抑制中性粒细胞移动和活化,抑制 T 细胞增殖、NK 细胞活性和 B 细胞活化,并阻断多种细胞因子,如 IL-I、IL-6、TNF 等起到抗炎作用。

(二)剂型规格

片剂:0.25 g×60 片。

(三)适应证

主要用于类风湿关节炎、脊柱关节炎、幼年特发性关节炎以及炎症性肠病(主要为溃疡性结肠炎)的治疗。

(四)禁忌证

以下情况应禁用本品:①对磺胺及水杨酸盐过敏者;②肠梗阻或泌尿系统梗阻患者;③急性间歇性卟啉症患者。

(五)不良反应

以下情况应禁用本品:①胃肠道症状,如恶心、上腹不适;②肝功能损害;③头晕、头痛;④血白细胞计数减少;⑤皮疹。

(六)用法

建议起始剂量为 0.5 g/d 口服,可逐周增加 0.5 g/d,在关节炎中最大剂量为 3 g/d,在炎症性肠病患者中最大可用至 6 g/d。

(七)点评

服用本品期间应多饮水,以防结晶尿的发生,必要时服用碱化尿液药物。

四、羟氯喹

(一)作用特点

本药最早属于抗疟类药物，通过改变细胞内酸性微环境，抑制促炎因子，如 IL-1、IL-6 和 IFN-7 的生成，减少淋巴细胞增殖，干扰 NK 细胞的功能，抑制花生四烯酸级联反应等方面来起到抗炎和免疫调节作用。

(二)剂型规格

片剂：0.1 g×14 片；0.2 g×10 片。

(三)适应证

主要用于类风湿关节炎的联合治疗，盘状红斑狼疮和系统性红斑狼疮的治疗。

(四)禁忌证

以下情况应禁用：①对该药以及任何 4-氨基喹啉化合物过敏患者禁用；②对任何 4-氨基喹啉化合物治疗可引起的视网膜或视野改变的患者禁用；③儿童患者禁止长期使用。

(五)不良反应

不良反应：①视网膜病变；②皮疹；③头痛、失眠、耳鸣、耳聋。

(六)用法

建议剂量为 0.2 g/次，每天 2 次口服。

(七)点评

为避免眼毒性，建议羟氯喹的剂量≤6.5 mg/(kg·d)。该药可用于系统性红斑狼疮患者孕期的维持治疗。

五、雷公藤多苷

(一)作用特点

该药为雷公藤的水-三氯甲烷提取物，去除某些毒性后，保留了较强的抗炎和免疫抑制作用，对细胞免疫具有较明显的抑制作用，能作用于免疫应答感应阶段的 T 细胞、巨噬细胞和自然杀伤细胞，抑制它们的功能，对体液免疫也有一定的抑制作用。

(二)剂型规格

片剂：10 mg×100 片。

(三)适应证

主要用于类风湿关节炎及其他自身免疫性疾病的治疗。

(四)禁忌证

以下情况应禁用：①严重肝功能不全及血细胞减少患者禁用；②孕妇及哺乳期妇女禁用。

(五)不良反应

不良反应：①胃肠道反应，肝功能受损；②血白细胞减少；③月经失调，精子数量减少及活力下降。

(六)用法

每天 1.0～1.5 mg/(kg·d)，分 3 次，餐后服用。常用剂量 20 mg，每天 3 次。

(七)点评

雷公藤多苷由于性腺抑制不良反应明显，通常不作为首选药物，有生育要求的男女患者应避免长期应用(通常不超过 3 个月)。

鉴于药物制剂和纯化工艺不同,不同厂家的雷公藤多苷疗效和不良反应存在差别。

(孔媛媛)

第四节 抗毒血清及免疫球蛋白药

将生物毒素(包括微生物、疫苗、类毒素、其他生物毒素)接种于动物体,使之免疫,产生抗体或特异的免疫球蛋白,分离而用于被动免疫,防治各种疾病。健康人血浆分离的丙种球蛋白也用于增强免疫目的,也在此一并介绍。

一、精制白喉抗毒素

本品系用白喉类毒素免疫马血浆所制得的抗毒素球蛋白制剂。用于治疗和预防白喉。

(一)应用

(1)出现症状者,及早注射抗毒素治疗。未经类毒素免疫或免疫史不清者,如系密切接触,可注射抗毒素紧急预防。也应同时注射类毒素,以获得永久免疫。

(2)皮下注射上臂三角肌处,同时注射类毒素时部位应分开。肌内注射应在三角肌中部或臀大肌外上。经皮下注射无异常者方可静脉注射。静脉注射应缓慢,开始每分钟不超过 1 mL,以后每分钟不超过 4 mL,1 次静脉注射不超过 40 mL,儿童不超过 0.8 mL/kg。亦可稀释后静脉滴注,静脉滴注前液体宜与体温相近。

(3)用量:预防,皮下或肌内注射 1 000～2 000 单位/次。

(二)注意

(1)本品有液体及冻干两种。

(2)注射前必须详细记录。

(3)注射用具及部位必须严密消毒。

(4)注射前必须先做过敏试验(皮试液为 0.1 mL 抗毒素加生理盐水 0.9 mL),试验阳性者可做脱敏注射(将本品稀释 10 倍后,小量分数次皮下注射)。

二、精制破伤风抗毒素

本品系用破伤风类毒素免疫马血浆所制得的抗毒素球蛋白制剂。用于治疗及预防破伤风。

(一)应用

皮下注射在上臂三角肌处,同时注射类毒素时,注射部位需分开。肌内注射应在上臂三角肌或臀大肌外上。皮下、肌内注射无异常者方可静脉注射。静脉注射应缓慢,开始不超过 1 mL/min。以后不超过4 mL/min,静脉注射 1 次不超过 40 mL,儿童不超过 0.8 mL/kg,亦可稀释后静脉滴注。

1.用量

预防:皮下或肌内注射 1 500～3 000 单位/次,儿童与成人相同。伤势重者加 1～2 倍。经 5～6 天还可重复。

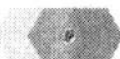

2.治疗

第1次肌内或静脉注射5万～20万单位,儿童与成人同,以后视病情而定,伤口周围可注射抗毒素。初生儿24小时内肌内或静脉注射2万～10万单位。

(二)注意

均参见精制白喉抗毒素。

三、精制肉毒抗毒素

本品系用含A、B、E三型肉毒杆菌抗毒素的免疫马血浆所制得的球蛋白制剂,用于治疗及预防肉毒杆菌中毒。

(一)应用

凡已出现肉毒杆菌中毒症状者,应尽快使用本品治疗。对可疑中毒者亦应尽快用本品预防。本品分为A、B、E三型,中毒型未确定前可同时用3型。

1.用量

预防:皮下或肌内注射1 000～2 000单位(1个型)/次,情况紧急可酌情静脉注射。

2.治疗

肌内注射或静脉滴注,第1次注射1万～2万单位(1个型),以后视病情可每12小时注射1次,病情好转后减量或延长间隔时间。其他参见精制白喉抗毒素。

(二)注意

参见精制白喉抗毒素。

四、精制气性坏疽抗毒素

本品系气性坏疽免疫马血浆并按一定的抗毒素单位比例混合而成的球蛋白制剂。用于预防及治疗气性坏疽。

(一)应用

严重外伤有发病危险时用本品预防,一旦病症出现,应及时用大量本品治疗。

1.用量

预防:皮下或肌内注射1万单位/次(混合品),紧急时可酌增,亦可静脉注射,感染危险未消除时,可每隔5～6天反复注射。

2.治疗

第1天静脉注射3万～5万单位(混合品),同时注射适量于伤口周围健康组织,以后视病情间隔4～6小时、6～12小时反复注射。好转后酌情减量或延长间隔时间。其他参见精制白喉抗毒素。

(二)注意

参见精制白喉抗毒素。

五、精制抗蛇毒血清

本品系用蛇毒免疫马血浆所制成的球蛋白制剂。供治疗蛇咬伤之用。其中蝮蛇抗血清对竹叶青和烙铁头咬伤亦有效。

(一)应用

(1)常用静脉注射,也可肌内或皮下注射。

(2)用量:一般抗蝮蛇血清用6 000单位/次;抗五步蛇血清用8 000单位/次;银环蛇用1万单位/次;眼镜蛇用2 000单位/次,上述用量可中和一条蛇毒,视病情可酌增减。

(3)儿童与成人同,不得减少。

(4)注射前先做过敏试验,阴性者方可注全量。①过敏试验法:取0.1 mL本品加1.9 mL生理盐水(稀释20倍),前臂掌侧皮内注射0.1 mL,经20~30分钟判定。可疑阳性者,可预先注射氯苯那敏10 mg(儿童酌减),15分钟再注本品。阳性者则采用脱敏注射法。②脱敏注射法:用生理盐水将抗血清稀释20倍,分次皮下注射,每次观察20~30分钟,第1次注射0.4 mL,如无反应,酌情增量,3次以上无反应,即可静脉、肌内或皮下注射。注射前使制品接近体温,注射应慢,开始不超过1 mL/min,以后不超过4 mL/min。注射时反应异常,应立即停止。

(二)注意

(1)遇有血清反应,立即肌内注射氯苯那敏。必要时,应用地塞米松5 mg(或氢化可的松100 mg或氢化可的松琥珀酸钠135 mg)加入25%~50%葡萄糖液20~40 mL中静脉注射。亦可稀释后静脉滴注。

(2)不管是否毒蛇咬伤,伤口有污染者,应同时注射破伤风抗毒素1 500~3 000 U。

六、精制抗炭疽血清

本品系由炭疽杆菌抗原免疫的马血浆制成的球蛋白制剂。用于炭疽病的治疗和预防。

(一)应用

(1)使用对象为炭疽病或有炭疽感染危险者。

(2)预防可皮下或肌内注射。治疗可根据病情肌内注射或静脉滴注。

(3)用量:预防用1次20 mL。治疗应早期给予大剂量,第1天可注射20~30 mL,以后医师可根据病情给维持量。

(二)注意

(1)每次注射均应有患者及药品的详细记录。

(2)用药前应先做过敏试验(用生理盐水0.9 mL加本品0.1 mL稀释10倍做皮试液)。皮内注射0.05 mL,观察30分钟。阳性者行脱敏注射法。将10倍稀释液,按0.2 mL、0.4 mL、0.8 mL三次注入,每次间隔30分钟,如无反应,再注射其余量。

七、精制抗狂犬病血清

本品系由狂犬病固定毒免疫的马血浆所制成。仅用于配合狂犬病疫苗对被疯动物严重咬伤如头、脸、颈部或多部位咬伤者进行预防注射。

(一)应用

(1)使用对象为被疯动物咬伤者,应于48小时内及早注射,可减少发病率。已有狂犬病者注射本品无效。

(2)先将伤口冲洗干净,在受伤部位浸润注射,余下血清可肌内注射(头部咬伤可肌内注射于颈背部)。

(3)按40 U/kg注入,严重者可按80~100 U/kg,在1~2天内分别注射,注完后(或同时)注

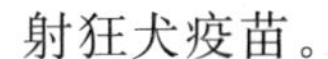

射狂犬疫苗。

(二)注意

(1)本品有液体及冻干两种。

(2)其他参见精制抗炭疽血清项下。本品的脱敏注射法为10倍稀释液按1 mL、2 mL、4 mL注射后观察3次,每次间隔20～30分钟,无反应再注射其余全量。

八、人血丙种球蛋白

本品系由经健康人血浆中分离提取的免疫球蛋白制剂(主要为IgG)。

(一)用法

本品只限肌内注射,不得用于静脉输注。冻干制剂可用灭菌注射用水溶解,一切操作均按消毒手续进行。预防麻疹:可在与麻疹患者接触7天内按每千克体重注射0.05～0.15 mL,或5岁以内儿童一次性注射1.5～3 mL,6岁以上儿童最大量不得超过6 mL。1次注射,预防效果通常为2～4周。预防传染性肝炎:按每千克体重注射0.05～0.1 mL,或儿童每次注射1.5～3 mL,成人每次注射3 mL。1次注射,预防效果通常为1个月左右。

(二)注意

(1)本品应为透明或微带乳光液体,有时有微量沉淀,但可摇散。如有摇不散之沉淀、异物、安瓿裂纹、过期均不可使用。

(2)安瓿启开后,应1次注射完毕,不得分次使用。

(3)人胎盘丙种球蛋白与本品相同。

九、乙型肝炎免疫球蛋白

本品系用经乙型肝炎疫苗免疫健康人后,采集的高效价血浆或血清分离提取制备的免疫球蛋白制剂。主要用于乙型肝炎的预防。

(一)应用

(1)只限于肌内注射,不得用于静脉输注。

(2)冻干制剂用灭菌注射用水溶解,根据标示单位数加入溶剂,使成100 U/mL液。

(3)乙型肝炎预防:1次肌内注射100 U,儿童与成人同量,必要时可间隔3～4周再注射1次。

(4)母婴阻断:婴儿出生24小时注射100 U,隔1个月、2个月及6个月分别注射乙型肝炎疫苗30 μg或按医嘱。

(二)注意

液体制剂久贮后可能有微量沉淀,但可摇散。如有摇不散的沉淀或异物则不可用。

十、破伤风免疫球蛋白

本品系由乙型肝炎疫苗免疫后再经破伤风类毒素免疫的健康献血员中采集效价高的血浆或血清制成。主要是预防和治疗破伤风,尤其适用于对TAT有变态反应者。

(一)应用

(1)只限臀部肌内注射,不需皮试,不得做静脉注射。

(2)冻干制剂用灭菌注射用水溶解。

(3)预防:儿童、成人1次用量均为250 U。创面污染严重者可加倍。

(4)治疗:3 000～6 000 U。同时可使用破伤风类毒素进行自动免疫,但注射部位和用具应分开。

(二)注意

有摇不散的沉淀或异物时,不可用。

十一、冻干铜绿假单胞菌免疫人血浆

本品系由乙型肝炎疫苗免疫后再经多价铜绿假单胞菌免疫献血员采集的,用枸橼酸钠抗凝的、2～3份不同血型血浆混合后冻干制成,含有高效价特异抗体。主要用于绿脓杆菌易感者的预防和绿脓杆菌感染的治疗,如烧伤、创伤、手术后以及呼吸道、尿路等绿脓杆菌感染的预防及治疗。亦可做冻干健康人血浆使用。

(一)应用

按瓶签规定的容量以30～37 ℃的0.1%枸橼酸溶液溶解,并以带滤网的无菌、无热原的输液器静脉输注,用量由医师酌定,一般成人每次200 mL;儿童减半,间隔1～3天,输注6次为1个疗程。

(二)注意

(1)有破损或异常时不可用。

(2)溶解温度为10～30 ℃,温度不可过低。

(3)应在3小时内输注完毕,剩余不得再用。

(4)特殊情况下也可用注射用水或5%葡萄糖液溶解,但其pH在9左右,故大量输注易引起碱中毒,必须慎重。

(5)本品不得用含钙盐的溶液溶解。

(徐　荣)

第七章　解　表　药

第一节　辛温解表药

味辛性温，以发散风寒表证为主的中草药，叫作辛温解表药。风寒表证的主要表现为发热轻、恶寒重，汗出不畅或无汗，头痛、身痛、舌苔薄白、口不渴、脉浮等。

一、麻黄

（一）别名

草麻黄。

（二）处方名

麻黄、生麻黄、炙麻黄、麻黄绒、净麻黄、制麻黄、蜜麻黄。

（三）常用量

3～9 g。

（四）常用炮制

1.麻黄绒

取原药材去根，切 1.5～2 cm 长段，研绒，筛去灰屑即可。

2.制麻黄

麻黄 500 g，生姜 50 g，甘草 50 g。取甘草、生姜煎汤，煎至味出，趁热浸泡麻黄段，浸后晒干。

3.蜜麻黄（炙麻黄）

麻黄段 50 kg，蜜 5～10 kg。先将蜜熔化后，加入麻黄段，或再加少许水拌匀、稍闷，置锅中用微火炒至蜜干，以不粘手为度。

（五）常用配伍

1.配桂枝

增强宣散风寒、止痛功效，用于治疗外感风寒、头痛、身痛、无汗等症。

2.配杏仁

增强止咳、平喘、化痰作用，用于治疗风寒咳喘之证。

3.配生石膏

用于治疗肺热咳喘之证。如胸满咳喘、口苦舌干、脉浮数等。

(六)临床应用

1.风寒感冒

麻黄汤:麻黄 9 g,桂枝 6 g,苦杏仁 9 g,炙甘草 3 g。水煎服,日服 1 剂。

2.荨麻疹

麻黄 10 g,桂枝 3 g,苦杏仁 6 g,白术 12 g,蝉蜕 6 g,炙甘草 6 g。水煎服,日服 1 剂。

3.支气管炎

止嗽定喘丸(麻黄、苦杏仁、石膏、甘草),口服 1 次 6 g,1 天 2 次。

4.水肿病初起

麻黄 6 g,白术 15 g,茯苓 20 g,冬瓜皮 30 g,薏苡仁 30 g。水煎服,日服 1 剂。

5.咳喘

麻黄 10 g,生石膏 30 g,黄芩 15 g,桑白皮 30 g,生甘草 6 g。水煎服,日服 1 剂。

(七)不良反应与注意事项

(1)长期服用本品能引起病态嗜好。

(2)超过治疗量 5 倍时,即可引起中毒。

(3)大剂量中毒可引起心率缓慢、胸闷、气急、烦躁、失眠、头痛、恶心、呕吐、周身发麻、排尿困难,甚至呼吸困难、昏迷等。

(4)心绞痛者用此药可引起心绞痛发作。

(5)偶有变态反应,表现为皮肤红斑、水疱、皮疹、溃疡等。

(6)体虚多汗者忌用麻黄。

(7)高血压、心脏病患者忌用。

二、桂枝

(一)别名

柳桂。

(二)处方名

桂枝、细桂枝、嫩桂枝、桂枝尖、炒桂枝、蜜桂枝。

(三)常用量

3～10 g。

(四)常用炮制

1.炒桂枝

取桂枝放锅中,用微火炒数分钟至深黄色或微焦为度。

2.蜜桂枝

桂枝 10 kg,蜜 2.5 kg。先将蜜熔化,加热至起泡,加入桂枝片拌匀,微洒清水炒至老黄色不粘手为度。

(五)常用配伍

1.配白芍

温中止痛。用于治疗脾胃虚寒之胃病、腹痛。另可用于治疗外感风寒,表虚多汗者。

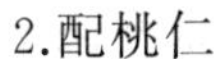

2.配桃仁

有温经活血功效。用于治疗妇女虚寒痛经、月经失调、慢性附件炎腹痛等症。

3.配附子

温经散寒止痛。用于治疗风寒关节疼痛、四肢疼痛等症。

4.配丹参

通气活血。用于治疗冠心病胸痛、心悸以及血虚失眠、惊悸等症。

5.配甘草

温阳益心。用于治疗阳虚所致的心悸气短、畏寒等症。

(六)临床应用

1.流行性感冒

桂枝汤加减:桂枝 10 g,赤芍 10 g,炙甘草 6 g,厚朴花 10 g,法半夏 10 g,茯苓 12 g,白术 12 g,生姜10 g,大枣 10 枚。水煎服,日服 1 剂。

2.类风湿关节炎

桂枝芍药知母汤加味:桂枝、白芍各 12 g,制附子 15 g(先煎),甘草 9 g,麻黄 8 g,知母 10 g,白术 15 g,防风10 g,生姜 10 g。水煎服,日服 1 剂。

3.荨麻疹

桂枝 10 g,白芍 15 g,生姜 10 g,炙甘草 10 g,大枣 12 枚。随症加减:痒甚者加蝉蜕 10 g,白蒺藜 15 g,防风 10 g;皮疹鲜红者加生地黄 30 g,赤芍 10 g;皮疹苍白者加当归 12 g,土茯苓 30 g,苍耳子 10 g。水煎服,日服 1 剂。

4.胃及十二指肠溃疡虚寒性脘腹疼痛

桂枝 10 g,白芍 15 g,黄芪 30 g,陈皮 10 g,醋延胡索 12 g,炙甘草 6 g,生姜 10 g,大枣 10 枚。水煎服,日服 1 剂。

5.冠心病心悸胸痛

桂枝 10 g,薤白 10 g,瓜蒌 30 g,丹参 30 g,炙甘草 6 g,生姜 10 g。水煎服,日服 1 剂。

6.风湿性及类风湿关节疼痛

桂枝 10 g,制附子 6 g(先煎),鸡血藤 30 g,黄芪 30 g,细辛 3 g。水煎服,日服 1 剂。

7.慢性附件炎腹痛

桂枝 10 g,赤芍 12 g,醋延胡索 12 g,桃仁 10 g,红花 6 g,皂角刺 3 g,蒲公英 30 g,炙甘草 6 g,大枣10 枚。水煎服,日服 1 剂。

(七)不良反应与注意事项

(1)有伤津助火之弊。热病高热、阴虚火旺、血热妄行者禁用。

(2)风热表证、风寒表湿证及温病初起者,不宜应用。

(3)孕妇慎用。

三、防风

(一)别名

防风根、东防风、关防风、西防风、水防风、屏风、公防风、母防风。

(二)处方名

防风、炒防风、口防风、防风炭。

(三)常用量

16～12 g。

(四)常用炮制

1.净防风

取原药材,拣净杂质,去茎及毛茸,洗净,切 2～3 cm 或 0.5 cm 厚的片,晒干。

2.炒防风

取防风片,用微火炒呈深黄色或微焦,放冷即可。

3.防风炭

取防风片在 180 ℃热锅内炒,或用微火炒至黑色为度,喷淋清水,灭净火星取出。

4.蜜防风

防风片 500 g,蜂蜜 200 g。取防风片,加蜜炒至蜜被吸尽,放冷即可。

(五)常用配伍

1.配苍术

增强祛散风湿作用。用于治疗风湿性关节疼痛及风邪皮肤痒疹等症。

2.配秦艽

祛风除湿。用于治疗风湿四肢关节疼痛以及午后、夜间低热者。

3.配白术

润肠健脾。用于治疗脾胃虚弱,运化无力导致的大便秘结之症。

4.配苍耳子

祛风止痒。用于治疗皮肤荨麻疹、瘙痒等症。

5.配川芎

祛风活血止痛。用于治疗头痛、偏头痛。

(六)临床应用

1.头痛

防风通圣散加减:防风 15 g,荆芥 10 g,连翘 15 g,黄芩 15 g,川芎 15 g,当归 12 g,白术 15 g,炒白芍 15 g,栀子 15 g,麻黄 6 g,大黄 8 g,芒硝 8 g,滑石 10 g,生石膏 15 g(先煎),薄荷 6 g(后下)。随症加减:无大便秘结者去大黄、芒硝;无小便黄赤者去滑石、栀子;头昏眼花者加菊花 15 g。水煎服,日服 1 剂。

2.周围性神经麻痹

防风 20 g,川芎 15 g,当归 15 g,蜈蚣两条(研粉)。前三味水煎汤,送服蜈蚣粉。每天 1 剂,分 2 次服。

3.慢性肠炎

防风 15 g,白芍 15 g,补骨脂 10 g,五味子 10 g,乌梅 6 g。水煎服,日服 1 剂。

4.脾胃虚大便秘结

防风 15 g,白术 30 g,蒲公英 30 g。水煎服,每天 1 剂。

5.砷中毒

防风 15 g,绿豆 15 g,红糖 10 g,甘草 6 g。水煎服,日服 1 剂。14 天为 1 个疗程。

(七)不良反应与注意事项

(1)偶见变态反应。于服药后 1 小时内,出现恶心、呕吐、烦躁、皮肤瘙痒、冷汗、灼热、红斑

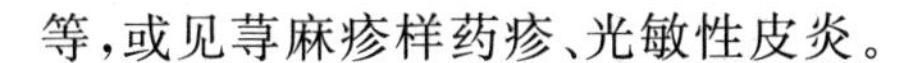

等，或见荨麻疹样药疹、光敏性皮炎。

(2)血虚发痉及阴虚火旺者慎用。

四、生姜

(一)别名

名姜、鲜姜。

(二)处方名

生姜、川姜、煨姜、闵姜。

(三)常用量

6～15 g。

(四)常用炮制

1.煨姜

取生姜片或块，用纸包好，加水润湿，置炉台上烘烤，或在火中煨至纸黄或焦枯时，去纸即可。

2.闵姜

将生姜切片，加白糖腌制数天而成。

(五)常用配伍

1.配半夏

和胃止呕。用于治疗胃肠炎所致之呕吐、恶心、腹胀等症。

2.配竹茹

清热止呕。用于治疗体虚有热，恶心呕吐，口苦、舌苔黄，尿赤等症。

3.配陈皮

温中行气。用于治疗脾胃有寒，脘腹胀满，胃脘疼痛之症。

4.配大枣

和胃解表。用于治疗风寒感冒，胃脘不舒，恶心、呕吐等症。

(六)临床应用

1.慢性胃炎

生姜泻心汤:生姜 15 g，炙甘草 9 g，党参 10 g，干姜 3 g，黄芩 9 g，黄连 3 g，制半夏 9 g，大枣 4 枚。水煎服，日服 1 剂。

2.风寒感冒

生姜 30 g，紫苏叶 10 g。水煎服，日服 1 剂。

3.急性细菌性痢疾

生姜 50 g，红糖 30 g。水煎分 3 次服，日服 1 剂。

4.急性扭伤

取生姜适量，捣烂去汁，加入食盐少许拌匀，外敷患处，可用绷带固定，每天 1 次。

5.尿潴留

将生姜 15～24 g，咀嚼后用开水吞服。一般可在用药后 5 分钟内缓解症状，过半小时后按上法续服 1 次。

(七)不良反应与注意事项

(1)大剂量口服可致鼻血。

(2)外敷偶可见皮肤过敏性紫癜。

(3)高血压患者不宜多用。

(4)阴虚内热盛者不宜应用。

五、荆芥

(一)别名

假苏、香荆芥。

(二)处方名

荆芥、炒荆芥、荆芥炭、黑荆芥。

(三)常用量

3～9 g。

(四)常用炮制

1.炒荆芥

将荆芥段炒至微黄或黄色。

2.醋荆芥

荆芥段 50 kg,醋 5 kg。取荆芥段加醋炒至大部分黑色为度。

3.荆芥炭

取荆芥段置 180 ℃热锅中,炒至黑色存性,加水灭净火星,放冷即成。

(五)常用配伍

1.配薄荷

治疗感冒头痛,鼻塞不通,无汗,四肢疼痛等症。

2.配防风

治疗感冒无汗身痛及荨麻疹皮肤瘙痒之症。

3.配白芷

治疗头痛、偏头痛,症见舌苔白,口不渴,少汗等症者。

4.配黄芩

治疗气管炎咳嗽痰多,胸闷不舒,口苦、舌苔发黄者。

(六)临床应用

1.风寒感冒

荆芥 12 g,射干 12 g,柴胡 10 g,防风 10 g,葛根 15 g,苦杏仁 9 g,茵陈 10 g,金银花 10 g,桂枝 10 g,生姜 15 g,甘草 6 g。水煎服,每天 1 剂。

2.传染性软疣

荆芥 12 g,防风 10 g,蝉蜕 10 g,当归 15 g,柴胡 15 g,赤芍 15 g,僵蚕 15 g,黄芩 15 g,薏苡仁 30 g,大青叶 30 g,甘草 6 g。水煎服,日服 1 剂。

3.痔疮出血

荆芥炭 15 g,槐花炭 10 g,共研为细粉,每服 3～4 g,饭前清茶送服,每天 1～2 次。

4.慢性咽炎

荆芥穗 30 g,桔梗 10 g,沙参 30 g,炙甘草 6 g。共研为细末,每服 3 g,每天 1～2 次。

5.荨麻疹

荆芥 12 g,防风 10 g,紫草 30 g,黄芩 15 g,山楂 30 g,甘草 9 g。水煎服,每天服 1 剂。

(七)不良反应与注意事项

(1)变态反应,表现为眼睑浮肿,皮肤丘疹或暗红色斑点,烘热,瘙痒或伴有胸闷,腹痛、恶心、呕吐、腹泻。

(2)表虚盗汗,阴虚头痛者禁服。

(3)服荆芥时忌食鱼、虾、蟹、驴肉等食物。

六、羌活

(一)别名

蚕羌、竹节羌、条羌、鸡头羌、大头羌。

(二)处方名

羌活、川羌活、西羌活、蚕羌。

(三)常用量

3～10 g。

(四)常用炮制

取原药材,洗净,切 0.3 cm 之厚片,晒干或用微火烘干。

(五)常用配伍

1.配川芎

祛风湿、活血、止痛。用于外感风寒关节疼痛,四肢疼痛;风湿性关节炎疼痛;偏正头痛。

2.配防风

增强祛风湿作用。用于治疗风寒头痛、关节疼痛、肢体疼痛之症。

3.配独活

增强祛风湿作用。用于治疗风湿关节疼痛、腰腿疼痛。

(六)临床应用

1.流行性感冒

(1)九味羌活汤:羌活 9 g,防风 8 g,苍术 10 g,川芎 8 g,细辛 3 g,白芷 5 g,生地黄 10 g,黄芩 10 g,甘草5 g。水煎服,日服 1 剂。

(2)九味羌活丸:口服,一次 6～9 g,日 2～3 次。

2.功能性水肿

羌活胜湿汤加味:羌活 6 g,独活 6 g,藁本 3 g,防风 6 g,川芎 6 g,炙甘草 2 g,蔓荆子 3 g。随症加减:气虚加党参 10 g,炒白术 10 g;尿少加茯苓皮 10 g,泽泻 6 g,车前子 20 g;食积加谷芽 20 g,麦芽 15 g,炒莱菔子6 g,山楂 30 g;阳虚加巴戟天 10 g,补骨脂 6 g。水煎服,日服 1 剂。

3.风湿性关节炎

羌活 10 g,防风 10 g,生地黄 15 g,苍术 10 g,细辛 4 g,川芎 10 g,白芷 10 g,炙甘草 6 g,秦艽 10 g,五加皮 10 g,独活 10 g,薏苡仁 10 g。水煎服,日服 1 剂。

4.感冒发热

羌活 10 g,板蓝根 30 g,蒲公英 30 g。水煎服,每天 1 剂。

5.肢体麻木

羌活 12 g,鸡血藤 30 g,当归 10 g。水煎服,日服 1 剂。

6.偏头痛

羌活 10 g,白芷 10 g,川芎 15 g,天麻 12 g。水煎服,日服 1 剂。

7.上肢怕冷

羌活 12 g,黄芪 30 g,薏苡仁 30 g,炙甘草 6 g。水煎服,日服 1 剂。

(七)注意事项

阴虚火旺者慎用。

七、白芷

(一)别名

祁白芷、禹白芷。

(二)处方名

白芷、香白芷、川白芷、杭白芷、白芷片、白芷炭。

(三)常用量

3～10 g。

(四)常用炮制

1.白芷片

取原药材,洗净,加水浸 1 天至透,切 0.2～0.3 cm 厚的片,晒干。

2.白芷炭

取白芷片用 180 ℃锅炒至炭存性,加水灭净火星,放冷即成。

(五)常用配伍

1.配藁本

散寒止痛。用于治疗风寒头痛、偏正头痛。

2.配细辛

用于治疗风寒头痛及慢性鼻炎之鼻塞流涕等症。

3.配川芎

治疗风寒头痛、偏正头痛、眉框痛等症。

4.配甘草

缓中和胃止痛。用于治疗胃、十二指肠溃疡或慢性胃炎所致之胃脘疼痛之症。

5.配天麻

治疗头痛、肢体麻木、头晕等症。

6.配菊花

治疗高血压所致之头痛、头项不适等症。

(六)临床应用

1.胃溃疡

白芷 10 g,黄连 9 g,炙甘草 12 g,焦三仙(山楂、神曲、麦芽)各 10 g。共研细粉,饭前口服,一次6～9 g,一天 3 次。

2.风寒感冒

白芷 9 g,羌活 6 g,防风 10 g,苍术 6 g,细辛 3 g。水煎服,日服 1 剂。

3.头痛、眉棱骨痛

(1)风寒引起者:白芷 6 g,荆芥 6 g,紫苏叶 6 g,川芎 10 g。水煎服,日服 1 剂。

(2)风热引起者:白芷 6 g,菊花 10 g,川芎 10 g,茶叶 6 g。水煎服,日服 1 剂。

4.额窦炎

白芷 15 g,黄芩 15 g,苍耳子 10 g,葛根 15 g,川芎 15 g,薄荷(后下)9 g。水煎服,日服 1 剂。

5.白癜风

(1)白芷 15 g,补骨脂 15 g,北沙参 20 g,防风 15 g。水煎服,日服 1 剂。

(2)15%白芷酊,外涂搽患处,每天 2～3 次。

6.便秘

白芷为末,每服 6 g,米汤入蜜少许送服,连进 2 服。

(七)不良反应与注意事项

(1)大剂量使用能引起强直性间歇性痉挛、惊厥,继则全身麻木。临床服用白芷所引起的中毒表现为恶心、呕吐、头晕、心悸、气短、大汗、血压升高、惊厥、烦躁不安、呼吸困难、心前区疼痛,最后可因呼吸中枢麻痹而死亡。

(2)变态反应:主要为接触性皮炎,皮损主要发生于面颈、胸上部和四肢暴露部位,出现红斑、水肿、水疱、大疱、糜烂、丘疹等。

(3)阴虚血热者忌用本品。

八、藁本

(一)别名

西芎、茶芎、土芎。

(二)处方名

藁本、川藁本、北藁本、香藁本。

(三)常用量

3～10 g。

(四)常用炮制

取原药材,用清水洗净,半阴干,切 0.3 cm 厚的片;或隔夜,再切片,晒干。

(五)常用配伍

1.配细辛

增强祛风散寒止痛作用。用于治疗风寒头痛以及感受风寒所致之鼻塞流涕等症。

2.配苍术

用于治疗风湿腰腿疼痛,关节疼痛。

3.配吴茱萸

用于治疗寒疝疼痛,肠鸣腹痛等症。

4.配川芎

用于治疗偏正头痛,耳鸣头眩等症。

5.配木瓜

用于治疗寒湿肢体麻木、疼痛之症。

(六)临床应用

1.血管神经性头痛

藁本 15 g,当归 15 g,桃仁 12 g,红花 10 g,川芎 15 g,白芷 10 g,生地黄 20 g,黄芪 18 g,丹参 20 g,龙骨30 g,牡蛎 30 g(先煎),细辛 3 g(后下),甘草 9 g,蜈蚣 2 条。水煎服,日服 1 剂。

2.风湿性关节炎

藁本 15 g,苍术 15 g,防风 15 g,川牛膝 15 g,血竭 6 g。水煎服,13 服 1 剂。

3.慢性鼻炎

辛夷 12 g,藁本 10 g,炒苍耳子 10 g,升麻 6 g,黄芩 15 g,防风 10 g,牛蒡子 10 g,蝉蜕 6 g,连翘 20 g,川芎 12 g,荆芥穗 8 g(后下),红花 6 g,甘草 6 g。水煎服,日服 1 剂。

4.巅顶头痛

藁本 12 g,川芎 15 g,细辛 4 g。水煎服,日服 1 剂。

5.血虚四肢麻木

藁本 12 g,当归 12 g,木瓜 30 g,鸡血藤 30 g。水煎服,日服 1 剂。

6.寒疝疼痛

藁本 15 g,吴茱萸 8 g,小茴香 10 g。水煎服,每天 1 剂。

(七)不良反应与注意事项

(1)变态反应表现为头面及周身奇痒、皮肤出现红色或白色风团块。

(2)阴虚火旺者慎用。

(张文霞)

第二节　辛凉解表药

味辛性凉,能够发散消除风热表证的中草药,叫辛凉解表药。风热表证的主要表现为发热重、恶寒轻、头痛、口苦、口干、红舌质、舌苔黄、脉浮数等。

一、牛蒡子

(一)别名

大力子、牛子、恶实、杜大力、关力子、鼠黏子。

(二)处方名

牛蒡子、炒牛蒡子、大力子、牛子。

(三)常用量

6～15 g。

(四)常用炮制

1.牛蒡子

取原药材,筛去尘土,洗净,晒干或用微火烘干。

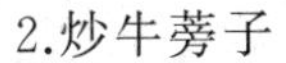

2.炒牛蒡子

取牛蒡子用微火炒至鼓起，微黄或黄色，有香味。

(五)常用配伍

1.配桔梗

清热利喉止咳。用于治疗风热感冒，咽喉疼痛，咳嗽吐痰之症。

2.配白芷

清热解毒消肿。用于治疗热毒肿痛或脓成不溃者。

3.配连翘

增强清热解表功效。用于治疗风热感冒，咽痛口干以及口舌生疮、痈肿疮疡之症。

4.配玄参

治疗慢性咽炎口干咽痒，干咳少痰等症。

(六)临床应用

1.风热感冒

牛蒡子 12 g，柴胡 12 g，黄芩 15 g，葛根 15 g，连翘 15 g，金银花 15 g，皂角刺 6 g，生石膏 30 g(先煎)。随症加减：咳嗽加前胡 10 g，射干 10 g；便秘者加大黄 9 g，柏子仁 15 g。水煎服，日服 1 剂。

2.慢性咽炎

牛蒡子 12 g，桔梗 10 g，北豆根 10 g，沙参 10 g，赤芍 15 g，甘草 3 g。水煎服，日服 1 剂。

3.牙周炎

牛蒡子 12 g，栀子 15 g，薄荷 9 g(后下)，荆芥 10 g，牡丹皮 10 g，玄参 12 g，夏枯草 15 g，石斛 10 g。水煎服，日服 1 剂。

4.面神经麻痹

牛蒡子 20 g，钩藤 20 g，全蝎 6 g，僵蚕 10 g，白附子 6 g。水煎服，日服 1 剂。

(七)不良反应与注意事项

(1)过量可引起胸闷气急，咽喉阻塞感，头晕呕吐，血压下降。

(2)变态反应，可导致皮肤丘疹，皮肤瘙痒。

(3)脾胃虚寒，便溏泄泻者慎服。气虚者不可过量久服。

二、薄荷

(一)别名

薄荷草、仁丹草、野薄荷。

(二)处方名

苏薄荷、炒薄荷、蜜薄荷、盐薄荷。

(三)常用量

3～9 g。

(四)常用炮制

1.薄荷粉

取原药材晒干，去土及梗，磨成细粉。

2.蜜薄荷

薄荷 500 g,蜂蜜 200 g。先将蜜熔化,至沸腾时加入薄荷拌匀,用微火炒至微黄色即可。

3.盐薄荷

薄荷 50 kg,盐 100 kg,甘草 12.5 kg,桔梗 6 kg,浙贝母 6 kg。先将薄荷叶蒸至软润倾出,放通风处稍凉,再用甘草、桔梗、浙贝母三味煎汤去渣,浸泡薄荷至透,另将盐炒热研细,投入薄荷内,待吸收均匀即成。

(五)常用配伍

1.配菊花

疏散风热,清利头目。用于治疗风热头痛,肝火及肝阳上亢之头目眩、目赤肿痛等症。

2.配夏枯草

用于治疗淋巴结核及目赤肿痛、风热头痛等症。

3.配白僵蚕

清热息风解痉。用于治疗小儿癫痫及皮肤丘疹瘙痒等症。

4.配牛蒡子

清咽利喉。用于治疗咽喉肿痛及慢性咽炎咽干咽痒等症。

(六)临床应用

1.外感高热

薄荷 10 g,荆芥穗 9 g,金银花 30 g,苦杏仁 10 g,前胡 10 g,板蓝根 30 g,黄芩 15 g,柴胡 15 g,淡竹叶 6 g,生石膏 40 g(先煎),生甘草 8 g,连翘 30 g。水煎服,日服 1 剂。

2.慢性荨麻疹

薄荷 15 g,龙眼肉 20 g,大枣 12 枚。水煎服,日服 1 剂。

3.急性咽喉炎

薄荷 12 g,桔梗 10 g,麦冬 20 g,玄参 15 g,板蓝根 15 g,生甘草 10 g,金银花 15 g,白茅根 30 g,生地黄15 g,藕节 10 g。水煎服,日服 1 剂。

4.黄褐斑

薄荷 10 g,柴胡 10 g,黄芩 15 g,栀子 12 g,当归 10 g,红花 10 g,赤芍 15 g,莪术 12 g,陈皮 6 g,生甘草10 g。水煎服,日服 1 剂。

5.乳腺炎

薄荷 12 g,蒲公英 40 g,金银花 30 g。水煎服,日服 1 剂。

6.风热牙痛

薄荷 12 g,生石膏 40 g,生地黄 40 g,白芷 10 g。水煎服,日服 1 剂。

(七)不良反应与注意事项

(1)过量可引起中毒反应。主要表现为神经系统症状及消化道刺激征,头痛、眩晕、恶心、呕吐、腹痛腹泻、大汗、四肢麻木、神志恍惚,甚则昏迷、心率缓慢、血压下降等。

(2)胃食欲缺乏、久病体虚者慎用。

(3)婴幼儿慎用。

(4)表虚汗多者禁用。

三、蝉蜕

(一)别名

蝉壳、知了壳。

(二)处方名

蝉衣、虫衣、蝉蜕、虫退、仙人衣、净蝉蜕。

(三)常用量

3～10 g。

(四)常用炮制

取原药材，加水浸泡 3～5 分钟，轻轻搅动，使泥沙脱落，或去头足，淘净晒干。

(五)常用配伍

1.配薄荷

疏散风热，透疹止痒。用于治疗风疹肤痒、麻疹透发不畅以及风热头痛、目赤等症。

2.配苍耳子

祛风止痒。用于治疗荨麻疹、银屑病、湿疹等皮肤瘙痒之症。

3.配磁石

用于治疗肝火上攻所致之耳鸣耳聋之症。

4.配胖大海

宣肺利咽。用于治疗慢性咽喉炎所致之声音嘶哑、咽干疼痛等症。

(六)临床应用

1.结膜炎

蝉蜕 10 g，黄芩 15 g，蒲公英 30 g。水煎服，每天 1 剂。

2.耳鸣

蝉蜕 10 g，磁石 40 g，夏枯草 30 g，杜仲 6 g，五味子 6 g。水煎服，日服 1 剂。

3.湿疹

蝉蜕 10 g，苍耳子 15 g，薏苡仁 30 g，鸡血藤 30 g，山楂 30 g，生甘草 9 g。水煎服，日服 1 剂。

4.慢性荨麻疹

蝉蜕炒焦、研末，与炼蜂蜜制成丸，每丸 9 g 重。每服 1 丸，每天 2～3 次。

5.头痛

蝉蜕 15 g，葛根 20 g，川芎 15 g，白芍 15 g，白芷 6 g，细辛 3 g，甘草 6 g。水煎服，日服 1 剂。

6.风热感冒

蝉蜕 9 g，前胡 10 g，淡豆豉 15 g，牛蒡子 10 g，瓜蒌仁 6 g，薄荷 6 g(后下)。水煎服，日服 1 剂。

(七)不良反应与注意事项

(1)消化道反应：上腹疼痛、腹胀、肠鸣等。但停药后多可自行消失。

(2)变态反应：全身出汗、颜面潮红、全身出现散在性小皮疹、体温升高等。

(3)孕妇慎用。

(4)痘疹虚寒者忌用。

四、桑叶

(一)别名

霜叶。

(二)处方名

冬桑叶、霜桑叶、蜜桑叶。

(三)常用量

6～15 g。

(四)常用炮制

1.桑叶

取原药材,拣净杂质,去梗搓碎即可。

2.炒桑叶

用微火炒至焦黄色,有焦斑即可。

3.蜜桑叶

桑叶 5 kg,蜜 1.5 kg。先将蜜熔化开,加入桑叶,用微火炒至微黄色至不粘手为度。

4.蒸桑叶

取桑叶放蒸笼内,下垫清洁细麻布,蒸 1 小时,晒干即可。

(五)常用配伍

1.配菊花

凉血明目,清利头目。用于治疗目赤肿痛、风热头痛以及肝阳上亢所致之眩晕、抽搐等症。

2.配紫菀

止咳化痰。用于治疗感冒咳嗽及气管炎咳嗽痰多,口苦胸闷等症。

3.配杏仁

润肺止咳。用于治疗干咳少痰、咽喉干燥发痒等症。

4.配黑芝麻

补益肝肾。用于治疗肝肾阴虚所致之头目眩晕之症。

(六)临床应用

1.肺热咳嗽

桑叶 15 g,苦杏仁 10 g,麦冬 15 g,黄芩 15 g,枇杷叶 10 g,板蓝根 15 g,蒲公英 30 g,炙甘草 6 g,生石膏15 g(先煎)。水煎服,日服 1 剂。

2.百日咳

桑菊饮:桑叶 20 g,薄荷(后下)3 g,菊花 10 g,苦杏仁 6 g,连翘 15 g,桔梗 6 g,芦根 15 g,甘草5 g。水煎服,日服 1 剂。

3.风热感冒

桑菊感冒颗粒(桑叶、菊花、连翘、苦杏仁、桔梗、薄荷、甘草、芦根)。开水冲服,一次 1～2 袋,一天2～3 次。

4.荨麻疹、神经性皮炎、日光性皮炎、脂溢性皮炎

桑叶 30 g,重楼 15 g,生地黄 15 g,枇杷叶 15 g,生甘草 10 g。水煎服,日服 1 剂。

5.妇女面部褐色斑

桑叶 500 g,隔水蒸消毒,去除杂物,干燥后处理备用。每天 15 g,沸水泡后作茶饮用。连服1个月为1个疗程。

(七)注意事项

风寒感冒不宜使用。

五、菊花

(一)别名

滁菊花、亳菊、贡菊。

(二)处方名

白菊花、甘菊花、黄菊花、杭菊花、怀菊花、菊花炭。

(三)常用量

6～15 g。

(四)常用炮制

1.菊花

取原药材,挑去杂质,过筛即可。

2.炒菊花

取菊花用微火炒至微黄色或深黄色。

3.菊花炭

取菊花放 120 ℃热锅内,翻炒至黄黑色或黑色,喷淋清水,灭净火星取出。

(五)常用配伍

1.配石决明

用于治疗肝阳上亢及高血压头目眩晕、耳鸣、头项疼痛等症。

2.配川芎

活血祛风止痛。用于治疗外感风热头痛及高血压头痛、肝火上炎头痛等。

3.配枸杞子

清利头目,滋补肝肾。用于治疗肝肾不足及血虚导致的头昏目花,腰膝酸软等症。

4.配天麻

祛风止痛。用于治疗高血压眩晕、头痛以及小儿惊痫抽搐等症。

5.配黄芩

清火明目。用于治疗目赤、流泪、目昏等症。

(六)临床应用

1.目昏流泪

菊花 20 g,黄芩 15 g,赤芍 6 g。水煎服,日服 1 剂。

2.目赤肿痛

菊花 15 g,白蒺藜 15 g,木贼 6 g,蝉蜕 10 g。水煎服,日服 1 剂。

3.偏头痛

菊花 30 g,天麻 15 g,醋延胡索 15 g,黄芩 15 g,川芎 15 g,百合 15 g,甘草 3 g。水煎服,日服1 剂。

4.干咳咽痛

菊花 20 g,麦冬 30 g,沙参 15 g,山楂 30 g,杏仁 9 g,甘草 6 g。水煎服,日服 1 剂。

5.高血压、动脉硬化症

菊花 30 g,金银花 20 g,山楂 30 g,炒决明子 15 g。每天 1 剂,开水冲泡 15 分钟后当茶饮。

6.三叉神经痛

菊花 30 g,丹参 15 g,白芍 15 g,川芎 15 g,柴胡 10 g,白芷 10 g,荜茇 10 g,全蝎 6 g,僵蚕 10 g,细辛(后下)5 g。水煎服,日服 1 剂。

7.冠心病

菊花 30 g,山楂 18 g,决明子 12 g,泽泻 9 g。水煎服,日服 1 剂。

8.外感风热、发热恶寒

菊花 30 g,柴胡 15 g,蒲公英 30 g,薄荷 6 g。水煎服,日服 1 剂。

(七)不良反应与注意事项

(1)偶见变态反应,表现为面部、手部皮肤瘙痒、烧灼感,水肿性红斑,甚至糜烂、渗出、色素沉着,皮肤瘙痒或见红色丘疹。

(2)胃寒泄泻者慎用。

六、蔓荆子

(一)别名

京子、万金子。

(二)处方名

炒蔓荆子、酒蔓荆、蜜蔓荆、蔓荆子。

(三)常用量

6～10 g。

(四)常用炮制

1.炒蔓荆子

(1)炒黄:取蔓荆子置锅内,微火炒至黄色,去白膜即可。

(2)炒焦:取蔓荆子置 120 ℃热锅中炒至微焦,去膜即可。

2.酒蔓荆

先将蔓荆子用微火炒至外膜脱落时,喷酒炒干。

3.蜜蔓荆

先将蔓荆子炒热,再加蜜水炒干。

4.蒸蔓荆

取蔓荆子蒸半小时即可。

(五)常用配伍

1.配菊花

清利头目。用于治疗风热头痛、头目眩晕等症。

2.配川芎

祛风止痛。用于治疗偏正头痛,风湿腰腿痛等症。

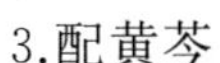

3.配黄芩

用于治疗气虚头晕、耳鸣、耳聋等症。

4.配钩藤

祛风解痉。用于治疗惊风抽搐及癫痫抽搐之症。

5.配熟地黄

用于治疗血虚头痛、肢体疼痛之症。

(六)临床应用

1.血管性头痛

蔓荆子 15 g,菊花 20 g,钩藤 20 g(后下),川芎 15 g,白芷 10 g,薄荷 6 g(后下),甘草 6 g,细辛 4 g(后下)。水煎服,日服 1 剂。

2.急性鼻窦炎

蔓荆子 12 g,白芷 10 g,菊花 15 g,苍耳子 10 g,僵蚕 10 g,辛夷 9 g,苦杏仁 10 g,生石膏 20 g(先煎),黄芩 12 g,麻黄 6 g,细辛 3 g(后下),甘草 5 g。水煎服,日服 1 剂。

3.感冒

蔓荆子 12 g,紫苏叶 10 g(后下),薄荷 9 g(后下),白芷 10 g,菊花 10 g。水煎服,日服 1 剂。

4.化脓性中耳炎

蔓荆子 15 g,功劳叶 10 g,苍耳子 10 g。水煎服,日服 1 剂。

5.耳鸣

蔓荆子 10 g,地龙 15 g,菊花 15 g,白术 15 g,黄芩 12 g。水煎服,日服 1 剂。

6.皮肤瘙痒

蔓荆子 12 g,桑叶 30 g,苍耳子 12 g,大枣 15 枚。水煎服,日服 1 剂。

(七)注意事项

(1)血虚多汗者慎用。

(2)脾胃虚弱者慎用。

七、葛根

(一)别名

柴葛根、柴葛。

(二)处方名

粉葛根、粉葛、干葛、煨葛根、葛根粉、炒葛根。

(三)常用量

6～20 g。

(四)常用炮制

1.葛根粉

取原药材,碾碎过筛,去筋取粉。

2.葛根片

取原药材,加水浸后淋水闷润至透,晒半干,切 0.6 cm 厚之片,晒干。

3.煨葛根

葛根片 500 g,米汤 180 g。取葛根片用米汤拌浸,以吸润为度。连药和米汤一同入锅内炒干，至色成深黄褐色即成。

4.炒葛根

葛根 500 g，麦麸 40 g。将麦麸放热锅中待烟起，加入葛根片，炒至黄色，筛去麦麸即可。

（五）常用配伍

1.配升麻

解表透疹。用于治疗麻疹出不透之症。

2.配山药

健脾止泻。用于治疗热病口渴、腹泻以及脾胃虚弱腹泻等症。

3.配黄连

清热止痢。用于治疗湿热痢疾、大便脓血之症。

4.配白术

用于治疗脾胃气虚、大便溏泄之症。

5.配赤芍

用于治疗血瘀气滞之冠心病心绞痛频繁发作之症。

6.配车前子

利湿止泻。用于治疗小儿脾虚湿滞所致之泄泻之症。

（六）临床应用

1.冠心病

葛根 30 g，丹参 30 g，赤芍 15 g，薤白 10 g。水煎服，日服 1 剂。

2.小儿腹泻

葛根 10 g，车前子 10 g(另包)，生姜 2 片。水煎服，日服 1 剂。

3.痢疾

葛根 30 g，黄连 15 g，秦皮 10 g，苦参 12 g，黄柏 10 g，山楂 30 g，生甘草 6 g。水煎服，日服 1 剂。

4.结肠炎

葛根 30 g，黄芪 30 g，薏苡仁 30 g，山药 30 g，大枣 10 枚。水煎服，日服 1 剂。

5.缺血性脑梗死

葛根汤加减：葛根 30 g，麻黄 3 g，桂枝 8 g，白芍 15 g，当归 15 g，丹参 30 g，川芎 15 g，红花 9 g，甘草6 g，干姜 2 g，大枣 5 枚。随症加减：上肢活动不便，加桑枝 15 g，鸡血藤 30 g；下肢活动不便，加川牛膝15 g，桑寄生 15 g；痰多加半夏 12 g，陈皮 10 g；血压高加夏枯草 30 g，石决明 30 g。水煎服，日服 1 剂。

6.面神经麻痹

葛根 30 g，桂枝 10 g，白芍 12 g，生姜 6 g，麻黄 3 g，炙甘草 6 g，大枣 10 枚。水煎服，日服1 剂。

（七）不良反应与注意事项

(1)大剂量可引起中毒，表现为心悸、烦躁、神志不清、面色潮红、精神异常、语言不清、腹胀、呕吐等。

(2)胃寒及表虚多汗者慎用。

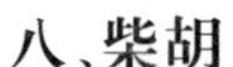

八、柴胡

(一)别名

茈胡。

(二)处方名

北柴胡、醋柴胡。

(三)常用量

6～15 g。

(四)常用炮制

醋柴胡:将柴胡饮片置 120 ℃热锅内,喷醋炒至黄色即可。

(五)常用配伍

1.配黄芩

清热解表。用于治疗外感热证所致之口苦、咽干、目眩、烦躁等症。

2.配白芍

清肝止痛。用于治疗胆囊炎疼痛、阴虚胃痛、妇女气滞痛经等症。

3.配枳壳

和胃理气。用于治疗肝脾失调所致之胃脘痛、腹痛、食欲缺乏等症。

4.配青皮

疏肝理气。用于治疗气滞胁痛、胆囊炎腹痛、痛经等症。

5.配甘草

舒肝和胃。用于治疗肝炎肝区疼痛之症。

6.配茵陈

理气退黄。用于治疗黄疸型肝炎所致之面目爪甲发黄、脘腹胀痛等症。

(六)临床应用

1.痛经

柴胡 15 g,白芍 15 g,醋延胡索 12 g。水煎服,日服 1 剂。

2.月经不调

柴胡 15 g,当归 15 g,川芎 15 g,白芍 12 g,白术 10 g,桂枝 6 g,炙甘草 6 g。水煎服,日服1 剂。

3.胆囊炎

柴胡 15 g,大黄 9 g,白芍 15 g,陈皮 10 g,紫花地丁 30 g。水煎服,日服 1 剂。

4.病毒性肝炎

柴胡 15 g,黄芩 15 g,人参 10 g,清半夏 10 g,炙甘草 10 g,生姜 10 g,大枣 4 枚。水煎服,日服1 剂。14 天为 1 个疗程。

5.胆结石

柴胡 15 g,黄芩 15 g,枳壳 15 g,木香 10 g,白芍 20 g,郁金 15 g,大黄 15 g(后下),甘草 10 g。随症加减:黄疸加茵陈 18 g,栀子 15 g;腹胀加厚朴 15 g,莱菔子 10 g。水煎服,日服 1 剂。

6.急慢性阑尾炎

大柴胡汤加减:柴胡 20 g,枳实 15 g,大黄 12 g,黄芩 12 g,姜半夏 15 g,白芍 15 g,牡蛎 30 g,

川楝子 15 g，生姜 3 片，大枣 6 枚。水煎服，日服 1 剂。

7.风热感冒

柴胡 15 g，葛根 15 g，羌活 10 g，白芍 15 g，黄芩 15 g，前胡 10 g，桔梗 10 g，白芷 6 g，生石膏 30 g（先煎），金银花 30 g。水煎服，日服 1 剂。

8.梅尼埃病

柴胡 10 g，黄芩 10 g，白芍 15 g，清半夏 15 g，大黄 10 g（后下），枳实 10 g，竹茹 10 g，石菖蒲 10 g，木通6 g，炙甘草 6 g。水煎服，日服 1 剂。

9.多形红斑

柴胡注射液每次 2 mL，肌内注射，一天 2 次。

（七）不良反应

（1）过量服用可致呕吐、少尿、水肿、无尿等毒性反应。

（2）变态反应表现为皮肤红色丘疹、头痛加重。注射剂可致头晕、心悸、手足麻木、呼吸急促、面色苍白、四肢厥冷、大汗淋漓、血压降低等表现。

九、升麻

（一）别名

北升麻、西升麻、川升麻、绿升麻、花升麻、关升麻、蜀升麻、鸡骨升麻、黑升麻。

（二）处方名

炒升麻、炙升麻、蜜升麻、升麻炭。

（三）常用量

3～9 g。

（四）常用炮制

1.升麻

取原药材洗净，加水闷润 12 小时，切 0.2～0.3 cm 的片即可。

2.炒升麻

升麻片 5 kg，麦麸 0.8 kg。先将锅烧热，加入麦麸与升麻片，炒至微黄色，筛去麦麸。

3.升麻炭

取升麻片，用大火炒至焦黑色。

4.酒升麻

升麻片 5 kg，白酒 1 kg，麦麸 0.6 kg，米酒 0.6 kg。取升麻片，加白酒与水拌匀，用微火熔干，再将锅烧热，撒入麦麸，至冒烟时，倒入升麻片，1～2 分钟后成微黄色，筛去麦麸。

5.蜜升麻

升麻 500 g，蜜 100 g。先将蜜煮沸，加入升麻片，炒至蜜被吸尽，升麻呈黄红色，放冷即可。

（五）常用配伍

1.配牛蒡子

清热透疹。用于治疗疹毒热盛，疹出不畅之症。

2.配生石膏

清胃泻火。用于治疗胃热火盛所致之牙痛齿肿、口舌生疮之症。

 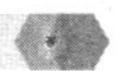

3.配柴胡

清热解表。用于治疗外感风热,发热恶寒之症。

4.配黄芪

升提中气。用于治疗气虚所致之子宫脱垂、久痢脱肛、胃下垂等症。

(六)临床应用

1.风热感冒

升麻 6 g,柴胡 10 g,蒲公英 30 g,生姜 6 g。水煎服,日服 1 剂。

2.急性鼻窦炎

升麻葛根汤加味:升麻 6 g,葛根 15 g,赤芍 10 g,黄芩 12 g,鱼腥草 15 g,蒲公英 30 g,桔梗 6 g,白芷8 g,苍耳子 12 g,生甘草 6 g。随症加减:身热、舌红、脉数加生石膏 30 g;口苦、耳鸣、耳聋加龙胆草 10 g;头晕、身重、胃纳呆滞加佩兰 10 g,藿香 6 g,薏苡仁 20 g;鼻塞加辛夷 10 g,苦杏仁 9 g;涕中带血加紫草10 g,牡丹皮12 g,白芍 10 g,炙甘草 3 g;气虚无力加黄芪 15 g,当归 10 g;便秘加生大黄 10 g。水煎服,日服 1 剂。

3.胃下垂

升麻 6 g,葛根 15 g,黄芪 30 g,炙甘草 10 g,细辛 3 g(后下),大枣 10 枚。水煎服,日服 1 剂。

4.习惯性流产

黄芪 30 g,升麻 8 g,人参 5 g,白术 12 g,当归 10 g,续断 12 g,杜仲 10 g,菟丝子 15 g,炙甘草 6 g。水煎服,日服 1 剂。

(七)不良反应与注意事项

(1)剂量过大,可出现毒性反应,头痛、震颤、四肢强直性收缩等。

(2)可致皮肤充血、胃肠炎、呼吸困难等不良反应。

(3)体虚汗多者慎用。

(张文霞)

第八章　清　热　药

第一节　清热泻火药

一、石膏

(一)别名

细石、白虎、软石膏、细理石。

(二)处方名

生石膏、熟石膏、煅石膏。

(三)常用量

10～30 g。

(四)常用炮制

1.石膏

取原药材,捣碎或研细即可。

2.煅石膏

取石膏放入砂锅或铁锅内,煅至酥松为度,放冷研细即可。

(五)常用配伍

1.配知母

清热泻火。用于治疗发热口渴、头痛、小便黄赤等症。

2.配熟地黄

滋阴泻火。用于治疗阴虚火旺所致之牙痛、头痛、口渴、舌黄等症。

3.配麻黄

清肺止喘。用于治疗支气管哮喘、慢性支气管炎咳喘、痰黄、口苦、舌黄等症。

4.配黄芩

清肺胃火邪。用于治疗肺胃热盛,痰黄口渴、恶心腹胀等症。

5.配牡丹皮

凉血消疹。用于治疗血热皮肤斑疹之症。

(六)临床应用

1.流行性乙型脑炎

生石膏 40 g(先煎),知母 18 g,生甘草 6 g,粳米 10 g,生大黄 10 g,板蓝根 15 g,水牛角粉 6 g。水煎服,日服 1 剂。

2.牙痛

生石膏 30 g,细辛 5 g。水煎服,日服 1 剂。

3.急性扭伤

生石膏粉 150 g,鲜白萝卜 50 g,捣料成糊,外敷患处。

4.皮肤溃疡不敛

煅石膏 45 g,红花 5 g,共研细粉,外用适量,撒于患处。

5.口舌生疮

口炎颗粒(石膏、知母、生地黄、玄参、青蒿、木通、淡竹叶、板蓝根、儿茶、芦竹根、甘草),口服,一次3～6 g,一天 3 次。

6.淋巴结炎

生石膏 100 g,研细末。与桐油调匀,敷患处,外加纱布包扎,每天换药 1 次(脓肿溃破者勿用)。

(七)不良反应与注意事项

(1)用量过大,可致神呆不语,疲倦乏力,精神不振。

(2)脾胃虚寒者忌用。

二、知母

(一)别名

名母肉、毛知母、光知母。

(二)处方名

知母、盐知母、炒知母、酒知母、知母肉。

(三)常用量

6～15 g。

(四)常用炮制

1.知母

取原药材,去须毛及外皮,用冷水或温水洗净,闷润,切 0.1～0.3 cm 厚之片,晒干。

2.炒知母

取知母片,放热锅中,用微火炒至深黄色,放冷即可。

3.酒知母

知母片 5 kg,黄酒 1 kg。取知母片,加黄酒拌匀,用微火炒至微黄色。

4.盐知母

知母 5 kg,盐 90 g,水适量。先将知母片加盐水拌匀,微火炒至变色或炒干。

(五)常用配伍

1.配黄柏

滋阴降火。舌红苔黄、咳血等症。

2.配麦冬

清肺泻火。用于治疗肺结核午后低热、手足心热、盗汗、口渴、用于治疗肺中燥热,气管炎导致的干咳、咽喉干燥等症。

3.配酸枣仁

清热养阴除烦。用于治疗虚烦失眠之症。

4.配郁李仁

清火通便。用于治疗血虚津少,大便秘结之症。

(六)临床应用

1.外感发热

白虎汤:生石膏 30～50 g(先煎),知母 12 g,粳米 10 g,甘草 4 g。水煎服,日服 1 剂。

2.肺结核低热咳嗽

知母 15 g,川贝母 10 g,苦杏仁 9 g,炒葶苈子 10 g,法半夏 10 g,秦艽 10 g,橘红 10 g,甘草 6 g。水煎服,日服 1 剂。

3.流行性乙型脑炎

白虎加人参汤:石膏 30 g(先煎),知母 10 g,人参 6 g,粳米 10 g,炙甘草 6 g。水煎至米熟汤成。

4.遗精

知母 15 g,熟地黄 24 g,山茱萸 12 g,山药 12 g,牡丹皮 10 g,云苓 10 g,泽泻 8 g,黄柏 12 g。水煎服,日服 1 剂。

5.妊娠反应

知母 12 g,人参 3 g,黄芩 3 g。水煎服,日服 1 剂。

6.胃火牙痛

知母 15 g,紫花地丁 30 g,白芷 10 g。水煎服,13 服 1 剂。

(七)注意事项

脾胃虚寒、腹泻者慎服。

三、芦根

(一)别名

苇根、芦苇根、苇子根、甜梗子。

(二)处方名

芦根、鲜芦根。

(三)常用量

10～30 g。鲜品 30～60 g。

(四)常用炮制

取鲜品洗净,切 1.5～3 cm 段,晒干即可。

(五)常用配伍

1.配白茅根

增强清热利水功效。用于治疗肾炎水肿及泌尿道感染尿频尿急之症。

2.配竹茹

清胃止呕。用于治疗胃肠炎呕吐、口渴心烦之症。

3.配麦冬

用于治疗热病伤津、干咳、干哕、口干、烦渴等症。

4.配淡竹叶

用于治疗小便赤痛不畅、口苦舌干、脉数等症。

5.配茜草

凉血消斑。用于治疗皮肤斑疹、红赤或瘙痒等症。

(六)临床应用

1.肺脓疡

芦根 30 g,薏苡仁 30 g,冬瓜子 10 g,桃仁 10 g。水煎服,日服 1 剂。

2.胃热呕吐

鲜芦根 100 g,煎浓汁频饮。

3.尿道炎

芦根 30 g,木通 6 g,车前子 30 g(另包),滑石 15 g,白茅根 10 g。水煎服,日服 1 剂。

4.河豚中毒

鲜芦根 60 g,生姜 10 g,紫苏叶 10 g。水煎服,日服 1 剂。

5.牙龈出血

芦根 30 g。水煎服,日服 1 剂。

6.疝气

芦根 50 g。水煎服,早晚分服,每天 1 剂。

7.荨麻疹

芦根 30 g,黄芩 15 g,茜草 10 g,苍耳子 10 g。水煎服,日服 1 剂。

(七)注意事项

脾胃虚寒者慎用。

四、天花粉

(一)别名

瓜蒌根。

(二)处方名

天花粉、花粉。

(三)常用量

10～15 g。

(四)常用炮制

取原药材,加水浸泡,淋水润透,切 0.2～0.3 cm 片,晒干。

(五)常用配伍

1.配知母

滋阴生津泻火。用于治疗糖尿病口渴、尿频及汗多,伤津口渴等症。

2.配芦根

清热生津。用于治疗热病伤津,心烦口渴、恶心、干呕等症。

3.配川贝母

清热化痰。用于治疗肺热咳嗽、痰黄等症。

4.配天冬

消痰散结。用于治疗乳腺增生,肿硬疼痛之症。

(六)临床应用

1.乳腺增生

天花粉 15 g,天冬 30 g,小茴香 10 g。水煎服,日服 1 剂。

2.糖尿病

天花粉 20 g,夏枯草 10 g,蒲公英 15 g,五味子 3 g,人参 3 g,黄芩 12 g,山楂 15 g。水煎服,日服 1 剂。

3.胃热呕吐

天花粉 15 g,清半夏 12 g,黄芩 15 g。水煎服,日服 1 剂。

4.肺结核咳嗽

天花粉 15 g,蜈蚣 2 条,桑叶 15 g,甘草 10 g。水煎服,日服 1 剂。

5.黄褐斑

天花粉 18 g,当归 10 g,黄芪 30 g,薏苡仁 30 g。水煎服,日服 1 剂。

6.过期流产及死胎

结晶天花粉蛋白针剂肌内注射,剂量以 0.45 mg 乘以月份计算;可加注射地塞米松 5 mL,以减少不良反应。一天 2 次,连用 3 天。

7.流行性腮腺炎

天花粉、绿豆各等份,共研细粉,冷水润涂患处,每天 3～4 次。

(七)不良反应

1.变态反应

荨麻疹、血管神经性水肿、胸闷、气急、过敏性休克等。

2.毒性反应

腹痛、呕吐、阴道出血、肝脾大等。

五、栀子

(一)别名

山栀子、红栀子、黄栀子。

(二)处方名

栀子、炒栀子、姜栀子、焦栀子、栀子炭、盐栀子。

(三)常用量

6～15 g。

(四)常用炮制

1.炒栀子

用微火炒至微黄色或者黄色,放冷即可。

2.焦栀子

取栀子放热锅中炒至焦黄色，炒后略洒水取出。

3.栀子炭

取栀子置 180 ℃热锅内，炒至外黑内深褐色，喷水取出，筛去屑末，晒干。

4.姜栀子

栀子 500 g，姜 50 g。用姜汁拌匀栀子，用微火熔干，或微炒干即可。

5.盐栀子

栀子 50 kg，食盐 1.5 kg，水适量。取栀子用大火炒至内心半透、喷入盐水取出。

(五)常用配伍

1.配玄参

清热利咽。用于治疗慢性咽炎、咽干不适、咽部异物感及喉炎声音嘶哑、口苦舌黄之症。

2.配淡豆豉

清热除烦。用于治疗阴虚或热病伤津，心烦不安、失眠、头痛等症。

3.配侧柏叶

清热凉血。用于治疗肺结核咯血、胃火吐血、鼻炎出血、痔大便出血等症。

4.配牡丹皮

疏泄肝胆。用于治疗慢性肝炎及胆囊炎腹痛、腹胀；月经腹痛、头痛；神经衰弱之头晕头痛、失眠等症。

5.配白茅根

泻火凉血。用于治疗尿血、尿灼热等症。

6.配大黄

清火通便。用于治疗痔大便出血、疼痛之症。

(六)临床应用

1.咽炎

栀子 15 g，玄参 15 g，麦冬 15 g。水煎服，日服 1 剂。

2.痰中带血

栀子 15 g，侧柏叶 15 g，荷叶 15 g，黄芩 12 g，白茅根 20 g。水煎服，日服 1 剂。

3.痔

栀子 18 g，大黄 10 g，白芍 15 g，甘草 3 g。水煎服，日服 1 剂。

4.胆囊炎

栀子 12 g，白芍 15 g，牡丹皮 12 g，柴胡 12 g，生姜 6 g，甘草 3 g，山楂 10 g。水煎服，日服 1 剂。

5.尿道感染

栀子 15 g，白茅根 30 g，黄柏 10 g，蒲公英 30 g。水煎服，日服 1 剂。

6.肝火头痛

栀子 15 g，龙胆草 8 g，薄荷 6 g，白芷 8 g，石膏 30 g。水煎服，日服 1 剂。

7.慢性胃炎

炒栀子 10 g，淡豆豉 10 g，蒲公英 30 g。水煎服，日服 1 剂。

8.细菌性痢疾

栀子 15 g,黄连 15 g,黄柏 10 g,白芍 15 g,地榆 10 g,木香 6 g,马齿苋 30 g,山楂 30 g。水煎服,日服 1 剂。

9.血小板减少性紫癜

栀子(炒焦)15 g,生地黄 30 g,赤芍 12 g,白茅根 30 g,炙甘草 3 g。水煎服,日服 1 剂。

10.急性黄疸型肝炎

栀子 15 g,茵陈 20 g,鸡骨草 15 g,田基黄 15 g,甘草 3 g,大枣 5 枚。水煎服,日服 1 剂。

11.胎动不安

栀子 6 g,白芍 10 g,黄芩 9 g。水煎服,日服 1 剂。

(七)不良反应与注意事项

(1)胃部不适、恶心、灼烧感。

(2)外敷偶见皮肤红疹、起疱、瘙痒。

(3)中寒便溏者慎用。

六、夏枯草

(一)别名

东风、六月干、广谷草、灯笼头、白花草、大头花、羊肠菜、牛枯草。

(二)处方名

夏枯草、夏枯头。

(三)常用量

6～20 g。

(四)常用炮制

取原药材,摘去花柄,筛去泥土即可。

(五)常用配伍

1.配杜仲

用于治疗高血压所致之头痛、眩晕、烦躁等症。

2.配黄芩

用于治疗内热炽盛、肝火上攻所致之目赤、咽痛、牙痛、头痛等症。

3.配菊花

清肝明目。用于治疗目赤肿痛、迎风流泪以及头目眩晕之症。

4.配玄参

用于治疗阴虚内热、淋巴结核之症。

5.配石决明

用于治疗高血压头痛、颈项不适、眩晕、失眠等症。

(六)临床应用

1.高血压

夏枯草 30 g,石决明 30 g,杜仲 12 g,菊花 12 g。水煎服,日服 1 剂。

2.淋巴结核

夏枯草 30 g,沙参 20 g,玄参 15 g,牡蛎 30 g。水煎服,日服 1 剂。

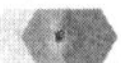

3.结膜炎

夏枯草 30 g,黄芩 15 g,赤芍 15 g,生地黄 30 g。水煎服,日服 1 剂。

4.内耳眩晕症

夏枯草 20 g,竹茹 6 g,清半夏 12 g,云苓 20 g,黄芩 12 g,桂枝 3 g,钩藤 20 g(后下)。水煎服,日服 1 剂。

5.急性黄疸型肝炎

夏枯草 30 g,茵陈 15 g,大枣 10 枚。水煎服,日服 1 剂。

6.甲状腺良性结节

夏枯草 25 g,当归 10 g,丹参 15 g,昆布 10 g,珍珠母 20 g,生牡蛎 30 g(先煎)。水煎服,日服1 剂。

7.滑膜炎

夏枯草 30 g,防己 6 g,泽兰 6 g,豨莶草 10 g,薏苡仁 30 g,丹参 10 g,功劳叶 10 g,土茯苓 20 g,当归 10 g,黄芪 15 g,川牛膝 12 g,丝瓜络 6 g。水煎服,日服 1 剂。

8.糖尿病

夏枯草 30 g,木贼 6 g,生地黄 15 g,黄芪 20 g。水煎服,日服 1 剂。

(七)不良反应与注意事项

(1)变态反应、恶心、呕吐、心悸、头晕、腹痛、腹泻、皮肤红斑、丘疹等。

(2)脾胃虚弱者慎用。

(张文霞)

第二节 清热凉血药

一、生地黄

(一)别名

鲜生地黄。

(二)处方名

生地黄、干地黄、干生地黄、大生地黄、细生地黄、小生地黄、焦生地黄、生地黄炭。

(三)常用量

10～30 g。

(四)常用炮制

1.生地黄

取原药材,洗净,切成小段,晒干。

2.焦生地黄

取生地黄片放热锅内,炒至微焦。

3.生地黄炭

取生地黄片,放入热锅内,炒至炭黑色,至外皮发起小泡,喷以清水,放冷即可。

(五)常用配伍

1.配阿胶

滋阴补血。用于治疗血虚有热、面黄乏力、口渴舌黄或出血性疾病、血液耗伤、口干唇焦,烦躁不宁、失眠等症。

2.配玄参

凉血消斑。用于治疗热病皮肤斑疹痒点、烦热口渴等症。

3.配白茅根

清热凉血。用于治疗血热所致之鼻血、尿血、妇女崩漏等症。

4.配地榆

凉血止血。用于治疗痔大便出血、便秘疼痛等症。

5.配生石膏

用于治疗热证牙龈肿痛、口渴舌黄、头痛目赤等症。

6.配白芍

柔肝止痛。用于治疗慢性肝炎、慢性胆囊炎之胁腹疼痛、上脘不适、食欲缺乏、恶心、腹胀等症。

(六)临床应用

1.退行性脊椎炎

生地黄 20 g,肉苁蓉 15 g,淫羊藿 6 g,鸡血藤 10 g,莱菔子 6 g。水煎服,日服 1 剂。

2.痛风性关节炎

生地黄 20 g,山茱萸 12 g,山药 12 g,泽泻 10 g,云苓 12 g,牡丹皮 10 g,金钱草 10 g,黄芪 10 g,川牛膝10 g,赤芍 10 g,车前子(另包)15 g,盐黄柏 6 g,盐知母 6 g。水煎服,日服 1 剂。

3.高血压

知柏地黄丸(盐知母、盐黄柏、熟地黄、山茱萸、山药、泽泻、牡丹皮、云苓),口服,一次 2 丸,一天2 次。

4.化脓性中耳炎

鲜地黄酊(60%地黄乙醇液),清洁耳道后滴耳,一次 2～3 滴,一天 3 次。

5.肿瘤化疗毒副反应

生地黄 15 g,山茱萸 10 g,炒山药 15 g,半枝莲 15 g,白花蛇舌草 15 g,大枣 10 枚。水煎服,日服 1 剂。

6.更年期综合征

生地黄 30 g,牡丹皮 12 g,五味子 10 g,炒枣仁 15 g,蒲公英 30 g,枸杞子 12 g,山楂 12 g。水煎服,日服1 剂。

7.心悸、失眠

生地黄 30 g,当归 12 g,丹参 20 g,何首乌 6 g,远志 6 g,五味子 10 g,合欢花 6 g。水煎服,日服1 剂。

8.颈椎病

生地黄 30 g,杜仲 15 g,白芍 15 g,菟丝子 15 g,黄芩 15 g,三七粉 3 g(冲服)。水煎服,每天 1 剂。

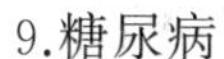

9.糖尿病

生地黄 30 g，天花粉 12 g，夏枯草 10 g，山药 15 g。水煎服，日服 1 剂。

10.痛经

生地黄 30 g，赤芍 15 g，白芍 15 g，川芎 15 g。水煎服，日服 1 剂。

（七）不良反应与注意事项

（1）过量服用，可致头痛、头晕、乏力、颜面苍白、口唇发绀、血压下降、心律不齐等。

（2）变态反应，荨麻疹样皮疹。

（3）脾虚、便溏、食少者慎用。

二、玄参

（一）别名

黑参。

（二）处方名

玄参、元参、大玄参、乌远参。

（三）常用量

10～15 g。

（四）常用炮制

1.玄参

取原药材，加水浸泡，闷润，切 0.1～0.3 cm 厚的片，晒干。

2.盐玄参

玄参片 500 g，盐水 100 g。取玄参片，洒匀盐水，微炒即可。

3.制玄参

玄参 5 kg，黑豆 0.5 kg，盐 50 g，水适量。取玄参，加黑豆盐水煮后，晒干，去芦切片。

（五）常用配伍

1.配麦冬

清咽利喉。用于治疗慢性咽炎、咽喉疼痛、干燥不适、声音嘶哑以及慢性扁桃体炎、咽肿干咳等症。

2.配生地黄

凉血消斑。用于治疗热病伤血之皮肤斑疹、口渴舌黄、低热倦怠等症。

3.配牡蛎

软坚散结。用于治疗淋巴结核、甲状腺肿大等病症。

4.配菊花

凉血明目。用于治疗肝火上攻，目赤流泪之症。

（六）临床应用

1.慢性咽炎

玄参 20 g，沙参 15 g，牛蒡子 12 g，甘草 3 g。水煎服，日服 1 剂。

2.荨麻疹

玄参 30 g，麻黄 5 g，蛇床子 6 g，槐花 6 g，地肤子 6 g，炙甘草 3 g。水煎服，日服 1 剂。

3.目赤肿痛

玄参20 g,大黄10 g,黄芩15 g,菊花15 g,牡丹皮10 g,木贼6 g。水煎服,日服1剂。

4.淋巴结核

玄参30 g,牡蛎30 g,干姜2 g,肉桂1 g,黄芩15 g,夏枯草30 g,黑豆15 g。水煎服,日服1剂。

5.血栓闭塞性脉管炎

玄参30 g,黄芪30 g,当归12 g,金银花30 g,赤芍15 g,穿山甲15 g,乳香6 g,没药6 g,炙甘草3 g。水煎服,日服1剂。

6.高脂血症

玄参20 g,生地黄20 g,草决明15 g,生山楂30 g,女贞子10 g,丹参10 g,甘草3 g。水煎服,日服1剂。

7.带状疱疹

玄参30 g,野菊花15 g,大青叶15 g,马齿苋30 g,生地黄30 g。水煎服,日服1剂。

8.便秘

玄参、黄连、大黄各等份,共研细粉,每服10 g,每天2次。

(七)注意事项

脾虚泄泻者慎用。

三、牡丹皮

(一)别名

连牡丹皮、山牡丹皮、川丹皮、连丹、骨丹皮、丹根、花王、洛阳花、木芍药。

(二)处方名

牡丹皮、粉丹皮、刮丹皮、刮丹、风丹皮、风丹、炒丹皮、丹皮炭。

(三)常用量

6～12 g。

(四)常用炮制

1.牡丹皮

取原药材,拣净杂质,去净木心,洗净,切0.1～0.2 cm厚的片,晒干,筛去灰屑即可。

2.酒丹皮

丹皮500 g、白酒70 g。取丹皮用白酒喷匀,润1小时,至酒被吸尽时,晾干。

3.炒丹皮

取牡丹皮片,用微火炒至黄色即可。

4.丹皮炭

取牡丹皮放锅内,炒至焦黑或炭黑为度。

(五)常用配伍

1.配青蒿

清热除烦。用于治疗肺结核午后低热、夜间盗汗、手足心热等症。

2.配赤芍

增强活血化瘀作用。用于治疗荨麻疹、过敏性紫癜、丹毒等皮肤热性斑疹、丘疹等症。

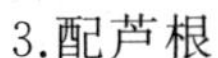
3.配芦根

行血利水。用于治疗慢性肾炎导致的眼睑及下肢水肿之症。

4.配桃仁

泄热化瘀。用于治疗瘀血头痛、失眠、烦躁以及跌打损伤疼痛、痛经等症。

5.配桂枝

温经活血。用于治疗脉管炎肢体发凉疼痛以及冻疮痒痛之症。

6.配菊花

清肝泻火。用于治疗高血压头痛头晕、口苦失眠等症。

7.配皂角刺

消肿化瘀。用于治疗痈肿初起、疼痛灼热或脓成不溃、胀痛不消等症。

(六)临床应用

1.高血压

牡丹皮 15 g,杜仲 15 g,菊花 20 g,黄芩 15 g,赤芍 15 g,山楂 30 g。水煎服,日服 1 剂。

2.过敏性鼻炎

牡丹皮 18 g,酒大黄 5 g,苍耳子 10 g,薏苡仁 30 g,辛夷 3 g,生甘草 6 g。水煎服,日服 1 剂。

3.扁桃体炎

牡丹皮 12 g,蒲公英 30 g,地丁 30 g,皂角刺 5 g,青果 3 g。水煎服,日服 1 剂。

4.慢性胃炎

牡丹皮 12 g,山药 12 g,黄芪 30 g,白茅根 30 g,大枣 6 枚。水煎服,日服 1 剂。

5.胃溃疡

牡丹皮 10 g,白芍 15 g,牡蛎 30 g,清半夏 15 g,黄芩 12 g。水煎服,日服 1 剂。

6.冠心病

牡丹皮 15 g,丹参 20 g,葛根 20 g,川芎 10 g,赤芍 10 g,桂枝 3 g。水煎服,日服 1 剂。

7.痛经

牡丹皮 18 g,醋延胡索 15 g,赤芍 15 g,小茴香 6 g,槐花 6 g,红糖 20 g。水煎服,日服 1 剂。

8.荨麻疹

牡丹皮 15 g,赤芍 15 g,生地黄 30 g,麻黄 3 g,紫草 15 g,甘草 10 g。水煎服,日服 1 剂。

9.更年期综合征

牡丹皮 15 g,黄芩 12 g,菟丝子 15 g,杜仲 10 g,黄芪 15 g,太子参 15 g,天麻 15 g,百合 30 g,石斛 6 g。水煎服,日服 1 剂。

10.慢性腰痛

牡丹皮 10 g,泽泻 6 g,山药 12 g,云苓 12 g,山茱萸 6 g,杜仲 12 g,菟丝子 15 g。水煎服,日服1 剂。

(七)注意事项

(1)孕妇禁用。

(2)虚寒,血虚者慎用。

四、赤芍

(一)别名

北赤芍、川赤芍、京赤芍、西赤芍。

(二)处方名

赤芍、赤芍药、炒赤芍、酒赤芍、醋赤芍。

(三)常用量

6～15 g。

(四)常用炮制

1.赤芍

取原药材洗净,切片,晒干。

2.炒赤芍

赤芍片 100 kg,麦麸 6 kg,在 180 ℃热锅中,撒入麦麸,至冒烟时,倒入赤芍片,炒至微黄色,筛去麦麸即可。

3.酒赤芍

赤芍 5 kg,酒 0.5 kg。取赤芍片,加酒拌匀,用微火烘干,或炒至微黄色。

(五)常用配伍

1.配川芎

增强活血化瘀功效。用于治疗瘀血所致之冠心病、痛经、偏头痛、失眠等病症。

2.配桃仁

行血祛瘀。用于治疗妇女附件炎、痛经、经血量少等病症。

3.配香附

行气化瘀。用于治疗气滞血瘀之胃脘痛、肋痛、痛经等症。

4.配蒲黄

化瘀止痛。用于治疗瘀血胃脘疼痛、慢性胃炎、溃疡病等病症。

5.配小茴香

行气止痛。用于治疗疝气小腹疼痛之症。

(六)临床应用

1.慢性胃炎

赤芍 15 g,蒲黄 3 g(冲服),五灵脂 15 g,甘草 6 g。水煎服,日服 1 剂。

2.疝气

赤芍 15 g,小茴香 15 g(另包),橘核 6 g,干姜 3 g,桂枝 4 g,陈皮 10 g。水煎服,日服 1 剂。

3.慢性胆囊炎

赤芍 15 g,白芍 10 g,柴胡 12 g,香附 10 g,蒲公英 30 g,大黄 5 g。水煎服,日服 1 剂。

4.偏头痛

赤芍 15 g,醋延胡索 15 g,川芎 15 g,山楂 30 g,天冬 15 g,沙参 15 g,黄柏 10 g,木贼 3 g,白芷 6 g,菊花10 g。水煎服,日服 1 剂。

5.癫痫

赤芍 12 g,大黄 6 g,全蝎 6 g,蜈蚣 1 条,红花 6 g,当归 10 g,莪术 6 g,大青叶 10 g,琥珀 3 g

（研末冲服）。水煎服，日服 1 剂。

6.冠心病

赤芍 20 g，三七 10 g，红花 10 g，佛手 6 g，当归 10 g，桃仁 10 g，泽泻 6 g，葛根 15 g，生甘草 3 g。水煎服，日服 1 剂。

7.乳腺炎

赤芍 30 g，酒大黄 10 g，金银花 30 g，蒲公英 30 g，丹参 15 g，黄芪 10 g，川芎 10 g，生甘草 6 g。水煎服，日服 1 剂。

8.慢性附件炎

赤芍 15 g，桃仁 10 g，土茯苓 30 g，三棱 10 g，川楝子 10 g，莪术 8 g，醋延胡索 12 g，黄芩 10 g，苦参15 g，黄柏 12 g，丹参 10 g，香附 10 g，山药 15 g，薏苡仁 15 g。水煎服，日服 1 剂。

9.盆腔炎

赤芍 15 g，乌药 10 g，香附 12 g，刘寄奴 12 g，萆薢 6 g，萹蓄 6 g，猪苓 15 g，女贞子 12 g，苦参 12 g，蒲公英 30 g，马齿苋 30 g，益母草 10 g，甘草 3 g。水煎服，日服 1 剂。

10.淋巴结核

赤芍 18 g，蜈蚣 2 条，苦参 15 g，山药 30 g，百合 15 g，夏枯草 15 g，黄芪 10 g，党参 10 g，沙参 15 g，石斛6 g。水煎服，日服 1 剂。

11.痈疽肿痛

赤芍 20 g，蒲公英 30 g，皂角刺 6 g，金银花 30 g，连翘 20 g，黄芩 15 g，地丁 30 g，甘草 10 g。水煎服，日服 1 剂。

12.失眠

赤芍 20 g，红花 6 g，当归 10 g，黄柏 15 g，钩藤 30 g（后下），琥珀 3 g（冲服），龙骨 30 g，牡蛎 30 g。水煎服，日服 1 剂。

13.慢性肾盂肾炎

赤芍 15 g，白茅根 30 g，马齿苋 30 g，蒲公英 30 g，黄柏 15 g，益智仁 6 g，生蒲黄 6 g（另包），生甘草6 g。水煎服，日服 1 剂。

（七）注意事项

痈疽已溃者慎用。

五、紫草

（一）别名

地血、鸦衔草、山紫草、红石根、紫根。

（二）处方名

紫草、软紫草、紫草茸、紫草根、老紫草、硬紫草。

（三）常用量

6～20 g。

（四）常用炮制

取原药材，拣净杂质，去苗，剪成 1.5～2 cm 段即可。

(五)常用配伍

1.配连翘

清凉解毒。用于治疗热证之湿疹、荨麻疹、斑疹等病症。

2.配大青叶

清热解毒。用于治疗流行性乙型脑炎、传染性肝炎等所致之高热口渴、小便赤黄、皮肤斑点等症。

3.配黄柏

清血燥湿。用于治疗疥肿、湿疹、水火烫伤等症。

4.配茵陈

清热退黄。用于治疗黄疸型肝炎,皮肤、小便发黄,口渴,腹胀等症。

5.配生地黄

清热凉血。用于治疗外感热病,高热神昏、口舌绛紫以及血热所致之鼻血、尿血等症。

(六)临床应用

1.扁桃体炎

紫草 30 g,黄芩 15 g,蒲公英 30 g。水煎服,日服 1 剂。

2.黄疸型肝炎

紫草 15 g,茵陈 15 g,柴胡 12 g,黄芩 12 g,白茅根 30 g,五味子 6 g,生姜 6 g,大枣 6 枚。水煎服,日服 1 剂。

3.预防麻疹

33%紫草根糖浆口服,6 个月~1 岁每次 10 mL;2~3 岁每次 20 mL;4~6 岁每次 30 mL。每隔天服 2 次,共服 3 天,计 6 次。

4.玫瑰糠疹

紫草 15~30 g(小儿用 6~15 g),煎服,每天 1 次,10 天为 1 个疗程。

5.银屑病

0.1%紫草注射液 2 mL,每天肌内注射 1 次,连用 30~40 次。

6.扁平疣

0.1%紫草注射液,肌内注射,每次 2 mL,每天 1 次,10 次为 1 个疗程。

7.面颈部烧伤

紫草 10 g,菜油 100 mL,加热煮沸 20 分钟后,过滤,凉后备用。用时,先用 75%乙醇清洁创面,抽出水疱积液,然后用纱布块蘸紫草油均匀地涂在创面上,每天 3~4 次,保持创面湿润,连用 7~9 天。小面积轻度烧伤 2~4 天。

8.新生儿臀红

先用 20~25 ℃生理盐水洗净患处,消毒纱布蒸干后,涂当归紫草油,每天 3~4 次。

9.子宫颈糜烂

紫草油外涂,每天 1~2 次,10 次为 1 个疗程。

10.消化道灼伤

紫草油口服,每次 10~20 mL,每天 3~4 次。儿童酌减。

11.肌内注射后硬结

将紫草油涂于硬结皮肤上,加塑料膜覆盖,用无菌纱布包扎,胶布固定。每天涂敷 2~6 次。

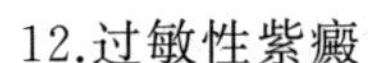

12.过敏性紫癜

紫草 15 g,黄柏 12 g,当归 10 g,知母 12 g,牛蒡子 12 g,苦参 12 g,淡竹叶 6 g,西河柳 10 g,蝉蜕 6 g。水煎服,日服 1 剂。

13.便秘

紫草 30 g,杏仁 10 g,防风 12 g,白术 15 g,生姜 3 g,山楂 10 g。水煎服,日服 1 剂。

14.荨麻疹

紫草 30 g,黄芩 15 g,地肤子 15 g,苍耳子 12 g,土茯苓 15 g,天冬 30 g。水煎服,日服 1 剂。

(七)注意事项

脾虚便溏者慎服。

(张文霞)

第三节　清热解毒药

本类药物性质寒凉,清热之中更长于解毒,具有清解火热毒邪的作用。主要适用于痈肿疮毒、丹毒、瘟毒发斑、痄腮、咽喉肿痛、热毒下痢、虫蛇咬伤、癌肿、水火烫伤以及其他急性热病等。在临床用药时,应根据各种证候的不同表现及兼证,结合具体药物的特点,有针对性地选择应用。并应根据病情的需要给以相应的配伍。如热毒在血分者,可配伍清热凉血药;火热炽盛者,可配伍清热泻火药;夹有湿邪者,可配伍利湿、燥湿、化湿药;疮痈肿毒、咽喉肿痛者,可配伍活血消肿药或软坚散结药;热毒血痢、里急后重者,可配伍活血行气药等。本类药物易伤脾胃,中病即止,不可过服。

一、金银花

(一)来源

为忍冬科植物忍冬的干燥花蕾或带初开的花。我国南北各地均有分布,主产于河南、山东等省。夏初花开放前采摘,阴干。

(二)炮制

生用,炒用或制成露剂使用。

(三)性能

甘,寒。归肺、心、胃经。

(四)功效

清热解毒,疏散风热,凉血止痢。

(五)应用

1.内痈外痈

本品甘寒,清热解毒,散痈消肿,为治一切内痈外痈之要药。

(1)用于温热病的各个阶段。

(2)用于热毒疮痈、咽痛、痢疾。本品清热解毒之力较佳,且不易伤胃,为治疗热毒疮痈、咽喉肿痛的要药。①治疮痈红肿热痛,宜与连翘、紫花地丁、黄连等配伍。②治疗咽喉肿痛,不论热毒内盛或风热外袭者，均宜选用。前者，多与射干、马勃等解毒利咽药同用。后者，宜与薄荷、牛蒡子等疏风热、利咽喉之药同用。③治热毒痢疾，可配伍黄连、白头翁等药以增强作用。

2.外感风热，温病初起

本品甘寒，芳香疏散，善散肺经热邪，透热达表，常与连翘、薄荷、牛蒡子等同用，治疗外感风热或温病初起，身热头痛，咽痛口渴，如银翘散(《温病条辨》)；本品善清心、胃热毒，有透营转气之功，配伍水牛角、生地、黄连等药，可治热入营血，舌绛神昏，心烦少寐，如清营汤(《温病条辨》)；若与香薷、厚朴、连翘同用，又可治疗暑温，发热烦渴，头痛无汗，如新加香薷饮(《温病条辨》)。

3.热毒血痢

单用浓煎口服即可奏效；亦可与黄芩、黄连、白头翁等药同用，以增强止痢效果。

此外，尚可解暑热，用于暑热证。可与荷叶、西瓜翠衣、扁豆花等同用。

(六)用法用量

煎服，6～15 g。疏散风热、清泄里热以生品为佳；炒炭宜用于热毒血痢；露剂多用于暑热烦渴。

(七)使用注意

脾胃虚寒及气虚疮疡脓清者忌用。

(八)按语

本品甘寒气味清香，甘寒清热而不伤胃，芳香透达而不遏邪；既能宣散风热，又能清热解毒；既能清气分之热，又能解血分热毒；故表热、里热，气分、血分之热均可应用。为风热外感，温热病发热，疮痈肿毒，斑疹，咽痛及热毒血痢等证的常用要药。金银花之茎藤名忍冬藤，作用与金银花相似而力弱，但能清经络中风湿热邪止痛，故常用治风湿热痹，关节红肿热痛，屈伸不利之证。

(九)临床研究

(1)以仙方活命饮加减(白芷 15 g、浙贝母 30 g、白芍 30 g、生甘草 9 g、皂角刺 15 g、天花粉 30 g、乳香 10 g、没药 10 g、金银花 30 g、炒地榆 30 g、槐角 15 g、木香 10 g)45 例，治愈 6 例，显效 10 例，有效 22 例，无效 7 例，总有效率为 84.44%。

(2)以银翘散复方煮散(银花、连翘、薄荷、牛蒡子、桔梗、芦根、荆芥、淡豆豉、竹叶、甘草)随证加减治疗小儿感冒风热证患儿 30 例，显效 19 例，有效 8 例，无效 3 例，总有效率为 94.0%。

(3)新加香薷饮加减(香薷 15 g、桔梗 15 g、厚朴 15 g、连翘 15 g、金银花 15 g、苏叶 15 g、柴胡 15 g、荆芥 15 g、防风 15 g、扁豆花 10 g)治疗夏季发热 180 例，24 小时内治愈 31 例，48 小时内治愈 52 例，72 小时内治愈 50 例，共治愈 133 例，好转 37 例，未愈 10 例，总有效率为 94.4%。

(十)实验研究

1.化学成分

本品含有挥发油、木樨草素、肌醇、黄酮类、肌醇、皂苷、鞣质等。绿原酸和异绿原酸是抗菌的主要成分。

2.药理作用

本品具有广谱抗菌作用，对金黄色葡萄球菌、痢疾杆菌等致病菌有较强的抑制作用，对钩端螺旋体、流感病毒及致病霉菌等多种病原微生物亦有抑制作用；金银花煎剂能促进白细胞的吞噬作用；有明显的抗炎及解热作用。本品有一定降低胆固醇作用。其水及酒浸液对肉瘤 180 及艾氏腹水瘤有明显的细胞毒作用。此外大量口服对实验性胃溃疡有预防作用。对中枢神经有一定的兴奋作用。

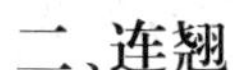

二、连翘

（一）来源

为木樨科植物连翘的干燥果实。产于我国东北、华北、长江流域至云南。秋季果实初熟尚带绿色时采收，除去杂质，蒸熟，晒干，习称“青翘”；果实熟透时采收，晒干，除去杂质，习称“老翘”或“黄翘”。青翘采得后即蒸熟晒干，筛取籽实作“连翘心”用。

（二）炮制

生用。

（三）性能

苦，微寒，归肺、心、小肠经。

（四）功效

清热解毒，消肿散结，疏散风热。

（五）应用

1.痈肿疮毒或咽喉肿痛

其消肿散结之力，胜于金银花，故为治疗热毒疮痈及咽痛的要药，被前人誉为“疮家圣药”。多与金银花相须为用。用治痈肿疮毒，常与金银花、蒲公英、野菊花等解毒消肿之品同用，若疮痈红肿未溃，常与穿山甲、皂角刺配伍，如加减消毒饮（《外科真铨》）；若疮疡脓出、红肿溃烂，常与牡丹皮、天花粉同用，如连翘解毒汤（《疡医大全》）；用治痰火郁结，瘰疬痰核，常与夏枯草、浙贝母、玄参、牡蛎等同用，共奏清肝散结，化痰消肿之效。

2.温热病的各个阶段

本品苦能清泄，寒能清热，入心、肺二经，长于清心火，散上焦风热，常与金银花、薄荷、牛蒡子等同用，治疗风热外感或温病初起，头痛发热、口渴咽痛，如银翘散（《温病条辨》）。若用连翘心与麦冬、莲子心等配伍，尚可用治温热病热入心包，高热神昏，如清宫汤（《温病条辨》）；本品又有透热转气之功，与水牛角、生地、金银花等同用，还可治疗热入营血之舌绛神昏，烦热斑疹，如清营汤（《温病条辨》）。

3.热淋涩痛

本品苦寒通降，兼有清心利尿之功，多与车前子、白茅根、竹叶、木通等药配伍，治疗湿热壅滞所致之小便不利或淋沥涩痛，如如圣散（《杂病源流犀烛》）。

（六）用法用量

煎服，6～15 g。

（七）使用注意

脾胃虚寒及气虚脓清者不宜用。

（八）按语

连翘轻清而浮，能透达表里，长于清心泻火，散上焦风热，又能宣畅气血，以散血结气聚，故用于外感风热或急性热病烦热神昏及血热发斑，疮痈肿毒，瘰疬结核等多种病证。因本品常用于疮痈肿毒，故历代称之为“疮家圣药”。

（九）鉴别用药

连翘与金银花均有清热解毒作用，既能透热达表，又能清里热而解毒。对外感风热、温病初起、热毒疮疡等证常相须为用，并能透达营分热邪由气分而解，有透营转气之功。然区别点是：连翘清心解毒之力强，并善于消痈散结，为疮家圣药，亦治瘰疬痰核；而金银花气味芳香，疏散表热之效优，且炒炭后善于凉血止痢，用治热毒血痢。

(十)临床研究

(1)以自拟银花连翘解毒汤(银花、连翘各 10 g，黄芩、柴胡、板蓝根、山栀子各 9 g，竹叶、赤芍、升麻各 6 g，甘草 3 g)，随证加减，治疗急性流行性腮腺炎 68 例，治愈 50 例，显效 16 例，无效 2 例，总有效率为97.06%。

(2)采用加味银翘散(金银花 15 g、连翘 15 g、牛蒡子 9 g、薄荷 9 g、淡豆豉 6 g、淡竹叶 6 g、荆芥 6 g、桔梗 9 g、芦根 6 g、杏仁 10 g、防风 10 g、桑叶 6 g、鱼腥草 10 g、生甘草 6 g)治疗小儿风热感冒 60 例，显效18 例，有效 36 例，无效 6 例，总有效率为 90.00%。

(3)以清营汤(水牛角 30 g、生地黄 15 g、元参 9 g、竹叶心 3 g、麦冬 9 g、丹参 6 g、黄连 5 g、银花 9 g、连翘 6 g)治疗全身炎性反应综合征患者 32 例，显效 27 例，有效 4 例，无效 1 例，总有效率为 96%。

(十一)实验研究

1.化学成分

本品含三萜皂苷，果皮含甾醇、连翘酚、生物碱、皂苷、齐墩果酸、香豆精类。

2.药理作用

连翘有广谱抗菌作用，抗菌主要成分为连翘酚及挥发油，对金黄色葡萄球菌、痢疾杆菌有很强的抑制作用，对其他致病菌、流感病毒以及钩端螺旋体也均有一定的抑制作用；本品有抗炎、解热作用。所含齐墩果酸有强心、利尿及降血压作用；所含维生素 P 可降低血管通透性及脆性，防止溶血。其煎剂有镇吐和抗肝损伤作用。

三、大青叶

(一)来源

为十字花科植物菘蓝的干燥叶片。主产于江苏、安徽、河北、河南、浙江等地。冬季栽培，夏、秋二季分 2～3 次采收。

(二)炮制

略洗，切碎。鲜用或晒干生用。

(三)性能

苦、寒。归心、胃经。

(四)功效

清热解毒，凉血消斑。

(五)应用

1.热入营血，温毒发斑

本品苦寒，善解心胃二经实火热毒；又入血分而能凉血消斑，气血两清，故可用治温热病心胃毒盛，热入营血，气血两燔，高热神昏，发斑发疹，常与水牛角、玄参、栀子等同用，如犀角大青汤(《医学心悟》)。本品功善清热解毒，若与葛根、连翘等药同用，便能表里同治，故可用于风热表证或温病初起，发热头痛，口渴咽痛等，如清温解毒丸(《中国药典》)。

2.喉痹口疮，痄腮丹毒

本品苦寒，既能清心胃实火，又善解瘟疫时毒，有解毒利咽，凉血消肿之效。用治心胃火盛，

咽喉肿痛，口舌生疮者，常与生地、大黄、升麻同用，如大青汤（《圣济总录》）；若瘟毒上攻，发热头痛，痄腮，喉痹者，可与金银花、大黄、拳参同用；用治血热毒盛，丹毒红肿者，可用鲜品捣烂外敷，或与蒲公英、紫花地丁、重楼等药配伍使用。

（六）用法用量

煎服，9～15 g，鲜品 30～60 g。外用适量。

（七）使用注意

脾胃虚寒者忌用。

（八）按语

本品清热凉血，兼行肌表，有较强的清热解毒的作用，为解疫毒的要药。对于温热疫毒所致的高热头痛、痄腮、黄疸、丹毒、咽喉肿痛及邪入营分，血热毒盛之发斑皆有良效。近年用治多种病毒及细菌性传染病疗效颇佳。

（九）临床研究

（1）采用凉血解毒汤加减（野菊花 15 g、蒲公英 15 g、大青叶 20 g、黄芩 15 g、栀子 10 g、丹皮 10 g、赤芍 10 g、生地 15 g、紫花地丁 10 g、竹叶 10 g、金银花 15 g、皂角刺 10 g、夏枯草 15 g）治疗寻常型面部痤疮60 例，痊愈 46 例，显效 9 例，无效 5 例，治愈率达 77%，显效率为 15%，无效病例占 8%，总有效率为 92%。

（2）以清肺解毒汤（大青叶、鱼腥草、苇茎各 15 g，桃仁 10 g，金荞麦、金牛根各 12 g，甘草 6 g），随证加减，治疗儿童大叶性肺炎 217 例，痊愈 133 例，好转 81 例，未愈 3 例，总有效率 98.6%。其中患儿最短住院时间为 4 天，最长为 25 天，平均为 11.5 天。

（十）实验研究

1.化学成分

菘蓝叶含色氨酸、靛玉红 B、葡萄糖芸苔素、新葡萄糖芸苔素。

2.药理作用

菘蓝叶对金黄色葡萄球菌、溶血性链球菌均有一定抑制作用；大青叶对乙肝表面抗原以及流感病毒亚甲型均有抑制作用。靛玉红有显著的抗白血病作用。

四、板蓝根

（一）来源

为十字花科植物菘蓝的干燥根。主产于内蒙古、陕西、甘肃、河北、山东、江苏、浙江、安徽、贵州等地。秋季采挖，除去泥沙，晒干。

（二）炮制

切片，生用。

（三）性能

苦，寒。归心、胃经。

（四）功效

清热解毒，凉血利咽。

（五）应用

1.外感发热，温病初起，咽喉肿痛

本品苦寒，入心、胃经，善于清解实热火毒，有类似于大青叶的清热解毒之功，而更以解毒利咽散结见长。不论肺胃热毒内盛，或风热郁肺所致的咽喉红肿疼痛，均较常用。多与玄参、牛蒡子、薄荷、桔梗等药配伍。

2.温毒发斑，痄腮，丹毒，痈肿疮毒

本品苦寒，有清热解毒，凉血消肿之功，主治多种瘟疫热毒之证。用治时行温病，温毒发斑，舌绛紫暗者，常与生地、紫草、黄芩同用，如神犀丹(《温热经纬》)；若用治丹毒、痄腮、大头瘟疫，头面红肿，咽喉不利者，常配伍玄参、连翘、牛蒡子等，如普济消毒饮(《东垣试效方》)。

(六)用法用量

煎服，9～15 g。

(七)使用注意

体虚而无实火热毒者忌服，脾胃虚寒者慎用。

(八)鉴别用药

大青叶与板蓝根来源于同一植物，仅入药部位有差异。二者性能及功用均十分相似，且常配伍使用。唯大青叶苦寒之性更甚，其凉血消斑之效胜于板蓝根。

(九)临床研究

(1)以十味板蓝根颗粒剂(板蓝根、大青叶、连翘、黄芩、柴胡、防风、山豆根、玄参、甘草等)治疗风热感冒 300 例，痊愈 174 例，显效 75 例，有效 36 例，无效 15 例，总有效率为 95.0%。

(2)以普济消毒饮加减(玄参 12 g、黄连 12 g、黄芩 9 g、板蓝根 30 g、桔梗 9 g、牛蒡子 9 g、升麻 5 g、僵蚕 6 g、柴胡 6 g、马勃 5 g、连翘 12 g、薄荷 3 g、甘草 6 g)治疗流行性腮腺炎 78 例，痊愈 64 例，显效 8 例，好转4 例，无效 2 例，总有效率为 97.43%。

(十)实验研究

1.化学成分

菘蓝根含靛蓝、靛玉红、β-谷甾醇、棕榈酸、尿苷、次黄嘌呤、尿嘧啶等。

2.药理作用

本品对多种革兰阳性菌、革兰阴性菌及流感病毒、虫媒病毒、腮腺病毒均有抑制作用。可增强免疫功能；有明显的解热效果。本品所含靛玉红有显著的抗白血病作用；板蓝根多糖能降低实验动物血清胆固醇和三酰甘油的含量，并降低 MDA 含量，从而证明本品有抗氧化作用。

五、青黛

(一)来源

为爵床科植物马蓝、蓼科植物蓼蓝或十字花科植物菘蓝的叶或茎叶经加工制得的干燥粉末或团块。主产于福建、云南、江苏、安徽、河北等地。福建所产品质最优，称“建青黛”。秋季采收以上植物的落叶，加水浸泡，至叶腐烂，叶落脱皮时，捞去落叶，加适量石灰乳，充分搅拌至浸液由乌绿色转为深红色时，捞取液面泡沫，晒干而成。

(二)炮制

研细用。

(三)性能

咸，寒。归肝、肺经。

(四)功效

清热解毒，凉血消斑，清肝泻火，定惊。

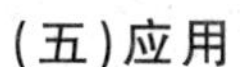

(五)应用

1.温毒发斑,血热吐衄

可与生地、升麻、黄芩等药配伍。本品主要为大青叶的加工品,具有与其相似的清热解毒和凉血功效。因本品解热之效相对较弱,故在温热病中的使用不如大青叶广泛。

2.咽痛口疮,火毒疮疡

本品有清热解毒,凉血消肿之效。用治热毒炽盛,咽喉肿痛,喉痹者,常与板蓝根、甘草同用;若口舌生疮,多与冰片同用,撒敷患处;用治火毒疮疡,痄腮肿痛,可与寒水石共研为末,外敷患处,如青金散(《普济方》)。

3.咳嗽胸痛,痰中带血

本品咸寒,主清肝火,又泻肺热,且能凉血止血。故主治肝火犯肺,咳嗽胸痛,痰中带血,常与海蛤粉同用,如黛蛤散(《卫生鸿宝》)。若肺热咳嗽,痰黄而稠者,可配海浮石、瓜蒌仁、川贝母等同用,如青黛海石丸(《症因脉治》)。

4.暑热惊痫,惊风抽搐

本品咸寒,善清肝火,祛暑热,有息风止痉之功。用治暑热惊痫,常与甘草、滑石同用,如碧玉散(《宣明论方》);用治小儿惊风抽搐,多与钩藤、牛黄等同用,如凉惊丸(《小儿药证直诀》)。

(六)用法用量

内服 1～3 g,本品难溶于水,一般作散剂冲服,或入丸剂服用。外用适量。

(七)使用注意

胃寒者慎用。

(八)鉴别用药

大青叶、板蓝根、青黛需鉴别用药。大青叶为菘蓝叶;板蓝根为菘蓝或马蓝的根;青黛为马蓝、蓼蓝或菘蓝的茎叶经加工制得的粉末。三者大体同出一源,功效亦相近,皆有清热解毒、凉血消斑之作用。相比较而言,大青叶凉血消斑力强,多用于治疗热毒发斑;板蓝根解毒利咽效著,多用于治疗咽喉肿痛、痄腮、大头瘟等;青黛清肝定惊功胜,对肝火犯肺咳嗽咯血,小儿惊风抽搐等尤宜。

(九)临床研究

(1)以青黛散(青黛∶冰片∶雄黄＝200∶20∶1)外用治疗带状疱疹 158 例,痊愈 132 例,占 83.5%;好转 19 例,占 12%;未愈 7 例,占 4.5%。

(2)采用青黛散(青黛、儿茶各 6 g,冰片 1.5 g,煅硼砂 9 g、泼尼松 0.1 g)治疗复发性口腔溃疡 30 例,愈合 11 例,有效 17 例,无效 2 例,愈合率 36.67,有效率为 93.33%。

(3)以黛蛤散(青黛、海蛤粉各 12 g,黄芩 10 g,桑白皮、白及各 15 g,紫菀、杏仁、款冬花、百部各 12 g)随证加减,治疗支气管扩张咯血 35 例中,治愈 32 例,占 92.7%,无效 1 例,总有效率为 97.20%。

(十)实验研究

1.化学成分

本品含靛蓝,靛玉红,靛棕,靛黄,鞣酸,β-谷甾醇,蛋白质和大量无机盐。

2.药理作用

本品具有抗癌作用,其有效成分靛玉红,对动物移植性肿瘤有中等强度的抑制作用。对金黄色葡萄球菌、炭疽杆菌、志贺氏痢疾杆菌、霍乱弧菌均有抗菌作用。靛蓝尚有一定的保肝作用。

六、穿心莲

(一)来源

为爵床科植物穿心莲的干燥地上部分。主产于广东、广西。秋初茎叶茂盛时采收。

(二)炮制

除去杂质,洗净,切段,晒干生用,或鲜用。

(三)性能

苦,寒。归心、肺、大肠、膀胱经。

(四)功效

清热解毒,凉血,消肿,燥湿。

(五)应用

1.外感风热,温病初起

本品苦寒降泄,清热解毒,故凡温热之邪所引起的病证皆可应用。治外感风热或温病初起,发热头痛,可单用,如穿心莲片(《中国药典》);亦常与金银花、连翘、薄荷等同用。

2.肺热咳喘,肺痈吐脓,咽喉肿痛

本品善清肺火,凉血消肿,故常与黄芩、桑白皮、地骨皮合用,治疗肺热咳嗽气喘;与鱼腥草、桔梗、冬瓜仁等药同用,则治肺痈咳吐脓痰;若与玄参、牛蒡子、板蓝根等药同用,常用治咽喉肿痛。

3.湿热泻痢,热淋涩痛,湿疹瘙痒

本品苦燥性寒,有清热解毒,燥湿,止痢功效,故凡湿热诸证均可应用。主治胃肠湿热,腹痛泄泻,下痢脓血者,可单用,或与苦参、木香等同用;用治膀胱湿热,小便淋沥涩痛,多与车前子、白茅根、黄柏等药合用;治湿疹瘙痒,可以本品为末,甘油调涂患处。亦可用于湿热黄疸,湿热带下等证。

4.痈肿疮毒,蛇虫咬伤

本品既能清热解毒,又能凉血消痈,故可用治火热毒邪诸证。用治热毒壅聚,痈肿疮毒者,可单用或配金银花、野菊花、重楼等同用,并用鲜品捣烂外敷;若治蛇虫咬伤者,可与墨旱莲同用。

(六)用法用量

煎服,6～9 g。煎剂易致呕吐,故多作丸、散、片剂。外用适量。

(七)使用注意

不宜多服久服;脾胃虚寒者不宜用。

(八)临床研究

据报道,穿心莲及其制剂在临床上广泛用于多种感染性疾病,其中以肠道及呼吸道感染者疗效为佳,还可用于其他疾病,如用穿心莲总内酯片及穿心莲甲、乙、丙素片共先后治疗钩端螺旋体病 81 例,治愈71 例;用穿心莲注射治疗绒毛膜上皮癌及恶性葡萄胎 60 例,治愈 47 例;用穿心莲水煎液加入食醋熏洗坐浴,治疗肛门肿痛,疗效满意。此外,穿心莲尚可用于血栓闭塞性脉管炎、急性肾盂肾炎、传染性结膜炎、急性黄疸型肝炎以及神经性皮炎、湿疹等。

(九)实验研究

1.化学成分

本品叶含穿心莲内酯、去氧穿心莲内酯、新穿心莲内酯、穿心莲烷、穿心莲酮、穿心莲甾醇等,

 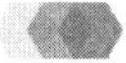

根还含多种黄酮类成分。

2.药理作用

穿心莲煎剂对金黄色葡萄球菌、绿脓杆菌、变形杆菌、肺炎双球菌、溶血性链球菌、痢疾杆菌、伤寒杆菌均有不同程度的抑制作用;有增强人体白细胞对细菌的吞噬能力;有解热,抗炎,抗肿瘤,利胆保肝,抗蛇毒及毒蕈碱样作用;并有终止妊娠等作用。

七、贯众

(一)来源

为鳞毛蕨科植物粗茎鳞毛蕨的带叶柄基部的干燥根茎。主产于黑龙江、吉林、辽宁三省山区,习称“东北贯众”或“绵马贯众”。秋季采挖,洗净,除去叶柄及须根,晒干。

(二)炮制

切片生用或炒炭用。

(三)性能

苦,微寒。有小毒。归肝、脾经。

(四)功效

清热解毒,凉血止血,杀虫。

(五)应用

1.风热感冒,温热病及痄腮等

本品性味苦寒而清热解毒,既入气分,又入血分。可用于治疗感冒和流行性感冒,并有一定预防作用。因其为清泄里热之品,主治风热感冒,或温热病邪在卫分,须与发散风热药同用,以利于祛邪外出,如配桑叶、金银花等可防治风热感冒。治温热病热入营血,或温毒发斑,本品具有清热解毒、凉血和止血等多种针对性的功效,故较为多用,并常与玄参、大青叶、水牛角等凉血、解毒药配伍。治痄腮红肿疼痛,本品亦可与牛蒡子、连翘、青黛等清热解毒药同用,内服与外用均宜。

2.血热崩漏及吐血、便血、衄血等证

本品的清热凉血和止血功效,可用以治疗各种血热妄行的内科病证,尤善治崩漏下血。治吐血,可与黄连为伍,研末糯米饮调服,如贯众散(《圣济总录》);治便血可配伍侧柏叶;治崩漏下血可与五灵脂同用。

3.绦虫、蛔虫、蛲虫等多种肠道寄生虫病

本品的杀虫作用,可收驱除或杀灭绦虫、蛔虫等多种肠虫之效。因其有毒,一般不宜单味重用。用以驱杀绦虫,宜与槟榔、雷丸等善驱绦虫的药物同用。治蛔虫病,宜与使君子、苦楝皮等同用。治蛲虫,可单用本品煎浓汁,临睡前浸洗和搽于肛门;亦宜入复方。

此外,本品还可用于治疗烧烫伤及妇人带下等病证。

(六)用法用量

煎服,5～10 g。杀虫及清热解毒宜生用;止血宜炒炭用。外用适量。

(七)使用注意

本品有小毒,用量不宜过大。服用本品时忌油腻。脾胃虚寒者及孕妇慎用。

(八)按语

贯众为清热解毒之良药,尤善解时邪疫毒,近年来常用于流感、麻疹、乙脑、痄腮等病毒性传染病的防治。本品炒炭,能凉血止血,适宜于血热妄行之证,尤常用于崩漏下血。亦能杀虫,治虫疾,但现较少应用。

(九)临床研究

(1)采用连花清瘟颗粒[金银花、连翘、麻黄(炙)、苦杏仁(炒)、石膏、板蓝根、绵马贯众、鱼腥草、广藿香、大黄、红景天、薄荷脑、甘草],治疗流行性感冒患者100例,痊愈63例,显效16例,有效12例,无效9例,总有效率91.00%。

(2)采用连花清瘟胶囊(连翘、金银花、炙麻黄、炒苦杏仁、石膏、板蓝根、绵马贯众、鱼腥草、大黄、红景天、薄荷脑、甘草)联合阿昔洛韦治疗带状疱疹患者40例,治愈36例,显效3例,无效1例,总有效率97.5%。

(十)实验研究

1.化学成分

本品主要含绵马素、三叉蕨酚、黄三叉蕨酸、绵马次酸、挥发油、绵马鞣质等。

2.药理作用

本品所含绵马酸、黄绵马酸有较强的驱虫作用,对绦虫有强烈毒性,可使绦虫麻痹而排出,也有驱除绦虫、蛔虫等寄生虫的作用。实验证明本品可强烈抑制流感病毒,对腺病毒、脊髓灰质炎病毒、乙脑病毒等亦有较强的抗病毒作用。外用有止血、镇痛、消炎作用。绵马素有毒,能麻痹随意肌、对胃肠道有刺激,引起视网膜血管痉挛及伤害视神经,中毒时引起中枢神经系统障碍,见震颤、惊厥乃至延脑麻痹。绵马素一般在肠道不吸收,但肠中有过多脂肪时,可促进吸收而致中毒。

八、蒲公英

(一)来源

为菊科植物蒲公英、碱地蒲公英或同属数种植物的干燥全草。全国各地均有分布。夏至秋季花初开时采挖。

(二)炮制

除去杂质,洗净,切段,晒干。鲜用或生用。

(三)性能

苦、甘,寒。归肝、胃经。

(四)功效

清热解毒,消肿散结,利湿通淋。

(五)应用

1.痈肿疔毒,乳痈内痈

本品苦寒,既能清解火热毒邪,又能泄降滞气,故为清热解毒、消痈散结之佳品,用于痈肿疔毒,不论外痈或内痈,内服或外敷,单用或复方,俱可选用。兼能疏郁通乳,故为治疗乳痈之要药。用治乳痈肿痛,可单用本品浓煎内服;或以鲜品捣汁内服,渣敷患处;也可与红花、玄参等药同用(乳癖消片)。用治肠痈腹痛,常与大黄、牡丹皮、桃仁等同用;用治肺痈吐脓,常与鱼腥草、冬瓜仁、芦根等同用。本品解毒消肿散结,与板蓝根、玄参等配伍,还可用治咽喉肿痛;鲜品外敷还可用治毒蛇咬伤。

2.湿热黄疸、胁痛、淋证、泻痢等

本品苦、甘而寒,能清利湿热,利尿通淋,对湿热引起的淋证、黄疸等有较好的疗效。用治热淋涩痛,常与车前子、金钱草等同用,以加强利尿通淋的效果;治疗湿热黄疸,常与茵陈、柴胡等药

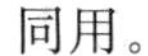

同用。

此外，本品还有清肝胃肺热的作用，用于咽喉、牙龈肿痛及目赤肿痛等证。治疗肝热目赤，宜与菊花、决明子等配伍；胃火牙龈肿痛，宜配伍石膏、黄连等；肺热咽喉不利及咳嗽等。可配伍黄芩、板蓝根等药同用。

（六）用法用量

煎服，10～15 g。外用鲜品适量捣敷或煎汤熏洗患处。

（七）使用注意

用量过大可致缓泻。

（八）按语

本品苦寒泄热散结，甘寒清热解毒，为治热毒疮疡之佳品；因兼散滞气，通乳窍，故又为治疗乳痈之要药。本品苦寒清泄湿热，用治淋病涩痛，黄疸尿少也有良效。

（九）临床研究

（1）以青霉素静脉滴注联合蒲公英外敷，电动吸乳器负压吸乳，治疗早期急性乳腺炎 15 例，治愈14 例，显效 1 例，治愈率 93.3%。

（2）以蒲公英单味 20 g 用水煎服，观察对 40 例产褥康复的促进作用，结果实验组恶露的干净时间比对照组短（$P<0.05$），干净时间为 5～18 天，平均干净时间为 14.5 天，说明口服蒲公英煎剂对产妇产褥期的恶露情况以及子宫复旧速度具有良好的效果。

（十）实验研究

1.化学成分

本品含蒲公英固醇、蒲公英素、蒲公英苦素、肌醇和莴苣醇等。

2.药理作用

本品煎剂或浸剂，对金黄色葡萄球菌、溶血性链球菌及卡他球菌有较强的抑制作用，对肺炎双球菌、脑膜炎双球菌、白喉杆菌、福氏痢疾杆菌、绿脓杆菌及钩端螺旋体等也有一定的抑制作用。尚有利胆、保肝、抗内毒素及利尿作用，其利胆效果较茵陈煎剂更为显著。蒲公英地上部分水提取物能活化巨噬细胞，有抗肿瘤作用。体外试验提示本品能激发机体的免疫功能。

九、紫花地丁

（一）来源

为堇菜科植物紫花地丁的干燥全草。产于我国长江下游至南部各省。春秋二季采收，除去杂质，洗净，切碎。

（二）炮制

鲜用或干燥生用。

（三）性能

苦、辛，寒。归心、肝经。

（四）功效

清热解毒，凉血消肿。

（五）应用

1.热毒疮痈疔疖

本品苦泄辛散，寒能清热，入心肝血分，故能清热解毒，凉血消肿，消痈散结，为治血热壅滞，痈肿疮毒，红肿热痛的常用药物，尤以治疗毒为其特长。用治痈肿、疔疮、丹毒等，可单用鲜品捣汁内服，以渣外敷；也可配金银花、蒲公英、野菊花等清热解毒之品，如五味消毒饮(《医宗金鉴》)；用治乳痈，常与蒲公英同用，煎汤内服，并以渣外敷，或熬膏摊贴患处，均有良效；用治肠痈，常与大黄、红藤、白花蛇舌草等同。其清热解毒之功，还常用于咽喉肿痛、痢疾、黄疸、丹毒、虫蛇咬伤等热毒病证。

2.毒蛇咬伤

本品兼可解蛇毒，治疗毒蛇咬伤，可用鲜品捣汁内服，亦可配雄黄少许，捣烂外敷。

此外，还可用于肝热目赤肿痛以及外感热病。

(六)用法用量

煎服，15～30 g。外用鲜品适量，捣烂敷患处。

(七)使用注意

体质虚寒者忌服。

(八)按语

本品苦泄辛散，寒能清热，入心肝血分，故能凉血解毒，清热消肿，为治疗痈疮疖通用药物，尤善治疔毒。

(九)鉴别用药

紫花地丁与蒲公英均具有清热解毒，消痈散结之功，主治疔疮痈肿，目赤肿痛，为治痈疮疔毒常用药物，常相须配伍应用。但紫花地丁凉血解毒，善治疔毒(入心肝血分，苦泄辛散，又能散血中热滞)，又治乳痈、肠痈、丹毒、毒蛇咬伤；蒲公英散结消肿，兼能通乳窍，善治乳痈(又能散滞气，通乳窍)，又治肠痈、肺痈，兼能利湿治湿热黄疸，小便淋痛。

(十)临床研究

(1)运用紫花地丁汤(紫花地丁 30 g，半枝莲 20 g，鸡血藤 15 g，党参、红花、桃仁、红花、香附、黄连、延胡索各 10 g)治疗盆腔炎 42 例，治愈 20 例，显效 10 例，有效 9 例，无效 3 例，总有效率 92.86%。

(2)以乳痈消(蒲公英 15 g、野菊花 15 g、金银花 12 g、紫花地丁 12 g、牡丹皮 12 g、赤芍 12 g、生地黄 15 g、柴胡 12 g、夏枯草 12 g、当归 15 g)联合芒硝外敷治疗急性乳腺炎 45 例，治愈 29 例，显效 9 例，有效 4 例，无效 3 例，总有效率 93.33%。

(十一)实验研究

1.化学成分

本品含苷类、黄酮类。

2.药理作用

本品有明显的抗菌作用。对结核杆菌、痢疾杆菌、金黄色葡萄球菌、肺炎球菌、皮肤真菌及钩端螺旋体有抑制作用。有确切的抗病毒作用。实验证明，其提取液对内毒素有直接摧毁作用。本品尚有解热、消炎、消肿等作用。

十、野菊花

(一)来源

为菊科植物野菊的干燥头状花序。全国各地均有分布，主产于江苏、四川、安徽、广东、山东等地。秋、冬二季花初开时采摘，晒干。

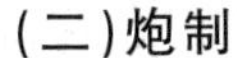

(二)炮制

生用。

(三)性能

苦、辛,微寒。归肝、心经。

(四)功效

清热解毒。

(五)应用

1.疮痈疔疖,咽喉肿痛等热毒证

本品辛散苦降,其清热泻火,解毒利咽,消肿止痛力胜,为治外科疔痈之良药。用治治疮痈肿痛,可内服,也可外用。常与紫花地丁、金银花、蒲公英等药同用,如五味消毒饮(《医宗金鉴》);治热毒或风热咽喉肿痛。常与板蓝根、牛蒡子、山豆根等解毒利咽药同用。

2.目赤肿痛,头痛眩晕

(1)治肝火上炎,目赤肿痛。可与决明子、密蒙花等药合用。

(2)治风热目疾。宜与桑叶、蝉蜕等药同用。

(3)用于肝阳上亢之眩晕、头痛等。多与钩藤、罗布麻、槐花等药同用。

此外,本品还有与菊花相似的疏风热和清肺热作用,亦可用于风热表证及肺热咳嗽等。并常与薄荷、桑叶、桔梗等同用。

(六)用法用量

煎服,9～15 g。外用适量。

(七)鉴别用药

1.野菊花与菊花

二者为同科植物,均有清热解毒之功,但野菊花苦寒之性尤胜,长于解毒消痈,疮痈疔毒肿痛多用之;而菊花辛散之力较强,长于清热疏风,上焦头目风热多用之。

2.蒲公英、紫花地丁、野菊花

三者均可清热解毒,可治痈肿疔疮。但蒲公英为治乳痈佳品,配浙贝母、天门冬,兼利湿通淋,可治热淋、黄疸等;紫花地丁尤宜治疔毒、蛇毒,常配重楼、黄连;野菊花尤宜疔疖、丹毒,常配金银花、大青叶,还可清热利咽,治咽喉肿痛,常配射干。

(八)临床研究

(1)以五味消毒饮(金银花 15 g、蒲公英 12 g、野菊花 12 g、紫花地丁 10 g、紫背天葵子 15 g、黄芩 10 g、栀子 10 g、车前子 12 g、泽泻 12 g、茯苓 12 g、当归 12 g)随证加减,治疗湿疹患者 40 例,治愈 15 例,显效 12 例,有效 10 例,无效 3 例,有效率为 92.5%。

(2)运用五味消毒饮加味[金银花、野菊花、蒲公英、紫花地丁、紫背天葵各 8 g,射干 6 g,黄芩、牛蒡子、山豆根、生甘草各 5 g,生石膏(先煎)12 g,马勃 4 g]联合青霉素治疗小儿急性化脓性扁桃体炎 56 例,治愈 46 例,好转 8 例,未愈 2 例,有效率为 96.4%。

(3)以五味消毒饮加味(七叶一枝花、野菊花、生山栀、丹皮、泽泻各 10 g、紫花地丁、半枝莲各 20 g、天葵子 12 g、蒲公英、生白芍、生米仁各 30 g、板蓝根、大青叶、连翘、生地黄、醋元胡各 15 g、黄芩、生甘草6 g),随证加减,治疗急性期蛇串疮 23 例,临床治愈 15 例,有效 6 例,无效 2 例,治愈率为 65.2%,总有效率为91.3%。

(九)实验研究

1.化学成分

本品含刺槐素-7-鼠李糖葡萄糖苷、野菊花内脂、苦味素、挥发油、维生素A及维生素B_1等。

2.药理作用

有抗病原微生物作用,对金黄色葡萄球菌、白喉杆菌、痢疾杆菌、流感病毒、疱疹病毒以及钩端螺旋体均有抑制作用。研究表明野菊花有显著的抗炎作用,但其所含抗炎成分及机制不同,其挥发油对化学性致炎因子引起的炎症作用强,而其水提物则对异性蛋白致炎因子引起的炎症作用较好。此外尚有明显的降血压作用。

十一、土茯苓

(一)来源

为百合科植物光叶菝葜的干燥块茎。长江流域及南部各省均有分布。夏、秋二季采收,除去残茎和须根,洗净,晒干;或趁鲜切成薄片,干燥。

(二)炮制

生用。

(三)性能

甘、淡,平。归肝、胃经。

(四)功效

解毒,除湿,通利关节。

(五)应用

1.梅毒以及因梅毒服用汞剂中毒者

服用汞剂中毒者可见肢体拘挛急、牙龈肿痛、口颊溃烂。本品甘淡,解毒利湿,通利关节,又兼解汞毒,可收治疗梅毒和缓解汞毒的双重功效,为治梅毒的要药。可单用本品水煎服,如土萆薢汤(《景岳全书》);也可与金银花、白鲜皮、威灵仙、甘草同用;若因服汞剂中毒而致肢体拘挛者,常与薏苡仁、防风、木瓜等配伍治之,如搜风解毒汤(《本草纲目》)。

2.淋证,痹证,带下,湿疹等湿热病证

本品甘淡渗利,解毒利湿,治湿热淋证,多与车前子、木通等药同用;治湿热痹证,常与秦艽、防己等药同用;治湿热带下,可与苦参、黄柏等药同用;治湿疹、湿疮,宜与苦参、白鲜皮等同用。

3.痈肿疮毒

本品清热解毒,兼可消肿散结,如《滇南本草》以本品研为细末,好醋调敷,治疗痈疮红肿溃烂;《积德堂经验方》将本品切片或为末,水煎服或入粥内食之,治疗瘰疬溃烂;亦常与苍术、黄柏、苦参等药配伍同用。

(六)用法用量

煎服,15～60 g。外用适量。

(七)使用注意

肝肾阴虚者慎服。服药时忌茶。

(八)临床研究

(1)采用搜风解毒汤(土茯苓 30 g、薏苡仁 20 g、金银花 20 g、防风 10 g、木瓜 12 g、广木通 10 g、白鲜皮 20 g、皂角刺 10 g)联合秋水仙碱、尼美舒利治疗急性痛风性关节炎 60 例,临床痊愈

43 例，显效 12 例，有效 4 例，无效 1 例，总有效率 98.33%。

(2)以清宫解毒饮(土茯苓 30 g、鸡血藤 20 g、忍冬藤 20 g、薏苡仁 20 g、丹参 15 g、车前草 10 g、益母草 10 g、甘草 6 g)，配合瑶药治疗湿热瘀结型慢性盆腔炎 60 例，痊愈 19 例，显效23 例，有效 15 例，无效3 例，总有效率 95.00%。

(九)实验研究

1.化学成分

本品含落新妇苷、异黄杞苷、胡萝卜苷、鞣质、黄酮、树脂类等。

2.药理作用

本品所含落新妇苷有明显的利尿、镇痛作用；对金黄色葡萄球菌、溶血性链球菌、大肠埃希菌、绿脓杆菌、伤寒杆菌、福氏痢疾杆菌、白喉杆菌和炭疽杆菌均有抑制作用；对大鼠肝癌及移植性肿瘤有一定抑制作用；经动物试验推断：本品可通过影响 T 淋巴细胞释放淋巴因子的炎症过程而选择性地抑制细胞免疫反应；此外尚能缓解汞中毒；明显拮抗棉酚毒性。

十二、鱼腥草

(一)来源

为三白草科植物蕺菜的干燥地上部分。分布于长江流域以南各省。夏季茎叶茂盛花穗多时采割，除去杂质，迅速洗净，切段，晒干。

(二)炮制

生用。

(三)性能

辛，微寒。归肺经。

(四)功效

清热解毒，消痈排脓，利尿通淋。

(五)应用

1.肺痈及肺热咳嗽

本品味辛，辛以散结，寒能泄降，无苦寒药伤胃之偏性，主要归于肺经，以清解肺热见长，又具消痈排脓之效，故为治肺痈之要药，并多与金银花、连翘、黄芩等主入肺经的清热解毒药同用。其初起发热恶寒、咳嗽胸痛者，可再与发散风热药配伍；其痈溃成脓，咳吐脓痰者，宜再与芦根、薏苡仁、桔梗等清肺排脓之药配伍。治肺热咳嗽，本品长于清肺止咳，单用有效，更宜与其他清肺、祛痰、止咳药同用，以增强效力。

2.热毒疮毒

本品长于解毒排脓消痈，性寒而不伤正，不仅为肺痈等内痈之要药，亦为外痈疮毒常用之品，不论初起红肿热痛，或毒盛成脓，均可单服或入复方使用；单用其鲜品捣烂外敷，对疮肿未溃者亦较有效。

3.用于湿热淋证、带下、黄疸、泻痢等证

本品清利湿热的功效，可以主治淋证及带下、黄疸、泻痢等多种湿热病证，宜分别配伍利尿通淋、利湿退黄或清热燥湿药等。

(六)用法用量

煎服，15～25 g。鲜品用量加倍，水煎或捣汁服。外用适量，捣敷或煎汤熏洗患处。

(七)使用注意

本品含挥发油,不宜久煎。虚寒证及阴性疮疡忌服。

(八)临床研究

(1)以鱼腥草滴眼液及人工泪液联合应用,治疗干眼症40例,结果效果明显优于单纯使用人工泪液治疗组($P<0.05$),表明鱼腥草滴眼液可以有效控制干眼症患者眼表炎症,是辅助治疗干眼症的有效药物。

(2)以鱼腥草注射液2 mL加生理盐水5 mL取其注射液0.5 mL分别行子宫、中极穴位注射联合中药离子透析法(丹参注射液400 mg,稀释至50 mL直流电透入)治疗慢性盆腔炎患者30例,治愈7例,显效16例,有效7例,总有效率为100%。

(3)以复方鱼腥草颗粒(鱼腥草、黄芩、连翘、板蓝根、金银花等)治疗小儿急性支气管肺炎58例,显效25例,有效31例,无效2例,临床有效率96.55%。

(九)实验研究

1.化学成分

本品含鱼腥草素、挥发油、蕺菜碱、槲皮苷、氯化钾等。

2.药理作用

鱼腥草素对金黄色葡萄球菌、肺炎双球菌、甲型链球菌、流感杆菌、卡他球菌、伤寒杆菌以及结核杆菌等多种革兰阳性及阴性细菌,均有不同程度的抑制作用;其用乙醚提取的非挥发物,还有抗病毒作用。本品能增强白细胞吞噬能力,提高机体免疫力,并有抗炎作用。所含槲皮素及钾盐能扩张肾动脉,增加肾动脉血流量,因而有较强的利尿作用。此外,还有镇痛、止血、促进组织再生和伤口愈合以及镇咳等作用。

十三、大血藤

(一)来源

为木通科植物大血藤的干燥藤茎。又称红藤。主产江西、湖北、湖南、江苏、河南、浙江、安徽、广东、福建等地区。秋、冬二季采收,除去侧枝,截段,干燥。

(二)炮制

切厚片,生用。

(三)性能

苦,平。归大肠、肝经。

(四)功效

清热解毒,活血,祛风止痛。

(五)应用

1.肠痈腹痛及皮肤疮痈肿痛

本品治疗内痈或外痈,既可清热解毒,又可活血止痛。然其清热解毒之力不甚强,宜与相应的解毒消痈药同用。本品善入大肠,以解肠中热毒,行肠中瘀滞,为治疗肠痈的要药。但以瘀滞期(型)右下腹疼痛,胀满,恶心者多用,并宜与清热解毒及活血、行气药配伍,如常与桃仁、大黄等药同用。

2.跌打损伤,经闭痛经

本品能活血散瘀,消肿,止痛。用治跌打损伤,瘀血肿痛,常与骨碎补、续断、赤芍等药同用;用治经闭痛经,常与当归、香附、益母草等药同用。

3.风湿痹痛

本品有活血化瘀，祛风活络止痛之作用，广泛用于风湿痹痛，腰腿疼痛，关节不利，常与独活、牛膝、防风等药同用。

（六）用法用量

煎服，9～15 g。外用适量。

（七）使用注意

孕妇慎服。

（八）按语

本品善清肠胃之热毒，又能活血。毒去则肿消，血活则痛止，为治痈肿常用药。尤善治肠痈腹痛。

（九）临床研究

（1）以抗妇炎胶囊口服，大血藤汤（大血藤、败酱草、蒲公英、紫花地丁、莪术、桃仁、延胡索、香附各20 g）灌肠，配合多功能微波治疗仪，治疗慢性盆腔炎患者 40 例，治愈 28 例，有效 11 例，无效 1 例，总有效率 97.5%。

（2）以中药内服（伸筋草 30 g、秦皮 30 g、车前子 30 g、陈皮 6 g、络石藤 30 g、苍术 10 g、牛膝 15 g、黄柏 10 g、薏苡仁 30 g、当归 10 g、忍冬藤 30 g、甘草 6 g）配合大血藤颗粒外敷，治疗急性痛风性关节炎 32 例，显效 20 例，有效 12 例，无效 0 例，总有效率 100%。

（十）实验研究

1.化学成分

本品含大黄素、大黄素甲醚、β-谷甾醇、胡萝卜苷、硬脂酸、毛柳苷、大黄酚和红藤多糖、鞣质。

2.药理作用

本品煎剂对金黄色葡萄球菌及乙型链球菌均有较强的抑制作用，对大肠埃希菌、白色葡萄球菌、卡他球菌、甲型链球菌及绿脓杆菌，亦有一定的抑制作用。本品水溶提取物能抑制血小板聚集，增加冠脉流量，抑制血栓形成，提高血浆 cAMP 水平，提高实验动物耐缺氧能力，扩张冠状动脉，缩小心肌梗死范围。

十四、败酱草

（一）来源

为败酱科植物黄花败酱、白花败酱的干燥全草。全国大部分地区均有分布，主产于四川、河北、河南、东北三省等地。夏、秋季采收，全株拔起，除去泥沙，洗净，阴干或晒干。

（二）炮制

切段，生用。

（三）性能

辛、苦，微寒。归胃、大肠、肝经。

（四）功效

清热解毒，消痈排脓，祛瘀止痛。

（五）应用

1.肠痈、肺痈及皮肤疮痈肿痛

本品辛散苦泄寒凉，既可清热解毒，又可消痈排脓，且能活血止痛，故为治疗肠痈腹痛的首选药物。治疗肠痈，不论初起的瘀滞期（型），症见右下腹疼痛、胀满，恶心，还是脓肿期（型），右下腹疼痛拒按，且出现肿块、高热者，均常使用。用治肠痈初起，腹痛便秘、未化脓者，常与金银花、蒲公英、牡丹皮、桃仁等同用；若治肠痈脓已成者，常与薏苡仁、附子同用，如薏苡附子败酱散（《金匮要略》）。用于治疗肺痈及皮肤疮痈肿痛，同样可收清热解毒和活血止痛之功。用治肺痈咳吐脓血者，常与鱼腥草、芦根、桔梗等同用。若治痈肿疮毒，无论已溃未溃皆可用之，常与金银花、连翘等药配伍，并可以鲜品捣烂外敷，均效。

2.瘀滞腹痛

本品活血止痛之功，除有助于消痈止痛以外，亦可用于瘀血阻滞引起的妇女月经失调、痛经及产后腹痛等证，并多与当归等活血止痛、养血调经药同用。

此外，本品还可用于湿热带下、痢疾、黄疸及目赤肿痛等证。

（六）用法用量

煎服，6～15 g。外用适量。

（七）使用注意

脾胃虚弱，食少泄泻者忌服。

（八）按语

本品苦寒清泄，味辛能行，清降中有行散之性，毒解瘀散则痈肿自消，故为治疮痈肿毒常用药。因其辛散入肠胃，可行肠胃之瘀滞，因此为治肠痈之要药。凡肠痈之证，无论有脓无脓均为必用之品。

（九）鉴别用药

鱼腥草、大血藤、败酱草均可清热治痈，治内痈证。其中鱼腥草为治肺痈、咳吐脓血要药，常配芦根使用，又可利尿通淋，治淋证；大血藤为治肠痈要药，常配大黄、金银花使用，兼活血止痛，治血滞证；败酱草常用于肠痈、肺痈，兼祛瘀止痛，治血滞证，此外，亦可治疗肝热目赤肿痛及赤白痢。

（十）临床研究

（1）以薏苡败酱汤（重楼 10 g、牡丹皮 10 g、党参 10 g、桑寄生 10 g、续断 10 g、薏苡仁 10 g、丹参 10 g、茯苓 10 g、败酱草 10 g、炒白术 10 g、白花蛇舌草 10 g、半枝莲 10 g、紫花地丁 10 g、细辛 3 g、金银花 10 g）观察对151 例急性哺乳期乳腺炎发病初期炎症因子的影响，痊愈 68 例，显效 39 例，有效 44 例，无效 0 例，总有效率 100%。

（2）运用薏苡附子败酱散合千金苇茎汤加桔梗汤[薏苡仁 30 g、附子（先煎）6 g、败酱草 15 g、芦根30 g、冬瓜 30 g、桃仁 10 g、桔梗 10 g]，治疗慢性鼻窦炎患者 54 例，显效 38 例，有效 13 例，无效 3 例，总有效率 94.44%。

（十一）实验研究

1.化学成分

黄花败酱根和根茎含齐墩果酸，常春藤皂苷元，黄花龙芽苷、胡萝卜苷及多种皂苷；含挥发油，其中以败酱烯和异败酱烯含量最高；亦含生物碱、鞣质等。白花败酱含有挥发油，干燥果枝含黑芥子苷等；根和根茎中含莫罗忍冬苷、番木鳖苷、白花败酱苷等。

2.药理作用

黄花败酱草对金黄色葡萄球菌、痢疾杆菌、伤寒杆菌、绿脓杆菌、大肠埃希菌有抑制作用；并有抗肝炎病毒作用，能促进肝细胞再生，防止肝细胞变性，改善肝功能。尚有抗肿瘤作用。

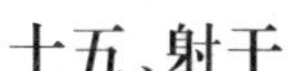

十五、射干

(一)来源

为鸢尾科植物射干的干燥根茎。主产于湖北、河南、江苏、安徽等地。春初刚发芽或秋末茎叶枯萎时采挖,以秋季采收为佳。

(二)炮制

除去苗茎、须根及泥沙,洗净,晒干。切片,生用。

(三)性能

苦,寒。归肺经。

(四)功效

清热解毒,消痰,利咽。

(五)应用

1.咽喉肿痛等证

本品苦寒清降之力虽不及山豆根,但亦为较常用的解毒利咽药。又因其具有祛痰作用,对热毒或肺热咽喉肿痛而痰浊阻滞者,尤为适宜。治热毒壅盛者,可与升麻、马勃、芒硝同用,如射干汤(《幼幼新书》);治风热犯肺者,可与牛蒡子、荆芥、连翘等发散风热药配伍,如射干消毒饮(《张氏医通》),共收疏散风热、清肺解毒、利咽止痛之效。

本品的清热解毒功效,亦可用于疮痈肿毒、痄腮等热毒病证。可内服,或捣敷局部。

2.痰盛咳喘

本品能祛痰降逆,以止咳平喘,可用以治疗咳喘而痰涎壅滞,喉中痰鸣之证。又因其能消肺热,较宜于痰热所致之咳喘,多与清化热痰药和止咳平喘药配伍,与桑白皮、贝母、马兜铃等药同用,如射干兜铃汤(《痧胀玉衡》)。亦可用于寒痰冷饮所致的咳喘,多与温肺化痰、止咳平喘之药配伍,与半夏、麻黄、细辛、紫菀等同用,如射干麻黄汤(《金匮要略》)。

此外,本品还略有活血、消痰之效,尚可用于妇女经闭、癥瘕积聚,疟母及瘰疬痰核等证。

(六)用法用量

煎服,3～10 g。

(七)使用注意

因本品用量过大能通利大肠,故脾虚便溏者慎用。孕妇忌用或慎用。

(八)按语

本品入肺,善能清肺,故为咽喉肿痛及痰盛咳喘常用之品,尤宜于痰火较甚之咽喉肿痛,咽痛常与升麻、桔梗、马勃等配伍,咳喘需与马兜铃、麻黄等合用。

(九)临床研究

(1)以麻芩射干汤(石膏 30 g,麻黄 15 g,黄芩 25 g,苏子、葶苈子、杏仁、甘草各 15 g,射干、地龙、丹参各 12 g,金银花、知母各 10 g)治疗哮喘 60 例,临床控制 30 例,显效 5 例,有效 21 例,无效 4 例,总有效率为 93.3%。

(2)以射干麻黄汤(射干 9 g、麻黄 9 g、生姜 9 g、细辛 3 g、半夏 9 g、款冬花 6 g、紫菀 6 g、五味子 3 g、大枣3 枚),随证加减,治疗小儿毛细支气管炎 30 例,显效 18 例,有效 10 例,无效 2 例,总有效率为 93.3%。

(十)实验研究

1.化学成分

本品含射干定、鸢尾苷、鸢尾黄酮苷、鸢尾黄酮、射干酮、紫檀素多种二环三萜及其衍生物和苯酚类化合物等。

2.药理作用

射干对常见致病性真菌有较强的抑制作用;对外感及咽喉疾病中的某些病毒(腺病毒、ECHO11)也有抑制作用;有抗炎、解热及止痛作用;尚有明显的利尿作用。

十六、山豆根

(一)来源

为豆科植物越南槐的干燥根及根茎。本品又名广豆根。主产于广西、广东、江西、贵州等地。全年可采,以秋季采挖者为佳。

(二)炮制

除去杂质,洗净,干燥。切片生用。

(三)性能

苦,寒。有毒。归肺、胃经。

(四)功效

清热解毒,消肿利咽。

(五)应用

1.咽喉肿痛

本品苦寒之性较甚,长于清热解毒以利咽消肿,为治疗热毒塞盛,咽喉红肿疼痛的要药。凡火毒上攻的喉痹、乳蛾、喉痛等病证,均常选用。轻者可单用,如《永类钤方》单用本品磨醋噙服;重者常与桔梗、栀子、连翘等药同用,如清凉散(《增补万病回春》);若治乳蛾喉痹,可配伍射干、天花粉、麦冬等药,如山豆根汤(《慈幼新书》)。

2.牙龈肿痛、痔疮肿痛、疮痈肿痛及毒虫蜇伤等

可单用本品煎汤,浸洗局部;或磨汁外涂。亦宜与相宜的清热药配伍内服。

此外,本品还可用于湿热黄疸,肺热咳嗽,痈肿疮毒等证。

(六)用法用量

煎服,3～6 g。外用适量。

(七)使用注意

虚寒证忌用。本品味大苦而性甚寒,服用过量易引起恶心、呕吐、头昏、头痛、腹泻、腹痛、四肢乏力、心悸胸闷,甚至四肢逆冷、抽搐等,故用量不可过大。

(八)按语

本品苦寒之性较大,泻火解毒力强,为治咽喉肿痛要药,尤宜于热毒较甚、红肿疼痛较重之证。喉癌及疮痈溃烂,用之亦有疗效。

(九)临床研究

(1)运用银翘玄麦汤(金银花 15 g、连翘 15 g、玄参 15 g、麦冬 15 g、桔梗 15 g、甘草 10 g、射干 15 g、山豆根 10 g、牛蒡子 15 g、蝉蜕 12 g、杏仁 10 g)治疗喉源性咳嗽 97 例,痊愈 81 例,占 88.35%;好转 16 例,占11.65%;无效 0 例。服 5 剂治愈 46 例,10 剂治愈 24 例,15 剂治愈 11 例。

 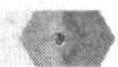

(2)采用五味消毒饮加减(金银花 10 g、连翘 10 g、牛蒡子 10 g、淡竹叶 6 g、蝉蜕 6 g、山豆根 10 g、僵蚕 10 g、血竭 6 g、蒲公英 10 g、紫花地丁 10 g、苦参 10 g、黄芪 30 g、甘草 6 g、茯苓 20 g、蜈蚣 1 条)联合西医常规治疗带状疱疹 39 例,治愈 28 例,好转 10 例,无效 1 例,总有效率 97.44%。

(十)实验研究

1.化学成分

本品主要生物碱及黄酮化合物。生物碱有苦参碱、氧化苦参碱、臭豆碱和甲基司巴丁等;黄酮类化合物包括柔枝槐酮、柔枝槐素、柔枝槐酮色烯、柔枝槐素色烯。

2.药理作用

本品有抗癌作用,所含苦参碱、氧化苦参碱对实验性肿瘤均呈抑制作用。有抗溃疡作用,能抑制胃酸分泌、对实验性溃疡有明显的修复作用;对金黄色葡萄球菌、痢疾杆菌、大肠埃希菌、结核杆菌、霍乱弧菌、麻风杆菌、絮状表皮癣菌、白色念珠菌以及钩端螺旋体均有抑制作用;此外,本品还有升高白细胞、抗心律失常作用、抗炎作用及保肝作用。

十七、马勃

(一)来源

为灰包科真菌脱皮马勃大马勃或紫色马勃的干燥子实体。脱皮马勃主产于辽宁、甘肃、湖北、江苏、湖南、广西、安徽;大马勃主产于内蒙古、河北、青海、吉林、湖北;紫色马勃主产于广东、广西、湖北、江苏、安徽。夏、秋二季子实体成熟时及时采收。

(二)炮制

除去泥沙,干燥。除去外层硬皮,切成方块,或研成粉,生用。

(三)性能

辛,平。归肺经。

(四)功效

清肺利咽,止血。

(五)应用

1.咽喉肿痛等证

本品味辛质轻,入肺经。既能宣散肺经风热,又能清泻肺经实火,长于解毒利咽,为治咽喉肿痛的常用药。本品又能止血敛疮,故对喉证有出血和溃烂者尤为适宜。用治风热及肺火所致咽喉肿痛、咳嗽、失音,常与牛蒡子、玄参、板蓝根等同用,如普济消毒饮(《东垣试效方》)。

2.肺热咳嗽或失音

本品能清肺热而缓和咳嗽,并能利咽开音,故可用于肺热咳嗽或兼声音嘶哑者。治轻证,可单用为丸服。肺热重者,宜与其他清泻肺热之药合用。如配伍薄荷、蝉蜕等药,亦可用于风热咳嗽、音哑者。

3.出血证

本品内服与外用,均可止血。因其药性、微偏寒凉,较宜于血热妄行的吐血、咯血、衄血等出血证,多与其他凉血止血药同用。治外伤出血,可用马勃粉撒敷伤口。现代以消毒的马勃粉、马勃菌丝海棉(除去包被后切成块状的马勃),或用马勃粉混悬液浸泡过的绷带或纱布等敷压伤口,对刀伤、刺伤等外伤出血,手术伤口出血,拔牙后牙槽窝出血及鼻腔出血等,均有较好的止血效果。

(六)用法用量

煎服,2～6 g,布包煎;或入丸、散。外用适量,研末撒,或调敷患处,或作吹药。

(七)使用注意

风寒伏肺咳嗽失音者禁服。

(八)按语

马勃味辛质轻,既能宣散肺经风热,又能清泻肺经实火,长于解毒利咽,为治咽喉肿痛的常用药。本品又能止血敛疮,故对喉症有出血或溃烂者尤为适宜。

(九)鉴别用药

射干、山豆根、马勃均可清热利咽,治咽喉肿痛。射干又能祛痰平喘,治痰热咳喘,配桑白皮,治寒痰气喘,配半夏;山豆根又能抗肿瘤,用于肺、喉、膀胱癌等,用于胃火上炎引起的牙龈肿痛;马勃又能止血,用于治疗吐衄,外伤出血。

(十)临床研究

(1)以自拟银翘散加减(金银花、荆芥各 12 g,芦根 30 g,连翘、牛蒡子、射干、马勃、辛夷各 9 g,凤凰衣、竹叶、蝉蜕各 6 g),随证加减,治疗急性咽喉炎患者 40 例,临床痊愈 6 例,显效14 例,有效 17 例,无效3 例,总有效率 92.50%。

(2)内服普济消毒饮(黄芩 15 g、黄连 15 g、陈皮 6 g、甘草 6 g、玄参 6 g、连翘 3 g、柴胡 6 g、桔梗 6 g、板蓝根 6 g、马勃 3 g、牛蒡子 3 g、薄荷 3 g、僵蚕 2 g、升麻 2 g)联合外敷青黛散治疗流行性腮腺炎患者 30 例,治愈18 例,好转 12 例,未愈 0 例,总有效率 100%。

(十一)实验研究

1.化学成分

本品含紫颓马勃酸、马勃素、马勃素葡萄糖苷。

2.药理作用

脱皮马勃有止血作用,对口腔及鼻出血有明显的止血效果。其煎剂对金黄色葡萄球菌、绿脓杆菌、变形杆菌及肺炎双球菌均有抑制作用,对少数致病真菌也有抑制作用。

十八、白头翁

(一)来源

为毛茛科植物白头翁的干燥根。主产于吉林、黑龙江、辽宁、河北、山东、陕西、山西、江西、河南、安徽、江苏等地。春、秋二季采挖,除去叶及残留的花茎和须根,保留根头白绒毛,晒干。

(二)炮制

切薄片,生用。

(三)性能

苦,寒。归胃、大肠经。

(四)功效

清热解毒,凉血止痢。

(五)应用

1.痢疾

本品苦寒降泄,清热解毒,凉血止痢,尤善于清胃肠湿热及血分热毒,故为治热毒血痢之良药。对热毒、湿热痢疾(多为细菌性痢疾)或血痢(多为阿米巴痢疾)均有较好疗效,故被称为治痢

疾的良药。治湿热、热毒痢疾，常与黄连、黄柏、秦皮等清热燥湿药同用，如白头翁汤(《伤寒论》)；治血痢时作时止，腹痛腹泻，大便带血，色暗红或紫红，或白色黏液中有鲜红色血液者，可单用本品煎服，或以煎液保留灌肠，亦可与阿胶、干姜、赤石脂等药同用，如白头翁汤(《千金方》)。

2.疮痈肿毒

本品苦寒，主入阳明，有解毒凉血消肿之功，可与蒲公英、连翘等清热解毒，消痈散结药同用，以治疗痄腮、瘰疬、疮痈肿痛等证。

此外，本品略有凉血和杀虫之功，还能治疗便血、衄血等出血证，以及妇女阴痒、带下(如滴虫性阴道炎)和疟疾。治阴痒带下，如《圣济总录》白头翁丸，其与艾叶同用；尤宜于煎汤灌洗阴道，可单用，亦可配伍苦参、百部等药。治痢疾，《本草汇言》以本品与黄芩、柴胡等同用。

(六)用法用量

煎服，9～15 g。治阿米巴痢疾可用 15～30 g，7 天为 1 个疗程；保留灌肠，30～50 g，每天 1 次。外用适量。

(七)使用注意

虚寒泻痢慎用。本品有较强的刺激性，灌肠及灌洗阴道宜慎。

(八)按语

白头翁苦寒降泄，能入血分清肠热，善除肠胃热毒蕴结，为治热毒下痢要药。现用于细菌性及阿米巴痢疾均有显著疗效。

(九)临床研究

(1)以白头翁汤加减灌肠(白头翁 30 g、黄芩 30 g、黄连 20 g、秦皮 30 g、黄柏 30 g、栀子 20 g、红藤30 g、败酱草 30 g、紫花地丁 30 g、防风 15 g、槟榔 15 g、苍术 15 g、水煎)取汁，保留灌肠，治疗溃疡性结肠炎 33 例，显效 23 例，有效 8 例，无效 2 例，总有效率为 94%。

(2)采用白头翁汤[白头翁 15 g、黄连 6 g、黄柏 6 g、秦皮 10 g、木香 10 g(后下)、苍术 10 g、槐花 10 g、地榆 15 g、赤芍 15 g、蒲公英 10 g、冰片 3 g、延胡索 15 g]加减灌肠治疗腹泻型肠易激综合征 60 例，临床治愈30 例，显效 15 例，有效 10 例，无效 5 例，总有效率为 91.7%。

(十)实验研究

1.化学成分

本品主要含皂苷，水解产生三萜皂苷、葡萄糖、鼠李糖等，并含白头翁素、23-羟基白桦酸、胡萝卜素等。

2.药理作用

白头翁鲜汁、煎剂、乙醇提取物在体外对金黄色葡萄球菌、绿脓杆菌、痢疾杆菌、枯草杆菌、伤寒杆菌、沙门杆菌以及一些皮肤真菌等，均具有明显的抑制作用。本品煎剂及所含皂苷有明显的抗阿米巴原虫作用。本品对阴道滴虫有明显的杀灭作用；对流感病毒也有轻度抑制作用。另外，尚具有一定的镇静、镇痛及抗惊厥作用，其地上部分具有强心作用。

十九、马齿苋

(一)来源

为马齿苋科植物马齿苋的干燥地上部分。全国大部地区均产。夏、秋二季采收。

(二)炮制

除去残根和杂质，洗净，鲜用；或略蒸或烫后晒干后，切段入药。

(三)性能

酸,寒。归肝、大肠经。

(四)功效

清热解毒,凉血止血,止痢。

(五)应用

1.湿热下痢

本品性寒质滑,酸能收敛,入大肠经,具有清热解毒,凉血止痢之功,为治痢疾的常用药物,单用水煎服即效。亦常与粳米煮粥,空腹服食,治疗热毒血痢,如马齿粥(《圣惠方》);《经效产宝》单用鲜品捣汁入蜜调服,治疗产后血痢;若与黄芩、黄连等药配伍可治疗大肠湿热,腹痛泄泻,或下利脓血,里急后重者。

2.热毒疮疡

本品具有清热解毒,凉血消肿之功。用治血热毒盛,痈肿疮疡,丹毒肿痛,可单用本品煎汤内服并外洗,再以鲜品捣烂外敷,如马齿苋膏(《医宗金鉴》);也可与其他清热解毒药配伍使用。

3.血热妄行的崩漏、便血、血淋等证

本品味酸而寒,入肝经血分,有清热凉血,收敛止血之效。故用治血热妄行,崩漏下血,可单味药捣汁服;若用治大肠湿热,便血痔血,可与地榆、槐角、凤尾草等同用。

此外,本品还可用于湿热淋证、带下等。

(六)用法用量

煎服,9～15 g,鲜品 30～60 g。外用适量,捣敷患处。

(七)使用注意

本品能明显收缩子宫,孕妇慎用。脾胃虚寒,肠滑作泄者忌服。

(八)按语

本品性寒滑利,入肝凉血,为治热毒痢疾常用之品。亦治赤白带下、火毒痈疖。崩漏下血用之亦有较好疗效。

(九)临床研究

(1)采用常规予抗生素、止血药静脉滴注,观察中药清热活血方(甘松 15 g、马齿苋 15 g、蒲公英 15 g、苦参 12 g、黄柏 12 g、川椒 12 g、五倍子 12 g、虎杖 12 g、桃仁 10 g、红花 10 g、芒硝 10 g)熏洗,对缓解混合痔术后肛门不适的临床疗效,结果:中药熏洗能明显减轻肛门疼痛,提高舒适度,经比较,在术后第 2 天,差异有统计学意义($P<0.05$)。结论:清热活血方能有效缓解混合痔术后肛门疼痛和不适,尤其是早期。

(2)采用加味抵当汤[大黄、水蛭粉(冲服)各 6 g,桃仁、人参、马齿苋、天花粉各 10 g,虻虫粉(冲)4 g],治疗药流不全患者 35 例,治愈 32 例,无效 3 例,治愈率 91.40%。

(十)实验研究

1.化学成分

本品含三萜醇类,黄酮类,氨基酸,有机酸及其盐,还有钙、磷、铁、硒、硝酸钾、硫酸钾等微量元素及其无机盐,以及硫胺素、核黄素,维生素 B_1、维生素 A 等。

2.药理作用

本品乙醇提取物及水煎液对痢疾杆菌有显著的抑制作用,对大肠埃希菌、伤寒杆菌、金黄色葡萄球菌、杜盎氏小芽孢癣菌也均有一定抑制作用。本品提取液具有较明显的抗氧化、延缓衰老和润肤美容的功效。其注射液对子宫平滑肌有明显的兴奋作用。本品能升高血钾浓度;尚对心肌收缩力呈剂量依赖性的双向调节。此外,还有利尿和降低胆固醇等作用。

二十、鸦胆子

(一)来源

为苦木科植物鸦胆子的干燥成熟果实。主产于广西、广东等省。秋季果实成熟时采收,除去杂质,晒干。

(二)炮制

去壳取仁,生用。

(三)性能

苦,寒。有小毒。归大肠、肝经。

(四)功效

清热解毒,止痢,截疟;外用腐蚀赘疣。

(五)应用

1.热毒血痢,冷痢久泻

本品苦寒,能清热解毒,尤善清大肠蕴热,凉血止痢,故可用治热毒血痢,便下脓血,里急后重等症。单用去壳取仁,以龙眼肉包裹吞服,即可取效。根据前人经验和实验研究,现代主要用以治疗阿米巴痢疾,口服结合乳剂保留灌肠,其效更佳。

2.各型疟疾

本品苦寒,入肝经,能清肝胆湿热,有杀虫截疟之功,对各种类型的疟疾均可应用,尤以间日疟及三天疟效果较好,对恶性疟疾也有效。

3.鸡眼赘疣

本品外用有腐蚀作用。用治鸡眼、寻常疣等,可取鸦胆子仁捣烂涂敷患处,或用鸦胆子油局部涂敷。如《经验方》至圣丹,即以鸦胆子仁 20 个,同烧酒捣烂敷患处,外用胶布固定,治疗鸡眼;《医学衷中参西录》亦用上法,治疣。

(六)用法用量

内服,0.5～2 g,以干龙眼肉包裹或装入胶囊包裹吞服,亦可压去油制成丸剂、片剂服,不宜入煎剂。外用适量。

(七)使用注意

本品对胃肠及肝肾有损害,内服时不可多用久服;胃肠出血及有肝肾疾病者应忌用或慎用。外用时应用胶布保护好周围正常皮肤,以避免受到腐蚀。

(八)按语

本品为治热毒血痢及休息痢的要药。现用治细菌和阿米巴痢疾,而尤以阿米巴痢疾疗效显著。若与白头翁合用疗效更佳。此外,又治各种疟疾,外用治鸡眼、赘疣等。

(九)鉴别用药

白头翁、马齿苋、鸦胆子均能清热治痢,治热痢。白头翁为治热毒血痢之佳品,常配黄连、黄柏;马齿苋又能凉血止血,治血热出血;鸦胆子又能杀虫截疟,治各种疟疾。腐蚀赘疣,治鸡眼、赘疣等。

(十)临床研究

(1)以自拟消疣药酒方(鸦胆子 50 g、陈皮 30 g、红花 50 g、生牡蛎 80 g、龙胆草 50 g、白芍 30 g、夏枯草 30 g、柴胡 20 g)治疗寻常疣患者 25 例,痊愈 11 例,显效 7 例,有效 4 例,无效 3 例,总有效率 88.00%。

(2)以健脾固涩汤(炒山药 30 g、赤石脂 10 g、肉豆蔻 10 g、枸杞子 12 g、莲子肉 15 g、炙黄芪 30 g、补骨脂 10 g、炒白术 15 g、党参 12 g、升麻 3 g、白及 12 g、鸦胆子 5 g、甘草 6 g),随证加减,治疗溃疡性结肠炎患者48 例,痊愈 30 例,显效 11 例,有效 6 例,无效 1 例,总有效率 97.92%。

(十一)实验研究

1.化学成分

本品主要含苦木苦味素类,生物碱(鸦胆子碱、鸦胆宁等),苷类(鸦胆灵、鸦胆子苷等),酚性成分,黄酮类成分,香草酸,鸦胆子甲素以及鸦胆子油等。

2.药理作用

鸦胆子仁及其有效成分对阿米巴原虫有杀灭作用;对其他寄生虫如鞭虫、蛔虫、绦虫及阴道滴虫等也有驱杀作用;所含苦木苦味素有显著的抗疟作用;并具有抗肿瘤作用;本品对流感病毒有抑制作用;对赘疣细胞可使细胞核固缩,细胞坏死、脱落。

二十一、白花蛇舌草

(一)来源

为茜草科植物白花蛇舌草的全草。产于福建、广西、广东、云南、浙江、江苏、安徽等省。夏、秋二季采收,洗净。

(二)炮制

晒干,切段,生用。

(三)性能

微苦、甘,寒。归胃、大肠、小肠经。

(四)功效

清热解毒,利湿通淋。

(五)应用

1.热毒疮痈,咽喉肿痛及毒蛇咬伤等证

本品有较强的清热解毒作用,对疮痈、咽痛及蛇伤等热毒证侯,均有较好疗效,内服外用均可。治疮痈,可单用鲜品捣烂外敷,亦可与紫花地丁、连翘等药同用;治肠痈,可与红藤、败酱草等药同用;治咽喉肿痛,可与板蓝根、射干等药同用;治蛇虫伤,可单用鲜品捣烂绞汁内服或水煎服,渣敷伤口,疗效较好,亦可与半枝莲、紫花地丁、重楼等药配伍应用。

近年利用本品清热解毒消肿之功,已广泛用于各种癌症的治疗。

2.热淋涩痛

本品甘寒,有清热利湿通淋之效,单用本品治疗膀胱湿热,小便淋沥涩痛,亦常与白茅根、车前草、石韦等同用。

此外,本品既能清热又兼利湿,尚可用于湿热黄疸。

(六)用法用量

煎服,15～60 g。外用适量。

(七)使用注意

阴疽及脾胃虚寒者忌用。

(八)临床研究

(1)以白花蛇舌草泡茶治疗鼻咽癌放疗后口腔黏膜炎30例，Ⅰ度20例，Ⅱ度9例，Ⅲ度1例，服白花蛇舌草的实验组发生口腔黏膜炎的机会明显低于对照组。

(2)以白花蛇舌草汤剂(白花蛇舌草80 g，枇杷叶、制女贞子、炒山楂各10 g)联合放疗，观察40例食道癌患者生活质量的影响，显效13例，有效19例，无效8例，总有效率为80.0%。

(九)实验研究

1.化学成分

本品全草含三十一烷、豆甾醇、熊果酸、齐墩果酸、β-谷甾醇等。

2.药理作用

本品在体外对金黄色葡萄球菌和痢疾杆菌有微弱抑制作用；在体内能刺激网状内皮系统增生，促进抗体形成，使网状细胞、白细胞的吞噬能力增强，从而达到抗菌、抗炎的目的；本品对兔实验性阑尾炎的治疗效果显著，可使体温及白细胞下降，炎症吸收；其粗制剂体外实验，在高浓度下对艾氏腹水癌、吉田肉瘤和多种白血病癌细胞均有抑制作用，但实验性治疗无明显抗癌作用；给小鼠腹腔注射白花蛇舌草液可以出现镇痛、镇静及催眠作用；尚有抑制生精能力和保肝利胆的作用。

二十二、熊胆粉

(一)来源

为脊椎动物熊科棕熊、黑熊的干燥胆汁。棕熊胆主产于东北、华北地区，陕西、四川、云南、青海、新疆、甘肃等省亦有分布；产于云南者称“云胆”，品质最优；产于黑龙江、吉林者称“东胆”，产量最大。黑熊胆主产于东北及华北地区。夏秋季猎取为宜，迅速取出胆囊，干燥。

(二)炮制

去净胆囊皮膜，研细用。现多以活熊导管引流的熊胆汁干燥后入药，称为“熊胆粉”，用法相同。

(三)性能

苦，寒。归肝、胆、心经。

(四)功效

清热解毒，息风止痉，清肝明目。

(五)应用

1.疮痈疔毒、痔疮肿痛及咽喉肿痛等热毒证

本品苦寒之性较甚，清热解毒之力颇强，善治疮痈、痔疮及咽喉肿痛等热毒壅结之证。治疗痈肿及痔疮疼痛，可内服，尤多局部外用，常与牛黄、芦荟、麝香等解毒消痈药配伍，制为软膏，涂于患处，如《证治准绳》熊胆膏；治痔疮，可作栓制，塞入肛门。治疗咽喉肿痛，常与解毒利咽药配伍，多作丸剂内服或含化，常与牛黄、儿茶等药同用，如《囊秘喉书》熊胆冰黄散。

2.肝热抽搐及目赤肿痛

本品善清肝热，又兼息风止痉之功，故宜用以治疗小儿惊风，癫痫等因肝热炽盛，热极生风所致的肢体痉挛、手足抽搐，并常与牛黄、钩藤、竹沥等清热息风药和化痰开窍药同用，如《食疗本

草》用本品以竹沥化服，治小儿痰热惊痫瘛疭。

3.目赤翳障

本品兼有一定的清肝明目之效，可主治肝热所致的目赤障翳。治目赤肿痛，常与石决明、车前子等清肝明目药为丸内服，如《银海精微》熊胆丸。本品又常与珍珠、炉甘石、冰片等药配伍，作眼药外用，如《齐东野语》熊胆丸，用本品与冰片同用以点眼。

此外，还可用于黄疸，小儿疳积，风虫牙痛等。

(六)用法用量

内服，0.25～0.5 g，入丸、散，由于本品有腥苦味，口服易引起呕吐，故宜用胶囊剂。外用适量，调涂患处。

(七)使用注意

脾胃虚寒者忌服。虚寒证当禁用。

(八)临床研究

(1)以三白止血胶囊(三七、鱼膘、熊胆粉)治疗眼底出血患者 54 例，治愈 24 眼(32.88%)，显效 38 眼(52.05%)，有效 8 眼(10.96%)，无效 3 眼(4.11%)。总有效率 95.89%。

(2)采用柴胡溶石颗粒(柴胡 10 g、黄芩 12 g、法半夏 12 g、北沙参 12 g、炒枳壳 12 g、白芍 18 g、虎杖 18 g、炒内金 30 g、炙甘草 18 g、九香虫 10 g、金钱草 30 g、郁金 18 g、硝石 10 g、熊胆粉 0.6 g、琥珀6 g、黄连 10 g、瓜蒌壳 18 g)治疗胆石症患者 60 例，临床治愈 26 例，显效 25 例，有效 6 例，无效 3 例，总有效率 95.00%。

(九)实验研究

1.化学成分

本品主含熊去氧胆酸、次为鹅去氧胆酸、去氧胆酸、牛黄熊去氧胆酸、牛黄鹅脱氧胆酸、牛黄胆酸、胆固醇、胆红素、无机盐、脂肪、磷质及 4～12 种氨基酸等。引流熊胆化学成分与天然熊胆基本一致。

2.药理作用

本品所含胆汁酸盐有利胆作用，可显著增加胆汁分泌量，对胆总管、括约肌有松弛作用；鹅去氧胆酸有溶解胆结石作用。其所含熊去氧胆酸能降低血中胆固醇和三酰甘油；并有很强的解痉作用；还可明显地降低糖尿病患者的血糖和尿糖。本品所含的鹅去氧胆酸、胆酸及去氧胆酸有解毒、抑菌、抗炎的作用，尤其对金黄色葡萄球菌、链球菌、肺炎双球菌、流感嗜血杆菌等均有明显的抑制作用；同时还具有抗过敏、镇咳、祛痰、平喘、降血压等作用。所含的胆汁酸盐能促进脂肪、类脂质及脂溶性维生素的消化吸收，故有助消化作用。

二十三、附药

(一)重楼

1.来源

重楼为百合科植物云南重楼或七叶一枝花的干燥根茎。又名重楼、七叶一枝花、草河车。

2.性能

性味苦，微寒。有小毒。归肝经。

3.功效

功能清热解毒，消肿止痛，凉肝定惊。

4.应用

主要应用于痈肿疔疮，咽喉肿痛，毒蛇咬伤、惊风抽搐、跌打损伤。

5.用法用量

煎服，3～9 g。外用适量，捣敷或研末调涂患处。

6.使用注意

体虚、无实火热毒者、孕妇及患阴证疮疡者均忌服。

(二)拳参

1.来源

拳参为蓼科植物拳参的干燥根茎。

2.性能

性味苦、涩，微寒。归肺、肝、大肠经。

3.功效

功能清热解毒，凉血止血，镇肝息风。

4.应用

主要应用于痈肿瘰疬，毒蛇咬伤、热病神昏，惊痫抽搐、热泻热痢、血热出血。

5.用法用量

煎服，4.5～9 g。外用适量。

6.使用注意

无实火热毒者不宜使用。阴证疮疡患者忌服。

(三)漏芦

1.来源

漏芦为菊科植物祁州漏芦的干燥根。

2.性能

性味苦，寒。归胃经。

3.功效

功能清热解毒，消痈散结，通经下乳，舒筋通脉。

4.应用

主要应用于乳痈肿痛，瘰疬疮毒、乳汁不下、湿痹拘挛。

5.用法用量

煎服，5～9 g。外用，研末调敷或煎水洗。

6.使用注意

气虚、疮疡平塌者及孕妇忌服。

(四)金荞麦

1.来源

金荞麦为蓼科植物金荞麦的干燥根茎。

2.性能

性味微辛、涩，凉。归肺经。

3.功效

功能清热解毒，排脓祛瘀。

4.应用

主要应用于肺痈,肺热咳嗽、瘰疬疮疖,咽喉肿痛。

5.用法用量

煎服,15～45 g。亦可用水或黄酒隔水密闭炖服。

(五)青果

1.来源

青果为橄榄科植物橄榄的成熟果实。又名橄榄。

2.性能

性味甘、酸,平。归肺、胃经。

3.功效

功能清热解毒,利咽,生津。

4.应用

主要应用于咽喉肿痛,咳嗽烦渴、鱼蟹中毒。

5.用法用量

煎服,4.5～9 g;鲜品尤佳,可用至30～50 g。

(六)木蝴蝶

1.来源

木蝴蝶为紫葳科植物木蝴蝶的干燥成熟种子。又名为千张纸,玉蝴蝶,云故纸。

2.性能

性味苦、甘,凉。归肺、肝、胃经。

3.功效

功能清肺利咽,疏肝和胃。

4.应用

主要应用于喉痹音哑,肺热咳嗽、肝胃气痛。

5.用法用量

煎服,1.5～3 g。

(七)地锦草

1.来源

地锦草为大戟科植物地锦或斑地锦的干燥全草。

2.性能

性味辛,平。归肝、大肠经。

3.功效

功能清热解毒,凉血止血。

4.应用

主要应用于热毒泻痢、血热出血证、湿热黄疸、热毒疮肿,毒蛇咬伤。

5.用法用量

煎服,9～20 g。鲜品30～60 g。外用适量。

(八)半边莲

1.来源

半边莲为桔梗科植物半边莲的干燥全草。

2.性能

性味辛，平。归心、小肠、肺经。

3.功效

功能清热解毒，利水消肿。

4.应用

主要应用于疮痈肿毒，蛇虫咬伤、腹胀水肿、湿疮湿疹。

5.用法用量

煎服，干品 10～15 g，鲜品 30～60 g。外用适量。

6.使用注意

虚证水肿忌用。

(九)山慈姑

1.来源

山慈姑为兰科植物杜鹃兰、独蒜兰或云南独蒜兰的干燥假鳞茎。前者习称“毛慈姑”，后二者习称“冰球子”。

2.性能

性味甘、微辛，凉。归肝、脾经。

3.功效

功能清热解毒，消痈散结。

4.应用

主要应用于痈疽疔毒，瘰疬痰核、癥瘕痞块。

5.用法用量

煎服，3～9 g。外用适量。

6.使用注意

正虚体弱者慎用。

(十)千里光

1.来源

千里光为菊科植物千里光的全草。

2.性能

性味苦，寒。归肺、肝、大肠经。

3.功效

功能清热解毒，清肝明目。

4.应用

主要应用于痈肿疮毒、目赤肿痛、湿热泻痢。

5.用法用量

煎服，9～15 g，鲜品 30 g。外用适量。

6.使用注意

脾胃虚寒者慎服。

(十一)白蔹

1.来源

白蔹为葡萄科植物白蔹的干燥块根。

2.性能

性味苦、辛,微寒。归心、胃经。

3.功效

功能清热解毒,消痈散结,敛疮生肌。

4.应用

主要应用于疮痈肿毒,瘰疬痰核、水火烫伤,手足皲裂。

5.用法用量

煎服,4.5～9 g。外用适量,煎汤外洗或研成极细粉末敷于患处。

6.使用注意

脾胃虚寒者不宜服。不宜于乌头类药材同用。

(十二)四季青

1.来源

四季青为冬青科植物冬青的叶。

2.性能

性味苦、涩,寒。归肺、心经。

3.功效

功能清热解毒,凉血止血,敛疮。

4.应用

主要应用于水火烫伤,湿疹,疮疡、肺热咳嗽,咽喉肿痛,热淋,泻痢、外伤出血。

5.用法用量

煎服,15～30 g。外用适量。

6.使用注意

脾胃虚寒,肠滑泄泻者慎用。

(十三)绿豆

1.来源

绿豆为豆科植物绿豆的干燥种子。

2.性能

性味甘,寒。归心,胃经。

3.功效

功能清热解毒,消暑,利水。

4.应用

主要应用于痈肿疮毒、暑热烦渴、药食中毒、水肿,小便不利。

5.用法用量

煎服,15～30 g。外用适量。

6.使用注意

脾胃虚寒,肠滑泄泻者忌用。

(刘书敏)

第九章 补 虚 药

第一节 补 气 药

一、人参

(一)别名

大力参、土精、人衔。

(二)处方名

人参、高丽参、丽参、山参、红参。

(三)常用量

3～10 g。

(四)常用炮制

1.人参

将人参去芦头,晒干。

2.红参

将鲜人参去须根,蒸至内外棕红色,晒干。

(五)常用配伍

1.配黄芪

补气固表。用于治疗气虚多汗,动则气喘以及气虚久咳不止,痰白清稀,不思饮食等症。

2.配白术

补气健脾。用于治疗脾虚所致之大便溏泻、食少倦怠、脘腹胀闷等症。

3.配三七

益气活血。用于治疗气血虚弱,瘀血阻滞所致之心绞痛,冠心病心悸气短等病症。

(六)临床应用

1.脾虚泄泻

人参 6 g,黄芪 15 g,党参 15 g,白术 10 g,干姜 6 g,莲子 6 g,炙甘草 6 g。水煎服,日服 1 剂。

2.肺虚久咳

人参 6 g，黄芪 20 g，紫菀 10 g，桔梗 6 g，陈皮 10 g，半夏 10 g，五味子 6 g，炙甘草 6 g。水煎服，日服1 剂。

3.结肠炎

人参 6 g，黄芪 15 g，炮姜 6 g，肉桂 3 g，云苓 20 g，川芎 10 g，当归 6 g，白芍 10 g，苍术 6 g，白术10 g，薏苡仁 30 g，炙甘草 6 g。水煎服，日服 1 剂。

4.低血压

人参 6 g，肉桂 3 g，川芎 10 g，熟地黄 12 g，云苓 15 g，白术 10 g，当归 10 g，生姜 3 片，大枣 3 枚。水煎服，日服 1 剂。

5.冠心病

人参 8 g，三七粉 3 g(冲服)，水蛭 4 g，丹参 15 g，石菖蒲 10 g，香附 9 g，没药 6 g，血竭 3 g，鸡血藤20 g，云苓 15 g，远志 6 g，琥珀粉 2 g(冲服)，葛根 15 g，山楂 15 g，生姜 6 g。水煎服，日服1 剂。

6.慢性肝炎

人参 5 g，白术 10 g，五味子 10 g，茵陈 10 g，柴胡 6 g，白芍 10 g，青蒿 6 g，陈皮 6 g，神曲 10 g，薏苡仁 15 g，鸡内金 6 g，甘草 3 g，大枣 5 枚。水煎服，日服 1 剂。

(七)不良反应与注意事项

(1)神经系统:头痛、头晕、发热、烦躁、失眠、多汗、意识混乱、神志不清等。

(2)心血管系统:心律失常、心悸、高血压，甚至心力衰竭。

(3)血液系统:鼻衄、消化道出血、子宫出血、脑出血等。

(4)呼吸系统:呼吸急促、哮喘。

(5)消化系统:呃逆、恶心、呕吐、腹痛等。

(6)变态反应:皮肤瘙痒、丘疹、水疱、目赤肿、水肿、发绀等。

(7)与利多卡因、维拉帕米、普萘洛尔、氯贝丁酯、呋塞米等合用，可导致心律失常；与肾上腺皮质激素合用可使水肿加重；与地高辛合用，易出现心脏毒性。

(8)实热证者慎用。

二、党参

(一)别名

白皮党、西党、文党、晶党。

(二)处方名

党参、潞党参、台党参、炒党参。

(三)常用量

6～15 g。

(四)常用炮制

1.党参

取原药材，洗净，去芦头，切段，晒干。

2.炒党参

取党参，用微火炒至微黄或老黄色。

(五)常用配伍

1.配黄芪

补气健脾。用于治疗脾胃气虚所致之大便溏泻、不思饮食、倦怠无力、手足不温等症。

2.配当归

益气补血。用于治疗血虚所致之面色萎黄、心悸气短、四肢困倦、食少乏力等症。

3.配白术

健脾止泻。用于治疗脾虚久泻、腹中鸣响、小腹不温等症。

(六)临床应用

1.气虚失眠

党参 10 g,黄芪 15 g,当归 10 g,生地黄 15 g,玳瑁 10 g(先煎),琥珀粉 2 g(冲服)。水煎服,日服 1 剂。

2.慢性腹泻

党参 15 g,云苓 15 g,白术 10 g,木香 6 g,砂仁 6 g,升麻 3 g,葛根 10 g,陈皮 6 g,柴胡 6 g,法半夏10 g,干姜 3 g,炙甘草 6 g,五味子 6 g。水煎服,日服 1 剂。

3.白细胞减少症

党参 20 g,黄芪 20 g,麦冬 15 g,枸杞子 15 g,丹参 15 g,五味子 10 g,川芎 12 g,红花 9 g,白术 10 g,陈皮 6 g,山楂 15 g,炙甘草 6 g。水煎服,日服 1 剂。

4.低血压症

党参 15 g,枳壳 12 g,白术 12 g,黄芪 30 g,当归 6 g,黄精 18 g,炙甘草 10 g。水煎服,日服 1 剂。

5.溃疡病

党参 15 g,黄连 3 g,白芍 12 g,海螵蛸 10 g,白及 10 g,延胡索 10 g,三七粉 2 g(冲服),车前子 30 g(另包),白芷 6 g,炙甘草 10 g,大枣 4 枚。水煎服,日服 1 剂。

6.贫血

党参 15 g,阿胶 15 g(烊化),熟地黄 18 g,白芍 12 g,当归 10 g,川芎 9 g,鸡血藤 30 g,制何首乌 6 g,炙甘草 6 g。水煎服,日服 1 剂。

7.更年期综合征

益气补肾胶囊(党参、淫羊藿、山楂、黄芪、白附片、玉竹、牡丹皮、肉苁蓉、冰片),口服,一次 2 粒,一天 3 次。

8.慢性气管炎

党参 15 g,黄芪 15 g,桂枝 3 g,炮姜 6 g,地龙 6 g,白花蛇舌草 10 g,白术 10 g,桔梗 6 g,荆芥穗 6 g,款冬花 6 g,瓜蒌 15 g,炙甘草 6 g。水煎服,日服 1 剂。

(七)不良反应与注意事项

(1)剂量过大,可致心前区不适、心律失常、咽痛、眩晕、视物模糊、肌肉抽搐、步态不稳、失声失语等。

(2)实热证者慎用。

三、太子参

(一)别名

童参、孩儿参。

(二)处方名

太子参、炒太子参。

(三)常用量

10～30 g。

(四)常用炮制

1.太子参

取原药材，拣净杂质，去须根，晒干。

2.炒太子参

取太子参，加土炒至黄色，筛去土即可。

(五)常用配伍

1.配天花粉

益气生津。用于治疗热病伤津，口咽干燥、干咳少痰、大便燥结等症以及糖尿病口渴、小便黄赤等症。

2.配生石膏

清热止汗。用于治疗热病大汗不止，口渴舌燥、大便秘燥、小便黄赤等症。

3.配白芍

益气养肝。用于治疗慢性肝炎所致之胁肋隐痛、脘腹胀满、口渴、尿赤等症。

(六)临床应用

1.糖尿病

太子参 30 g，天花粉 15 g，地骨皮 15 g，葛根 15 g，知母 12 g，玄参 10 g，苍术 10 g，威灵仙 10 g，生石膏 15 g，菟丝子 10 g，玉竹 15 g，山药 15 g。水煎服，日服 1 剂。

2.膈肌痉挛

太子参 20 g，姜半夏 12 g，陈皮 10 g，竹茹 6 g，炙枇杷叶 6 g，干姜 6 g，藿香 10 g，炙甘草 6 g，大枣6 枚。水煎服，日服 1 剂。

3.慢性乙型肝炎

太子参 30 g，蚕沙 15 g，虎杖 6 g，黄芪 15 g，金银花 10 g，泽兰 10 g，板蓝根 15 g，女贞子 10 g，白花蛇舌草 15 g，薏苡仁 30 g，苍术 10 g，牡丹皮 12 g，云苓 12 g，郁金 10 g，白芍 12 g。水煎服，日服 1 剂。

4.冠心病

太子参 20 g，云苓 15 g，石菖蒲 10 g，远志 6 g，丹参 15 g，麦冬 15 g，川芎 12 g，桂枝 3 g，炙甘草 6 g。水煎服，日服 1 剂。

5.白细胞减少症

太子参 30 g，炒白术 15 g，炙黄芪 30 g，灵芝 15 g，制何首乌 12 g，补骨脂 12 g，紫河车 12 g，山茱萸12 g，熟地黄 15 g。水煎服，日服 1 剂。

6.自汗

太子参 30 g，浮小麦 30 g。水煎服，日服 1 剂。

四、黄芪

(一)别名

黑皮芪、白皮芪、卜奎芪、关卜芪。

(二)处方名

黄芪、炙黄芪、口芪、绵芪、生芪。

(三)常用量

10～30 g。

(四)常用配伍

1.配人参

补气固表。用于治疗气虚、食少、倦怠、多汗等症。

2.配当归

益气补血。用于治疗气血虚弱、虚热内生、烦躁、口渴、食少、倦怠等症。

3.配防风

益气固表。用于治疗表虚自汗不止、畏寒怕风、四肢无力等症。

4.配防己

益气消水。用于治疗脾肾气虚,下肢水肿、小便不利等症。

(五)临床应用

1.肺结核

黄芪 15 g,浮小麦 30 g,黄芩 15 g,黄柏 10 g,黄连 6 g,知母 10 g,生地黄 15 g,生蛤壳 30 g,茵陈 6 g,北沙参 15 g,佩兰 6 g,牡蛎 30 g,当归 10 g。水煎服,日服 1 剂。

2.胃溃疡

黄芪 30 g,桂枝 6 g,白芍 15 g,五灵脂 12 g,九香虫 6 g,姜半夏 12 g,云苓 15 g,蒲公英 30 g,炙甘草9 g。水煎服,日服 1 剂。

3.泄泻

黄芪 30 g,姜半夏 12 g,人参 10 g,独活 6 g,防风 6 g,白芍 10 g,柴胡 4 g,泽泻 10 g,白术 15 g,云苓 15 g,黄连 6 g,羌活 6 g,炙甘草 10 g,生姜 3 片。水煎服,日服 1 剂。

4.冠心病

黄芪 15 g,前胡 10 g,当归 10 g,川芎 12 g,升麻 6 g。水煎服,日服 1 剂。

5.低血压症

黄芪 30 g,党参 15 g,麦冬 12 g,五味子 6 g,炙甘草 9 g,肉桂 3 g,桂枝 6 g,升麻 3 g,生姜 3 g。水煎服,日服 1 剂。

6.病态窦房结综合征

黄芪 30 g,党参 30 g,桂枝 6 g,五味子 12 g,当归 10 g,淫羊藿 10 g,制附子 6 g(先煎)。水煎服,日服 1 剂。

7.慢性萎缩性胃炎

黄芪 30 g,党参 10 g,香附 10 g,丹参 15 g,莪术 12 g,炒王不留行 10 g,赤芍 12 g,炮穿山甲 10 g,蒲公英 30 g,蒲黄 6 g(另包),炙甘草 6 g。水煎服,日服 1 剂。

8.慢性肾功能不全

黄芪 30 g,冬虫夏草 2 g(冲服),龙骨 30 g,牡蛎 30 g,山药 15 g,川芎 15 g,黑大豆 30 g,虎杖 6 g,丹参 15 g,猪苓 15 g,云苓 15 g,金银花 10 g,当归 10 g,赤芍 12 g,土茯苓 15 g,生大黄 6 g(后下),车前子 15 g(另包)。水煎服,日服 1 剂。

9.白细胞减少症

黄芪 18 g,白术 15 g,当归 12 g,赤芍 12 g,熟地黄 15 g,巴戟天 9 g,鸡血藤 30 g。水煎服,日服1 剂。

10.糖尿病

黄芪 30 g,山药 30 g,黄精 15 g,当归 12 g,赤芍 12 g,川芎 12 g,知母 12 g。水煎服,日服 1 剂。

11.视网膜动脉阻塞

黄芪 30 g,葛根 30 g,丹参 12 g,桃仁 10 g,红花 8 g,川芎 15 g,当归 10 g,赤芍 12 g,石菖蒲 10 g,郁金 12 g,丝瓜络 6 g,虎杖 6 g。水煎服,日服 1 剂。

12.痈肿不溃

黄芪 15 g,炮穿山甲 10 g,皂角刺 6 g,当归 10 g,川芎 12 g。水煎服,日服 1 剂。

(六)不良反应

(1)偶有变态反应,表现为皮疹、瘙痒、哮喘等。

(2)超大剂量可有头晕面赤、口干、胸胀、失眠、便秘、浮肿、血压升高、四肢震颤等反应。

五、白术

(一)别名

山蓟、山姜、杨袍蓟。

(二)处方名

白术、炒白术、於术。

(三)常用量

6～12 g。

(四)常用炮制

1.白术

取原药材,加水洗净,稍浸闷透,切片,晒干。

2.炒白术

白术 50 kg,灶心土细粉 6 kg。将灶心土炒热,加白术片炒至焦黄色,筛去灶心土即可。

(五)常用配伍

1.配干姜

温中健脾。用于治疗脾胃虚寒、肠鸣腹泻、脘闷食少,胁腹胀痛等症。

2.配茯苓

补气健脾。用于治疗脾虚水肿、胃脘闷满、恶心呕吐、肠鸣腹泻等症。

3.配黄芩

益气安胎。用于治疗湿热内滞、胎动不安、下腹隐痛、腰酸坠胀等症。

(六)临床应用

1.内耳眩晕症

白术 15 g,天麻 15 g,云苓 20 g,黄芩 10 g,钩藤 30 g(后下),珍珠母 30 g(先煎),泽泻 10 g,猪苓 10 g,竹茹 6 g,半夏 10 g,陈皮 9 g,炙甘草 6 g。水煎服,日服 1 剂。

2.冠心病

白术 15 g,人参 6 g(另煎),干姜 6 g,瓜蒌 15 g,炒枳壳 10 g,薤白 10 g,半夏 10 g,地龙 10 g,香附 6 g,砂仁 6 g,谷芽 12 g,桂枝 6 g,炙甘草 6 g。水煎服,日服 1 剂。

3.高血压

炒白术 15 g,云苓 20 g,炒杜仲 15 g,黄芩 15 g,红花 10 g,赤芍 15 g,决明子 12 g,天麻 10 g,石菖蒲 10 g,泽泻 10 g,夏枯草 30 g,钩藤 15 g(后下)。水煎服,日服 1 剂。

4.妊娠呕吐

炒白术 10 g,橘红 6 g,当归 6 g,醋香附 8 g,厚朴 3 g,竹茹 6 g,人参 3 g,北沙参 9 g,石斛 6 g,砂仁3 g,甘草 2 g,生姜 4 g,大枣 3 枚。水煎服,日服 1 剂。

5.胎动不安

白术 10 g,黄芩 9 g,陈皮 5 g,云苓 10 g,生姜 5 g。水煎服,日服 1 剂。

(七)不良反应与注意事项

(1)过量可有吐血、鼻衄、便血、皮肤发斑、烦躁等症。

(2)与抗菌药物合用,可加重过敏性皮炎及药疹。

(3)阴虚火旺者慎用。

六、山药

(一)别名

薯蓣、毛山药。

(二)处方名

山药、怀山药、炒山药。

(三)常用量

10～30 g。

(四)常用炮制

1.山药

取原药材,削去皮,切片,晒干。

2.炒山药

取山药片用微火炒至黄色或微具焦斑。

(五)常用配伍

1.配白术

健脾止泻。用于治疗脾虚泄泻、胃脘痞闷、食少倦怠等症。

2.配天花粉

益脾生津。用于治疗热病津液伤耗、口渴烦躁、小便赤短以及糖尿病口渴尿赤等症。

3.配白扁豆

健脾除胀。用于治疗脾虚胃脘胀满、嗳气、痞闷、食少等症。

(六)临床应用

1.慢性肾盂肾炎

山药 30 g,熟地黄 15 g,菟丝子 15 g,巴戟天 10 g,杜仲 12 g,泽泻 10 g,云苓 15 g,牡丹皮 10 g。水煎服,日服 1 剂。

2.腹泻

山药 30 g,党参 15 g,白术 10 g,云苓 12 g,白扁豆 10 g,陈皮 10 g,焦山楂 15 g,焦神曲 15 g,炒麦芽 10 g。水煎服,日服 1 剂。

3.慢性痢疾

炒山药 30 g,干姜 6 g,乌梅 6 g,黄柏 10 g,肉桂 3 g,黄连 6 g,白花蛇舌草 15 g,蒲公英 30 g,鸡内金 10 g,山楂 30 g,麦芽 10 g,甘草 6 g。水煎服,日服 1 剂。

4.流行性出血热

山药 30 g,熟地黄 30 g,益智仁 10 g,桑螵蛸 12 g,乌药 6 g。水煎服,日服 1 剂。

5.肺气肿

山药 60 g,玄参 25 g,白术 15 g,炒牛蒡子 15 g。水煎服,日服 1 剂。

6.心理性勃起功能障碍

山药 15 g,人参 10 g,阿胶 9 g(烊化),生地黄 15 g,龟甲 12 g,淫羊藿 12 g,黄芪 15 g,仙茅 12 g,云苓 15 g,牡丹皮 12 g,女贞子 12 g,丹参 15 g,覆盆子 10 g,五味子 6 g,枸杞子 6 g。水煎服,日服 1 剂。

7.糖尿病

糖尿胶囊(山药、黄芪、生地黄、山茱萸、枸杞子、五味子、人参、知母、葛根、鸡内金,共研细粉,装胶囊,一粒 0.3 g),口服,一次 6 粒,一天 3 次。

8.遗尿

山药 12 g,熟地黄 10 g,山茱萸 6 g,菟丝子 6 g,韭菜子 6 g,益智仁 3 g,石菖蒲 3 g,五味子 3 g,川芎3 g。水煎服,日服 1 剂。

9.肺结核

山药 30 g,牡蛎 30 g,黄精 15 g,制何首乌 6 g,黄芪 12 g,党参 12 g,山茱萸 10 g,丹参 15 g,川贝母10 g,白及 10 g,阿胶 15 g(烊化),鸡内金 12 g,甘草 3 g。水煎服,日服 1 剂。

(七)不良反应

变态反应:皮肤瘙痒、荨麻疹、咽痒、目赤、胸闷、烦躁等。

七、甘草

(一)别名

甜草、国老、蜜草、甜根子。

(二)处方名

甘草、炙甘草、粉甘草。

(三)常用量

3～9 g。

(四)常用炮制

1.甘草

取原药材,用热水浸洗 10 分钟,切片,晒干。

2.粉甘草

取原药材,洗净,刮去外层粗皮,切片,晒干。

3.炙甘草

甘草 0.5 kg,蜜 100 g。先将蜜熔化,至起泡时,加入甘草片拌匀,炒至深黄色不粘手为度。

(五)常用配伍

1.配人参

益心健脾。用于治疗心脾气虚、食少脘闷、大便溏、心悸、脉见结代、乏力等症。

2.配白芍

缓急止痛。用于治疗胁肋胃脘疼痛、腹痛、筋脉挛痛等症。

3.配蒲公英

清热解毒。用于治疗疮疡肿毒、乳痈、跌打红肿等病症。

(六)临床应用

1.心悸

炙甘草 10 g,阿胶 15 g(烊化),党参 15 g,桂枝 6 g,生地黄 20 g,火麻仁 9 g,大枣 3 枚。水煎服,日服 1 剂。

2.心肌梗死

炙甘草 15 g,生地黄 30 g,党参 25 g,桂枝 10 g,阿胶 20 g(烊化),火麻仁 12 g,麦冬 15 g,赤芍 15 g,红花 12 g,黄芪 30 g,黄精 15 g,生姜 3 片,大枣 5 枚。水煎服,日服 1 剂。

3.室性期前收缩

甘草 15 g,泽泻 15 g,麦冬 30 g,瓜蒌 30 g,五味子 12 g,苦参 12 g,山楂 10 g,沙参 12 g,陈皮 6 g。水煎服,日服 1 剂。

4.低血压

炙甘草 12 g,五味子 10 g,云苓 20 g,桂枝 6 g,香附 10 g,远志 6 g,石菖蒲 12 g,黄芪 10 g,党参 12 g。水煎服,日服 1 剂。

5.多发性神经根炎

甘草 15 g,板蓝根 30 g,蒲公英 30 g,连翘 15 g,黄连 10 g,白花蛇舌草 30 g,薏苡仁 30 g。水煎服,日服 1 剂。

6.妇人脏躁

甘草 15 g,浮小麦 30 g,大枣 10 枚。水煎服,日服 1 剂。

(七)不良反应与注意事项

长期给药或大量给药,可出现水肿、血压升高、头痛、头晕、四肢无力、低血钾等。

八、大枣

(一)别名

红枣、枣子。

(二)处方名

大枣。

(三)常用量

3～6枚。

(四)常用配伍

1.配甘草

益气养心。用于治疗心脾气虚、烦躁、失眠、精神恍惚等症。

2.配阿胶

健脾补血。用于治疗贫血、血小板减少性紫癜等病。

(五)临床应用

1.胸膜炎

大枣10枚,甘遂、芫花、大戟各等份,除大枣外,其余研细粉,装入胶囊,口服,一次0.6 g,清晨空腹大枣汤送下。

2.过敏性紫癜

大枣15枚。水煎服,日服1剂。

3.腹泻

大枣肉150 g,鸡内金100 g,干姜100 g,白术200 g,除枣肉外,共研细粉,与枣肉共捣烂,制成小饼,烘干。口服,一次10 g,一天2次。

4.肝硬化腹水

臌症丸(皂矾、炒大枣),口服,一次3 g,一天2次。

5.白细胞减少症

大枣10枚,阿胶20 g(烊化),人参6 g,淫羊藿10 g,苦参10 g,黄芪18 g,当归10 g。水煎服,日服1剂。

(张文霞)

第二节　补　血　药

一、当归

(一)别名

山蕲、文蕲、文无、云归。

(二)处方名

当归、酒当归、全当归、当归炭。

(三)常用量

5～15 g。

(四)常用炮制

1.当归

取原药材,洗净勿浸,闷润24小时,切片,晾干。

2.酒当归

当归0.5 kg,黄酒100 mL。取当归用酒拌匀,烘干。

3.炒当归

取当归片,炒至黄色为度。

4.当归炭

将当归片炒至外黑内焦黄为度。

(五)常用配伍

1.配红花

活血化瘀。用于治疗瘀血所致之头痛、胸胁疼痛、痛经等病症。

2.配桂枝

温经活血。用于治疗气滞血瘀所致之腰腿关节疼痛、肢体麻木、手足不温等症。

3.配熟地黄

养肝补血。用于治疗血虚所致之面色萎黄、心悸气短、食少乏力等症。

4.配川芎

行气活血。用于治疗冠心病胸痛以及偏正头痛、肌肉疼痛等症。

(六)临床应用

1.血卟啉病

当归12 g,黄芪30 g,桂枝10 g,白芍15 g,大枣10枚,饴糖30 g(冲化)。水煎服,日服1剂。

2.急性肠梗阻

当归30 g,木香15 g,赤小豆15 g。水煎服,日服1剂。

3.颅内血肿

当归18 g,川芎15 g,红花10 g,桃仁10 g,延胡索12 g,赤芍12 g,茜草10 g,远志9 g,炒酸枣仁15 g,郁金12 g,三七粉3 g(冲服)。水煎服,日服1剂。

4.功能性子宫出血

酒当归20 g,黄芪30 g,桑叶15 g,生地黄30 g,三七粉3 g(冲服)。水煎服,日服1剂。

5.贫血

当归15 g,黄芪30 g,大枣6枚。水煎服,日服1剂。

6.月经不调

酒当归12 g,川芎12 g,白芍10 g,熟地黄15 g,香附10 g,桑寄生12 g,黄芩10 g,桂枝6 g,白术12 g。水煎服,日服1剂。

7.胆囊炎

当归12 g,桂枝10 g,白芍15 g,细辛3 g,吴茱萸3 g,花椒5 g,木通6 g,炙甘草6 g,生姜3片,大枣3枚。水煎服,日服1剂。

8.痛经

当归15 g,川芎15 g,白芍12 g,云苓15 g,白术15 g,泽泻6 g,益母草12 g,炒王不留行12 g,炒杜仲12 g,黄芩12 g,陈皮6 g,青皮6 g,甘草6 g。水煎服,日服1剂。

9.风湿性关节炎

当归 15 g,桑寄生 15 g,桂枝 10 g,制附子 6 g(先煎),苍术 12 g,白术 15 g,猪苓 15 g,木瓜 15 g,白芍 12 g,防己 6 g,细辛 3 g,炙甘草 6 g。水煎服,日服 1 剂。

10.脱发

六君生发胶囊(当归、熟地黄、侧柏叶、何首乌、蜂王浆粉、胱氨酸),口服,一次 4 粒,一天 3 次。

11.慢性肝炎

强肝丸(当归、白芍、丹参、郁金、黄芪、党参、山药、泽泻、黄精、地黄、茵陈、板蓝根、山楂、神曲、秦艽、甘草、蜂蜜),口服,一次 2.5 g,一天 2 次。

(七)不良反应与注意事项

(1)偶见腹痛、腹泻。

(2)注射剂可引起过敏性休克。

(3)月经过多、出血性疾病慎用。

(4)便溏者慎用。

二、何首乌

(一)别名

赤首乌。

(二)处方名

何首乌、首乌、制何首乌、生何首乌。

(三)常用量

6～15 g。

(四)常用炮制

1.何首乌

取原药材,洗净,切片,晒干。

2.蒸何首乌

取何首乌先闷后蒸,再蒸至黑色,切块,晒干。

3.制何首乌

何首乌 5 kg,黑豆 1 kg。先将黑豆煎汤去渣,加入何首乌润透,蒸 2～4 小时,闷 24 小时,晒至八成干,与蒸出液拌匀至被吸干后,晒干。

(五)常用配伍

1.配当归

补血养肝。用于治疗血虚头晕、乏力、便秘等症。

2.配桑葚子

补益肝肾。用于治疗肝肾血虚、遗精、健忘、失眠等症。

(六)临床应用

1.头发早白

制何首乌 10 g,桑葚子 9 g,夏枯草 9 g。水煎服,日服 1 剂。

2.高脂血症

首乌片(制何首乌、地黄、牛膝、桑葚、酒女贞子、旱莲草、制桑叶、黑芝麻、酒菟丝子、盐补骨脂、制豨莶草、金银花)，口服，一次 5 片，一天 3 次。

3.高蛋白血症

何首乌 20 g，枸杞子 15 g，桑寄生 15 g，黄精 12 g，决明子 10 g，泽泻 6 g，丹参 10 g。水煎服，日服 1 剂。

4.精神分裂症

何首乌 30 g，夜交藤 30 g，红枣 6 枚。水煎服，日服 1 剂。

5.遗精

制何首乌 15 g，枸杞子 12 g，菟丝子 15 g，云苓 15 g，怀牛膝 12 g，当归 10 g，补骨脂 6 g，牡蛎 30 g。水煎服，日服 1 剂。

6.健忘

制何首乌 10 g，桑葚子 15 g，黑芝麻 20 g，墨旱莲 12 g，金樱子 10 g，杜仲 10 g，川牛膝 10 g，女贞子12 g，生地黄 15 g，桑叶 6 g，菟丝子 12 g，金银花 10 g。水煎服，日服 1 剂。

7.高血压

首乌降压丸：制何首乌、川牛膝、决明子、葛根各等份，炼蜜为丸，每丸重 9 g，口服，一次 1 丸，一天 2 次。

8.神经官能症

安眠补脑口服液(制何首乌、制远志、柏子仁、枸杞子、麦冬、醋五味子、桑葚子、红参、大枣、炙甘草)，口服，一次 10 mL，一天 3 次。

(七)不良反应与注意事项

(1)变态反应可见皮疹、瘙痒、胸闷、呼吸急促、高热等。

(2)大便溏泄者慎用。

三、白芍

(一)别名

芍药、东白芍、亳白芍。

(二)处方名

白芍、炒白芍、杭白芍、醋白芍。

(三)常用量

6～15 g。

(四)常用炮制

1.白芍

取原药材洗净，加水浸后，淋水闷润，切片，晒干。

2.醋白芍

白芍 5 kg，醋 1 kg。取白芍片炒热，加入醋拌匀，焙干水气，晒干。

3.炒白芍

取白芍片，炒至微黄色，放冷即可。

(五)常用配伍

1.配熟地黄

滋阴补血。用于治疗血虚头目眩晕、面色萎黄、心悸气短、食少乏力、女子月经涩少等症。

2.配龟甲

清热滋阴。用于治疗热病伤津、口干舌燥、心烦失眠以及肝阳上冲头痛眩晕等症。

3.配木香

行气止痛。用于治疗胃脘疼痛、腹痛腹泻等症。

(六)临床应用

1.痢疾

白芍 15 g,黄芩 10 g,黄连 5 g,大黄 6 g,木香 9 g,槟榔 6 g,当归 6 g,肉桂 3 g,甘草 3 g。水煎服,日服 1 剂。

2.慢性萎缩性胃炎

白芍 15 g,百合 15 g,丹参 12 g,香附 12 g,蒲公英 30 g,乌药 10 g,陈皮 10 g,香橼 6 g,佛手 10 g,延胡索 10 g,砂仁 6 g,炒麦芽 15 g,炙甘草 3 g。水煎服,日服 1 剂。

3.胃溃疡

白芍 15 g,海螵蛸 10 g,酒川芎 10 g,鸡内金粉 2 g(冲服),白及 12 g,牡蛎 20 g,陈皮 6 g,炙甘草 9 g。水煎服,日服 1 剂。

4.老年性急性肠梗阻

白芍 30 g,厚朴 10 g,枳实 9 g,槟榔 9 g,莱菔子 9 g,炙甘草 10 g。水煎服,日服 1 剂。

5.高催乳素血症型男性不育症

白芍 20 g,当归 10 g,黄芪 15 g,枸杞子 12 g,淫羊藿 6 g,麦芽 30 g,鸡内金 10 g。水煎服,日服1 剂。

6.痛经

白芍 30 g,桂枝 6 g,乌药 6 g,醋延胡索 12 g,白芷 6 g,小茴香 10 g(另包),黄芩 12 g,炙甘草 10 g。水煎服,日服 1 剂。

7.腓肠肌痉挛

白芍 20 g,龙骨 30 g,牡蛎 30 g,赤芍 12 g,当归 10 g,红花 6 g,桃仁 10 g,青皮 6 g,炙甘草 6 g。水煎服,日服 1 剂。

8.肌强直综合征

白芍 30 g,白僵蚕 12 g,木瓜 20 g,川牛膝 15 g,甘草 10 g。水煎服,日服 1 剂。

(七)不良反应与注意事项

(1)大剂量应用可致呼吸急迫,出现间歇性痉挛。

(2)偶见变态反应,胸闷、咳嗽、瘙痒、呼吸困难、皮疹等。

(3)虚寒腹痛腹泻者慎用。

四、阿胶

(一)别名

驴皮胶、驴胶。

(二)处方名

阿胶、阿胶珠、胶珠。

(三)常用量

3～15 g。烊化。

(四)常用配伍

1.配当归

养肝补血。用于治疗血虚面黄、倦怠乏力、食少浮肿、心悸头晕等症。

2.配仙鹤草

养血止血。用于治疗血虚出血之证,如子宫出血、过敏性紫癜、便血等病症。

3.配白芍

养血缓痛。用于治疗血虚腹中疼痛、胸胁疼痛、头痛等症。

(五)临床应用

1.贫血

阿胶 20 g(烊化),当归 12 g,枸杞子 10 g,何首乌 10 g,生地黄 15 g,熟地黄 15 g,炮姜 6 g,桂枝 3 g,鸡血藤 30 g,桑葚子 15 g,赤芍 6 g,炙甘草 6 g。水煎服,日服 1 剂。

2.血小板减少性紫癜

阿胶 30 g(烊化),槐花 9 g,茜草 10 g,黄芩 15 g,制何首乌 12 g,白花蛇舌草 20 g,天冬 30 g,莪术 6 g,薏苡仁 30 g,枳壳 6 g,小蓟 30 g,白芍 12 g,炙甘草 9 g,黑豆 15 g,大枣 10 枚。水煎服,日服 1 剂。

3.肺结核咯血

阿胶 20 g(烊化),苦杏仁 10 g,紫菀 12 g,牛蒡子 10 g,沙参 15 g,藕节 10 g,小蓟 30 g,牡蛎 30 g,百合 30 g,玄参 6 g,白茅根 30 g,炙甘草 6 g。水煎服,日服 1 剂。

4.功能性子宫出血

阿胶 30 g(烊化),红花 6 g,赤芍 6 g,黄芩 12 g,干姜 5 g,栀子 10 g,槐花 9 g,生地黄 30 g,金樱子10 g,山茱萸 6 g,藕节 15 g,冬瓜子 6 g。水煎服,日服 1 剂。

5.不孕症、月经不调

阿胶 15 g(烊化),当归 12 g,白芍 12 g,人参 6 g,桂枝 6 g,牡丹皮 10 g,法半夏 10 g,吴茱萸 6 g,麦冬 15 g,生姜 10 g,炙甘草 6 g。水煎服,日服 1 剂。

(六)不良反应与注意事项

(1)个别人可诱发出血,表现为牙龈出血、鼻衄、便血、皮肤出血点,可能系变态反应所致。

(2)脾胃虚寒者慎用。

(张文霞)

第三节　补　阴　药

一、北沙参

(一)别名

银条参、海沙参、羊乳。

(二)处方名

沙参、北沙参、炒北沙参。

(三)常用量

6～15 g。

(四)常用炮制

1.北沙参

取鲜货洗净,去皮,切段,晒干。

2.炒北沙参

取北沙参段,炒至黄色为度。

3.蜜北沙参

北沙参 0.5 kg,蜜 120 g。将蜜炼至起泡后,加入北沙参段,炒至蜜尽不粘手为度。

(五)常用配伍

1.配川贝母

润肺止咳。用于治疗干咳少痰、胸痛胸闷、口舌干燥、小便黄赤等症。

2.配麦冬

清咽利喉。用于治疗热病伤津,口咽干燥以及胃火上攻,口苦咽痛,咽喉红肿等症。

3.配川楝子

清胃止痛。用于治疗肝胃有火,胃脘疼痛、食欲缺乏、胸胁疼痛等症。

4.配生石膏

清热止渴。用于治疗热病口干舌燥、高热烦躁以及糖尿病口渴咽干、小便黄赤等症。

(六)临床应用

1.食管癌

北沙参 15 g,苏木 6 g,三七 3 g(冲服),郁金 12 g,旋覆花 9 g(另包),丹参 15 g,荷梗 12 g,川楝子10 g,牡丹皮 12 g,鸡内金 15 g,神曲 15 g。水煎服,日服 1 剂。

2.肺脓肿

北沙参 30 g,薏苡仁 30 g,桔梗 12 g,川贝母 12 g,黄芪 15 g,赤芍 15 g,地骨皮 15 g,麦冬 30 g,桑白皮 15 g,牡丹皮 12 g,金银花 15 g,当归 10 g,白扁豆 30 g,冬瓜皮 30 g,川芎 12 g,白芍 12 g。水煎服,日服 1 剂。

3.胃脘痛

北沙参 20 g,川楝子 12 g,香附 15 g,麦冬 20 g,醋五灵脂 15 g,蒲黄 6 g(另包),白芍 10 g,黄连 6 g,吴茱萸 6 g,玉竹 12 g,枸杞子 10 g,甘草 6 g。水煎服,日服 1 剂。

4.咳嗽

北沙参 12 g,玉竹 10 g,白扁豆 15 g,桑叶 12 g,天花粉 10 g,麦冬 15 g,甘草 5 g。水煎服,日服1 剂。

5.支气管扩张

蒲公英 30 g,栀子 12 g,白茅根 20 g,黄芩 15 g,干姜 3 g,淡豆豉 15 g。水煎服,日服 1 剂。

6.心悸

北沙参 15 g,丹参 15 g,玄参 10 g,酸枣仁 15 g,白芍 12 g,麦冬 20 g,五味子 10 g,竹茹 6 g,生地黄15 g。水煎服,日服 1 剂。

二、麦冬

(一)别名

麦门冬、朱麦冬。

(二)处方名

麦冬、寸冬、炒麦冬。

(三)常用量

10～30 g。

(四)常用炮制

1.麦冬

取原药材,拣去杂质,筛去灰渣,晒干。

2.炒麦冬

取麦冬炒至胀胖发松,呈老黄色。

(五)常用配伍

1.配天冬

滋肺润喉。用于治疗燥热咳嗽、干咳少痰、胸痛以及咽炎咽喉疼痛、干燥发痒、干咳等症。

2.配天花粉

生津止渴。用于治疗热病伤津、口干舌燥以及糖尿病口舌干燥等症。

3.配玄参

清热利咽。用于治疗咽喉肿痛、慢性咽喉炎声音嘶哑、干咳口干等症。

(六)临床应用

1.糖尿病

麦冬 30 g,天花粉 15 g,五味子 10 g,地骨皮 12 g,太子参 30 g,沙参 10 g,鸡内金 10 g,香附 6 g。水煎服,日服 1 剂。

2.慢性咽炎

麦冬 3 g,山楂 3 g,炙甘草 2 g。泡水当茶饮,日服 1 剂。

3.肺结核

咯血麦冬 30 g,玄参 15 g,牡蛎 30 g,生地黄 30 g,小蓟 30 g,白茅根 30 g,川贝母 10 g,阿胶 20 g(烊化),百部 12 g,白及 10 g,三七粉 3 g(冲服)。水煎服,日服 1 剂。

4.膈肌痉挛

麦冬 30 g,姜半夏 12 g,党参 15 g,乌梅 10 g,枇杷叶 10 g,石菖蒲 10 g,知母 10 g,北沙参 12 g,枳壳 10 g。水煎服,日服 1 剂。

5.病毒性心肌炎

麦冬 20 g,生地黄 30 g,桂枝 6 g,丹参 15 g,黄芪 30 g,大青叶 15 g,苦参 12 g,云苓 15 g,炙甘草 8 g,大枣 5 枚。水煎服,日服 1 剂。

三、石斛

(一)别名

小石斛、枫斗。

(二)处方名

石斛、金钗石斛、霍石斛。

(三)常用量

6～12 g。

(四)常用炮制

1.石斛

取原药材,拣净杂质,切段,晒干。

2.炒石斛

取石斛段,用微火炒至发胖或微焦。

(五)常用配伍

1.配麦冬

清胃生津。用于治疗胃热呕吐、口干咽燥、脘腹痞闷等症。

2.配金银花

清热利咽。用于治疗慢性咽炎咽喉干燥、干咳少痰、咽部异物感等症。

(六)临床应用

1.糖尿病

石斛 20 g,麦冬 30 g,生地黄 30 g,远志 6 g,云苓 10 g,玄参 30 g,炙甘草 6 g,生姜 3 片。水煎服,日服 1 剂。

2.慢性萎缩性胃炎

石斛 15 g,麦冬 15 g,生地黄 20 g,鸡内金 12 g,天花粉 15 g,山楂 20 g,焦神曲 15 g,陈皮 6 g,甘草6 g。水煎服,日服 1 剂。

3.胃酸缺乏症

石斛 20 g,山楂 30 g,天冬 15 g,白芍 15 g,远志 6 g,柴胡 6 g,皂角刺 3 g,当归 10 g,红花 6 g,栀子10 g,干姜 3 g,乌药 3 g,甘草 3 g。水煎服,日服 1 剂。

4.慢性咽炎

石斛 15 g,金银花 15 g,玄参 15 g,沙参 10 g,五味子 10 g,蒲公英 30 g,连翘 30 g,黄芩 10 g,红花 6 g,赤芍 10 g,生地黄 30 g,青皮 6 g。水煎服,日服 1 剂。

5.白内障

石斛夜光丸(石斛、天冬、菟丝子、人参、茯苓、菊花、山药、麦冬、熟地黄、肉苁蓉、青葙子、生地黄、枸杞子、羚羊角、草决明、苦杏仁、五味子、白蒺藜、川芎、黄连、防风、枳壳、水牛角、牛膝、炙甘草)。口服,一次1 丸,一天 2 次。

6.风热感冒

石斛 20 g,连翘 30 g,黄芩 15 g,贯众 15 g,大青叶 15 g,柴胡 12 g,紫苏叶 6 g,薄荷 6 g,甘草 3 g。水煎服,日服 1 剂。

(七)注意事项

脾胃虚寒者慎用。

四、玉竹

(一)别名

萎、丽草、地节、竹节黄、竹七根。

(二)处方名

玉竹、制玉竹、蜜玉竹、蒸玉竹。

(三)常用量

6～15 g。

(四)常用炮制

1.玉竹

取原药材,闷润,切片,晒干。

2.蜜玉竹

玉竹 5 kg,蜜 400 g。将蜜熔化,拌匀玉竹,用微火炒至不粘手为度。

3.蒸玉竹

取原药材洗净,蒸 6～8 小时,闷 1 昼夜,再复蒸 2～3 次,至黑色为度,晒半干,切段,晒干。

(五)常用配伍

1.配天花粉

生津止渴。用于治疗热病伤津、口干舌燥、大便秘结以及糖尿病口渴尿赤等症。

2.配瓜蒌

清肺止咳。用于治疗肺热咳嗽、痰黄稠黏、口渴胸痛等症。

3.配玄参

清咽利喉。用于治疗慢性咽炎口舌干燥、喉中发痒、干咳少痰等症。

(六)临床应用

1.咳嗽

玉竹 15 g,生石膏 15 g,葛根 12 g,白薇 10 g,麻黄 6 g,苦杏仁 10 g,青木香 6 g,炙甘草 9 g,生姜 3 片。水煎服,日服 1 剂。

2.充血性心力衰竭

玉竹 25 g。水煎服,日服 1 剂。

3.高脂血症

玉竹 10 g,党参 10 g,泽泻 6 g。水煎服,日服 1 剂。

4.慢性咽炎

玉竹 12 g,玄参 12 g,麦冬 15 g,天花粉 12 g。水煎服,日服 1 剂。

(七)不良反应与注意事项

(1)变态反应可见瘙痒、皮肤红色丘疹及风团等。

(2)脾虚者慎用。

五、黄精

(一)别名

大黄精、鸡头黄精。

(二)处方名

黄精、酒黄精、蒸黄精、蜜黄精。

(三)常用量

6～15 g。

(四)常用炮制

1.黄精

取原药材洗净,切片,晒干。

2.蒸黄精

取原药材洗净,蒸2次,每次6小时,至内心呈黑色,加蒸出液汁拌匀,焙干。

3.酒黄精

黄精5 kg,酒0.8 kg。取黄精加酒拌匀,稍闷,蒸至黑透,晒干。

4.蜜黄精

取黄精煮后晒半干,加蜜适量润一夜,蒸2小时,晒干。

(五)常用配伍

1.配人参

补益气血。用于治疗久病体质虚弱、食少乏力、气短胸闷、形体瘦弱等症。

2.配熟地黄

补血养肝。用于治疗贫血面色萎黄、乏力气短、不思饮食等症。

3.配天麻

养血祛风。用于治疗血虚头痛、头晕、心悸、失眠等症。

(六)临床应用

1.病毒性心肌炎

黄精15 g,玉竹15 g,生地黄20 g,桂枝9 g,炙甘草9 g,炒白芍12 g,黄芪30 g,当归12 g,丹参15 g,菟丝子10 g,桑寄生12 g,香附10 g。水煎服,日服1剂。

2.体虚乏力

黄精15 g,生地黄15 g,枸杞子10 g,黄芪12 g,党参15 g。水煎服,日服1剂。

3.流行性出血热

黄精30 g,黄芪30 g,白茅根40 g,白术15 g。水煎服,日服1剂。

4.低血压症

黄精30 g,党参18 g,当归6 g,桂枝6 g,乌药9 g,炒白术12 g,炒山药15 g,黄芪15 g,炙甘草6 g。水煎服,日服1剂。

5.病态窦房结综合征

黄精30 g,黄芪30 g,淫羊藿15 g,麦冬20 g,五味子15 g,人参9 g,麻黄3 g,制附子6 g(先煎),升麻3 g,鹿角胶10 g,细辛3 g,炙甘草6 g。水煎服,日服1剂。

6.糖尿病

黄精30 g,红参6 g,云苓15 g,白术15 g,黄芪30 g,葛根15 g,大黄3 g,黄连6 g,五味子10 g,甘草3 g。水煎服,日服1剂。

(七)注意事项

脾虚泄泻者慎用。

六、百合

(一)别名

野百合、大百合、药百合。

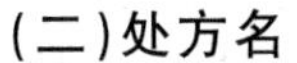

(二)处方名

百合、蜜百合。

(三)常用量

10～30 g。

(四)常用炮制

1.百合

取原药材洗净,晒干。

2.蜜百合

百合 50 kg,蜜 5 kg。先将蜜熔化,放入百合拌匀,用微火炒至蜜被吸尽为度。

(五)常用配伍

1.配沙参

润肺止咳。用于治疗肺热肺燥、干咳少痰、胸痛、咽喉干燥等症。

2.配生地黄

清热养心。用于治疗阴虚内热、烦躁、失眠等症。

3.配柴胡

清热解表。用于治疗外感风热、发热恶寒、头痛、口渴、肌肉疼痛等症。

(六)临床应用

1.肺结核

百合 30 g,白芍 15 g,鳖甲 15 g,北沙参 15 g,麦冬 20 g,地骨皮 12 g,川贝母 9 g,知母 10 g,天冬 10 g,炙甘草 6 g,夏枯草 15 g,牡蛎 30 g。水煎服,日服 1 剂。

2.慢性胃炎

百合 30 g,丹参 15 g,香附 12 g,白芍 15 g,蒲公英 30 g,蒲黄 6 g(另包),五灵脂 12 g,乌药 9 g,陈皮9 g,佛手 10 g,炒麦芽 15 g,神曲 15 g,甘草 3 g。水煎服,日服 1 剂。

3.失眠

百合 30 g,生地黄 30 g,夜交藤 30 g,丹参 30 g,五味子 15 g,钩藤 30 g(后下),龙骨 30 g,牡蛎 30 g,北沙参 10 g,女贞子 10 g,玉竹 10 g,甘草 3 g。水煎服,日服 1 剂。

4.更年期综合征

百合 30 g,浮小麦 30 g,生地黄 30 g,鸡血藤 30 g,远志 6 g,黄芩 12 g,知母 6 g,炙甘草 6 g。水煎服,日服 1 剂。

5.慢性肝炎

百合 15 g,枇杷叶 6 g,香附 10 g,郁金 12 g,柴胡 9 g,枸杞子 12 g,鸡内金 10 g,枳壳 9 g,赤芍 12 g,川芎 10 g,薏苡仁 30 g,车前草 30 g,甘草 3 g。水煎服,日服 1 剂。

6.慢性咽炎

百合 15 g,白芍 15 g,南沙参 10 g,北沙参 10 g,天花粉 10 g,瓜蒌 15 g,桔梗 6 g,麦冬 20 g,射干 10 g,虎杖 6 g,桂枝 3 g,吴茱萸 3 g。水煎服,日服 1 剂。

7.慢性气管炎

百合 20 g,地龙 12 g,紫菀 12 g,紫苏叶 6 g,姜半夏 12 g,苦杏仁 10 g,白前 6 g,黄芩 12 g,白花蛇舌草 15 g,陈皮 10 g,荆芥穗 6 g,甘草 6 g。水煎服,日服 1 剂。

(七)不良反应与注意事项

(1)变态反应可见心悸、面赤、烦躁、头部蚁走感等。

(2)便溏者慎用。

七、枸杞子

(一)别名

红青椒、血枸子、地骨子、枸杞豆、红耳坠。

(二)处方名

枸杞子、杞果、杞子、炒枸杞子。

(三)常用量

6～15 g。

(四)常用炮制

1.枸杞子

取原药材,拣净杂质,阴干至外皮发枯。

2.炒枸杞子

取枸杞子,用微火炒至黄色稍有焦斑为度。

(五)常用配伍

1.配阿胶

补血养肝。用于治疗血虚所致之面色萎黄、四肢无力、食少倦怠等症。

2.配菊花

养肝明目。用于治疗视物昏花、迎风流泪、目中涩干等症。

3.配白芍

益肝止痛。用于治疗慢性肝炎胁肋疼痛、腹胀少食、恶心口苦等症。

(六)临床应用

1.眩晕

枸杞子 15 g,菊花 15 g,白术 15 g,山药 30 g,云苓 30 g,麦冬 15 g,生地黄 30 g,泽泻 10 g,牡丹皮12 g。水煎服,日服 1 剂。

2.夜盲症

杞菊地黄丸(枸杞子、菊花、熟地黄、山茱萸、山药、牡丹皮、泽泻、茯苓)。口服,一次 9 g,一天 2 次。

3.目涩流泪

明目地黄丸(熟地黄、山茱萸、山药、牡丹皮、泽泻、茯苓、枸杞子、菊花、白芍、当归、石决明、蒺藜)。口服,一次 1 丸,一天 2 次。

4.月经不调

熟地黄 15 g,山茱萸 15 g,山药 30 g,枸杞子 15 g,生地黄 15 g,牡丹皮 10 g,泽泻 10 g,云苓 15 g,当归 12 g,五味子 10 g。水煎服,日服 1 剂。

5.高脂血症

枸杞子 15 g,制何首乌 10 g,红参 6 g,酒大黄 6 g,红花 6 g,竹叶 6 g,柴胡 6 g,泽泻 6 g。水煎服,日服 1 剂。

6.阳痿

复方虫草口服液(枸杞子、冬虫夏草、淫羊藿、山楂、甘松、蜂王浆),口服,一次 10 mL,一天 2 次。

(七)不良反应与注意事项

(1)毒性反应:尿频、尿痛、血尿。

(2)变态反应:皮肤潮红、瘙痒、荨麻疹、恶心呕吐等。

(3)火盛内实者慎用。

八、女贞子

(一)别名

土金刚子、爆竹子、冬青子。

(二)处方名

女贞子、酒女贞子、醋女贞子、蒸女贞子。

(三)常用量

3～10 g。

(四)常用炮制

1.女贞子

取原药材,筛去泥土,去柄叶,洗净,晒干。

2.酒女贞子

女贞子 50 kg,黄酒 10 kg,开水适量。取女贞子加黄酒与开水拌匀,用微火焙干水气,晒干。

3.醋女贞子

女贞子 0.5 kg,醋 100 mL。取女贞子用醋拌匀,蒸上气后,晒干。

4.蒸女贞子

取女贞子,蒸 4 小时,闷 1 夜,晒干。

(五)常用配伍

1.配何首乌

滋发明目。用于治疗肝肾亏损、头发枯黄、目中干涩、视物不明等症。

2.配覆盆子

益肾固精。用于治疗肾虚腰膝酸软、遗精、口渴、头目昏眩等症。

3.配枸杞子

滋阴补血。用于治疗血虚所致之乏力、食少、心悸、头晕等症。

(六)临床应用

1.眩晕

女贞子 12 g,旱莲草 12 g,云苓 15 g,白术 15 g,黄芩 15 g。水煎服,日服 1 剂。

2.老年性白内障

女贞子 12 g,泽泻 6 g,山茱萸 9 g,枸杞子 15 g,熟地黄 15 g,云苓 15 g,牡丹皮 12 g,山药 15 g,菊花 10 g,黄芩 15 g,玄参 12 g,山楂 10 g。水煎服,日服 1 剂。

3.复发性口腔溃疡

女贞子 12 g,黄芪 30 g,党参 18 g,薏苡仁 30 g,白术 15 g,当归 12 g,陈皮 10 g,枸杞子 12 g,

炙甘草6 g,神曲 30 g,鸡内金 10 g,竹叶 6 g。水煎服,日服 1 剂。

4.功能性子宫出血

女贞子 15 g,生地黄 30 g,玄参 15 g,海螵蛸 15 g,麦冬 30 g,白芍 12 g,地骨皮 12 g,茜草 12 g,阿胶 15 g(烊化),旱莲草 20 g。水煎服,日服 1 剂。

5.乳腺增生症

女贞子 15 g,当归 12 g,香附 12 g,柴胡 10 g,白芍 12 g,郁金 10 g,旱莲草 12 g,淫羊藿 6 g,菟丝子15 g,鸡血藤 30 g,天冬 15 g,玄参 12 g。水煎服,日服 1 剂。

6.再生障碍性贫血

女贞子 15 g,党参 30 g,黄芪 30 g,山茱萸 15 g,巴戟天 12 g,鸡血藤 30 g,龟甲 20 g,淫羊藿 10 g,丹参 15 g,生地黄 30 g,鹿角胶 15 g(烊化),大枣 10 枚,生姜 6 g,黑豆 15 g,炙甘草 6 g。水煎服,日服 1 剂。

7.白细胞减少症

女贞子 15 g,人参 9 g,白术 15 g,当归 12 g,何首乌 10 g,淫羊藿 10 g,菟丝子 10 g,枸杞子 15 g,肉桂 3 g,赤芍 12 g。水煎服,日服 1 剂。

九、鳖甲

(一)别名

团鱼甲、鳖壳、上甲。

(二)处方名

鳖甲、醋鳖甲、炒鳖甲。

(三)常用量

10～30 g。

(四)常用炮制

1.鳖甲

取原药材,用水浸泡 5～9 天,至甲皮膜脱落,取出晒干。

2.炒鳖甲

取鳖甲块,用微火炒至黑黄色。

3.醋鳖甲

鳖甲 5 kg,醋 1 kg,取鳖甲块加醋炒至干。

(五)常用配伍

1.配龟甲

滋阴清热。用于治疗热病伤津、口渴咽干、心烦失眠、小便黄赤以及阴虚火旺、午后发热、手足心热、盗汗等症。

2.配阿胶

滋阴补血。用于治疗血虚所致之面黄甲枯、心烦失眠、口渴咽干、小便黄赤等症。

3.配青蒿

退热除蒸。用于治疗阴虚火旺所致之午后夜间低热、盗汗不止、口渴乏力、头晕耳鸣、心悸失眠等症。

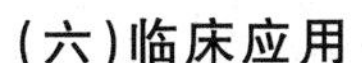

（六）临床应用

1.肺结核

醋鳖甲 30 g，地骨皮 15 g，银柴胡 10 g，青蒿 12 g，生地黄 30 g，白芍 15 g，阿胶 20 g（烊化），知母 12 g，川贝母 10 g，北沙参 12 g，瓜蒌 18 g，黄芩 15 g，竹茹 6 g，紫菀 12 g，女贞子 10 g，枸杞子 10 g。水煎服，日服 1 剂。

2.热病口渴

鳖甲 30 g，龟甲 30 g，生牡蛎 30 g，白芍 15 g，生地黄 30 g，五味子 6 g，阿胶 15 g（烊化），麦冬 30 g，天冬 30 g，天花粉 12 g，炙甘草 6 g，生石膏 20 g。水煎服，日服 1 剂。

3.慢性前列腺炎

鳖甲 20 g（先煎），炮穿山甲 12 g，黄柏 15 g，莪术 12 g，苦参 12 g，九香虫 9 g，赤芍 12 g，当归 10 g，红花 9 g，香附 12 g，芦根 30 g，甘草 6 g。水煎服，日服 1 剂。

4.子宫肌瘤

鳖甲 30 g（先煎），黄柏 12 g，炮穿山甲 12 g，炒王不留行 30 g（另包），赤芍 12 g，白花蛇舌草 20 g。水煎服，日服 1 剂。

5.肝硬化

鳖甲 30 g，黄芪 30 g，薏苡仁 30 g，木瓜 20 g，白术 15 g，土鳖虫 10 g，丹参 15 g，炮穿山甲 10 g，茵陈 10 g，柴胡 9 g，党参 15 g，桑寄生 15 g，白茅根 30 g。水煎服，日服 1 剂。

6.真性红细胞增多症

鳖甲 30 g，桃仁 10 g，红花 6 g，当归 12 g，赤芍 12 g，川芎 15 g，三棱 10 g，香附 15 g，丹参 15 g，鸡血藤 30 g。水煎服，日服 1 剂。

（七）注意事项

（1）孕妇慎用。

（2）便溏者慎用。

（张文霞）

第四节　补　阳　药

一、巴戟天

（一）别名

建巴戟、巴吉。

（二）处方名

巴戟天、巴戟、巴戟肉、炙巴戟、盐巴戟。

（三）常用量

5～12 g。

(四)常用炮制

1.巴戟天

取原药材,加水浸泡,闷润、去心,切片,晒干。

2.盐巴戟

巴戟肉 0.5 kg,盐 12 g,水适量。取巴戟肉,加盐水拌匀,至盐水渗入后,晾干,炒至微呈火色即可。

3.炙巴戟

巴戟肉 50 kg,甘草 3 kg。先煮甘草半小时,加入巴戟天煮 1 小时,去心,晒干。

(五)常用配伍

1.配菟丝子

补肾壮阳。用于治疗肾阳虚所致之腰膝酸软、下肢寒凉、遗精、早泄,女子小腹冷痛等症。

2.配山茱萸

固肾涩精。用于治疗肾阳虚所致之阳痿、遗精、女子带下等症。

3.配桂枝

温经止痛。用于治疗阳虚经脉虚寒、肢体疼痛、关节疼痛、手足不温等症。

(六)临床应用

1.中风

巴戟天 15 g,熟地黄 15 g,山茱萸 10 g,石斛 12 g,肉苁蓉 12 g,炮附子 6 g(先煎),云苓 15 g,麦冬15 g,石菖蒲 10 g,远志 6 g,五味子 6 g,肉桂 3 g。水煎服,日服 1 剂。

2.老年性痴呆

巴戟天 15 g,山茱萸 20 g,云苓 20 g,杜仲 15 g,山药 30 g,枸杞子 15 g,石菖蒲 15 g,熟地黄 15 g,川牛膝 12 g,肉苁蓉 10 g,五味子 6 g,小茴香 6 g,远志 6 g,干姜 5 g,大枣 10 枚。水煎服,日服 1 剂。

3.更年期综合征

巴戟天 15 g,肉苁蓉 12 g,淫羊藿 6 g,仙茅 10 g,杜仲 12 g,生地黄 15 g,熟地黄 15 g。水煎服,日服 1 剂。

4.阳痿

巴戟天 300 g,川牛膝 300 g,白酒 1 000 mL 浸 1 周,口服,每次 50 mL,一天 2 次。

5.遗精、带下

巴戟天 15 g,羌活 6 g,桂心 5 g,刺五加 10 g,干姜 6 g,川牛膝 15 g,炒杜仲 15 g。水煎服,日服1 剂。

6.慢性肾炎

巴戟天 15 g,生地黄 20 g,制附子 6 g(先煎),炒白术 15 g,桂枝 6 g,山茱萸 15 g,炒山药 20 g,泽泻10 g,云苓 15 g,车前子 20 g(另包),黄芪 20 g。水煎服,日服 1 剂。

(七)注意事项

阴虚火旺、大便燥结者慎用。

二、淫羊藿

(一)别名

刚前、三叉骨、放杖草。

(二)处方名

淫羊藿、仙灵脾、羊藿叶、炙淫羊藿。

(三)常用量

3～10 g。

(四)常用炮制

1.淫羊藿

取原药材,拣净杂质,去根、梗,切碎即可。

2.炒淫羊藿

取淫羊藿用微火炒至微焦。

3.炙淫羊藿

淫羊藿 5 kg,羊脂油 300 g。先将羊脂油熔化去渣,加入淫羊藿用微火炒至油尽,微显黄色为度。

(五)常用配伍

1.配巴戟天

补肾壮阳。用于治疗肾阳虚所致之阳痿、早泄、腰膝冷痛以及妇女虚寒带下、宫冷不孕等症。

2.配威灵仙

壮阳散寒。用于治疗风寒腰痛、关节疼痛、肢体麻木等症。

(六)临床应用

1.绝经期高血压

淫羊藿 12 g,仙茅 12 g,巴戟天 10 g,当归 9 g,黄柏 12 g,知母 10 g。水煎服,日服 1 剂。

2.闭经、不孕症

淫羊藿 15 g,紫石英 15 g,仙茅 10 g,肉苁蓉 10 g,巴戟天 12 g,肉桂 2 g。水煎服,日服 1 剂。

3.风寒腰痛

淫羊藿、威灵仙、川芎、桂心、苍耳子各 30 g,共研细粉。口服,一次 3 g,一天 3 次,温酒送服。

4.类风湿关节炎

淫羊藿 30 g,茄子根 30 g,黑豆 30 g。水煎服,日服 1 剂。

5.阳痿

巴戟振阳胶囊(淫羊藿、人参、红花、刺五加、巴戟天等),口服,一次 1～2 粒,一天 1 次。

6.骨质疏松

仙灵骨葆胶囊(淫羊藿、川续断、丹参、知母、补骨脂、生地黄),口服,一次 3 粒,一天 2 次。

(七)不良反应与注意事项

(1)口干、恶心、腹胀、头晕等。

(2)阴虚火旺者慎用。

三、杜仲

(一)别名

杜仲皮、厚杜仲、绵杜仲。

(二)处方名

杜仲、炒杜仲、炙杜仲。

(三)常用量

6～15 g。

(四)常用炮制

1.杜仲

取原药材,洗净,刮去粗皮,切块,晒干。

2.炒杜仲

取杜仲用淡盐水炒至表面发黑即可。

3.杜仲炭

先将杜仲在沙子中炒断丝,筛去沙,再炒黑。

(五)常用配伍

1.配桂枝

散寒止痛。用于治疗风寒腰腿疼痛、关节疼痛、四肢不温等症。

2.配枸杞子

滋肝补肾。用于治疗肝肾虚所致之视物昏花、腰膝酸软、阳痿、遗精、自汗等病症。

3.配益智仁

固肾涩精。用于治疗肾阳虚小便清长、腰膝酸软、遗尿、遗精等症。

(六)临床应用

1.风寒关节痛

炒杜仲 12 g,山药 20 g,山茱萸 10 g,桂枝 10 g,制附子 6 g(先煎),熟地黄 12 g,木瓜 30 g,川续断10 g,独活 6 g,川牛膝 10 g,陈皮 6 g,炙甘草 6 g。水煎服,日服 1 剂。

2.腰肌劳损

青娥丸(杜仲、肉苁蓉、补骨脂、大蒜、胡桃仁),口服,一次 3 g,一天 3 次。

3.重症肌无力

金刚丸(杜仲、肉苁蓉、萆薢、菟丝子、猪肾),口服,一次 6 g,一天 2 次。

4.高血压

炒杜仲 15 g,黄芩 15 g,夏枯草 30 g,川牛膝 10 g,赤芍 12 g,泽泻 6 g,车前子 20 g(另包),巴戟天 6 g,淫羊藿 3 g,地龙 6 g,菊花 9 g,黄柏 6 g。水煎服,日服 1 剂。

5.习惯性流产

杜仲 6 g,川续断 6 g,香附 9 g,桑寄生 9 g,菟丝子 5 g,赤芍 6 g。水煎服,日服 1 剂。

6.中风

杜仲 15 g,川芎 15 g,制附子 6 g(先煎),淫羊藿 6 g,川续断 10 g,川牛膝 12 g,黄柏 10 g,苍术 12 g,当归 10 g,红花 6 g,泽泻 6 g,牡丹皮 9 g。水煎服,日服 1 剂。

7.骨质疏松症

骨松康合剂(杜仲、鸡子壳、大叶骨碎补、山药、蜂王浆、蜂蜜),口服,一次 30 mL,一天 3 次。

8.遗精

杜仲 15 g,益智仁 10 g,牡蛎 30 g,覆盆子 10 g,金樱子 6 g,五味子 10 g,桃仁 10 g,赤芍 15 g,黄柏6 g,黄芩 12 g,金银花 15 g,知母 12 g,甘草 3 g。水煎服,日服 1 剂。

(七)不良反应与注意事项

(1)可有接触性皮炎,皮肤出现红色斑丘疹、瘙痒。

(2)阴虚火旺者慎用。

四、续断

(一)处方名

续断、川续断、川断、炒续断、川断肉。

(二)常用量

10～15 g。

(三)常用炮制

1.续断

取原药材,用水浸泡、闷润,切片,晒干。

2.炒续断

取续断炒至黄色具焦斑。

3.酒续断

续断 50 kg,白酒 6 kg。取续断加酒闷透,炒干。

4.盐续断

续断 50 kg,食盐 600 g,水适量。取续断加盐水拌匀,晒干或微火焙干。

(四)常用配伍

1.配杜仲

补肾强筋。用于治疗肾虚腰膝酸软、肢体疼痛、怕冷、乏力等症。

2.配川牛膝

舒筋活血。用于治疗关节疼痛、腰腿疼痛、肢体麻木等症。

(五)临床应用

1.腰椎间盘突出症

川续断 12 g,当归 10 g,千年健 10 g,炒白芍 15 g,木通 6 g,独活 10 g,制附子 8 g(先煎),黄芪 30 g,胆南星 4 g,蜈蚣 2 条,炙马钱子 1 g,甘草 10 g。水煎服,日服 1 剂。

2.习惯性流产

川续断 12 g,桑寄生 12 g,菟丝子 15 g,阿胶 15 g(烊化)。水煎服,日服 1 剂。

3.不孕

川续断 15 g,桑寄生 15 g,阿胶 20 g(烊化),炒菟丝子 15 g。水煎服,日服 1 剂。

4.类风湿关节炎

川续断 15 g,鹿角胶 12 g,当归 10 g,秦艽 12 g,威灵仙 10 g,蚕沙 19 g,羌活 6 g,独活 6 g,乌药 9 g,桑枝 15 g,防风 10 g,延胡索 9 g。水煎服,日服 1 剂。

5.扭伤肿痛

川续断 18 g,红花 10 g,当归 12 g,栀子 12 g,地榆 10 g,生地黄 15 g,赤芍 12 g,大黄 6 g,白花蛇舌草 20 g,茜草 6 g,瓜蒌 30 g,皂角刺 6 g,甘草 9 g。水煎服,日服 1 剂。

(六)不良反应与注意事项

(1)变态反应:丘疹、瘙痒、灼热等。

(2)阴虚火旺者慎用。

五、蛤蚧

(一)别名

蛤蟹、仙蟾。

(二)处方名

蛤蚧、制蛤蚧、蛤蚧粉、对蛤蚧。

(三)常用量

1～3 g。冲服。

(四)常用炮制

1.蛤蚧

取原药材洗净,切段,晒干。

2.蜜蛤蚧

取蛤蚧蜜炙后研细。

3.油蛤蚧

取蛤蚧酥炙后研细或加香油后炙至稍黄。

(五)常用配伍

1.配地龙

降气平喘。用于治疗哮喘病胸闷气喘、夜不能卧、喉中痰鸣等症。

2.配紫菀

止咳平喘。用于治疗体虚久咳不止、动则气喘、胸闷痰多等症。

3.配冬虫夏草

固肾止喘。用于治疗肺气肿、肺心病、慢性支气管炎所致之久咳痰多、胸闷气喘、倦怠乏力、腰膝酸软等症。

(六)临床应用

1.失眠、健忘

蛤蚧精口服液,每支 10 mL,口服,一次 2 支,一天 2 次。

2.久咳

蛤蚧养肺丸(蛤蚧、紫菀、甘草,为大蜜丸,每丸 9 g 重),口服,一次 1 丸,一天 2 次。

3.肺气肿

蛤蚧 1 对,冬虫夏草 20 g,五味子 50 g,枸杞子 50 g,共研为细粉,每次服 5 g,一天 3 次。

4.支气管哮喘

蛤蚧 200 g,紫河车 500 g,桔梗 150 g,陈皮 150 g,共研为细粉,装胶囊,每粒 0.25 g。口服,发作期一次 3～4 粒,缓解期一次 1～2 粒,一天 2 次。

5.肺结核

蛤蚧 1 对,冬虫夏草 30 g,人参 30 g,熟地黄 30 g,阿胶 30 g,川贝母 30 g,牡蛎 40 g,麦冬 20 g,三七 15 g,天冬 20 g,百部 20 g,北沙参 20 g,神曲 60 g,龟甲 60 g。共研为细粉,炼蜜为丸,每丸 9 g 重。口服,一次 1 丸,一天 2 次。

6.阳痿

蛤蚧 100 g,五味子 30 g,蜈蚣 30 条,甘草 30 g。共研为细粉,口服,每次 2 g,每天 2 次。

六、菟丝子

(一)别名

龙须子、黄网子、豆须子、菟丝实。

(二)处方名

菟丝子、菟丝、炒菟丝子。

(三)常用量

10～15 g。

(四)常用炮制

1.菟丝子

取原药材，筛去泥屑，洗净，晒干。

2.炒菟丝子

取菟丝子，炒至微黄。

(五)常用配伍

1.配覆盆子

益肾固精。用于治疗肾虚遗精、腰膝酸软、头晕、乏力、食欲缺乏等症。

2.配桑寄生

养肝安胎。用于治疗胎动不安、腰酸下坠等症。

3.配枸杞子

调补肝肾。用于治疗肾虚血虚、视物昏花、腰酸腿软、尿频、遗尿等症。

(六)临床应用

1.腰膝酸痛

菟丝子 100 g，制附子 20 g，桂枝 15 g。共研细粉，炼蜜为丸，每丸重 6 g。每服 1 丸，每天 2 次。

2.足膝痿软

菟丝子 20 g，龟甲 15 g，黄柏 10 g，当归 10 g，知母 12 g，川牛膝 12 g，白芍 15 g，锁阳 10 g，白术 15 g，云苓 20 g，熟地黄 15 g，枸杞子 10 g，陈皮 6 g，炙甘草 6 g，紫河车 15 g，五味子 10 g。水煎服，日服 1 剂。

3.阳痿

菟丝子 18 g，鹿角胶 10 g，肉苁蓉 12 g，杜仲 12 g，山药 20 g，山茱萸 10 g，远志 6 g，川牛膝 15 g，益智仁 12 g，巴戟天 12 g，全蝎 6 g，沉香 3 g，五味子 6 g，韭菜子 15 g。水煎服，日服 1 剂。

4.乳糜尿

菟丝子 20 g，黄柏 6 g，车前草 30 g，白花蛇舌草 20 g，冬瓜皮 30 g，杜仲 12 g，鸡内金 10 g，茵陈 6 g，石菖蒲 10 g，天冬 10 g，泽泻 6 g，猪苓 15 g。水煎服，日服 1 剂。

(七)不良反应与注意事项

(1)毒性反应：恶心、呕吐、头昏、胃出血、抽搐、昏迷等。

(2)变态反应：外用可致皮肤灼热、出水疱、瘙痒等。

(3)孕妇、阴虚火旺者慎用。

(张文霞)

参考文献

[1] 赵玉霞,杨颖,张吉霞,等.药物学基础与临床应用[M].哈尔滨:黑龙江科学技术出版社,2022.
[2] 郭永福.临床常见不合理用药实例分析[M].兰州:甘肃科学技术出版社,2021.
[3] 马刚.实用中西药精粹[M].长春:吉林科学技术出版社,2022.
[4] 王伟.药物合理应用[M].汕头:汕头大学出版社,2021.
[5] 颜仁梁,翟树林.中药制剂技术[M].北京:中国医药科学技术出版社,2022.
[6] 时慧.药学理论与药物临床应用[M].北京:中国纺织出版社,2021.
[7] 庞厚芬,李娟,张腾.内科疾病诊疗与合理用药[M].沈阳:辽宁科学技术出版社,2022.
[8] 魏伟.药理研究方法学[M].北京:中国医药科学技术出版社,2021.
[9] 张倩,李福丽,庄光兰,等.精编药物学理论与应用[M].北京/西安:世界图书出版公司,2022.
[10] 钟海军,李瑞.药剂学[M].武汉:华中科技大学出版社,2021.
[11] 王春燕,王白雪,刘连委.实用药剂学[M].重庆:重庆大学出版社,2022.
[12] 张艳秋.现代药物临床应用实践[M].北京:中国纺织出版社,2021.
[13] 张冰,林志健.临床中药学理论与实务研究[M].北京:中国中医药出版社,2022.
[14] 石雪梅,鉴红霞,郑媛媛,等.药理学与临床药物引用[M].哈尔滨:黑龙江科学技术出版社,2021.
[15] 云宇,段为刚,兰光明,等.药理学[M].北京:科学出版社,2021.
[16] 朱向东,赵林华,王虎平.临床常用中药量效验案选析[M].北京:科学出版社,2022.
[17] 代蓉,孙晓菲,李秀芳,等.药理学与中药药理学实验教程[M].北京:科学出版社,2021.
[18] 杨宝峰.高等药理学[M].北京:人民卫生出版社,2021.
[19] 涂小云,邹峥嵘,余小辉.药物常识[M].北京:人民卫生出版社,2022.
[20] 张环,张建军.天然药物学实验指导[M].重庆:重庆大学出版社,2021.
[21] 王淑美,曾元儿.中药分析学[M].北京:科学出版社,2022.
[22] 王博.药物学基础[M].重庆:重庆大学出版社,2021.
[23] 吴正红,周建平.药物制剂工程学[M].北京:化学工业出版社,2022.
[24] 郑小吉,孙玲.天然药物学[M].北京:中国医药科技出版社,2021.
[25] 刘玉涛.新编药物学理论与实践[M].长春:吉林科学技术出版社,2021.

[26] 董志强.药物综合治疗学[M].济南:山东大学出版社,2022.
[27] 于秀娟,韩召选,谢莹,等.临床药物应用治疗学[M].哈尔滨:黑龙江科学技术出版社,2021.
[28] 曹玉,元唯安.药物临床试验实践[M].北京:中国医药科学技术出版社,2021.
[29] 陈金宝,刘强,肖庆桓.药学概论[M].上海:上海科学技术出版社,2021.
[30] 黄秋云,李玲慧,潘鸿贞.中药临方炮制[M].福州:福建科学技术出版社,2022.
[31] 匡海学,冯卫生.中药化学[M].北京:中国中医药出版社,2021.
[32] 张杨红.中药炮制技术[M].北京:北京理工大学出版社,2021.
[33] 刘晓东,刘李.药代动力学的药物相互作用[M].北京:科学出版社,2022.
[34] 杨秀娟,李硕,海云翔.百味中药辨识与应用[M].南京:东南大学出版社,2021.
[35] 马丽虹,穆春旭.中药制剂检测技术[M].北京:中国医药科学技术出版社,2022.
[36] 白锐,谢冰,丛斌,等.高频暴露催眠镇静药及阿片类镇痛药的流行病学特点[J].法医学杂志,2021,37(5):694-698.
[37] 石浩强,卞晓岚.开展药学科普,关注合理用药[J].上海医药,2022,43(17):1-3.
[38] 周利兵,杨婷,刘孜宇.4 种清热解毒药热重及热值分析[J].山东化工,2021,50(10):93-96.
[39] 李得堂,刘翠珍,宛鑫,等.医院中药制剂生产与质量控制要点浅析[J].中国医药导刊,2022,24(5):454-459.
[40] 陈人胜.支气管舒张剂联合抗胆碱药治疗慢阻肺的效果研究[J].中文科技期刊数据库(全文版)医药卫生,2022(1):47-50.